文登特色整骨关节疾病中西医诊治研究与经验传承

姜红江　主编

中国纺织出版社有限公司

图书在版编目（CIP）数据

文登特色整骨关节疾病中西医诊治研究与经验传承／姜红江主编.--北京：中国纺织出版社有限公司，2021.11

ISBN 978-7-5180-8930-7

Ⅰ.①文… Ⅱ.①姜… Ⅲ.①关节疾病—中西医结合—诊疗 Ⅳ.①R274②R684

中国版本图书馆CIP数据核字（2021）第194248号

责任编辑：傅保娣　　责任校对：高　涵　　责任印制：王艳丽

中国纺织出版社有限公司出版发行
地址：北京市朝阳区百子湾东里A407号楼　邮政编码：100124
销售电话：010—67004422　传真：010—87155801
http://www.c-textilep. com
中国纺织出版社天猫旗舰店
官方微博 http://weibo.com/2119887771
三河市宏盛印务有限公司印刷　各地新华书店经销
2021年11月第1版第1次印刷
开本：787×1092　1/16　印张：22.25
字数：485千字　定价：98.00元

主编简介

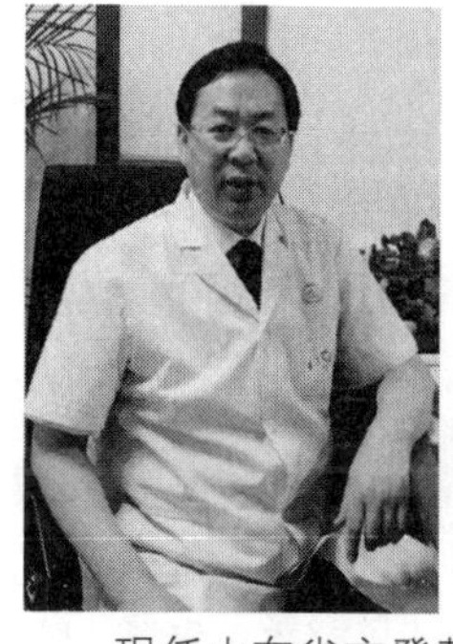

姜红江，主任医师，二级教授，山东中医药大学、福建中医药大学、安徽中医药大学、泰山医学院兼职教授，硕士研究生导师，享受国务院政府特殊津贴，山东省有突出贡献的中青年专家，山东名中医药专家，2020年山东省“五一劳动奖章”获得者，山东省首批“齐鲁卫生与健康领军人才”，2019年“敬佑生命·荣耀医者”公益活动“专科精英奖”获得者，第二、三批威海市有突出贡献的中青年专家，威海市名中医药专家，威海市医疗卫生首席专家，优秀中青年卫生骨干人才。

现任山东省文登整骨医院副院长，科教科、研究室、实验室主任。兼任中国中西医结合学会关节病专业副主任委员、山东省中医骨伤学会副会长、骨关节委员会主任委员、山东省中医药学会基础医学分会副主任委员、中华中医药学会精准医学分会常务委员、中国中西医结合学会骨科微创专业委员会常务委员、中华中医药学会骨伤科学分会常务理事、世界中联骨伤科专业委员会常务理事、中国医师协会骨科再生医学委员会委员、中国生物材料学会骨修复材料与器械分会委员、中国生物材料学会骨修复材料与器械分会骨再生技术研究专业及关节修复材料及应用委员会委员、山东省医师协会临床细胞生物治疗专业委员会委员、威海市中医药学会骨伤委员会副主任委员、《中国骨质疏松杂志》编委、《中国组织工程研究与临床康复》编委等。

长期从事骨关节部位（髋、膝等关节）骨折、损伤及疾病的中西医临床及科研工作，在骨关节病及创伤的诊治方面积累了丰富的临床经验。尤其擅长老年骨性关节炎、类风湿关节炎、强直性脊柱炎、股骨头坏死、骨不连等骨病的诊治。在微创手术以及再生医学治疗等方面形成了独特的优势。

工作以来先后在核心期刊发表了论文60余篇，其中SCI、EI收录4篇，编写著作8部。主持省部级以上课题12项，市地级课题18项。获得威海市优秀自然成果一等奖2项，威海市科技进步一等奖6项，山东省科技进步二等奖4项、三等奖1项，山东省中医药科技进步一等奖、二等奖各1项。

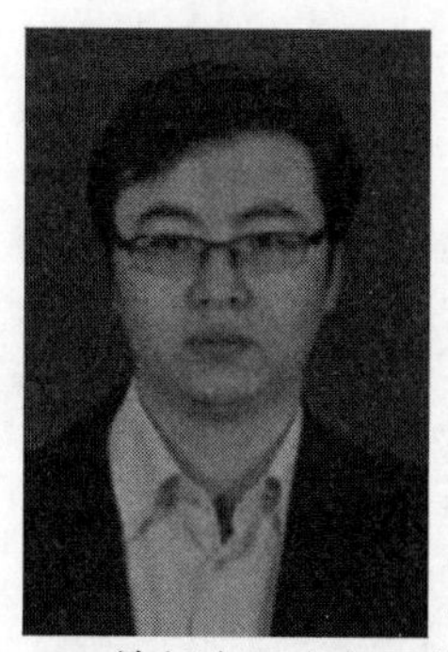

鞠昌军，男，任职于山东省文登整骨医院，副主任医师，中共党员，硕士研究生。长期从事中医骨伤科临床工作，具有扎实的专业基础知识、过硬的骨外科手术技巧以及先进的技术理念。擅长骨与关节疾病及损伤的预防、诊断和治疗。

兼任中国老年医学学会骨与关节分会委员、山东省中医药学会关节骨科专业委员会委员、山东省中西医结合学会第三届骨科专业委员会委员。先后在核心期刊发表论文25篇；主持山东省医药卫生发展计划项目1项，威海市科技发展计划项目1项；荣获山东省科技进步二等奖1项，山东中医药科学技术三等奖1项，威海市科技进步二等奖1项；参与多项省市级科研项目；先后荣获第三届“文登青年科技奖”“文登十佳医师”等荣誉称号。

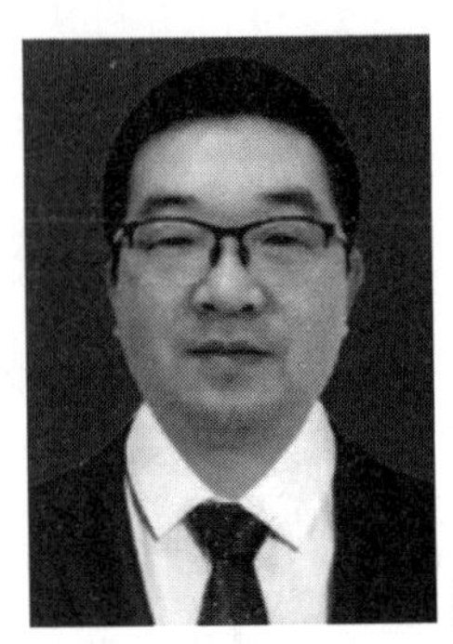

严伟，男，任职于山东省文登整骨医院骨关节科，主治医师，毕业于上海交通大学医学院，硕士研究生。

美国托马斯-杰斐逊大学医院罗斯曼骨科研究所访问学者，兼任中华中医药学会精准医学分会第一届青年委员会委员、中国中西医结合学会第三届骨科微创专业委员会青年委员。参与多项国家自然科学基金项目；主持山东省重点研发计划项目1项，山东省医药卫生发展计划项目1项，威海市科技发展计划项目1项；荣获山东省科技进步二等奖1项，山东中医药科学技术二等奖1项，市区级奖励多项；以第一作者发表SCI论文3篇，参与发表SCI论文10余篇、中文核心期刊论文10余篇。

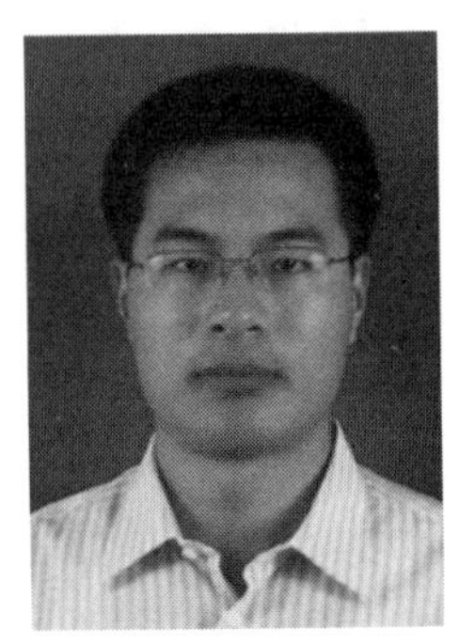

张钟元，男，中共党员，主治医师，医学硕士。

兼任山东省疼痛医学会细胞生物治疗委员会委员、中华中医药学会骨伤科分会青年委员会委员。先后在国家级核心期刊发表论文5篇，参编著作1部，参与科研项目2项。主要从事骨关节疾病与损伤的临床工作，擅长骨关节炎、股骨头坏死、髋关节发育不良、股骨颈骨折、髋臼骨折、半月板损伤、韧带损伤等疾患的诊治，对股骨头坏死、成人髋关节发育不良的保髋治疗有较高水平。

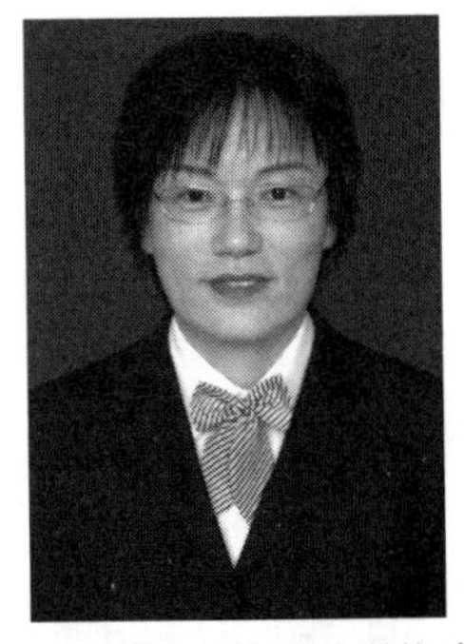

谭训香，女，主任医师，医学硕士，现任山东省文登整骨医院筋伤科、康复科主任。兼任山东省疼痛医学会脊柱分会委员、山东省康复医学科医师分会委员、山东省中医药学会骨关节病委员会委员、威海市医学会物理与康复分会委员、威海市中医药学会骨伤分会委员等。

先后在医学刊物发表专业论文10余篇，其中SCI论文2篇。先后获山东省科技进步二等奖1项、威海市科技进步一等奖2项，获文登市“先进工作者”“卫生系统先进工作者”等荣誉称号。主要从事颈椎病、腰椎间盘突出症、骨关节病、骨不连、软组织损伤、肌筋膜韧带损伤等疾病的保守治疗，以及骨科术后及神经损伤的治疗与康复工作。

编 委 会

前　　言

骨关节病是一种以局部关节软骨退变、骨质丢失、关节边缘骨刺形成、关节畸形和软骨下骨质致密为特征的慢性关节疾病，又称骨关节炎、退行性骨关节病、增生性关节炎、老年性关节炎。好发于 50 岁以上人群，女性多于男性，不同程度地影响中老年患者的生活质量。

本书以骨关节疾病中西医诊治研究与经验传承为主，从基础研究、临床实践、康复治疗、3D 打印技术四个方面进行编写，结合大量临床实践重点介绍了膝关节疾病研究、髋关节疾病研究、骨折延迟愈合及不愈合的治疗策略，以及其他骨与关节疾病研究。全书力求突出新理论、新概念、新技术、新疗法，注重临床实践的可操作性和技巧性，适合相关研究人员参考阅读。

由于编写时间有限，内容可能还有疏漏或不足之处，望广大读者提出宝贵意见。

2021 年 8 月

目　　录

第一篇　基础研究

第二篇　临床实践

第三篇　康复治疗

第四篇　3D打印技术

第一篇　基础研究

第一章　骨髓间充质干细胞在骨伤疾病治疗中的应用研究进展

[关键词]骨髓间充质干细胞；骨伤；进展

干细胞是指存在于组织中数目很少的一些分化相对静止的细胞(resting cell)。这些细胞具有两个方面的重要潜能特点，即具有不对称性细胞分裂的能力和自我更新的能力。1867年德国科学家Cohnheim在研究创伤愈合时提出了骨髓中存在非造血干细胞的观点。1976年Friedenstain等[1]以确凿的证据证实骨髓中除含有造血干细胞外，还含有集落形成的成纤维祖细胞或成纤维集落形成单位，这些细胞在体内处于休眠状态，而在体外适当条件的刺激下可以进入细胞周期，从而形成类似于骨或软骨碎片的细胞集落，这种细胞称为骨髓间充质干细胞(bone marrow mesenchymal stem cell，BMSC)。Friedenstain等[1]于1987年又发现在塑料培养皿中培养的贴壁的骨髓单个核细胞在一定条件下可分化为成骨细胞、成软骨细胞、成脂肪细胞和成肌细胞，这些细胞扩增20～30代后仍保持其多项分化潜能，其连续传代培养或冷冻保存后仍具有多项分化潜能，而且可以保持正常的核型和端粒酶活性，但不能自发分化[2]。只有在体外特定的诱导条件下，可以向成骨细胞、软骨细胞、肌细胞、神经细胞等方向分化。基于这种强大的分化潜能及易于分离培养、遗传相对稳定的特性，使其在组织工程、细胞治疗方面得到了日益广泛的应用，在骨伤科领域也显示出了其不同于传统治疗方式的优越性。现将BMSC在骨伤科的应用综述如下。

一、骨组织工程

将骨髓间充质干细胞作为种子细胞与支架材料复合之后移植到创伤部位，是一种修复骨缺损的良好方法。有学者[3]在培养基内加入抗坏血酸后间充质干细胞排列紧密呈片状生长，将间充质干细胞片与去除矿物质的移植骨片结合植入受损部位，3周后形态学、组织学、免疫组织化学观察显示，植入物的结构与正常骨膜相似，并向成骨、软骨分化。高强度多孔支架材料和间充质干细胞是骨组织工程的必备条件。学者们[4]研究了间充质干细胞在带有涂层的多孔钛支架中的生长情况(多孔钛支架经快速成型技术制成，Alamar Blue法提示低原始细胞黏附率为40%)，培养3天后钛支架被植入自体大鼠皮下，观察4周，组织学显示矿化胶原组织产生。BMSC复合支架材料治疗骨缺损的实验研究中，Borden等[5]在大段骨缺损动物模型中应用BMP-7及BMSC复合多聚微球基质材料，发现BMP-7能诱导新骨长入，穿过移植物，使

BMSC 的成骨活性增强。Quarto 等[6]用 BMSC 与羟基磷灰石构建组织工程骨植入骨缺损区，均能完全恢复肢体功能。朱文雄等[7]采用第 5 代 SD 大鼠 BMSC，经荧光标记后，调配制成的 1×10^5/mL 细胞浓度后与 BMG 共同培养 6 小时，然后植入 SD 大鼠双侧胫骨的实验性骨缺损中，术后 8 周胫骨缺损区可见大量新生不规则骨纤维组织、软骨及纤维骨痂填充，可见骨细胞、骨组织和骨小梁，已形成骨髓腔。李海丰等[8]取第 3 代 BMSC，以无血清 DMEM 制成 5×10^6/mL的细胞悬液符合同种异体冻干骨复合物修复 12mm 节段性骨-骨膜缺损。8 周时骨折端的间隙被类骨质充填，并出现大量外骨痂，16 周时所有植入物都与桡骨干骨性愈合，并有新骨髓腔生成。结果表明，BMSC 与载体结合植入体内后，直接增强了病变局部细胞介导的骨再生能力，能够快速修复大段骨缺损。王之允等[9]用第 2 代 BMSC 符合异种松质骨载体移植于新西兰大白兔胫骨缺损模型，术后 16 周缺损区骨皮质与骨端皮质连续，塑形尚可，肉眼无法分辨缺损区；24 周胫骨塑形完全。以上结果表明，BMSC 用于骨组织工程学治疗骨缺损具有一定的优越性，为临床治疗骨缺损提供了一种新的治疗思路。沈兵等[10]认为自体 BMSC 复合同种异体生物衍生骨支架构建的组织工程骨与自体髂骨游离移植修复四肢骨缺损的临床疗效有显著差异。

二、软骨组织工程

骨关节炎或类风湿性关节炎引起的软骨缺损日益增多。自体软骨组织取材小，难以达到应有的细胞数量，在体外培养扩增细胞易发生“去分化”而失去原有的特征。同时由于关节软骨覆盖在骨组织表面，软骨的缺损多伴有骨缺损。对于骨软骨缺损，需要修复两种组织，因此间充质干细胞是修复骨软骨组织的较理想的细胞来源。Wakitani 等[11]报告了用体外纯化培养的自体 BMSC 掺入Ⅰ型胶原凝胶修复兔膝关节软骨的大片缺损，术后 2 周即形成透明软骨，24 周缺损的关节软骨得以修复，但修复的软骨比正常的关节软骨薄，有些区域缺乏软骨蛋白多糖。Yoo 等[12]将 BMSC 分离、体外培养、扩增后导入修饰基因，然后将这些遗传修饰的细胞与软骨诱导因子一起注入损伤集中区域，发现这些细胞的靶细胞和生物活性因子到达受损的关节软骨处并逐渐使受损的关节软骨得到恢复。董启榕等[13]抽取兔骨髓体外扩增后，与Ⅱ型胶原凝胶载体结合，植入兔关节缺损中，获得透明软骨样修复，修复软骨与周围组织连接良好，认为Ⅱ型胶原作为载体较Ⅰ型胶原效果好。Walsh 等[14]对兔膝关节内侧半月板部分缺损模型进行修复的研究表明，复合有自体 BMSC 的Ⅰ型胶原海绵较单纯Ⅰ型胶原海绵和骨膜能更好地促进半月板的愈合，并形成组织学上与正常半月板相似的纤维软骨，但仍会出现关节的退行性变。BMSC 是动物体内软骨组织损伤后的主要修复细胞，不同来源的间充质干细胞修复软骨缺损的能力不同。Nevo 等[15]比较不同干细胞对关节软骨缺损的移植修复效果，发现自体骨髓 BMSC 成功率为 100%，而异体骨髓 BMSC 成功率仅为 31%。

三、软组织修复

Badiavas 等[16]抽取 3 例病程超过 1 年的慢性难愈合创面患者的骨髓，体外培养并纯化 BMSC 后回植创面。2 周后伤口面积减少，血管的真皮和真皮厚度增加，最后所有患者创面愈合，真皮重建，组织学显示瘢痕形成减少。耿献辉等[17]将SD大鼠BMSC进行体外培养扩增后，以生长状态良好的BMSC接种于制备好的组织工程化脱细胞真皮支架上，进行体外联合培养，构建组织工程皮肤。结果体外培养的SD大鼠BMSC生长良好，传代扩增容易，组织工程化脱细胞真皮基质去细胞完全，BMSC在脱细胞真皮基质中生长良好，可体外构建组织工程皮肤。闫国和等[18]将人羊膜负载BMSC移植到小香猪全厚皮肤缺损创面，术后18～20天脱痂愈合。Ferrari等[19]将BMSC经静脉系统注入一侧腓肠肌损伤的动物体内，发现移植BMSC可以迁移至受损的腓肠肌组织中，修复受损伤的肌肉，而对正常的肌肉则无影响。

四、肌腱修复

临床工作中经常会遇到肌腱的损伤甚至缺损，传统的修复方法存在很多问题，如供源不足、二次损伤、排异反应及修复效果不理想等。随着组织工程的发展，肌腱的修复出现了新的转机。体外发现成纤维细胞和胶原复合体随时间推移而发生收缩，成纤维细胞改变形状和方向，这些改变和细胞增殖、蛋白合成、细胞外基质形成是一致的。鼠间充质干细胞种植于1型胶原凝胶，体外培养后细胞重新排列方向，并且表达长梭形的形态。间充质干细胞数目越多的复合体显示更好地排列及长的梭形细胞核，是收缩的胶原纤维所产生的物理约束力而引起细胞核形态的改变[20]。间充质干细胞胶原复合体移植于兔跟腱缺损处，所形成的肌腱检测分析显示生物力学提高、组织结构及肌腱的功能改善，提示间充质干细胞在体内环境可以分化成肌腱细胞，再生出肌腱[21]。Yavuzer等[22]用家兔自体BMSC复合纤维蛋白胶移植于兔跟腱横断损伤区，结果显示肌腱损伤后即给以腱内BMSC复合纤维蛋白胶治疗可促进肌腱愈合早期组织形态学及生物力学修复。

五、椎间盘退变的修复

椎间盘退变(intervertebral disc degeneration，IDD)是引起下腰痛的常见病因之一，临床上常见腰椎间盘突出等疾病，严重影响人们的生活质量。当前的治疗大都是保护生物学功能和缓解症状，而不能从病理生理上解除疾病的发病因素，因而常导致原位或邻近椎间盘疾病复发[23]。自提出骨髓间充质干细胞概念以来，利用其修复组织损害和促进功能恢复作用的治疗方法成为目前医学领域中引人关注的热点之一。Sakai等[24]用自体BMSC移植治疗有IDD的兔模型，分别注射至3个腰段的脊柱椎间盘，与未经过手术的IDD兔作对比，连续观察24周，通过X线平扫、T2相磁共振、组织学、免疫组化及对基质相关的基因表达的检测得出结果：注射兔组相对非手术组，退化的椎间盘X线高度恢复91%，磁共振信号强度81%；相对假手术组分别为67%和60%。这些数据表明，在兔模型中BMSC可有效治疗退化的椎间盘，证明BMSC可能是治疗退化椎间盘的一种有效方案。Ho等[25]采用新西兰白鼠下腰段椎间盘的AP以诱导椎间盘变性，变性进展程度从1～7个月，并注入BMSC，结果早期组BMSC未明显表现出抵抗退化的作用，晚期组虽然椎间盘高度较低，但无明显退化表现，而且局部的黏多糖数量没有减少，说明BMSC有抵抗白鼠椎间盘晚期退变能力。Zhang等[26]用兔做实验，将BMSC注入退化的椎间盘后，能增加退化椎间盘蛋白聚糖的表达量，他们的数据支持同种异体 BMSC 移植后能存活，并能增加蛋白聚糖表达，支持 BMSC 移植有治疗 IDD 的潜力。Wang 等[27]对称猴 L_3～L_4、L_5～L_6 椎间盘摘除术后，随机分组做陶瓷椎间盘、自体髂骨移植融合及 BMSC 陶瓷混合融合 3 种替代治疗，3 个月后应用 X 线、生化测试、组织学分析及组织形态学，分析其融合及更新状况。结果，BMSC 陶瓷混合融合效果最好。Hiyama 等[28]用通过髓核摘除术制作犬腰 IDD 模型，手术后 4 周将 BMSC 注入退化的椎间盘，随后 12 个月进行放射学、组织学、生物化学、免疫组化及 RT-PCR 分析，结果与对照组比较，注射了 BMSC 组犬有效的促进了退化椎间盘的再生，对 BMSC FACS 和 RT-PCR 分析表明，相对未注射前的 BMSC，它们从基因水平表达 FasL，是具有免疫豁免特点的表型，表明 BMSC 移植具有维持椎间盘细胞免疫豁免，防止退化的作用。

六、脊髓损伤的修复

Chopp 等采用撞击造成大鼠脊髓 T_9 节段损伤，1 周后在损伤中心部位注入间充质干细胞，Basso-Beattie-Bresnakan(BBB)评分评价损伤后的神经功能状况，结果发现植入组的情况明显好于对照组。林建华等[29]将骨髓间充质干细胞经静脉移植对外伤性截瘫大鼠进行治疗，发现骨髓间充质干细胞表达神经细胞的表型神经元特异烯醇化酶、微管相关蛋白 2，并促进神经结构的修复及神经功能的恢复。以上事实说明，植入骨髓间充质干细胞对脊髓损伤引起的运动功能障碍有显著的疗效。Deng 等[30]采用改良 Allen 法制作恒河猴脊髓冲击损伤模型。再将经 bFGF 预诱导和丹参酮诱导的第 5～10 代恒河猴 BMSC 于损伤 2 周后注入实验组猴的脊髓损伤区。结果治疗组动物双侧均恢复正常疼痛退缩反射，且恢复至 Tarlov 2～3 级，表明诱导后 BMSC 移植促进了恒河猴脊髓损伤功能恢复。Vaquero 等[31]采用重物打击法制造严重脊髓损伤大鼠截瘫模型，3 个月后仍无功能恢复迹象。此时，分别经原造模切口重新切开向创伤后脊髓空洞注入经双苯酰亚胺标记的 BMSC，并以注入等量 PBS 作为对照组，移植后每天行为学测试，结果 15 天即显示明显和递增的运动恢复，直到移植 6 个月被处死时仍未进入平台期，BBB 评分为(12.8±1.3)分。BMSC 移植对脊髓损伤的治疗作用在不同的实验研究中已得到证实，但其作用机制仍未明确。

七、股骨头缺血性坏死

随着干细胞工程的进展，骨髓间充质干细胞成为治疗股骨头缺血性坏死的重要手段之一。刘长安等[32]用液氮冷冻法造模，24 只新西兰大白兔随机分成两组，A 组为髓芯减压组，B 组为干细胞移植组。术后每组分别于 2、4、6、8 周各处死 3 只动物，做 X 线及组织学检查。结果 2 周时 A 组钻孔区出现少许炎症细胞，边缘出现较多成骨细胞并有骨组织形成，至 8 周时，钻孔区内形成骨髓组织，只在边缘形成骨小梁结构。2 周时 B 组钻孔区有大量的成骨细胞，边缘有较多骨组织形成。8 周时钻孔区内骨小梁成熟，小梁有骨髓组织填充。故认为骨髓间充质干细胞对兔股骨头缺血性坏死有良好的修复作用。Yang 等[33]研究表明，经动脉自体骨髓间充质干细胞移植可改善股骨头坏死缺血状态，是治疗缺血性股骨头坏死的有效手段。Asada 等[34]把家兔分为 4 组：第 1 组只注射甲基强的松龙。第 2 组甲基强的松龙注射 2 天后在距离大转子基底部 2.5cm 处钻直径为 1.2mm 小孔。第 3 组甲基强的松龙注射 2 天后，直接注入骨髓腔 2mL 生理盐水。第 4 组甲基强的松龙注射 2 天后直接注入骨髓间充质干细胞。在处理前后进行血清学检测，并行组织苏木精染色等，以细胞周期和胸腺嘧啶摄取能力来分析股骨的细胞增殖能力。结果显示：第 1 组、第 2 组和第 3 组的股骨头坏死发病率分别为 72.7%、70.0%和 66.7%。而第 4 组股骨头坏死发病率为 0。第 4 组血清学检查几乎正常，组织染色等都比其他组少，吸收的胸腺嘧啶显著增加。因此得出结论，直接注射自体骨髓间充质干细胞到股骨能阻止短期治疗高剂量类固醇诱导的股骨头坏死。Cui 等[35]研究表明，克隆的骨髓间充质干细胞在移植于小鼠股骨头骨缺损区和皮下、肌肉和肾包膜等异位场所后都能直接形成骨。表明了在体外扩增骨髓间充质干细胞可以作为移植材料以提高骨修复和治疗骨坏死。骨髓间充质干细胞移植治疗股骨头缺血性坏死在临床实际上也取得了可喜的进展。Gangji 等[36]研究了 13 例(18 髋关节受损)第 1、第 2 阶段(根据 ARCO 骨坏死分期标准)的股骨头坏死患者。患者中有糖皮质激素治疗引起 1 例(2 髋)和酒精性股骨头坏死 1 例(2 髋)。患者按髋关节受损分两组，一组(对照组)予髓心减压术，另一组(骨髓移植组)做髓心减压术和植入自体骨髓单个核细胞。结果经 24 个月，在骨髓移植组患者疼痛显著减少，关节症状、Lequesne 指数($P=0.001$)和 WOMAC 指数($P=0.013$)都显著减少，而且 5 年后对照组 8 髋中有 5 髋恶化到了第 3 阶段。骨髓移植组 10 髋中只有 1 髋到了第 3 阶段，两组之间有着显著的生存差异。Kim 等[37]为 1 例 31 岁的男性双侧股骨头坏死患者，左侧在髓芯减压后立即行移植骨治疗，右侧在髓心减压4 周后注射自体培养的骨髓间充质干细胞。治疗后 1 年内 CT 显示右侧坏死的股骨头修复改善，而左侧坏死股骨头在吸收了移植骨后继续恶化。Yamasaki 等[38]研究表明，骨髓间充质干细胞具有促进血管生成和成骨，能有效防止股骨头坏死恶性发展。Ji 等[39]治疗 87 例(103 髋部)的股骨头坏死患者，在患者股骨三孔髓芯减压后移植入骨髓间充质干细胞和去钙骨基质。通过治疗前后患者的临床症状、哈里斯指数和放射学检查来评价疗效，结果表明，三孔髓心减压联合移植入骨髓间充质干细胞和去钙骨基质可以修复受损组织、减轻疼痛和改善关节功能，是一种治疗早期股骨头缺血性坏死的有效方法。

八、自体骨髓间充质干细胞骨伤疾病治疗

自体骨髓间充质干细胞骨伤疾病治疗技术，即 AOT(autologus osteo therapy)技术，是由美国肌肉、骨骼、脊髓和神经损伤领域的知名专家桑迪诺(Centeno)博士发明的。美国 ABC、CBS 等电视台都曾对其技术进行专题访问报道。AOT 技术就是通过释放患者自身干细胞的力量来达到治疗股骨头坏死、骨性关节炎、骨不连、椎间盘突出以及由运动造成的肌腱、韧带和半月板损伤等骨病的目的。AOT 技术为干骨髓间充质干细胞治疗骨伤疾病提供了一条新的途径。

AOT 技术的适应证：①骨折延期愈合及不愈合；②骨坏死(如股骨头坏死期和Ⅱ期)；③剥脱性骨软骨炎、软骨缺损；④老年骨性关节炎；⑤创伤性关节炎；⑥半月板损伤；⑦肌腱、韧带损伤；⑧椎间盘损伤。

AOT 技术的禁忌证：①身体健康较差，合并有高血压、糖尿病、心脏病等器质性病变；②骨

髓成骨能力较差不适宜自体干细胞移植;③有骨肿瘤和凝血功能障碍。

AOT 技术的主要特点如下。①自体培养,安全可靠:干细胞来自自体骨髓,干细胞的体外培养使用患者自体血小板裂解液,不使用任何外来的细胞培养生长因子。这就最大限度地保持干细胞处于体内状态,保持干细胞不产生变异;②程序规范,标准严格:实验室和临床程序正规完整,严格按照美国国际细胞医疗协会(ICMS)和中国国家中医药管理局的标准进行操作;③微创,痛苦很小:临床治疗创伤轻微,患者痛苦小,患者不需长期住院,不用陪护;④质量保证,无排异反应:具有严格的干细胞质量检测程序,包括染色体变异的核型检测。由于完全自体,无免疫排异和传染疾病等问题。

AOT 技术已经在山东省文登整骨医院成功应用[40]。2008 年 1 月至 2009 年 6 月,桑迪诺博士曾 3 次到山东省文登整骨医院洽谈技术合作;山东省文登整骨医院 2009 年 6 月由美国桑迪诺-舒尔茨医学中心引入 AOT 技术。2009 年6 月～12 月,主要是实验室建设,组建专家团队和组织技术人员赴美国接受培训;2010 年 1 月～5 月,干细胞实验室试运行阶段,建立所有操作程序的标准 SOP;2010 年 6 月,干细胞治疗中心正式开诊,治疗各类骨伤疾病患者,取得了良好的治疗效果。

综上所述,由于 BMSC,具有能够快速扩增和多向分化等特点,使其成为再生医学中一个非常引人注目的工具。在骨伤科展示了光明的应用前景。随着对 BMSC 的深入研究,一些现在难以治愈的疾病,将来有可能采用新的方法得到很好的治疗。但是利用 BMSC 进行基因治疗骨、软骨缺损的研究才刚起步,技术手段还不完善,其治疗的安全性、有效性、载体的选择、特定分化因子或抗炎因子的选择与共同修饰的效果、基因转染的方式等问题还需要深入研究和探索。

参考文献

[1]裴雪涛.干细胞实验指南[M].北京:科学出版社,2006:83.

[2]MANGIA A,NOISEUX N,KONG D,et al.Mesenchymal stem cells modified with Akt prevent remodeling and restore performance of infarcted hearts[J].Nat Med,2003,9(9):1195-1201.

[3] OUYANG HW,CAO T,ZOU X H,et al. Mesenchymal stem cell sheets revitalize nonviable dense grafts: implications for repair of large-bone and tendon defects[J]. Transplantation,2006,82(2):170-174.

[4] LOPEZ-HEREDIA MA,SOHIER J,GAILLARD C,et al. Rapid prototyped porous titanium coated with calcium phosphate as a scaffold for bone tissue engineering[J]. Biomaterials,2008,29(17):2608-2615.

[5]BORDEN M,ATTAWIA M,KHAN Y,et al. Tissue-engineered bone formation in vivo using a novel sintered polymeric micro-sphere matrix[J].J Bone Joint Surg Br,2004,86(8):1200-1208.

[6]QUARTO R,MASTROGIACOMO M,CANCEDDA R,et al.Repair of large bone defects by autologous human bone marrow stromal cells[J].N Engl J Med,2001,344(5):385-386.

[7]朱文雄，李健，程立明，等.SD大鼠骨基质明胶吸附骨髓间充质干细胞修复骨缺损的实验研究[J].中国临床解剖学志，2005，23(1)：24-26.

[8]李海丰，汤亭亭，戴尅戎.骨髓间充质干细胞修复兔骨缺损的实验研究[J].中华实验外科杂志，2004，21(4)：509.

[9]王之允，董长和，杨敏云，等.兔骨髓间充质干细胞复合生物衍生骨修复胫骨缺损[J].中国临床康复，2006，10(13)：76-78.

[10]沈兵，谢富林，谢清芳，等.自体髂骨与组织工程骨植骨的临床应用对比研究[J].中国修复重建外科杂志，2002，16(6)：429-431.

[11]WAKITANI S，YAMAMOTO T.Response of the donor and recipient cells in mesenchymal cell transplantation to cartilage defect[J].Microsc Res Tech，2002，58(1)：14-18.

[12]YOO JU，MANDELL I，ANGELE P，et al.Chondrogenitor cells and gene therapy[J].Clin Orthop Relat Res，2000，379：64-70.

[13]董启榕，戴逵生，郑祖根.骨髓基质细胞体外增殖后移植修复关节软骨缺损的实验研究[J].中国矫形外科杂志，2000，7(10)：983-986.

[14]WALSH CJ，GOODMAN D，CAPLAN AI，et al.Meniscus regeneration in a rabbit partial menisceetomy model[J].Tissue Eng，1999，5(4)：327-337.

[15]NEVO Z，ROBINSON D，HOROWITZ S，et al.The manipulated mesenchymal stem cells regenerated skeletal tissues[J].Cell Transplantation，1998，7(6)：3-70.

[16]BADIAVAS EV，FALANGA V.Treatment of chronic wounds with bone marrow derived cells[J].Arch Dermato1，2003，139(4)：510-516.

[17]耿献辉，余春艳，邓志宏，等.骨髓间充质干细胞复合组织工程化脱细胞真皮基质构建组织工程皮肤[J].中国美容医学，2007，16(4)：443-446.

[18]闫国和，粟永萍，艾国平，等.羊膜负载骨髓间充质干细胞对放创复合伤促愈的实验研究[J].中国临床康复，2002，6(14)：2072-2073.

[19]FERRARI G，CUSELLA-DE ANGELIS G，COLETTA M，et al.Muscle regeneration by bone marrow-derived myogenic progenitors[J].Science，1998，279(5356)：1528-1530.

[20]AWAD HA，BUTLER DL，HARRIS MT，et al.In vitro characterization of mesenchymal stem cell-seeded collagen scaffolds for tendon repair，effects of initial seeding density on contraction kinetics[J].J Biomed Mater Res，2000，51(2)：233-240.

[21]ZANTOP T，GJLBERT TW，YODER MC，et al.Extracellular matrix scaffolds are repopulated by bone marrow-derived cells in a mouse model of achilles tendon reconstruction[J].JOrthop Res，2006，24(6)：1299-1309.

[22]YAVUZER R，TUNCER S，BASTERIZI Y，et al.Reconstruction of orbital floor fracture using solvent-preserved bone graft[J].Plastic and Reconstructive Surgery，2004，113(1)：34-44.

[23]RICHARDON SM，MOBASHERI A，FREEMONT AJ，et al.Intervertebraldisc biology degeneration and novel tissue engineering and regenerative medicine the rapies[J].Histol Histopatho，2007，22(9)：1033-1041.

[24]SAKAI D, MOCHIDA J, IWASHINA T, et al. Regenerative effects of transplanting mesenchymal stem cells embedded in atelocollagen to the degenerated intervertebral disc[J]. Biomaterials, 2006, 27(3): 335-345.

[25]HO G, LEUNG VY, CHEUNG KM, et al. Effect of severity of intervertebral disc injury on mesenchymal stem cell-based regeneration[J]. Connective Tissue Res, 2008, 49(1): 15-21.

[26]ZHANG YG, GUO X, XU P, et al. Bone mesenchymal stem cells transplante dintorabbit intervertebral discs can increase proteogly-cans[J]. ClinOrthop Relat Res, 2005, 430: 219-226.

[27]WANG T, DANG G, GUO Z, et al. Evaluation of autologous bone marrow mesenchymal stem cell Calcium Phosphate ceramic composite for lumbar fusion in rhesus monkey interbody fusion model[J]. Tissue Eng, 2005, 11(7-8): 1159-1167.

[28]HIYAMA A, MOCHIDA J, IWASHINA T, et al. Transplantation of mesenchymal stem cells in a canine disc degeneration model[J]. Journal of Orthopaedic Research, 2008, 26(5): 589-600.

[29]林建华，雷盛民，康德智，等.静脉注射骨髓间充质干细胞对脊髓损伤修复作用的实验研究[J].中华骨科杂志，2005，25(9)：556-559.

[30]DENG YB, YUAN QT, LIU XG, et al. Functional recovery after rhesus monkey spinal cord injury by transplantation of bone marrow esenchymal stem cell-derived neurons[J]. Chin Med J(Engl), 2005, 118(18): 1533-1541.

[31]VAQUERO J, ZURITA M, OYA S, et al. Cell therapy using bone marrow stromal cells in chronic paraplegic rats: systemic or local administration[J]. Neurosci Lett, 2006, 398(1-2): 129-134.

[32]刘长安，王江泳，张卫平，等.骨髓基质干细胞移植治疗兔股骨头缺血性坏死的实验研究[J].中国矫形外科杂志，2007，15(1)：58-60.

[33]YANG XF, WANG HM, XU YF, et al. Stem cell transplantation for ischemic femoral head necrosis: Analysis in 20 model rabbits and 188 patients[J]. Zhongguo Zuzhi Gongcheng Yanjiu yu Linchuang Kangfu, 2008, 12(8): 1558-1562.

[34] ASADA T, KUSHIDA T, UMEDA M, at al. Prevention of corticosteroid induced osteonecrosis in rabbits by intrabone marrow injection of autologous bone marrow cells[J]. Rheumatology(Oxford), 2008, 47(5): 591-596.

[35]CUI Q, XIAO Z, LI X, et al. Use of genetically engineered bone-marrow stem cells to treat femoral defects: an experimental study[J]. J Bone Joint Surg Am, 2006, 88(Suppl 3): 167-172.

[36]GANGJI V, HAUZEUR JP, MATOS C, et al. Treatment of osteonecros1s of the femoral head with implantation of autologous bone marrow cells. A pilot study[J]. J Bone Joint Surg Am, 2004, 86-A(6): 1153-1160.

[37]KIM SJ,BAHK WJ,CHANG CH,et al.Treatment of osteonecrosis of the femoral head using autologous cultured osteoblasts:a case report[J].J Med Case Reports,2008,2:58.

[38]YAMASAKI T,YASUNAGA Y,TERAYAMA H,et al.Transplantation of bone marrow mononuclear cells enables simultaneous treatment with osteotomy for osteonecrosis of the bilateral femoral head[J].Med Sci Monit,2008,14(4):CS23-30.

[39]JI WF,DING WH,MA ZC,et al.Three-tunnels core decompression with implantation of bone marrow stromal cells(bMSCs)and decalcified bone matrix(DBM)for the treatment of early femoral head necrosis[J].Zhongguo Gu Shang,2008,21(10):776-778.

[40]谭远超.间充质干细胞在骨伤疾病治疗中的应用[J].全国骨伤科医院学术委员会会议,2010,10:12.

(原文发表于《中国中医骨伤科杂志》2011 年第 19 卷第 5 期,作者:谭远超,Kevin,姜红江,黄相杰,周纪平,相关研究获山东省科技进步三等奖)

第二章　磷酸钙骨水泥复方丹参缓释体的制备及性能评价

[摘要]目的：探讨复方丹参注射液加入磷酸钙骨水泥(calcium phosphate cement，CPC)后，对 CPC 理化性能的影响以及中药的缓释情况，为其临床应用提供依据。方法：实验共分 4 组($n=6$)，实验组分别为每 2g CPC 粉末加入复方丹参注射液(浓度为 1 000mg/mL，pH 为 7.35)0.1mL、0.5mL 和 1.0mL(依次为实验组 1、2、3)；对照组为 2g CPC 粉末与固化液混合。对各组复合物进行药物洗提实验、X 线衍射(X-ray diffraction，XRD)分析、红外吸收光谱(fourier transformed infrared spectroscope，FTIR)分析及扫描电镜观。结果：XRD 分析，对照组衍射谱出现典型的羟基磷灰石(hydroxyapatite，HAP)特征峰，与标准的 HAP 衍射谱吻合；各实验组随着复方丹参含量的增加，衍射谱线显著的 HAP 特征峰下降，在(002)晶面处(2θ 约为 25.92°)特征峰逐步消失。FTIR 分析：随着药物含量的增加，—OH 峰减弱。扫描电镜观察：CPC 团聚颗粒大小与加入药物浓度有关，浓度升高所含粒子增多，团聚倾向增加。洗提实验：不同药物含量的 CPC 洗提速率及洗提总量不同，起始释放速率较快，96 小时后药物缓释速度减慢，并且持续很长时间。结论：每 2g CPC 加入 0.1mL 复方丹参注射液，不会影响其物理化学性能，复方丹参能有效的从 CPC 中持续释放，CPC 可作为复方丹参注射液的载体。

[关键词]磷酸钙骨水泥；药物载体；丹参；性能研究

磷酸钙骨水泥(calcium phosphate cement，CPC)是一种新型的自固化、非陶瓷型骨水泥，具有良好的生物兼容性和骨传导性，能任意塑形，缓慢降解，在固化过程中释放热量低，这些特点适应了临床修复骨缺损的需要[1-6]。因此，CPC 问世后受到广泛关注，成为国内外研究的热点，CPC 作为骨科药物缓释性载体的研究也随之受到广泛重视。Otsuka 等(1994，1995，1997)系列研究证实，CPC 是消炎痛、阿司匹林、胰岛素的良好载体，最近也有骨形成蛋白 6(bone morphogenetic protein 6，BMP-6)、转化生长因子(transforming growth factor，TGF)、四环素、庆大霉素、纤维蛋白、白蛋白等 CPC 药物缓释体的研究报告[7-13]。以 CPC 为载体的药物缓释体系可达到药物缓释过程可控，局部药物高效、稳定、长期释放的目的，对于治疗骨坏死、骨肿瘤及骨感染等疾病具有重要意义。中药在治疗骨坏死等疾病有独特的作用，但中药不同于化学药物，成分复杂，对 CPC 理化性能的影响也不同于其他药物。因此，我们采用复方丹参与 CPC 混合制备中药缓释体，研究中药的释放情况，以及中药对 CPC 理化和力学性能的影响，以指导临床应用。

一、材料与方法

（一）主要材料

自固化 CPC（上海瑞邦生物材料有限公司）；复方丹参注射液（每安瓿 2mL，相当于丹参、降香各 2g，上海中西药业股份有限公司）。LC-10A 高效液相色谱仪（岛津公司，日本）；JA2103 型电子天平（上海民桥精密科学仪器有限公司）；微量加样器（Eppendorf 公司，德国）；JHT 超净工作台（山东济南空气净化消毒设备厂）；Rigaku-D/Max-2500 型 X 线衍射（X-ray diffraction，XRD）仪（Rigaku 公司，日本）；NicoletMAGNA-560 傅立叶红外光谱（fourier transformed infrared spectroscope，FTIR）仪（Nicolet 公司，美国）；XL30E 型扫描电镜（Philip 公司，荷兰）。

（二）实验分组

实验共分 4 组，每组 6 个标本。对照组为 2g CPC 粉末与固化液混合；实验组分别为每 2g CPC 粉末加入复方丹参注射液（浓度为 1 000mg/mL，pH 为 7.35）0.1mL、0.5mL 和 1.0mL（依次为实验组 1、2、3）。将每组 CPC 粉末与相应液体在 25℃、50％相对湿度的无菌条件下混合制备。

（三）检测方法

1.XRD 分析

用 Rigaku-D/Ma-2500 型 XRD 仪分析不同条件下制备的混合物的有机相结构和物相含量。采用 Cu 靶，加速电压为 40kV，电流强度为 100mA。其他测试条件：发散狭道 DS＝1°，防散射狭道 SS＝1°，计数器的样间隔为 0.02°，扫描速度为每分钟 4°，扫描范围为 4°～80°。

2.FTIR 分析

FTIR 可分析混合物中所含的官能团，FTIR 和 XRD 的分析结果相结合可更清晰有效地分析混合物的有机相组成。采用 KBr 压片法，在 NicoletMAGNA-560 型 FTIR 仪上进行羟基磷灰石（hydroxyapatite，HAP）样品红外光谱分析。

3.扫描电镜观察

用 XL30E 扫描电镜观察 CPC 颗粒形貌及断口情况。

4.各实验组的洗提实验

各组制作直径（1.0±0.2）mm、高（1.2±0.2）mm 的 CPC 圆柱试件。将试件置入 50mL 烧杯内加入 30mL 生理盐水，37℃、饱和湿度下浸泡。分别于 1 小时、8 小时、24 小时、96 小时及 1 周、2 周、3 周、6 周、9 周、12 周各取 3mL 浸泡液作为样本，－20℃低温冰箱保存待测。所有样本采用 LC-10A 高效液相色谱仪检测药物浓度。

二、结果

（一）XRD 分析

对照组衍射谱出现典型的 HAP 特征峰，与标准的 HAP 衍射谱吻合。各实验组随着复方丹参含量的增加，衍射谱线显著的 HAP 特征峰下降，在（002）晶面处（2θ 为 25.92°）特征峰逐步消失。

（二）FTIR分析

不同药物含量的FTIR谱图中标示了各官能团对应的吸收峰。3 424、3 425、3 426cm^{-1}和1 629、1 631、1 632cm^{-1}处的弥散峰属于自由水；3 570、3 571cm^{-1}和631、632cm^{-1}处的吸收峰分别为—OH的伸缩振动峰和弯曲振动峰。

（三）扫描电镜观察

CPC团聚颗粒大小与加入药物浓度有关，浓度升高所含粒子增多，团聚倾向增加各实验组CPC团聚体及断口形貌。

（四）洗提实验

不同药物含量的CPC洗提速率及洗提总量不同，起始释放速率较快，96小时后药物缓释速度减慢，并且持续很长时间。药物在基体中的释放量(Mt)与时间的平方根($t^{1/2}$)呈正比，与Higuchui模型相吻合。

三、讨论

CPC是由固相和液相两部分组成，固相包括磷酸四钙、磷酸三钙、二水磷酸氢钙、无水磷酸氢钙、磷酸二氢钙、氟磷灰石等磷酸钙盐，钙磷比因配方不同，通常介于1.3～2.0。液相一般多为稀的磷酸或磷酸盐溶液，也可以是蒸馏水、血清、胶原溶液、甘油等[14-17]。固相液中均可添加一些辅助成分，如氟化物（氟化钙等）。二者调和后，在室温或体内生理环境下自行固化结晶，其反应最终产物为HAP，HAP是骨的主要矿物质成分。

CPC的水固化过程与普通水泥的固化反应有许多相似之处。其固化后的产物特性（凝结时间、强度、空隙率、溶解度等）受多种因素影响[18-23]。①粉末中的DCPD或DCPA；②粉末颗粒大小；③使用可溶性的氟化钠或不溶性的氟化钙；④HAP晶种（颗粒大小、比面积等）；⑤用水、稀磷酸或其他液体（血浆、血液等）作液相；⑥固化液中的氟、背景电解质以及其他添加物。OSTUKA（1995）报告当TTCP及DCPA颗粒均小时，反应物能完全转化为HAP，固化强度高；当二者颗粒均较大时，则不能形成HAP，水化产物的强度很低。

中药化学成分复杂，且存在多种离子及复合化合物，对CPC的固化过程及产物性能势必产生影响。我们的实验采用复方丹参注射液作为研究对象，结果如下。①复方丹参CPC复合体是一种均匀的基体缓释系统，可以达到药物的高效、稳定、长期（本实验为12周）释放；②复方丹参注射液的加入对CPC特性存在不同程度的影响，并与药物含量有关；③随着药物含量的增加，CPC固化后孔隙率增加，团粒增大。通过XRD分析发现，随着药物含量的增加，典型的HAP特征峰变宽下降，说明有新的产物生成；FTIR分析可见，随着药物含量的增加，—OH部分脱去，使得—OH峰减弱，与前面的XRD分析得到相互印证；④在每2g CPC粉末加入0.1mL复方丹参注射液，对CPC固化过程及产物特性影响不大。上述结果的出现可能是由于中药注射液含有游离的Ca、P、Fe等与TTCP、TCP、二磷酸钙盐等反应形成新成分有关。此外，注射液本身的pH值也可能会影响CPC固化产物的特性。由此可见，CPC是良好的中药缓释基体，可以保证药物在局部稳定、有效释放，在中药局部应用治疗骨科疾病如股骨头缺血性坏死、骨不连等有一定的使用价值[24]。但由于中药本身成分的不均一性，对CPC的固化过程、固化产物及其特性均会带来不同影响，甚至同一厂家的不同批号实验结果也不尽相同。尤其是中药含量的增加有可能导致固化不全或不能固化，以及力学性能的改变，可能影响 CPC 在骨科临床的应用。因此，以 CPC 为基体的中药缓释系统必须有充分的实验依据，方能应用于临床。

参考文献

[1]SMARTT JM,KARMACHARYA J,GANNON FH,et al.Repair of the immature and mature craniofacial skeleton with a carbonated calcium phosphate cement:assessment of biocom-patibility,osteoconductivity,and remodeling capacity[J].Plast Reconstr Surg,2005,115(6):1642-1650.

[2]JANSEN J,OOMS E,VERDONSCHOT N,et al.Injectable calcium phosphate cement for bone repair and implant fixation[J].Orthop Clin North Am,2005,36(1):89-95.

[3]LOSEE JE,KARMACHARYA J,GANNON FH,et al.Reconstruction of the immature cranio-facial skeleton with a carbonated calcium phosphate bone cement:interaction with bioresorbable mesh[J].J Craniofac Surg,2003,14(1):117-124.

[4]OOMSA EM,VERDONSCHOT N,WOLKE JG,et al.Enhancement of initialstability of press-fit femoral stems using injectable calcium phosphate cement:an in vitro study in dog bones[J].Biomaterials,2004,25(17):3887-3894.

[5]XU HH,SIMON CG.Self－hardening calcium phosphate composite scaffold for bone tissue engineering[J].J Orthop Res,2004,22:535-543.

[6]RENNER SM,LIM TH,KIM W J,et al.Augmentation of pedicle screw fixation strength using an injectable calcium phosphate cement as a function of injection timing and method[J].Spine,2004,29(11):E212-216.

[7]RUHE PQ,KROESE-DEUTMAN HC,WOLKE JG,et al.Bone inductive properties of rhBM P-2 loaded porous calcium phosphate cement implants in cranial defects in rabbits[J].Biomaterials,2004,25(11):2123-2132.

[8]KROESE-DEUTMAN HC,RUHE PQ,SPAUWEN PH,et al.Bone inductive properties of rhBM P-2 loaded porous calcium phosphate cement implants inserted at an ectopic site in rabbits[J].Biomaterials,2005,26(10):1131-1138.

[9]JANSEN JA,VEHOF JW,RUHE PQ,et al.Growth factor-loaded scaffolds for bone engineering[J].J Control Release,2005,101(1-3):127-136.

[10]RATIER A,FRECHE M,LACOUT JL,et al.Behaviour of an injectable calcium phosphate cement with added tetracycline[J].Int J Pharm,2004,274(1-2):261-268.

[11]JOOSTENA U,JOISTA A,FREBELA T,et al.Evaluation of an in situ setting injectable calcium phosphate as a new carrier material for gentamicin in the treatment of chronic osteom yelitis:studies in vitro and in vivo[J].Biomaterials,2004,25(18):4287-4295.

[12]孙效棠，赵黎，胡蕴玉，等.磷酸钙骨水泥载药核心的块型重组合异种骨体内缓释及修复兔

长段感染性骨缺损的研究[J].中国修复重建外科杂志,2005,19(3):165-168.
[13]胡运生,范清宇,马保安,等.磷酸钙/纤维蛋白胶复合支架材料的结构及力学性能分析[J].功能材料,2006,4(37):607-610.
[14]KHAIROUN I,BOLTONG MG,DRIESSEENS FC,et al.Some factors controlling the injectability of calcium phosphate bone cements[J].J M ater SciM ater M ed,1998,9(8):425-428.
[15]CHOW LC.Calcium phosphate cements[J].Monogr Oral Sci,2001,18:148-163.
[16]LE GEROS RZ.Properties of osteoconductive biomaterials:calcium phosphates[J].Clin Orthop Relat Res,2002,(395):81-98.
[17]BOHNER M,BAROUD G.Injectability of calcium phosphate pastes[J].Biomaterials,2005,26(13):1553-1563.
[18]RATIER A, GIBSON IR, BEST SM, et al. Setting characteristics and mechanical behaviour of a calcium phosphate bone cement containing tetracycline[J].Biomaterials,2001,22(9):897-901.
[19]APELT D, THEISS F, EL-WARRAK AO, et al. In vivo behavior of three different injectable hydraulic calcium phosphate cements [J]. Biomaterials, 2004, 25 (7-8): 1439-1451.
[20]GBURECK U,DEMBSKI S,THULL R,et al. Factors influencing calcium phosphate cement shelf-life[J].Biomaterials,2005,26(17):3691-3697.
[21]GINEBRA MP,DRIESSENS FC,PLANELL JA.Effect of the particle size on the micro and nanostructural features of a calcium phosphate cement a kinetic analysis [J]. Biomaterials,2004,25(17):3453-3462.
[22]GBURECK U,BARRALET JE,SPATZ K,et al.Ionic modification of calcium phosphate cement viscosity.PartⅠ:hypodermic injection and strength improvement of apatitecement[J].Biomaterials,2004,25(11):2187-2195.
[23]BARRALET JE,GROVER LM,GBURECK U.Ionic modification of calcium phosphate cement viscosity.Part Ⅱ:hypodermic injection and strength improvement of brushitecement[J].Biomaterials,2004,25(11):2197-2203.
[24]杨志明.生物技术的综合应用促进组织工程学发展[J].中国修复重建外科杂志,2007,21(2):107-109.

(原文发表于《中国修复重建外科杂志》2007年第21卷第10期,作者:姜红江,黄相杰,谭远超,王玉林,刘德忠,相关研究获山东省科技进步二等奖)

第三章　成人成骨细胞与多孔钛联合培养观察

[摘要]目的：观察成人成骨细胞在多孔钛表面的生长情况，评价多孔钛的生物相容性。方法：将成人骨髓来源的成骨细胞与多孔钛联合培养，以多孔羟基磷灰石(hydroxyapatite，HA)为对照，倒置显微镜、扫描电镜下观察细胞生长情况，MTT 法检测细胞活性。结果：成骨细胞在钛微孔表面生长良好，MTT 法检测细胞活性，两组吸光度值无显著性差异($P>0.05$)。结论：多孔钛具有良好的生物相容性，是比较理想的成骨细胞载体。

[关键词]多孔钛；成骨细胞；成人；体外培养

组织工程学的发展为骨缺损的修复开辟了新的途径，它的基本思路是在体外分离培养细胞，再将细胞种植到一定载体上，制成新的组织以替换和再生体内组织。钛合金以其良好的生物相容性、与骨组织相近的弹性模量及在生物环境下优良的抗腐蚀性，在骨科临床得到了广泛的应用。以多孔钛为载体，利用组织工程学方法和原理，修复骨缺损具有良好的应用前景。本实验采用成人骨髓来源的成骨细胞与多孔钛联合培养，并以多孔羟基磷灰石(hydroxyapatite，HA)为对照，观察细胞的生长情况，评价多孔钛的生物相容性，为骨组织工程学的临床应用提供依据。

一、材料与方法

(一)主要试剂及仪器

1640 培养液(Gibcob，USA)；小牛血清(上海实生细胞有限公司)；胰酶蛋白酶(Gibcob，USA)；MTI(Sigma，USA)；DMSO(Sigma，USA)；珊瑚 HA(Interpore-500，孔径 500μm，孔隙率 55%～66%)；多孔钛(天津大学复合材料研究所提供，孔径 300～800μm，孔隙率 35%～55%)；CO_2 培养箱(TC2323，美国 HELL/TB)；倒置显微镜(IX70，日本 OLMPUS)；全自动显微摄像系统(PM20，日本 OLMPUS)；酶标仪(STAYFAX2100，美国 ARENESS)；扫描电镜(JSE-840，JEOL，日本)；超净工作台(IHT，济南空气净化消毒设备厂)。

(二)试样制备及处理

多孔钛由纯度为 99.9%的钛颗粒加工而成，试样大小为 20mm×10mm×5mm 长方体，用 28%的硝酸钝化 1 小时，100%三氯乙烯和无水乙醇超声波清洗，以去除表面杂质。三蒸水冲洗 2 遍，烘干备用。实验前 121℃高压灭菌 30 分钟。珊瑚 HA 为无菌包装，实验中切割成 20mm×10mm×5mm 大小。

(三)实验方法

1.试样浸提液的制备

将两组试样分别在超净工作台中置于 24 孔培养板中，每孔加入 1640 培养液 500μL，置

37℃、5% CO_2 及饱和湿度条件培养箱中 72 小时，即得到材料浸提液。

2.原代细胞培养及鉴定

骨髓取自需取髂骨患者，经血、尿分析无代谢性骨病。手术中取髂骨时，用 18 号髂穿针反复抽吸抽取骨髓 2mL，针管预先抽取 1640 培养液 2mL（含 15%新生牛血清，青霉素 100U/mL，链霉素 100μg/mL，氟康唑 3μg/mL）。将抽取的骨髓悬液稀释，以 2×10^6/mL 细胞浓度接种于 50mL 培养瓶中，置 37℃、5% CO_2 及饱和湿度条件下培养。4 天首次换液，换液时振荡培养瓶，吸除培养液，以便清除未贴壁细胞。以后换用含 10^{-8} mmol/L 地塞米松的 1640 培养液，每 2～3 天换液 1 次，细胞长满后，0.25%胰酶消化传代。通过形态学观察及改良 Gomorri 碱性磷酸酶（AKP）染色[1]作成骨细胞鉴定。

3.细胞形态学观察

将传代细胞以 2×10^8/mL 细胞浓度分别接种于 50mL 培养瓶中，每瓶分别置入多孔钛及 HA 各 2 块，倒置显微镜下观察细胞生长情况。1 周后取出试样，D-Hank's 液冲洗，2%戊二醛固定 1 小时；乙醇逐级脱水，醋酸异戊酯浸泡过夜。以固体 CO_2，作为临界点干燥，旋转喷镀金膜，制作电镜标本，观察细胞在多孔钛及 HA 空隙表面的生长情况。

4.细胞活性检测

传代细胞以 2×10^8/mL 接种于 4 块 96 孔培养板中，每孔加入细胞悬液 100μL，24 小时细胞贴壁后，每孔加入浸提液 100μL，使孔内最终浓度为 50%，每种材料接种 8 孔，空白对照孔加入 1640 培养液 200μL，于培养 1 天、2 天、3 天、4 天，各取一块培养板，加入 1mg/mL MTT，每孔 50μL，37℃、5% CO_2 及饱和湿度条件培养箱中 4 小时后取出，吸出孔内液体，并以 PBS 清洗 3 次，每孔加入 DMSO 150μL，微振荡 10～15 分钟，用酶标仪检测吸光度值，实验波长 490nm，参考波长 540nm。

（四）数据分析

采用 Excel 2000 软件对同一时间内吸光度值均数作统计学分析。

二、结果

（一）原代细胞培养及细胞鉴定

骨髓悬液培养初期以造血细胞为主，骨髓中体积较大的单核细胞于接种后 4 小时开始贴壁。首次换液后可见长梭形外观的骨髓基质细胞，部分区域形成细胞簇。培养 11～14 天后，细胞基本融合成单层，形态多为长梭形。传代细胞贴壁形态为梭形或大多角形，细胞有较多突起，单个核，核大，有 1～2 个核仁，胞浆出现黑色颗粒，具有成骨细胞的形态特征。AKP 染色呈阳性反应，阳性细胞可见胞浆内灰黑至深黑色颗粒，有些融合成黑色块状。

（二）细胞联合培养观察

传代细胞与钛联合培养 48 小时后，可见钛周边细胞增多，并与钛附着，不易脱落，细胞由接种时的圆形、椭圆形变为长梭形或多角形，并伸出较多的突起。钛与细胞联合培养 1 周后，SEM 观察其上可见细胞附着生长，与多孔 HA 无明显差别，细胞分布不均，贴近培养瓶底部一侧细胞较多。细胞沿微孔生长，伸出较多的树枝状突起。细胞呈多角形、矮柱形及长梭形，部分可见细胞遮盖微孔间隙。

(三)细胞活性检测

用两种材料培养1天、2天、3天、4天后,吸光度值均数无明显差异($P>0.05$),见表3-1。

表3-1 用两种材料培养不同天数的吸光度值($\bar{x}\pm s$)

组别	培养天数			
	1天	2天	3天	4天
多孔钛	0.0865±0.0234*	0.1568±0.0254*	0.2786±0.0198*	0.3246±0.0236*
多孔HA	0.0901±0.0189	0.1578±0.0216	0.2895±0.0235	0.3328±0.0186

注 *表示$P>0.05$。

三、讨论

在骨组织工程学的应用中,种子细胞及细胞载体是其两个基本环节。骨髓来源的成骨细胞具有取材方便、对机体损伤小、便于自体移植等优点,具有应用前途。但其与适宜载体相容性如何?能否在载体上生长?均需进一步研究。HA在组成成分和结构上与脊椎动物骨组织所含的矿物质极为相似,在生物学特性方面又具有良好的生物相容性及骨引导作用,能为新骨的生长提供生理支持,因此较适合作为骨组织工程学中的载体。本实验将成人骨髓来源的成骨细胞与多孔钛联合培养,并以多孔HA为对照,实验发现钛与成人细胞具有良好的相容性,细胞在钛上生长良好,细胞形态及细胞活性检测与多孔HA无明显差别,多孔钛可作为骨组织工程学中成骨细胞的载体。

钛材料在20世纪40年代被Bothe、Beaton和Davenport用于医学领域,随着优质钛合金的出现及钛合金表面改性技术的发展,进入20世纪90年代以来,钛及其合金以其优异的综合性能在牙种植体、人工关节、脊柱矫形内固定系统、髓内钉、矫形钢板等方面的应用已逐渐占主导地位,成为首选的金属材料[2]。目前已证实,纯钛是具有较好生物相容性的金属材料,已被安全地应用于骨组织。钛表面的氧化层具有负极性,组织液中的阳离子主要是Ca^{2+}等就可吸附在材料表面,从而介导阴性大分子如蛋白聚糖吸附在材料表面,创造了一个良好的人工细胞外基质,满足细胞正常生长的需求[3]。多孔钛可提供更多的空间和表面,更有利于种子细胞的种植,且也有利于细胞营养成分的渗入及细胞代谢产物的排出。一般认为多孔材料孔径小于50μm左右限制成骨细胞的长入,而孔径在100~500μm均适合骨组织的长入[4],本实验钛孔径数为300~800μm,电镜标本下可见空隙表面细胞生长良好。

理想的骨种子细胞载体除具有三维立体结构和良好的生物相容性外,还应具备良好的降解性、便于加工等特点。但钛从成分上来看与自然骨成分截然不同,生物相容性有待改善;无降解性,加工困难;弹性模高于骨组织,长期体内存留存在腐蚀、有害离子游出等不足,一定程度上限制了它在骨组织工程学中的应用。新型钛合金将朝着不含铝、钒等对人体有害元素、更低弹性模量、生物相容性、耐蚀性、耐磨性等综合性能更好的方向发展;且钛合金的表面改性、修饰技术正得到进一步发展,如进行羟基磷灰石表面涂层、梯度功能化,表面离子氮化处理、蛋白质、多肽细胞因子的表面固化等[5-6],进一步提高了钛合金材料的生物相容性、耐磨性。相信随着生物材料技术的发展,钛作为骨组织工程学的细胞载体会得到进一步的完善。

参考文献

[1]杨景山.医学细胞化学与细胞生物技术[M].北京:北京医科大学·中国协和医科大学联合出版社,1990:41-42.

[2]宁聪琴,周玉.医用钛合金的发展及研究现状[J].材料科学与工艺,2002,10(1):100-105.

[3]COLLIS JJ,EMBERY G.Absorption of glycosaminoglycans to commercially pure titanium[J].Biomaterials,1992,13(8):548-552.

[4]PILLIAR R,DEPORTER D,WATSON P.Tissue-implant interface:micro-movement effects materials in clinical applications[J].Clin Orthop,1995:569.

[5]郇春艳,胡平.组织工程用生物材料的表面修饰技术[J].化工进展,2003,22(1):13-17.

[6]UNGERBOCK A,MPERREN S,POHLER O.Comparison of the tissure reaction to implants made of beta titanium alloy and pure titanium.Experimental study on rabbits[J].J Mater Sci Mater Med,1994,5:788-792.

(原文发表于《生物骨科材料与临床研究》2007 年第 4 期,作者:谭训香,谭远超,姜红江,苏金平,韩海霞,相关研究获威海市科学技术一等奖)

第四章　复方丹参缓释系统植入治疗股骨头缺血性坏死的实验研究

[摘要]目的:探讨磷酸钙骨水泥(calcium phosphate cement,CPC)复方丹参缓释系统局部植入治疗股骨头缺血性坏死的机制。方法:健康新西兰大白兔 30 只,制作股骨头坏死模型后,分为 CPC 组、CPC/丹参缓释系统组及对照组。于治疗后 1 周、2 周、3 周和 4 周取标本,行 HE 染色和血管内皮细胞生长因子(vascular endothelial growth factor,VEGF)免疫组化染色,记录空骨陷窝率、VEGF 阳性血管率、VEGF 阳性成骨细胞率、VEGF 阳性软骨细胞率。结果:CPC/丹参缓释系统组空骨陷窝率较对照组及 CPC 组明显降低,VEGF 阳性血管率、VEGF 阳性成骨细胞率、VEGF 阳性软骨细胞率较其他两组明显增加($P<0.01$,$P<0.05$)。结论:CPC 丹参缓释系统通过中药的局部缓释,可促进 VEGF 等细胞因子的分泌刺激血管内皮的增殖、分化,促进血管的生长和修复,从而改善、重建股骨头局部微循环,促进骨坏死修复。

[关键词]股骨头坏死;磷酸钙骨水泥;丹参;局部应用

股骨头缺血性坏死是临床难治疾病,由于微循环障碍局部缺血,药物很难到达局部而发挥作用。因此,采用药物局部缓释,保证局部药物高效、稳定、长期释放,对于治疗股骨头缺血性坏死尤为重要。本研究应用磷酸钙骨水泥(CPC)/丹参缓释系统植入治疗动物激素性股骨头缺血性坏死,观察中药的局部缓释对股骨头的微循环和骨性结构的影响,揭示 CPC 丹/参缓释系统治疗非创伤性股骨头缺血性坏死的机制。

一、材料与方法

(一)实验动物

纯种健康成年 24 周龄以上雄性新西兰大白兔 30 只,体重(2.5±0.5)kg,由山东省文登整骨医院骨伤科研究所实验动物中心提供,合格证号:鲁医实验动物准字 05 号。

(二)主要仪器及试剂

大肠杆菌内毒素(LPS):武汉博士德生物工程有限公司,每支 10mg;甲基泼尼松龙(MP):浙江仙琚制药股份有限公司,每瓶 5mL(125mg);复方丹参注射液:上海中西药业股份有限公司,每安瓿 2mL,相当于丹参、降香各 2g;免疫组化染色试剂盒:武汉博士德生物工程有限公司,产品编号:SA1020-小鼠/兔 IgG,内容:5% BSA 封闭液;二抗:12mL;SABC。血管细胞内皮生长因子(VEGF):sc-507SANTA CRUZ;IX50/IX70 倒置式系统显微镜:日本奥林巴斯(OLYMPUS):PM20 全自动显微照相设备;SPSS 10.0 统计软件:北京盈科科技发展有限公司。

(三)动物模型及复方丹参缓释系统的制备

1.动物模型

兔耳缘静脉注射 50μg/kg 大肠杆菌内毒素(LPS),24 小时后重复,在第 2 次注射 LPS 后,臀肌注射甲基泼尼松龙(MP,2.5mg/kg)3 次,每次间隔 24 小时。

2.复方丹参缓释系统

参照 Otsuka、Ratier 等[1-2]描述的药物 CPC 缓释系统制备方法,按预实验确定的复方丹参含量,每 2g CPC 粉末加入复方丹参 0.1mL,先将复方丹参注射液与固相混合,再加入固化液充分搅拌混合,植入模具固化备用。

(四)实验分组及方法

造模 4 周后将兔随机分为 3 组。CPC 组(8 只):在 3%戊巴比妥静脉麻醉下行右髋关节外侧切口显露股骨颈前上部,在邻股骨头关节软骨缘处以 2.5mm 钻头钻孔,用小刮匙向内侧潜行刮除股骨头上部关节软骨下病灶,造成一直径约 4.0mm 骨腔,充填 CPC。CPC/丹参缓释系统组(8 只):在 CPC 组手术方法基础上充填 CPC/丹参缓释系统。对照组(4 只):在 CPC 组手术方法基础上不充填植入物。以上各组均治疗 1 次,并于治疗后 1 周、2 周、3 周和 4 周各处死 2 只,分别取标本(对照组 1 只双侧,共 2 个标本)。取股骨头,沿中心孔冠状面剖成两半,置于体积分数为 10%的甲醛溶液中固定 48 小时,脱钙、脱水石蜡包埋切片,分别行 HE 染色和血管内皮细胞生长因子(VEGF)免疫组化染色,记录单位面积内空骨陷窝率、VEGF 阳性血管率、VEGF 阳性成骨细胞率、VEGF 阳性软骨细胞率,与对照组比较。

(五)统计学处理

单位面积内空骨陷窝率、VEGF 阳性血管率、VEGF 阳性成骨细胞率等资料均利用 SPSS 10.0统计软件包进行统计。多组资料间比较用 F 检验和 t 检验,相关分析用多元相关分析。以 $P<0.05$ 为差异有显著性意义,以 $P<0.01$ 为差异有非常显著性意义。

二、结果

(一)一般情况

第 1 次注射 LPS 后,所有兔均出现不同程度的精神萎靡,毛发蓬松,二便不通或稀便,食量减少,活动迟钝,反应缓慢,并出现流清涕,呼吸、心跳加快。在第 2 次注射 LPS 和 MP 后,以上症状加重。在约 1 周后,各组兔食量开始增加,二便好转,活动增加,精神好转。第 1 次注射 LPS 后,有 2 只死亡。第 2 次注射 LPS 和 MP 后 1 周内,有 4 只死亡。

(二)HE 染色

造模后第 4 周时,股骨头病理切片上出现典型的骨坏死,坏死区域主要位于股骨头靠近股骨颈的松质骨中。CPC/丹参缓释系统组:治疗后的 1 周起,可见空骨陷窝减少,坏死骨小梁表面的成骨细胞数目增多,小梁间有散在的破骨细胞,伪足不明显。随着时间的变化,成骨细胞的数目增多,功能活跃。同时可见破骨细胞贴附在坏死的骨小梁表面,周围有大量的伪足出现。CPC 组:在治疗后的第 1～2 周,空骨陷窝的改变不明显。第 3 周起,出现空骨陷窝的减少。随着时间的变化,成骨细胞和破骨细胞的数目也呈增多的趋势。对照组:在不同时间段内组织学无明显变化。两实验组可见空骨陷窝率较对照组明显减少（$P<0.05$，$P<0.01$），CPC/丹参缓释系统组较 CPC 组也有减少（$P<0.05$）（表 4-1）。

表 4-1　治疗后各组空骨陷窝率的比较（$\bar{x}\pm s$，%）

治疗时间	CPC/丹参缓释系统组	CPC 组	对照组
治疗后 1 周	16.30±1.05	19.77±1.60	21.00±1.01
治疗后 2 周	9.08±1.66*#	16.02±1.13	18.78±1.39
治疗后 3 周	7.85±2.98*#	18.75±1.90	21.01±1.78
治疗后 4 周	6.97±2.27*#	12.35±1.64☆	19.25±1.94

注　与对照组比较，*$P<0.05$；与 CPC 组比较，#$P<0.05$，与对照组比较，☆$P<0.05$。

（三）免疫组化染色

对免疫复合物沉积部位及免疫反应强度的观察，以在细胞膜、细胞质及基质中出现黄棕色反应产物为阳性，CPC/丹参缓释系统组 VEGF 免疫阳性反应明显强于其他两组，阴性技术对照标本以 PBS 替代生物素化羊抗兔 IgG，标本上均无黄棕色产物。各组 VEGF 阳性血管率见表 4-2，CPC/丹参缓释系统组 VEGF 阳性血管率较对照组明显增多（$P<0.01$，$P<0.05$），较单纯 CPC 组也有增多（$P<0.05$）。各组 VEGF 阳性成骨细胞率见表 4-3，CPC/丹参缓释系统组 VEGF 阳性成骨细胞率较对照组明显增多（$P<0.01$，$P<0.05$），较单纯 CPC 组也有增多（$P<0.05$）。

表 4-2　治疗后各组 VEGF 阳性血管率比较（$\bar{x}\pm s$，%）

治疗时间	CPC/丹参缓释系统组	CPC 组	对照组
治疗后 1 周	22.34±1.52*#	15.12±1.43	13.14±1.31
治疗后 2 周	32.89±1.45**#	21.56±1.26	15.87±1.89
治疗后 3 周	38.31±1.64**#	25.47±1.86*	16.06±1.23
治疗后 4 周	31.35±1.42**#	21.13±1.93	14.58±1.68

注　与对照组比较，*$P<0.05$，**$P<0.01$；与 CPC 组比较，#$P<0.05$。

表 4-3　治疗后各组 VEGF 阳性成骨细胞率比较（$\bar{x}\pm s$，%）

治疗时间	CPC/丹参缓释系统组	CPC 组	对照组
治疗后 1 周	55.30±2.40*	36.85±2.19	38.80±1.22
治疗后 2 周	77.95±1.12**#	48.10±2.40	35.50±2.13
治疗后 3 周	78.50±1.27**#	47.35±1.83*	30.00±1.17
治疗后 4 周	82.25±1.72**#	46.70±1.27	35.85±1.58

注　与对照组比较，*$P<0.05$，**$P<0.01$；与 CPC 组比较，#$P<0.05$。

各组 VEGF 阳性软骨细胞率见表 4-4，CPC/丹参缓释系统组 VEGF 阳性软骨细胞率较对照组明显增多（$P<0.01$，$P<0.05$），较单纯 CPC 组也有增多（$P<0.05$）。

表 4-4 治疗后各组 VEGF 阳性软骨细胞率比较($\bar{x}\pm s$,%)

治疗时间	CPC/丹参缓释系统组	CPC 组	对照组
治疗后 1 周	50.35±2.24*#	19.00±2.34	23.65±1.22
治疗后 2 周	89.00±1.30**#	35.65±2.03	27.85±1.12
治疗后 3 周	46.90±1.23*#	32.35±1.83*	24.65±1.47
治疗后 4 周	47.85±1.32*#	24.35±1.49	26.40±2.12

注 与对照组比较,* $P<0.05$,** $P<0.01$;与 CPC 组比较,# $P<0.05$。

三、讨论

关于建立股骨头坏死模型方面的研究很多,这些对于研究股骨头坏死的发病机制及治疗方法具有重要意义。有多种方法建立股骨头坏死动物模型,但无论是双足动物还是四足动物,到目前为止还没有一种方法能够完全与人的骨坏死病程演化相一致[3]。制作 ANFH 动物模型所选动物有兔、大鼠、鸡等,制作方法有应用大剂量激素法、冷却法、外科手术法、口服甲维素及马血清、大肠杆菌内毒素联合激素法等[4-5]。应用大剂量激素制作模型的方法最为常用,但大剂量激素对于动物机体的打击是严重的。鉴于此,本实验采用兔耳缘静脉低浓度注射(50μg/kg)大肠杆菌内毒素(LPS)加小剂量甲基泼尼松龙,以此造成兔激素性股骨头坏死模型。该模型性质稳定,制作方法简单,成功率高,在造模后的第 4 周,股骨头病理切片上可见典型的骨坏死,其在研究中药治疗后骨微循环改善方面是有价值的。

血管生成法治疗股骨头缺血性坏死是近年来骨科领域的研究热点。血管生成是指从已存在的血管床中以出芽方式生长、形成新血管系统。许多研究表明,某些中药或中药复方对促进机体血管生成具有重要作用。中医学认为"气血相关",因而某些行气活血的中药可能具有促血管生成作用,这为中药促血管生成作用奠定了理论基础,并已得到了应用[6-7]。张树成等[8]利用鸡胚绒毛尿囊膜血管生成模型,检测补肾活血和补肾调经方药对动物促血管生成的作用,结果显示,两种中药均可产生特异性的血管生成作用,明显促进血管生长,增加血管数目,促进血管生成,使血管生成增加 55%~124%。他们还以老年雌性金黄地鼠(符合老年肾虚症状)为实验动物进行两种中药的药理学研究,发现子宫组织血管生成作用明显增强,认为中药具有促血管生成的重要作用[9]。血管内皮生长因子(vascular endothelial growth factor,VEGF)是 Ferrara 等于 1989 年在牛的垂体滤泡星状细胞体外培养液中纯化出来的蛋白质,是目前知道的最强促进血管生成因子。VEGF 是一种特异性促内皮细胞生长因子,它有 4 种分子形式存在(VEGF206、VEGF189、VEGF165、VEGF121),其中 VEGF121 为完全分泌型,VEGF165 为部分分泌型,VEGF189 和 VEGF206 与细胞膜结合难以分泌。但它们生物活性相似,都能特异促进血管内皮细胞增殖,促进新生血管和侧支循环形成。

本实验通过 CPC 丹参缓释系统局部给药,使局部的细动脉、小动脉及毛细血管扩张,并通过促进 VEGF 等细胞因子的分泌刺激血管内皮的增殖、分化,促进血管生长和修复,加速缺血区的再血管化。实验组 VEGF 的阳性表达明显高于对照组,且阳性表达主要位于血管内膜,提示其主要促进血管内膜的修复,对于改善、重建股骨头局部微循环、促进坏死修复是有效的。

参考文献

[1]OTSUKA M,MATSUDA Y,SUWA Y,et al.A novel skeletal drug delivery system using self setting calcium phosphate cement:physicochemical properties and drug release rate of bovine insulin and bovine albumin[J].J Pharm Sci,1994,83(2):255-258.

[2]RATIER A,GIBSON IR,BEST SM,et al.Setting characteristics and mechanical behaviour of a calcium phosphate bone cement containing tetracycline[J].Biomater,2001,22:897-901.

[3]刘培林,夏仁云,张士杰.股骨头缺血性坏死造模的实验研究[J].中国矫形外科杂志,2001,8(9):889.

[4]周强.糖皮质激素诱导性股骨头坏死模型的血管改变[J].中华外科杂志,2000,38(3):212.

[5]洪加源.激素性股骨头坏死骨代谢变化的实验研究[J].骨与关节损伤杂志,2001,16(5):365.

[6]叶建红,宁亚功.直腿抬高试验在股骨头坏死患肢功能评价中的应用[J].中华物理医学与康复杂志,2002,24(10):628-629.

[7]王蕾,吴志奎.促进血管生成活性研究在临床应用的新进展[J].深圳中西医结合杂志,2000,10(3):130-133.

[8]张树成,吴志奎,王蕾,等.补肾活血和补肾调经方药促血管生成作用实验研究[J].中医杂志,2000,41(6):369 370.

[9]张树成,吴志奎,沈明秀.补肾调经和补肾生血中药促进子宫组织血管生成的形态学观察[J].中国中医基础医学杂志,1998,4(8):37-38.

（原文发表于《中国矫形外科杂志》2007 年第 15 卷第 5 期，作者：黄相杰，姜红江，谭远超，刘德忠，周志高，相关研究获山东省科技进步二等奖、山东中医药科学技术一等奖、威海市科学技术一等奖）

第五章　肝素钠对骨髓基质细胞增殖及成骨转化的影响

[摘要]目的：观察肝素钠对成人骨髓基质细胞增殖及成骨转化的影响。方法：从成人来源的骨髓基质细胞在含不同浓度肝素钠的1640培养液中培养48小时、72小时，采用MTT比色法观察肝素钠对其增殖的影响；采用碱性磷酸酶细胞化学染色，计数成骨细胞转化率。结果：肝素钠在60U/mL、150U/mL时，光吸收值明显高于对照组($P<0.01$)，其余浓度组无明显差异；对成骨转化率无影响。结论：肝素钠在一定浓度范围内对骨髓基质细胞增殖无抑制作用。

[关键词]骨髓基质细胞；体外培养；成人肝素类

骨髓移植后成骨作用显著，临床上应用骨髓注射或其复合替代材料治疗骨缺损、骨不连已取得良好疗效[1]。自体骨髓不产生排斥反应，来源充足，取材方便，因而具有广阔的应用前景。在抽取骨髓悬液制备等过程中，常需一定剂量肝素抗凝。肝素的合适浓度及不同浓度对骨髓成骨的影响尚需进一步研究。骨髓的成骨能力来源于骨髓基质细胞[2]，本实验采用成人骨髓基质细胞培养，研究肝素对骨髓基质细胞增殖及成骨转化的影响，为临床应用提供科学依据。

一、材料与方法

(一)主要仪器及试剂

CO_2 培养箱(TC32323，美国 HELL/TB)；酶标仪(STATFAX 2100，美国 ARE)；倒置显微镜(Ⅸ70，日本 OLMPUS)；全自动显微摄像系统(PM20，日本 OLMPUS)；1640 培养液(GIBCO)；MTT(SERVA)；肝素钠注射液(山东莱阳生物化学制药厂，批号：981125)。

(二)原代细胞培养

骨髓来源于左股骨干粉碎骨折患者栾某，男，28岁。术中取髂骨后，用16号髂穿针在髂骨上抽取骨髓约2mL，针管内预先置1640培养液(含20%新生牛血清，青霉素100U/mL，链霉素100μg/mL，氟康唑3μg/mL)4mL制成细胞悬液。将上述细胞悬液以合适的细胞浓度分别接种于50mL培养瓶中，置37℃、5%CO_2条件下培养。倒置显微镜下每天观察细胞生长状况，待细胞长满瓶底后，0.25%胰酶消化传代。

(三)肝素钠对骨髓基质细胞增殖及成骨分化影响的测定

分别测定肝素钠对骨髓基质细胞增殖和对骨髓基质细胞成骨分化的影响。

(四)数据处理

OD值采用两小样本均数 t 检验，成骨细胞转化率采用 u 检验进行显著性检验。

二、结果

（一）原代及传代细胞形态观察

骨髓悬液培养初期以造血细胞为主，随着培养时间延长，造血细胞逐渐消除，出现骨髓基质细胞，部分区域形成细胞簇。培养 11～14 天后，细胞融合成单层，形态多为长梭性。细胞传代后，贴壁细胞呈梭形或多角形，单个核，核大，1～2 个核仁，胞浆有时可见均匀一致的黑色颗粒。

（二）肝素钠对骨髓基质细胞增殖的影响

肝素钠在 15～600U/mL 范围内，对骨髓基质细胞未见有抑制作用，在 60U/mL、150U/mL 时，明显促进骨髓基质细胞的增长。

（三）肝素钠对骨髓基质细胞成骨转化的影响

经 AKP 孵育液及 HE 复染后，阳性细胞可见灰黑及深黑色颗粒状沉淀，阴性细胞为均一的红染。肝素钠组骨髓基质细胞成骨转化率同对照组相比，无明显差异（$P>0.05$）。

三、讨论

自 Maniatopoulous 等[3]报告成鼠骨髓基质细胞体外培养形成钙化物具有羟基磷灰石结构后，骨髓的成骨能力已被许多研究证实。临床上应用骨髓注射或其复合替代材料治疗骨缺损、骨不连已取得良好疗效。骨髓的成骨作用来源于骨髓基质系统的基质细胞，它能自动分化为成骨细胞，同时又具有多向分化潜能，除向成骨转化外，也可向成纤维细胞、网状细胞等分化[4]。因此，外界条件对骨髓基质细胞增殖及成骨转化的影响，会直接影响骨髓的成骨能力。

肝素为多糖类化合物，具有抗凝和促进纤维蛋白溶解的作用，同时又是细胞膜和细胞基质的组成部分，参与调节盐和水的分布。许多生长因子都以肝素结合的形式存在[5]，并以此种形式参与受体的结合而发挥生物学效应。肝素通过细胞骨架系统作用，参与控制细胞与细胞、细胞与基质之间的作用，并影响细胞的增殖，其对细胞增殖的影响因浓度及细胞的不同而表现不同。本实验通过骨髓基质细胞体外培养发现，肝素钠在 15～600U/mL 时，联合培养 48 小时、72 小时对骨髓基质细胞生长无抑制作用；在 60U/mL、150U/mL 时有明显促进骨髓基质细胞增殖的作用，肝素钠对骨髓基质细胞成骨转化率无明显影响。结果表明，在较大的浓度范围内，肝素钠对骨髓基质细胞增殖及成骨转化无抑制作用，其最适宜浓度为 60～150U/mL，既有抗凝效果，又可促进骨髓基质细胞的增殖。

参考文献

[1]CONNLLY JF. Injectable bone marrow preparations to stimulate osteogenic repair [J]. Clin Orthop,1995,313:8.

[2]刘劲松，曾才铭，王宏邦. 骨髓基质细胞培养和体外成骨研究[J]. 中国修复重建外科杂志，1997,11(4):240.

[3]MANIATOPOULOUS C,SODEK J,MELCHER AH. Bone formation in vitroby stromal

cells obtained from bone marrow of young adult rat [J].Cell Tissue Res,1988,254(3):317.
[4]HERBERTSON A,AUBIN JE.Dexamethasone alters the subpopulationmake-up of rat bone marrow stromal cell cultures[J].J Bone Miner Res,1995,10(2):285-294.
[5]GOSPODAROWIZC D ,FERRARA W,SCHWEIGERER L.Stractural characterization and biological functions of fibroblast growth factor [J].Endocrine Rev,1987,8(2):95.

（原文发表于《泰山医学院学报》2000 年第 21 卷第 4 期，作者：姜红江，谭训香，张　玫，刘德忠）

第六章　补肾健骨方对假体松动炎性因子 IL-1、IL-6、TNF-α 抑制的实验研究

［摘要］目的：观察中药补肾健骨方对致关节假体无菌性松动的炎性因子 IL-1、IL-6、TNF-α 的抑制作用。方法：将人工髋关节翻修术中取出的假体界膜组织作为实验标本，将其放入 RPMI 培养液中培养，分为空白对照组、低浓度补肾健骨方组（5%）、高浓度补肾健骨方组（20%），培养 72 小时，取上清液，酶联法测定 IL-1、IL-6、TNF-α 的含量。结果：与对照组相比，5%、20%补肾健骨方组均能显著抑制界膜细胞分泌 IL-1、IL-6、TNF-α（$P<0.05$）。结论：补肾健骨方能显著抑制假体周围界膜细胞分泌 IL-1、IL-6、TNF-α。

［关键词］补肾健骨方；IL-1；IL-6；TNF-α；假体无菌性松动

目前人工关节置换已成为临床上治疗终末期关节疾病最普遍的方法。假体无菌性松动作为人工关节置换术后的主要并发症，越来越多地引起临床骨科医生的关注。目前普遍认为，假体无菌性松动主要是由磨损颗粒（骨水泥颗粒、聚乙烯颗粒、氧化铝陶瓷颗粒及金属颗粒等）刺激假体与骨之间界膜组织中的巨噬细胞、成骨细胞、破骨细胞产生并释放大量溶骨性炎性因子（又称炎症因子）IL-1、IL-6、TNF-α，导致骨组织凋亡，引发假体周围骨溶解造成的[1-2]。补肾健骨方是我院关节科根据"肾主骨、生髓"的理论组建的治疗骨质疏松的经验方。本试验的目的是通过假体界膜细胞培养，研究补肾健骨方对体外培养界膜组织分泌 IL-1、IL-6、TNF-α 的抑制作用。

一、材料与方法

（一）实验材料

Hank's 平衡液；RPMI-1640 培养液；10%胎牛血清；96t Rat ELISA IL-1 试剂盒、96t Rat ELISA IL-6 试剂盒、96t Rat ELISA TNF-α（美国 ENDOGEN 试剂公司生产）；实验动物：（新西兰大白兔 8 只）；中药补肾健骨方煎剂（由淫羊藿、补骨脂、熟地、续断、骨碎补、乳香、没药、黄芪、白术、厚朴等组成）由山东省文登整骨医院药厂提供。

（二）实验仪器

动物实验台、常规手术器械、三星 WB550 数码相机、美国雅培 AXSYM 全自动免疫分析系统、超低温冰箱、DL-5 自动高速离心机、酶标仪（Barad3300）等，均由文登整骨医院及骨伤实验室提供。

（三）假体界膜组织

患者 75 岁，男性，左侧人工全髋关节置换术后 7 年假体松动（首次因股骨头缺血性坏死

ARCO Ⅳ期金属对聚乙烯全髋置换),髋关节 X 线检查显示髋臼Ⅰ、Ⅱ区(Delee-Charnley 髋臼分区法)和股骨 2、3 区(Gruen 股骨分区法)出现>2mm 透亮区。本次入院时,血常规、红细胞沉降率和 C 反应蛋白均在正常范围。翻修手术中无菌条件下取出界膜组织,浸泡于生理盐水,并保存于-20℃条件下备用。界膜组织标本同时做细菌培养,确诊为无菌性松动。

(四)方法

1.补肾健骨方含药血清制备

补肾健骨方煎剂(每剂 220g)由山东省文登整骨医院药厂提供。8 月龄体重 2.0~3.5kg 的新西兰大白兔 8 只,随机分为补肾健骨方实验组和空白对照组。按成人(60kg)每千克体重用药量,计算出家兔的用药剂量(g/kg)=2.30×人常用量(g/kg)。补肾健骨方实验组:取 1 剂剂量即 220g 加入 1 000mL 水中煎煮浓缩到 150mL,即含生药量 1.47g/mL,按成人(60kg)剂量每 220g 生药换算每天用药量(mL)。每天药物分 2 次灌胃,间隔 8 小时,连续灌胃 6 天,最后一次灌胃 2 小时后腹主动脉取血,离心获取血清,灭活,抽滤除菌后分装-20℃保存备用。对照组给予等容积生理盐水灌胃,采血方法同前。

2.体外假体界膜细胞培养

将备用的人工关节翻修术中获取的假体周围界膜组织从低温冰箱中取出,待自然解溶后,将界膜放入 Hank's 液中清洗后置于 RPMI-1640 培养液中(含 15 胎牛血清、100U/mL 青霉素、100μg/mL 链霉素),然后将假体界膜组织标本用眼科剪剪成 $1mm^3$ 大小组织悬浮液。取 24 孔培养板 1 块,分空白对照组(Ⅰ组)、5%补肾健骨方含药血清组(Ⅱ组)、20%补肾健骨方含药血清组(Ⅲ组),每组 8 个培养孔。对照组中加 1mL 组织悬浮液。

3.补肾健骨方含药血清的添加

5%含药血清浓度组加入 0.05mL 补肾健骨方含药血清(即 0.95mL 组织悬浮液+0.05mL 含药血清=1mL,含药血清终浓度为 5%)。20%含药血清浓度组加入 0.2mL 补肾健骨方含药血清(即 0.8mL 组织悬浮液+0.2mL 含药血清=1mL,含药血清终浓度为 20%)。添加药物后,在 5% CO_2、37℃饱和湿度下培养 72 小时,取上清液。

4.IL-1、IL-6、TNF-α 含量测定

培养 72 小时后,取培养液,用酶联免疫吸附法(ELISA)测定 IL-1、IL-6、TNF-α 的含量。具体检测方法参照说明书。

(五)统计学分析

所得数据采用 SPSS 13.0 软件进行统计分析,所有数据以($\bar{x}\pm s$)表示,进行单因素方差分析多重比较,两组间进行 q 检验,检验水准 $\alpha=0.05$。

二、结果

假体界膜组织空白对照组(Ⅰ组)和 5%、20%补肾健骨方含药血清组(Ⅱ组、Ⅲ组)共同培养 72 小时,应用酶联法测定 IL1、IL-6、TNF-α 的含量。结果各含药血清组 IL-6 含量较假体界膜空白对照组明显降低($P<0.05$),高剂量实验组 IL-6 含量较低剂量实验组低,但差异无统计学意义($P>0.05$)。各含药血清组 IL-1 含量较假体界膜组织空白对照组明显降低($P<0.05$),

低剂量实验组较高剂量实验组明显高，且组间差异具有统计学意义（$P<0.05$）。各含药血清组 TNF-α 含量较假体界膜组织空白显著降低（$P<0.05$），高剂量实验组 TNF-α 含量较低剂量实验组明显降低（$P<0.05$）。这说明高剂量组对抑制 TNF-α 含量效果较好。

三、讨论

人工关节假体无菌性松动是多种因素共同作用的结果，包括以下四个阶段[3]。①假体微动、材料的退化和电解导致磨损颗粒的产生；②磨损颗粒诱发炎性反应，释放炎症因子（IL-1、IL-6、TNF-α）；③炎症因子直接激活或者通过 OPG/RANKL/RANK 信号传导途径激活破骨细胞；④骨溶解致假体松动。IL-1、IL-6、TNF-α 等炎性细胞因子直接或间接作用于破骨细胞及其细胞膜上的各种受体，促进破骨细胞分化和成熟，导致破骨细胞性骨吸收。TNF-α 是最强的骨吸收促进剂，并可抑制骨的形成。通过作用于成骨细胞，间接激活成熟的破骨细胞，抑制破骨细胞的凋亡；还可通过直接刺激前破骨细胞增殖，增强基质细胞中前破骨源性细胞的活性来促进破骨细胞的形成[4]。IL-6 主要对破骨细胞及前体产生影响，且可以促进成熟的破骨细胞形成骨吸收陷窝。但 IL-6 本身促进骨吸收作用较小，主要通过促进其他因子引起骨吸收。IL-1 是通过激活 NF-κB 抑制破骨细胞凋亡，可直接或间接诱导破骨前细胞增殖、分化以及刺激成熟破骨细胞活性[5-6]。

目前在人工关节的无菌性松动的药物治疗和预防方面取得了可喜的成果。一是 IL-1 受体拮抗剂、依那西普抑制炎症因子释放[7]；二是双膦酸盐类药物抑制破骨细胞分化成熟[8-9]。但临床上还没有一种被广泛认可且行之有效的药物来预防和治疗假体周围骨溶解这一并发症。

中医骨伤科领域中无“骨溶解”的说法，但与其病机及临床表现相似的病名在历代的医学文献记载中有“骨痿”“骨枯”“骨弊”等。中医学认为，骨质量的下降与肝肾功能的衰弱有关，而肾虚是本病的根本，“肾主骨、生髓”，骨骼的生长发育与肾精的盛衰有着直接而紧密的联系。而接受关节置换的患者，绝大多数都是股骨头坏死或者骨性关节炎的中老年患者，其本身各脏腑生理功能就逐渐衰退，肾虚，元气也不足，加上关节置换手术创伤较大，患者的生理功能进一步受到影响，脾胃功能衰退。而补肾健骨方由淫羊藿、补骨脂、熟地、续断、骨碎补、乳香、没药、黄芪、白术、厚朴等中药组成。主要功效为补益肝肾、健脾活血。通过补肝肾的功效，提高肝肾功能。肾藏精，精生髓，髓强则骨强。脾为后天之本，通过健脾活血，后天之本濡养肝肾。基于中医理论，补肾活血方特别是补肾类中药对于预防假体周围骨溶解有其依据。

现代药理学研究证明，补肾壮骨类中药具有很强的抑制骨吸收作用，可增高骨密度，抑制炎症因子，降低 IL-6、TNF-α 水平[10]。淫羊藿总黄酮是我国传统的补肾壮骨中药淫羊藿的主要成分之一，不但可诱导破骨细胞凋亡，抑制骨吸收，减少骨量丢失，同时可促进体外成骨细胞增殖及分化成熟[11]。研究[12-13]证明，补骨脂、续断剂量依赖性抑制骨髓间充质干细胞（BMSC）增殖，但能促进其成骨性分化，表现为提高 BMSC 的 ALP 活性，促进骨钙素分泌，提高钙盐沉积量，增加钙化结节数量，提高 bFGF、IGF-1、Runx-2 mRNA 表达水平。

结合本课题的实验结果来看，补肾健骨方含药血清组中 IL-1、IL-6 和 TNF-α 含量显著降低，这说明补肾健骨方不仅抑制炎症因子水平作用明显，还具有很强的抑制骨吸收的作用。综上所述，笔者认为，补肾健骨方能够抑制人工关节置换术后由磨损微粒诱导的炎症因子的产生，防治由此引发的假体周围骨溶解。应用补肾健骨方预防或治疗临床上假体的无菌性松动前景广阔。但其发挥临床作用的机制有待进一步的分子生物学研究。

参考文献

[1]MADATHIL BK，LIN Q，HEW CL，et al. Hypoxia-like effect of cobalt chromium alloy micro particles on fibroblasts in vitro[J].J Orthop Res，2010，28(10)：1360-1367.

[2]ZHANG W，ZHAO H，PENG XC，et al. Low-dose captopril inhibits wear debris-induced in flammatory osteolysis[J].J Int Med Res，2011，39(3)：798-804.

[3]WOOLEY PH，SCHWARZ EM.Aseptic loosening[J].Gene Ther，2004，11(4)：402-407.

[4]GOODMAN S.Wear particulate and osteolysis[J].Orthop Clin N Am，2005，36(1)：41-48.

[5]SUNDFELD TM，CARLSSON LV，JOHANSSON CB，et al.Aseptic loosening，notonly a question of wear：a review of different theories[J].ActaOrthop，2006，77(2)：177-197.

[6]YANG SY，WU B，MAYTON L，et al.Protective effects of IL-1Ra or IL-10 gene transfer on a murine model of wear debris induced ostcolysis[J].Gene Ther，2004(5)：483-491.

[7]陈志荣，张亮，吴兴临，等.依那西普对磨屑诱导骨溶解影响的实验研究[J].中国矫形外科杂志，2008，16(4)：285-288.

[8]ROGERS MJ.New insight into the molecular mechanisms of action of biosphosphonate[J].Curr Pharm Des，2003，9(32)：2643-2658.

[9]江红卫，沈铁城，孙俊英，等.双膦酸盐及 NSAIDs 对人工关节松动影响的实验研究[J].中国矫形外科杂志，2002，10(10)：982-983.

[10]周丕琪，沈霖，杜靖远，等.补肾法对绝经后骨质疏松症患者 IL-6、TNF-A 的影响[J].中国中医骨伤科杂志，2000，8(4)：1-3.

[11]雪原，王沛，齐清会，等.淫羊藿对成骨细胞 Smad4mRNA 作用的实验研究[J].中华骨科杂志，2005，25(2)：119-123.

[12]明磊国，葛宝丰，陈克明，等.异补骨脂素对体外培养骨髓间充质干细胞增殖与成骨性分化的研究[J].中国中药杂志，2011，36(15)：2124-2128.

[13]武密山，赵素芝，任立中，等.川续断皂苷Ⅵ诱导大鼠骨髓间充质干细胞向成骨细胞方向分化的研究[J].中国药理学通报，2012，28(2)：222-226.

（原文发表于《中国中医骨伤科杂志》2015 年第 8 期，作者：秦立武，王友强，谭训香，姜红江，江和训，宋修刚）

第七章　中药治疗痛风性关节炎实验研究进展

痛风性关节炎(gouty arthritis,GA)临床多表现为单侧关节突发的红、肿、热、痛,引起关节功能障碍,严重者出现关节畸形,甚至肾脏功能损害[1]。其直接病因是机体嘌呤代谢紊乱、尿酸排泄障碍等引起单钠尿酸盐(monosodium urate,MSU)析出、沉积并作用于关节及其周围,诱发炎性反应。西医主要以秋水仙碱、非甾体抗炎药、糖皮质激素、别嘌呤醇及苯溴马隆等药物治疗,虽有疗效,但常伴随胃肠道损伤、肝肾功能损害等不良反应。GA 属中医"痹证""痛风""白虎历节"等范畴,中药治疗疗效肯定且少见不良反应,具有优势[2]。下面围绕 GA 模型、作用机制,对近年中药治疗 GA 实验研究文献综述如下。

一、痛风性关节炎模型的复制和改良

目前大多沿用 Coderre 等[3]将外源性 MSU 从大鼠踝关节背侧以 45°方向沿胫骨内侧注射至踝关节腔来复制 GA 动物模型。为更好地适应实验研究,不少学者对此方法进行了改良。梁莎等[4]提出,在注射时将 GA 大鼠踝关节摆成直角,以 45°方向从踝关节背侧正中踝关节与胫腓骨之间的间隙进入关节腔,既可保证模型效果又可避免肌腱、神经损伤。吕军等[5]提出,大鼠踝关节穿刺点由背侧改为后侧,同时穿刺针以 30°～40°方向(与小腿轴线)沿跟腱内侧刺入关节腔的方式可以解决传统背侧穿刺可能带来的关节软骨破坏、继发创伤性关节炎及试剂容易注入皮下或体外的缺点,同时还建议大鼠踝关节注射试剂最高剂量应控制在 100μL,既可保证良好的关节腔充盈,又可防止药物溢出关节腔外。除穿刺点和进针方式的改良外,也有研究在踝关节腔注射 MSU 后,屈伸、旋转踝关节 10 分钟,使药物充分弥散,来提高 GA 模型效果[6]。

除踝关节外,大鼠膝关节也是常用的造模部位,进针点及穿刺方式多样,可在大鼠膝关节轻度弯曲的情况下于其上方髌上韧带进针或在膝关节后侧以 30°～40°角度插入肌腱内侧刺进入膝关节腔或通过膝关节外侧膝眼穿刺进针的方式注射 MSU 造模[7-9]。此外,大鼠跖趾关节也可用来造模[10]。

也有更符合人类 GA 发病机制的动物模型制备方案。王晓倩等[11]对大鼠灌服腺嘌呤和乙胺丁醇,联合关节注射 MSU 构建高尿酸血症合并 GA 模型。郭玉星等[12]通过腹腔注射尿酸氧化酶抑制剂氧嗪酸钾,联合关节腔注射 MSU 造模成功。还可喂饲含次黄嘌呤饲料,联合皮下注射氧嗪酸钾,使大鼠在冷水中游泳或直接冰敷大鼠关节,模拟人类高嘌呤饮食和低温环境诱发构建 GA 模型[13-14]。熊辉等[15]通过使大鼠饮用蜂蜜水、灌服油脂和红星二锅头酒并联合应用人工气候箱的方式成功构建了 GA 湿热证模型,为研究中药辨证施治提供了可行方案。

目前多以SD和Wistar大鼠，尤其是雄性大鼠来建立GA疾病模型，这可能与GA以男性多发的特点相关。也有以兔[16]、昆明种小鼠[17]、鸡[18]等成功构建GA模型，使GA动物模型得到丰富和发展。也开始探索GA细胞模型的构建并将其应用于中药在细胞蛋白分子水平的机制研究，如通过分离大鼠滑膜细胞、中性粒细胞或巨噬细胞于体外进行培养，通过向培养液中滴加MSU悬液来分别诱导制备GA滑膜细胞[19]、中性粒细胞[20]或巨噬细胞[21]模型。

二、中药治疗痛风性关节炎的作用及机制

（一）抑制炎症反应

1.降低促炎细胞因子水平，提高抗炎细胞因子水平

党荣敏等[22]研究显示，黑骨藤具有抑制GA炎性反应的作用，其可能机制是通过降低MSU诱导GA大鼠的外周血清中IL-1β、IL-6、IL-8、TNF-α等水平来实现的。王晓倩等[11]研究发现，金芩痛风舒微丸除可抑制GA大鼠血清中TNF-α、IL-8表达外，也可降低干扰素-γ含量，减轻大鼠关节滑膜的炎性细胞浸润、充血、肿胀和坏死。研究显示，高剂量黄芩苷(60mg/kg)可降低GA大鼠血清中IL-1β、IL-18含量，但对血清中TNF-α含量无明显影响[23]。也有研究发现，透骨香可明显降低GA大鼠血清中前列腺素E_2、白三烯B_4的含量，发挥抗痛风炎症反应的作用[24]。

中药也可通过调节关节液、关节囊及滑膜组织炎性细胞因子水平发挥作用。陈应康和田培燕[25]发现，抗痛风胶囊可降低GA大鼠关节软骨组织、血清及关节液中TNF-α水平来发挥治疗GA作用。李利生等[26]发现，淫羊藿甘可明显降低关节囊及滑膜组织中IL-1β、IL-6、TNF-α和前列腺素E_2含量，同时下调环氧化酶-2蛋白表达，从而改善GA大鼠症状。徐轶尔等[27]通过RT-PCR及酶联免疫法检测技术，发现豨莶草可剂量依赖性地下调GA大鼠滑膜组织中IL-1β、TNF-α、NF-κB mRNA表达，继而降低组织中IL-1β、TNF-α含量，减轻炎症反应。

中药还可通过提高抗炎因子水平发挥作用。周彪等[28]发现，蠲痹历节清方可明显降低GA大鼠滑膜组织中TNF-α、IL-1β、IL-6、环氧化酶-2含量，同时增加组织中TGF-β含量，从而抑制GA大鼠的炎症反应。IL-10、IL-Ra、IL-17等水平的提高也可能是中药发挥治疗GA作用机制[29-30]。

2.抑制基质金属蛋白酶

谢兴文等[31]发现，中、高剂量忍冬藤通风颗粒可缓解GA大鼠症状，其机制可能是通过降低大鼠关节滑膜及其周围组织中MMP-3、脂蛋白相关磷脂酶A_2含量来实现的。有研究采用免疫组化检测方法，发现金凤颗粒可通过调控MMP-1/基质金属蛋白酶抑制剂-1(tissue inhibitor of metalloproteinase-1，TIMP-1)的平衡来抑制GA兔软骨炎性损害[16]。同时，Zhu等[32]研究显示，三妙方可下调软骨细胞中MMP-3、聚集蛋白聚糖酶-4表达，上调TIMP-1表达，从而保护软骨基质，提高软骨基质中蛋白多糖和胶原蛋白含量，抑制MSU诱导的软骨炎性损伤。

3.抑制趋化因子

王鹏等[6]发现，中、高剂量的白藜芦醇治疗MSU诱导的GA大鼠时，可在降低关节液中

IL-1β含量的同时，显著降低 CXC 趋化因子配体 10 水平，从而减少中性粒细胞在关节腔的募集，减轻炎症反应。

（二）调节信号通路

1.中性粒细胞碱性磷酸酶-3 炎性体信号通路

清热除痹方可呈剂量依赖性地降低 GA 大鼠膝关节滑膜组织中中性粒细胞碱性磷酸酶-3（neutrophilic alkaline phosphatase-3，NALP3）、凋亡相关点样蛋白（apoptosis-associated speck-like protein，ASC）、Caspase-1 蛋白表达及 IL-1β 含量[33]。土茯苓总黄酮可降低 GA 动物滑膜组织中 NALP3、ASC、Caspase-1 蛋白及 mRNA 表达，下调 IL-6、IL-1β、TNF-α 水平[34]。可见，通过抑制 NALP3 炎性小体信号通路活化，进而减少下游炎性细胞因子表达可能是中药治疗 GA 的作用机制。

2.Toll 样受体/NF-κB 信号通路

研究发现，虎杖-桂枝药对可降低 GA 大鼠外周血单核细胞中的 Toll 样受体 4（toll-like receptors 4，TLR4）、髓样分化因子、肿瘤坏死因子受体相关因子 6（TRAF-6）mRNA 和蛋白表达及滑膜组织中 NF-κB p65 表达，推断其可能通过抑制 TLR4-MyD88-NF-κB 信号通路的激活来发挥治疗 GA 作用[35]。体外试验表明，痛风泰含药血清可显著下调大鼠关节滑膜细胞中 TLR4 mRNA 表达；体内实验显示，其可降低大鼠血液中 TNF-α 含量及滑膜组织中 NF-κB p65 蛋白表达，其治疗 GA 可能通过 TLR4/NF-κB 通路发挥作用[36]。郭玉星等[37]研究认为，蠲痹历节清方对 TLR-4/NF-κB 通路的抑制可能是通过上调 PPAR-γ 表达来实现的。

3.骨保护素/NF-κB 受体活化因子配体/NF-κB 信号通路

刘欢等[38]研究发现，自拟痛风汤在改善 GA 大鼠症状、降低血清炎性细胞因子水平的同时，还可上调血清中骨保护素（osteoprotegerin，OPG）的含量及 OPG/NF-κB 受体活化因子配体（receptor activator of nuclear factor-κB ligand，RANKL）值，下调血清 RANKL 含量和关节滑膜组织 NF-κB p65 蛋白表达，认为调节 OPG/RANKL/NF-κB 信号通路可能是其治疗 GA 的机制。

4.JNK 通路

豨莶草水提物可抑制 JNK 信号通路的异常激活，降低滑膜组织中 JNK、p-JNK 蛋白表达，下调转录因子 c-Jun、AP-1mRNA 表达，改善 GA 大鼠炎症反应[39]。

5.基质细胞衍生因子-1/CXC 趋化因子受体 4 信号轴与 p38 MAPK 信号通路

Lu 等[40]通过体内外试验发现，穿山龙可降低 GA 大鼠滑膜组织中基质细胞衍生因子-1（stromal cell-derived factor-1，SDF-1）、CXC 趋化因子受体 4（C-X-C chemokine receptor type 4，CXCR4）、p38 MAPK 蛋白表达，其含药血清可下调 IL-1β 诱导下的滑膜细胞内 SDF-1、磷酸化丝裂原活化蛋白激酶 MKK3/6 抗体表达，认为穿山龙可通过调控 SDF-1/CXCR4 信号通路和 p38 MAPK 信号通路来实现治疗作用。

（三）抗氧化作用

姜德友等[8]发现，补肾利湿中药可明显提高 GA 大鼠血清中 SOD 含量，推测中药可通过提高 SOD 含量及活性，从而调控超氧化物水平和活性氧含量，间接抑制活性氧激活炎性细胞因子转录途径，发挥防治 GA 作用。滋生肾气丸（40mg/kg）可显著提高大鼠血清中 SOD、

GSH-Px 和还原型谷胱甘肽水平，增强 GA 大鼠的抗氧化状态[41]。

（四）降尿酸作用

齐新宇等[18]发现，蠲痹历节清方可通过降低鸡血清中尿酸含量和黄嘌呤氧化酶（xanthine oxidase，XOD）活性，从而改善 GA 症状。谢兴文等[31]发现，中、高剂量忍冬藤痛风颗粒可显著降低 GA 大鼠血清尿酸水平及肝脏 XOD 活性，改善 GA 大鼠关节肿胀及活动。中、高剂量的补肾利湿方剂可显著降低 GA 大鼠血尿酸水平，可能是通过下调大鼠滑膜组织中 URAT1 蛋白表达实现的[42]。

（五）提高痛阈

邓奕等[43]采用电子压痛仪研究表明，中、高剂量的芪桂痛风片可通过抑制 MUS 诱导的大鼠痛阈的降低来改善其痛觉过敏，从而缓解疼痛。陈应康等[24]在恒温安静环境下以鼠尾光照测痛仪评估，发现苗药透骨香可明显提升 GA 大鼠痛阈，且呈现剂量依赖性。

（六）调节机体代谢

林芳芳等[44]发现，穿山龙总皂苷可通过抑制 GA 大鼠体内甘氨酸降解，减少嘌呤合成，同时上调色氨酸浓度，推测其可能通过调控代谢通路及产物来发挥抗炎和免疫调节作用。刘树民等[45]进一步从肝脏代谢组学角度，发现穿山龙提取物可上调 GA 大鼠脱氧鸟苷、肌苷、次黄嘌呤、脱氧腺苷酸和磷酸腺苷水平，下调还原型谷胱甘肽和氧化型谷胱甘肽、尿苷二磷酸葡萄糖水平，通过调节谷胱甘肽代谢、淀粉与蔗糖代谢和嘌呤代谢通路实现从肝论治 GA。

三、小结

中药治疗 GA 疗效确切，实验研究丰富深入。现有研究多应用 GA 经典模型，并联系实际，结合中医药特色，不断改良和创新，尤其是 GA 细胞模型的应用，为在细胞分子蛋白水平研究中药相关机制提供了更加精准的思路。但具有中医药特色的病证结合模型应用较少。作用机制研究显示，中药可从抑制炎症反应、调节信号通路、抗氧化、降尿酸、提高痛阈及调节机体代谢等多个方面发挥作用，也体现出 GA 的发生发展是“代谢-免疫-炎症”相互影响的复杂过程。除既有研究外，ATP-P2X7R 信号通路、microRNA 的调节作用、肠道菌群-宿主代谢等在 GA 的发病过程中也发挥着重要作用。

参考文献

[1]周春言，李琴.自拟痛风方联合塞来昔布治疗湿热夹瘀型痛风性关节炎临床研究[J].国际中医中药杂志，2018，40(9)：818-821.DOI：10.3760/cma.j.issn.1673-4246.2018.09.007.

[2]贯二涛，耿红玲，林昌松.从瘀血分期论治痛风探析[J].国际中医中药杂志，2017，39(4)：376-379.DOI：10.3760/cma.j.issn.1673-4246.2017.04.023.

[3]CODERRE TJ，WALL PD.Ankle joint urate arthritis(AJUA) in rats：an alternative animal model of arthritis to that produced by Freund's adjuvant[J].Pain，1987，28(3)：379-393.DOI：10.1016/0304-3959(87)90072-8.

[4]梁莎，夏有兵，朱毅，等.急性痛风性关节炎大鼠局部造模方法的改良[J].中国现代医学杂

志，2014，24(2)：10-13.DOI：10.3969/j.issn.1005-8982.2014.02.003.

[5]吕军，方和金，吴涛.一种改进的痛风性关节炎大鼠模型制备方法[J].中国现代医学杂志，2014，24(18)：17-21.DOI：10.3969/j.issn.1005-8982.2014.18.004.

[6]王鹏，丁慧，孙晓方，等.白藜芦醇对急性痛风性关节炎的影响[J].中华风湿病学杂志，2014，18(3)：160-163，后插1.DOI：10.3760/cma.j.issn.1007-7480.2014.03.005.

[7]薛剑，朱瑞琪，卢芳，等.穿山龙总皂苷对痛风性关节炎大鼠肝脏组织β半乳糖苷酶和β-N-乙酰氨基葡萄糖酶活性的影响[J].中医药学报，2014，42(4)：47-49.DOI：10.3969/j.issn.1002-2392.2014.04.019.

[8]姜德友，曲晓雪，陈飞，等.补肾利湿法对痛风性关节炎大鼠超氧化物歧化酶表达的影响[J].湖北中医药大学学报，2016，18(1)：11-14.DOI：10.3969/j.issn.1008-987x.2016.01.03.

[9]袁晓，范永升，谢冠群，等.基于“TLR4/NF-κB”信号通路研究“加味四妙丸”治疗急性痛风性关节炎大鼠的作用机制[J].浙江中医药大学学报，2017，41(1)：17-24.DOI：10.16466/j.issn1005-5509.2017.01.003.

[10]孙益，童培建，李象钧，等.循经论治法对急性痛风性关节炎大鼠的Toll样受体4/NF-κB信号通路影响机制研究[J].中华中医药学刊，2015，33(9)：2195-2200，插13-插16.DOI：10.13193/j.issn.1673-7717.2015.09.042.

[11]王晓倩，李鑫，郭建生，等.金苓痛风舒微丸抗炎作用及其机制研究[J].中药新药与临床药理，2014，25(6)：700-704.DOI：10.3969/j.issn.1003-9783.2014.06.013.

[12]郭玉星，熊辉，陆小龙，等.改良痛风性关节炎大鼠模型的复制[J].云南中医学院学报，2017，40(2)：18-23.DOI：10.19288/j.cnki.issn.1000-2723.2017.02.004.

[13]刘珑珑，潘红英，时乐，等.三妙丸抗急性痛风关节炎配伍机制研究[J].世界科学技术-中医药现代化，2014，16(5)：997-1004.DOI：10.11842/wst.2014.05.009.

[14]孙赛君，袁卉，蒋金鹏，等.次黄嘌呤灌胃加冰敷法诱导大鼠急性痛风性关节炎模型[J].长江大学学报：自然科学版，2014，11(9)：38-40，43.DOI：10.16772/j.cnki.1673-1409.2014.09.018.

[15]熊辉，曲良烨，向黎黎，等.痛风性关节炎湿热证病证结合模型的建立[J].中医正骨，2014，26(3)：14-20.

[16]王晓倩，李鑫，郭建生，等.金凤颗粒对痛风性关节炎兔关节软骨MMP-1/TIMP-1表达影响[J].中国免疫学杂志，2015，31(6)：774-777，784.DOI：10.3969/j.issn.1000-484X.2015.06.012.

[17]平凡，谭唱，颜至昭，等.革薢除痹汤抗实验性痛风作用机制探讨[J].中国实验方剂学杂志，2015，21(9)：129-132.DOI：10.13422/j.cnki.syfjx.2015090129.

[18]齐新宇，熊辉，周彪，等.蠲痹历节清方干预鸡急性痛风性关节炎模型的实验研究[J].中医正骨，2015，27(3)：5-11.

[19]朱明敏，李静，张欢欢，等.复方土茯苓颗粒对大鼠滑膜细胞炎症因子及mi-RNA的影响[J].广州中医药大学学报，2014，31(4)：578-581，586，678.DOI：10.13359/j.cnki.gzxbtcm.2014.04.019.

[20]房树标，王永辉，李艳彦，等.基于NLRP3炎性体信号通路研究桂枝芍药知母汤对尿酸钠诱导的大鼠中性粒细胞炎性信号表达的影响[J].中国药物与临床，2016，16(2)：170-175.DOI：10.11655/zgywylc2016.02.006.

[21]王永辉，房树标，李艳彦，等.桂枝芍药知母汤对尿酸钠诱导的大鼠巨噬细胞Toll-MyD88信号通路炎性信号表达的影响[J].中医学报，2017，32(5)：784-788.DOI：10.16368/j.issn.1674-8999.2017.05.206.

[22]党荣敏，刘元忠，谢洪书，等.黑骨藤抗急性痛风性关节炎的实验研究[J].中国免疫学杂志，2016，32(9)：1295-1298.DOI：10.3969/j.issn.1000-484X.2016.09.011.

[23]文学平，刘德俊，裴忆雪，等.黄芩苷抗急性痛风性关节炎的实验研究[J].中药材，2017，40(8)：1952-1955.DOI：10.13863/j.issn1001-4454.2017.08.046.

[24]陈应康，佘福强，刘大腾，等.苗药透骨香抗急性痛风性关节炎作用的实验研究[J].中药材，2016，39(9)：2118-2121.DOI：10.13863/j.issn1001-4454.2016.09.045.

[25]陈应康，田培燕.抗痛风胶囊对AGA大鼠血清、关节软骨和关节液中TNF-α水平的影响分析[J].中国免疫学杂志，2015，31(12)：1628-1632.DOI：10.3969/j.issn.1000-484X.2015.12.010.

[26]李利生，史源泉，龚其海.淫羊藿苷抗尿酸钠诱导的大鼠急性痛风性关节炎作用[J].中国实验方剂学杂志，2017，23(11)：134-138.DOI：10.13422/j.cnki.syfjx.2017110134.

[27]徐轶尔，孙贵才，郑春雨，等.豨莶草对尿酸钠引起痛风性关节炎IL-1β、TNF-α、NF-κB表达的影响[J].风湿病与关节炎，2015，4(1)：9-13.DOI：10.3969/j.issn.2095-4174.2015.01.002.

[28]周彪，郭玉星，陆小龙，等.蠲痹历节清方对大鼠痛风性关节炎关节肿胀指数和滑膜组织中炎症因子的影响[J].云南中医学院学报，2017，40(3)：15-18，32.DOI：10.19288/j.cnki.issn.1000-2723.2017.03.004.

[29]朱金凤，吴萍.酸脂清胶囊对实验大鼠急性痛风性关节炎模型IL-10和IL-1Ra的影响[J].世界中医药，2014，9(1)：78-80.DOI：10.3969/j.issn.1673-7202.2014.01.028.

[30]姜德友，李文昊，解颖，等.补肾利湿法对急性痛风性关节炎大鼠血清IL-17表达水平的影响[J].世界中医药，2015，10(10)：1574-1577.DOI：10.3969/j.issn.1673-7202.2015.10.032.

[31]谢兴文，王春亮，徐世红，等.忍冬藤痛风颗粒对痛风性关节炎模型大鼠MMP-3和LP-PLA2的影响[J].中国中医骨伤科杂志，2016，24(2)：6-8，13.

[32]ZHU F，YIN L，JI L，et al.Suppressive effect of Sanmiao formula on experimental gouty arthritis by inhibiting cartilage matrix degradation：an in vivo and in vitro study[J].Int Immunopharmacol，2016，30：36-42.DOI：10.1016/j.intimp.2015.11.010.

[33]石尉宏，劳贝妮，张娴娴，等.清热除痹方对大鼠痛风性关节炎NALP3炎性体信号通路的影响[J].中药新药与临床药理，2018，29(4)：461-467.DOI：10.19378/j.issn.1003-9783.2018.04.015.

[34]金晓敏，张晓熙，郭璐，等.基于NLRP3炎性体轴探讨土茯苓总黄酮对痛风性关节炎的作用和机制[J].中国实验方剂学杂志，2018，24(4)：90-95.DOI：10.13422/j.cnki.syfjx.2018040090.

[35]李钟，韩彬，黄惠珠，等.虎杖-桂枝药对配伍对急性痛风性关节炎大鼠 TLR4/MyD88 信号转导通路的影响[J].广州中医药大学学报，2015，32(6)：1040-1046，1145.DOI：10.13359/j.cnki.gzxbtcm.2015.06.016.

[36]张剑勇，吴施楠，王晶，等.痛风泰对 TLRs/NF-κB 信号通路中关键基因的调控作用[J].世界中西医结合杂志，2016，11(6)：750-754.DOI：10.13935/j.cnki.sjzx.160603.

[37]郭玉星，熊辉，易法银，等.蠲痹历节清方对改良痛风性关节模型大鼠滑膜的 TLR4，NF-κB，PPARγ 的影响[J].中国实验方剂学杂志，2018，24(23)：126-133.DOI：10.13422/j.cnki.syfjx.20182332.

[38]刘欢，庞学丰，吴燕红，等.清热祛湿法对尿酸钠关节炎大鼠 OPG/RANKL/NF-κB 信号通路调控的影响[J].中华中医药杂志，2018，33(6)：2560-2562.

[39]徐轶尔，于雪峰，陈水林，等.基于 JNK 信号通路探讨豨莶草对痛风性关节炎影响[J].中国骨质疏松杂志，2017，23(10)：1340-1345.DOI：10.3969/j.issn.1006-7108.2017.10.016.

[40]LU F，LIU L，YU DH，et al.Therapeutic effect of Rhizoma Dioscoreae Nipponicae on gouty arthritis based on the SDF-1/CXCR 4 and p38 MAPK pathway：an in vivo and in vitro study[J].Phytother Res，2014，28(2)：280-288.DOI：10.1002/ptr.4997.

[41]HAN J，XIE Y，SUI F，et al.Zisheng Shenqi decoction ameliorates monosodium urate crystal-induced gouty arthritis in rats through anti-inflammatory and anti oxidative effects[J].Mol Med Rep，2016，14(3)：2589-2597.DOI：10.3892/mmr.2016.5526.

[42]姜德友，刘彤彤，常佳怡，等.补肾利湿法对痛风性关节炎大鼠关节腔滑膜组织 URAT1 的影响[J].上海中医药大学学报，2016，30(6)：52-56.DOI：10.16306/j.1008-861x.2016.06.012.

[43]邓奕，张红，曹亮，等.芪桂痛风片对痛风性关节炎动物模型的镇痛研究[J].现代药物与临床，2014，29(6)：589-593.DOI：10.7501/j.issn.1674-5515.2014.06.002.

[44]林芳芳，刘树民，周琦，等.穿山龙总皂苷对痛风性关节炎大鼠血清生物标志物的影响[J].中国新药杂志，2017，26(23)：2840-2845.

[45]刘树民，张宁，于栋华，等.穿山龙抗急性痛风性关节炎的肝脏代谢组学研究[J].中国中药杂志，2017，42(10)：1971-1978.DOI：10.19540/j.cnki.cjcmm.20170224.011.

(原文发表于《国际中医中药杂志》2020 年第 42 卷第 4 期，作者：严　伟，李　琰，姜红江，邹德宝，李　磊，余　昕)

第八章　抗痛风中药及其作用机制研究进展

[摘要]痛风疾病的难愈性和常反复发作是痛风治疗的难点，传统药物大多从发作时控制症状、降低血尿酸途径进行治疗，随着痛风发病年轻化的趋势，降低体内血尿酸水平成为预防、控制痛风发作的有效途径。传统中药、天然药物和复方对痛风的治疗有其独特之处和显著疗效，随着研究的不断深入，其作用机制逐步被揭示，对目前此方面研究进行总结归纳，可为科研人员及学者临床治疗痛风及寻找新型抗痛风药物给予启发和指导。

[关键词]中药；复方；抗痛风；作用机制；综述

痛风(gout)是一种与遗传有关的长期嘌呤代谢障碍，血尿酸持续增高，导致尿酸盐结晶沉积，引起组织损伤的一组临床综合征[1]。其主要危害是痛风性关节炎反复发作、痛风石形成，引起关节破坏，丧失功能活动，严重时可造成残疾并引发肾损害。近年来，痛风的发病率不断升高，并出现年轻化趋势[2]，而治疗方面并未有较大突破。中医中药因其辨证论治、灵活多变的特点在痛风治疗上显示出较大优势并取得良好效果，随着对其研究的不断深入，揭示了部分中药复方可能的作用途径和机制，通过查阅文献，对目前研究的热点及进展进行简要整理，以期为指导痛风的临床用药和进一步的治疗研究提供参考。

一、痛风的现代认识

(一)痛风的病因认识

高尿酸血症是痛风发生的生化基础，也是其临床特点之一[3]。引起体内尿酸增高的原因无外乎两个：尿酸生成过多或排泄减少，两者常相伴存在。尿酸的来源主要有外源性饮食摄入嘌呤分解和内源性的体内细胞分解代谢核酸、嘌呤化合物两个途径。研究[4]表明，高尿酸血症患者只有不到10%是因尿酸生成增多所致，尿酸排泄减少是引起原发性高尿酸血症和痛风的主要原因。血尿酸在37°时的饱和度约420μmol/L，高于此值时，尿酸盐可在组织内沉积，造成痛风的组织学改变[5]。

(二)痛风的治疗原则

痛风治疗的首要目标应在控制关节炎急性发作的前提下，尽快纠正高尿酸血症，将血尿酸降至正常水平，防止关节炎复发，预防尿酸盐沉积造成的关节破坏、肾损害及痛风石形成[6]。控制高尿酸血症、降低血尿酸水平已成为治疗痛风的关键[7]。临床常用药物有两类：一类是通过抑制肾小管对尿酸的重吸收，促进尿酸排泄的药物，如苯溴马隆、丙磺舒等；另一类是通过抑制嘌呤代谢的关键性酶即黄嘌呤氧化酶，阻断次黄嘌呤向黄嘌呤和尿酸转化，抑制尿酸生成，从而降低血尿酸浓度的药物，如别嘌呤醇、非布索坦。秋水仙碱、非甾体抗炎药、糖皮质激素仍为治疗痛风急性发作的有效药物[8]。

目前对痛风的治疗大多能快速控制病情，缓解症状，但后期多会复发甚至反复发作，痛风治疗的另一难点在于，传统药物大多缺乏针对性的病因治疗，除少数因药物引起者可停药而愈外，常难以根治，并可引起合并症的出现[9]。对于这些方面的制约，中医药、天然药物在痛风的治疗中越来越受到关注，其疗效确切，不良反应较少，显示出较大的优势。从中医药及天然药中寻找新型抗痛风和高尿酸血症药物已成为治疗痛风疾病研究的新热点。

二、中药单味药的研究

许多中药材在临床治疗中显示出对痛风良好的治疗作用，报告文献众多，尹莲等[10]将大量有关痛风治疗的文献进行筛选，从符合纳入标准的文献中统计治疗痛风的药物，对统计频数60次以上的中药进行药性分析得出，治疗痛风的中药多具有通络止痛、利湿泻浊、清热燥湿解毒、健脾渗湿等功效，前8味分别是薏苡仁、黄柏、牛膝、苍术、土茯苓、威灵仙、车前子、泽泻。

山慈菇一直是治疗痛风方剂中的要药，经药理研究发现，山慈菇鳞茎中含有秋水仙碱及秋水仙酰胺等物质，能够干扰吞噬尿酸盐白细胞、滑膜细胞的趋化性，减少炎症因子的释放，因而具有抗炎止痛的作用，对控制痛风急性发作有特效[11]。Vikneswaran等[12]研究结果表明，大戟科植物珠子草甲醇提取物对氧嗪酸钾及尿酸诱导的高尿酸血症大鼠有显著的降血尿酸作用，进一步研究发现，这主要是通过促进尿酸排泄、抑制黄嘌呤氧化酶活性这两个途径实现的。威灵仙具有祛风除湿、通络止痛的功效，在治疗痛风的方剂中得到大量应用。威灵仙制剂能显著降低血尿酸并发挥抗炎作用，这对肾脏的保护有重要意义，其治疗高尿酸引起的肾病疗效满意[13]。现已有一种能够提取威灵仙总皂苷的新技术[14]，并通过实验证实了威灵仙总皂苷具有显著降低动物血清尿酸水平的作用，可用于制备抗高尿酸血症及痛风的药物。有学者认为，大黄治疗痛风的作用可能有两个途径[15]：一是大黄的泻下作用对于清除摄入过多嘌呤食物的患者来说，能起到预防痛风发作的作用；二是大黄中大黄素对尿酸形成过程中起着重要作用的黄嘌呤氧化酶有较强的竞争性抑制作用，抑制黄嘌呤氧化酶对次黄嘌呤、黄嘌呤的催化，进而影响尿酸的生成，降低体内尿酸水平。车前草醇提物能够显著降低高尿酸血症小鼠的血尿酸水平，进一步研究发现该提取物中含有较高浓度的大车前普，提示车前草的降血尿酸作用可能与大车前普有关[16]。费洪新等[17]通过实验发现，车前子可以改善小鼠关节炎症的反应，同时车前子还可以明显改善模型小鼠的关节肿胀度，另外，车前子对小鼠的体重影响不明显，提示不良反应较小，这为临床上使用车前子治疗痛风性关节炎发作提供了理论依据。还有一些药物可降低尿酸水平并对尿酸盐引起的炎症有一定的抑制作用。Liu等[18]从丹参根部提取出紫草酸，体外试验证实该成分可抑制黄嘌呤氧化酶活性，并且对尿酸升高及尿酸盐引起的大鼠足垫肿胀具有治疗作用。Lee等[19]研究了一种由忍冬、沙参等药物组成的中药复方对痛风性关节炎的治疗作用，发现该药具有显著的黄嘌呤氧化酶抑制活性，同时对尿酸盐引起的炎症部位红肿也有明显的抑制效果。

三、中药复方治疗痛风

（一）丹溪痛风方

痛风方出自《丹溪心法·卷四·痛风》，为元代朱丹溪创制，经后世加减运用，具有祛风除湿、清热化痰、活血通络之效。韩玉生等[20]用尿酸钠诱导法建立大鼠急性痛风性关节炎模型，经丹溪痛风胶囊、秋水仙碱、空白等不同措施进行干预后，利用免疫组化法测定血管细胞黏附分子1(VCAM-1)表达，并对肿胀的足组织中前列腺素(PGE_2)的含量进行测定。结果表明，模型大鼠经丹溪痛风胶囊干预后炎症组织中的PGE_2含量明显降低，滑膜组织中VCAM-1蛋白表达强度减弱，减轻了滑膜炎症级联反应，效能与秋水仙碱相似，发挥了抗炎止痛的作用。另外，朴成玉等[21]做了相似的实验，经丹溪痛风胶囊干预后的模型大鼠踝关节液白介素-12的含量降低，并抑制炎症滑膜组织中环氧化酶-2蛋白的表达。

（二）痛风宁

近年来，对痛风宁的研究较多，苏友新等[22]对鸡进行造模后，经痛风宁颗粒干预并测定血清黄嘌呤氧化酶活性，发现痛风宁的降尿酸作用是通过其抑制黄嘌呤氧化酶活性实现的。另外，谷焕鹏等[23]通过将伊文思蓝注入大鼠尾静脉，取关节周围软组织测定伊文思蓝含量，以此反映血管通透性的变化。通过实验发现，经痛风宁干预痛风模型大鼠后，其关节软组织伊文思蓝含量明显降低，实验数据有统计学意义，痛风宁能显著减少受试关节周围软组织伊文思蓝含量，说明痛风宁能降低炎症关节周围软组织血管通透性并发挥抗炎作用。另有研究表明，痛风宁能抑制尿酸钠致大鼠痛风发作关节滑膜组织IL-1、IL-6的释放[24]，这可能是其发挥抗炎止痛作用的另一途径。

（三）痛风灵方

张荣华等[25]采用免疫组化方法检测MSU晶体诱导的急性GA大鼠滑膜组织VCAM-1表达，以评价VCAM-1在痛风发病机制中的作用，认为VCAM-1作为免疫球蛋白超家族主要成员之一，受MUS晶体刺激后在单核细胞中大量表达，引起炎症级联反应，加重了痛风的急性发作、滑膜炎性反应。实验中，痛风灵方高、低剂量组VCAM-1的表达均显著降低，表明痛风灵方能够抑制MUS晶体诱导后大鼠VCAM-1的表达，起到抗痛风作用。

（四）痛风饮及复方豨莶草胶囊

杨洪霞等[26]及其团队在观察痛风饮对痛风模型大鼠的作用中发现，痛风饮能够减轻大鼠致炎足踝肿胀，具有改善致炎关节滑膜细胞增生和抑制炎性细胞浸润的作用。孙贵才等[27]发现，复方豨莶草胶囊对急性痛风的抗炎作用是通过抑制滑膜细胞IL-1β、IL-8合成，进而抑制前列腺素等其他炎症介质的释放而发挥抗炎镇痛作用。

抗炎止痛是治疗痛风的一个重要过程，干扰炎症介质释放是抗痛风药物缓解疼痛的主要作用途径，中药及其复方在痛风治疗中的显著优势在于不仅能够从干扰炎症介质释放单一途径起效，还能在炎症介质的诱导、趋化、合成等多种途径上达到抗炎止痛的效果，但对于复方中是哪味中药或哪几味中药的共同作用，其机制尚不明确，这是在今后的研究需要进一步探索的。

四、讨论

学者们在中医药治疗痛风的动物实验研究、作用机制的探索、降低高尿酸血症途径等方面展开探讨，均取得了一些成果。通过查阅文献，进行总结整理，可以看出，许多研究一直停留在动物模型的层面上，而啮齿类、鸟禽类、哺乳类动物体内尿酸代谢途径各异，与人类更是有很大的区别（人类体内无尿酸氧化酶），至今高尿酸血症模型的建立也尚未有较为统一的标准[28]，这些都制约着痛风机制研究的步伐。即便是在动物模型方面的研究，也存在许多局限，如一些中药组成的复方在化裁后能否仍有效果，复方中的有效成分及其作用机制是什么，详细明确的结果报告尚不多见。另外，有些研究是从药物的药理作用进行论述，但这些药物合用后作用是否能得到加强及以何种配伍配量能发挥药物最佳效量，尚未有系统的研究论述指导临床应用。

在痛风治疗中，寻找一种安全有效的溶液能够溶解沉积的尿酸结晶也一直是研究的热点。Roger 等[29]在体外磷酸盐缓冲系统中研究了尿酸和尿酸盐的溶解性，尿酸在碱性环境中易转变为溶于水的尿酸盐，其溶解度会增加 10 倍，当溶液的 $pH>6.5$ 时，就开始具有溶石作用，寻求一种对人体软骨及滑膜组织安全的碱性溶液是近期各方学者研究的热点，这样，沉积于大关节内的尿酸结晶将得到安全快速的清理，而此是有理论基础的。临床上，田春福[30]在体外冲击波碎石联合应用 $NaHCO_3$ 溶液治疗尿酸性肾结石，取得较好疗效。张丽萍等[31]治疗胃结石时在药物治疗的前提下辅以内镜注入 5% $NaHCO_3$ 溶液，疗效显著，且无明显不良反应。单味中药煎液或复方汤剂也有酸碱偏性，它们对尿酸结晶的影响一直少有论述，通过此方向的研究也许能寻找到治疗痛风的新思路，应用此类中药的口服、外洗，甚至关节腔冲洗可以作为以后研究的一个方向，但其效果及安全性需要进一步探索和论证。

参考文献

[1]王圣燕，赵晶，车仁宇.痛风的药物治疗研究进展[J].中国医疗前沿，2009(9)：42-44.

[2]石白，殷海波，张锦花.痛风现代流行病学及其发病机制研究进展[J].风湿病与关节炎，2012，1：51-55.

[3]廖二元，超楚生.内分泌学[M].北京：人民卫生出版社，2001：722.

[4]张爱红，朱婉华，顾冬梅.中医药治疗痛风性关节炎研究进展[J].世界中西医结合杂志，2012，7(6)：536-537.

[5]陈颖，苗志敏，李长贵.原发性高尿酸血症和痛风分子遗传学研究进展[J].国际内分泌代谢杂志，2006，26(3)：184-186.

[6]陈光亮，王琳琳，徐叔云.防治痛风的药物研究进展[J].国际内分泌代谢杂志，2005，25(4)：277-279.

[7]陈光亮.防治痛风的研究进展[J].国外医学·内分泌学分册，2005，25(4)：279.

[8]辛雅雯，曾正英，陈国良.痛风治疗药物及其研究进展[J].中国药物化学杂志，2012，22(5)：416-423.

[9]YU KH，HO HH，CHEN JY，et al.Gout complicated with necrotizing fasciitis report of 15 cases[J].Rheumatology，2004(13)：1-4.

[10]尹莲，史欣德.四妙丸加味治疗急性痛风性关节炎概述[J].中国中医药科技，2004，11(1)：63-64.

[11]董海玲，郭顺星，王春兰，等.山慈菇的化学成分和药理作用研究进展[J].中草药，2007，38：1734-1738.

[12]VIKNESWARAN M,KIT LC.Mechanisms of antihyperuricemic effect of phyllanthus niruri and its lignin constituents[J].Journal of Ethno Pharmaeology,2009,124:233-239.

[13]林凤平,任开明,宋恩峰,等.威灵仙对尿酸性肾病大鼠的实验研究[J].中成药,2006,28(6):842-845.

[14]温尧林,李坤.威灵仙总皂苷在制备抗高尿酸血症及痛风药物中的应用[Z].CN103083419A:苏州凯祥生物科技有限公司,2013.

[15]田财军.痛风从内毒论治的临床研究[J].山东中医药大学学报,2002,26(5):369-371,374.

[16]钱莺.抗痛风中药的研究[D].杭州:浙江大学,2011.

[17]费洪新,韩玉生,廖婷,等.车前子对小鼠急性痛风性关节炎的影响[J].黑龙江科学,2014,5(5):9-11,25.

[18]LIU Xiaoyu,CHEN Ruohua,SHANG Yanjun,et al.Lithospermic acid as a novel Xanthine oxidase inhibitor has anti-inflammatory and hypouricemic effeets in rats[J].Chemico-Biological Interactions,2008,176(2-3):137-142.

[19]LEE J,AN J,YANG HJ,et al.Reparatory and preventive effeets of oriental herb xxtract mixture(OHEM) on hyperuricemia and gout[J].Food Sci Biotechnol,2010,19(2):517-524.

[20]韩玉生,刘永武,朴成玉,等.丹溪痛风胶囊对大鼠急性痛风性关节炎 PGE_2 和 VCAM-1 表达的影响[J].中医药学报,2012,40(4):50-51.

[21]朴成玉,房城,安柏松,等.丹溪痛风胶囊对大鼠急性痛风性关节炎 IL-12 及 COX-2 表达的影响[J].中医药信息,2012,29(4):91-92.

[22]苏友新,赖震,郑良朴,等.痛风宁颗粒对鸡痛风模型血清黄嘌呤氧化酶活性的影响[J].福建中医药,2006,2:41-42.

[23]谷焕鹏,陈文照,林坚,等.痛风宁改变关节炎大鼠毛细血管通透性的实验研究[J].中医药学刊,2006,24(6):1016-1017.

[24]陈文照,谷焕鹏,温成平.痛风宁对尿酸钠致大鼠关节炎滑膜 IL-1、IL-6 含量的影响[J].中国医药学报,2004,19(2):93-94.

[25]张荣华,张春,唐怡,等.痛风灵方对急性痛风时 VCAM-1 表达影响的实验研究[J].中国中医急症,2006,15(9):1011-1012.

[26]杨洪霞,杨丽芸,张灵敏,等.痛风饮对实验性急性痛风性关节炎大鼠抗炎镇痛作用机制的研究[J].时珍国医国药,2008,19(11):2784-2786.

[27]孙贵才,于学峰,李登宇.复方豨莶草胶囊对尿酸钠致大鼠关节炎滑膜 IL-1β、IL-8 含量的影响[J].世界中西医结合杂志,2007,2(6):329-331.

[28]吴艳群,王颜刚,苗志敏.高尿酸血症动物模型研究对人类痛风疾病干预的意义[J].中国临床康复,2004,8(36):8358-8359.

[29]Roger A.Physiological chemistry of uric acid:solubility,colloid ion-binding properties[J].Biochem Physiol,1979,67:27-34.

[30]田春福.体外冲击波碎石术结合碳酸氢钠溶石治疗尿酸结石(附 20 例疗效观察)[J].黑龙江医学,2007,31(6):442-442,463.

[31]张丽萍,董丽凤,张泰昌.内镜下 5%碳酸氢钠注射治疗胃结石临床观察[J].北京医学,2005,27(1):42-44.

(原文发表于《创伤与急诊电子杂志》2016 年第 4 卷第 2 期,作者:李　磊,姜红江,孙佳星,余　昕,林加兴,叶建阳)

第九章　聚蛋白多糖酶-4及基质金属蛋白酶-3在骨关节炎中的表达及意义

[摘要]目的：分析聚蛋白多糖酶-4（ADAMTS-4）及基质金属蛋白酶-3（MMP-3）在骨关节炎（OA）中的表达，探讨两者在OA的发生和进展中的作用。方法：收集40例OA标本（关节软骨、关节滑膜、关节液）及40例正常软骨、关节滑膜及关节液标本。关节软骨、关节滑膜标本中的ADAMTS-4及MMP-3表达采用免疫组化法测定，关节液标本中的ADAMTS-4及MMP-3采用酶联吸附法（ELISA）测定。比较OA关节和正常关节的软骨、OA关节液和正常关节液中的ADAMTS-4及MMP-3的产物表达情况。比较ADAMTS-4及MMP-3在关节滑膜中的表达。结果：①在正常软骨组织和OA软骨组织中，存在ADAMTS-4及MMP-3的表达。ADAMTS-4主要表达于软骨细胞胞浆内，可见大量棕黄色颗粒、细胞膜黄染的细胞，特别是固缩退变的软骨细胞更明显；MMP-3的表达主要在软骨细胞胞浆内，细胞内可见棕褐色颗粒。正常软骨中ADAMTS-4阳性表达量较少，且主要表达在表层，深层无表达；OA软骨中ADAMTS-4阳性表达量较正常软骨明显升高（$P<0.05$），尤其是表层表达量升高更明显，其表达量随软骨深度的增加而降低（$P<0.05$）。正常软骨除了表层少量表达MMP-3外，中层、深层均无表达；OA软骨中各层MMP-3表达量明显升高（$P<0.05$），且随软骨深度的增加而升高（$P<0.05$）；②在正常滑膜组织和OA滑膜组织中，均存在ADAMTS-4及MMP-3的表达，但分布无明显规律。ADAMTS-4在滑膜组织中呈浅黄色，多定位于细胞胞浆中；MMP-3在滑膜组织中呈棕色，在OA患者滑膜组织中可见大量棕色颗粒分布在细胞胞浆中。ADAMTS-4、MMP-3在滑膜中的阳性表达率比较差异有统计学意义（$P<0.05$）；③OA关节液的ADAMTS-4和MMP-3的产物ARGxx和FFGxxARGxx、FFGxx的表达水平均较正常关节液明显升高，差异有统计学意义（$P<0.05$）。结论：在人的OA中，ADAMTS-4、MMP-3在OA的发生和进展中均发挥作用。磨损的关节软骨均高表达ADAMTS-4和MMP-3，且随着磨损程度的加深，ADAMTS-4表达水平逐渐减少，而MMP-3表达水平逐渐增加。抑制ADAMTS-4、MMP-3的活性可能是OA防治的一个治疗方向。

[关键词]骨关节炎；蛋白多糖；糖胺多糖；聚蛋白多糖酶；基质金属蛋白酶

骨关节炎（osteoarthritis，OA）是指可动关节因关节软骨退行性变和关节面边缘形成新骨为特征的一类非炎症性疾病。它的发生是机械和生物学共同作用的结果[1-5]。当前，临床上的治疗手段均不能实现OA引发的软骨退行性损伤后透明软骨的再生修复。因此，深入研究关节软骨退变的机制，确定治疗靶点，进行早期预防显得尤为重要。早期的研究者们[6-9]通过克隆纯化获得两个与关节炎相关的聚蛋白多糖酶，分别称为ADAMTS-4和MMP-3。它们均可造成OA的发生，但在病理情况下是以何种酶的作用为主尚存分歧。本研究对ADAMTS-4

和 MMP-3 及其产物 ARGxx 和 FFGxx 表达水平进行测定，以探讨 OA 中的作用机制。

一、材料与方法

（一）标本来源

40 例 OA 标本均来源于 2018 年 12 月至 2019 年 6 月在我院关节科行全膝关节置换手术治疗的患者。标本均取自股骨髁，用手术刀将软骨自软骨下骨表面全层剥离，同时获取关节滑膜。OA 关节液取自因膝关节 OA 出现关节积液而需关节穿刺治疗的患者；抽取关节液前 2 年内无关节穿刺史，X 线检查提示关节间隙狭窄和骨赘形成。正常关节液取自 40 例志愿者。正常软骨及滑膜 40 例取自我院非 OA 的患者但需行关节镜手术。正常软骨肉眼观察股骨髁表面光滑，无蟹肉样磨损改变，探针探查无水疱和软化表现。本研究获得山东省文登整骨医院伦理委员会批准，所有患者均签署知情同意书。

（二）诊断标准

采用美国风湿病学会修订的 KOA 诊断标准[10]。①1 个月来大多数时间有膝关节疼痛；②X 线检查示关节边缘有骨赘形成；③关节滑液检查符合 OA；④年龄＞40 岁；⑤晨僵持续时间≤30 分钟；⑥关节活动时有摩擦音。同时满足①②或①③⑤⑥或①④⑤⑥者即可诊断为 KOA。

（三）实验试剂

抗原修复剂（上海西唐生物科技有限公司）；第一抗体：兔抗人 ADAMTS-4 寡肽的多克隆抗体（Abcam 公司）；SP 超敏试剂盒（上海江莱生物）包括：内源性过氧化酶阻断剂（无色）、正常非免疫动物血清（蓝色）、生物素标记的第二抗体（黄色）、链霉菌抗生物素蛋白-过氧化酶（红色）。DAB 缓冲液、DAB 底物、DAB 显色剂（上海信裕生物科技有限公司），PBS 缓冲液、PBS 贮存液、微波修复液（Sigam 公司），兔抗人 ADAMTS-4 多克隆抗体、兔抗人 MMP-3、鼠抗人 ARGxx、FFGxx 的单克隆抗体（Abcam 公司），碱性磷酸酶标记的羊抗兔 Ig-G 抗体、碱性磷酸酶标记的羊抗鼠 Ig-G 抗体（上海迪申生物技术有限公司），ELISA 底物溶液（PNPP 溶液，上海恒远生物技术有限公司）。

（四）实验仪器

37XC 倒置显微镜（上海光学仪器进出口有限公司），XTL-2200 光学显微镜（北京傲松欣实验室设备有限公司），MC50 数码成像系统（常州诺基仪器有限公司），美的 X3-233A 微波炉，DNM-3700 酶标分析仪（上海天呈医流科技股份有限公司）。

（五）标本处理及实验观察

所有软骨先用脱钙液脱钙 1 周，后先置于 10%甲醛溶液固定 1 周。滑膜标本获得后置于 10%甲醛溶液固定 1 周。将二者用清水冲洗 3 次，乙醇脱水，二甲苯透明后，进行石蜡包埋切片。软骨和滑膜的正常观察采用 HE 染色法，软骨和滑膜标本中的 ADAMTS-4 和 MMP-3 表达水平采用免疫组化法测定。关节液中 ADAMTS-4 和 MMP-3 及其产物 FFGxx、ARGxx 表达的测定采用酶联免疫吸附实验（ELISA）测定。

（六）统计学处理

计数资料采用率表示，采用 χ^2 检验，计量资料用（$\bar{x} \pm s$）表示，采用 t 检验。采用 SPSS 17.0 软件进行数据分析。

二、结果

（一）HE 染色结果

组织学观察发现，正常软骨表面光滑，软骨细胞位于软骨陷窝内，逐层呈规则排列（图 9-1），OA 软骨表面粗糙，软骨基质有裂隙形成，可见呈簇状、排列紊乱及退变肥大的软骨细胞（图 9-2）。正常的滑膜呈淡黄色，未见明显肥厚，镜下见滑膜细胞排列整齐，未见明显炎细胞浸润（图 9-3）；OA 滑膜组织肥厚、凹凸不平，镜下可见滑膜组织呈绒毛状增生，以及大量的炎细胞浸润（图 9-4）。

图 9-1　正常软骨的 HE 染色（×200）

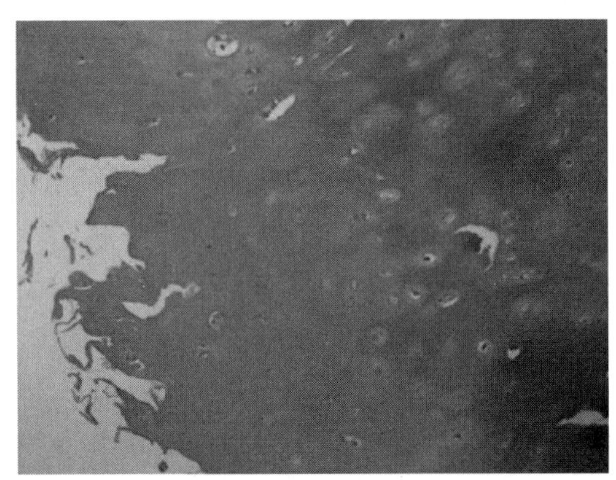

图 9-2　OA 软骨的 HE 染色（×200）

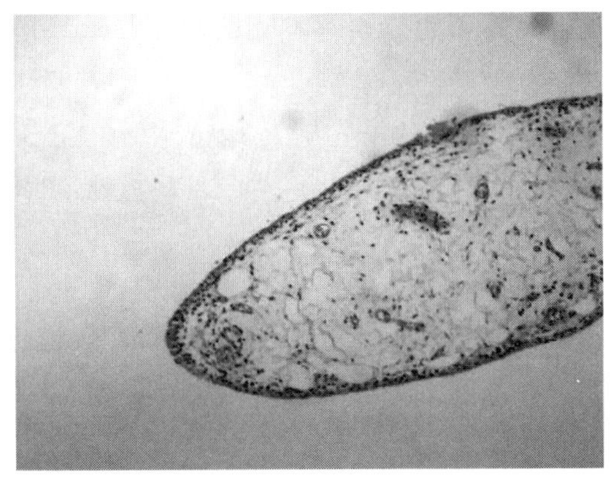

图 9-3　正常滑膜的 HE 染色（×200）

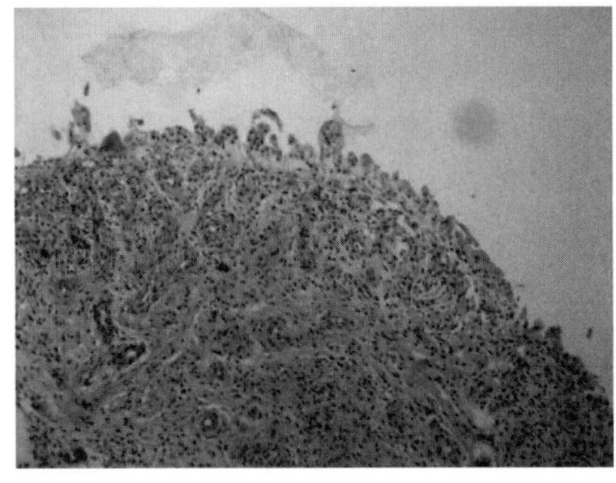

图 9-4　OA 滑膜的 HE 染色（×200）

（二）ADAMTS-4、MMP-3 在软骨组织中的表达

在正常软骨组织和 OA 软骨组织中，存在 ADAMTS-4 及 MMP-3 的表达。ADAMTS-4 主要表达于软骨细胞胞浆内，可见大量棕黄色颗粒、细胞膜黄染的细胞，特别是固缩退变的软骨细胞更明显；MMP-3 的表达主要在软骨细胞胞浆内，细胞内可见棕褐色颗粒。正常软骨中 ADAMTS-4 阳性表达量较少，且主要表达在表层，深层无表达；OA 软骨中，ADAMTS-4 阳性表达量较正常软骨明显升高（$P<0.05$），尤其是表层表达量升高更明显，其表达量随软骨深度的增加而降低（$P<0.05$）（图 9-5、图 9-6，表 9-1）。正常软骨除了表层少量表达 MMP-3 外，中

层、深层均无表达；OA 软骨中各层 MMP-3 表达量明显升高（$P<0.05$），且随软骨深度的增加而升高（$P<0.05$）（图 9-7、图 9-8，表 9-2）。

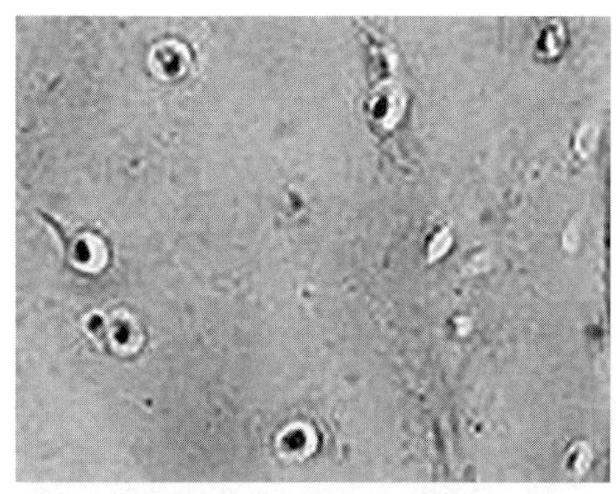

图 9-5　正常软骨 ADAMTS-4 的表达（×200）

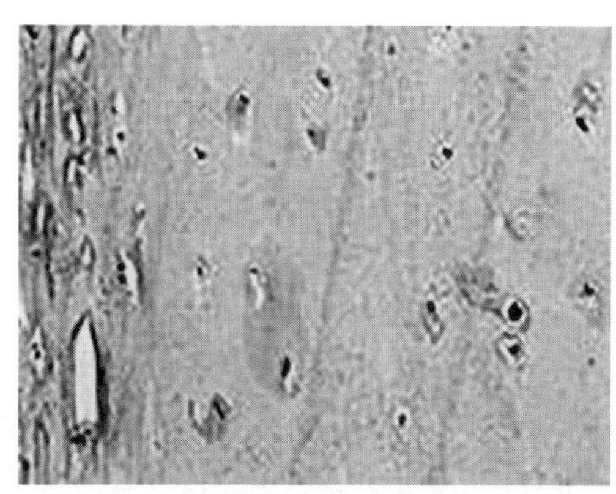

图 9-6　OA 软骨 ADAMTS-4 的表达（×200）

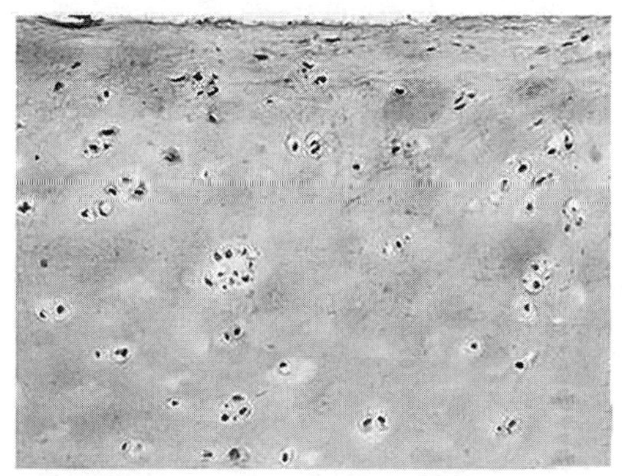

图 9-7　正常软骨 MMP-3 的表达（×200）

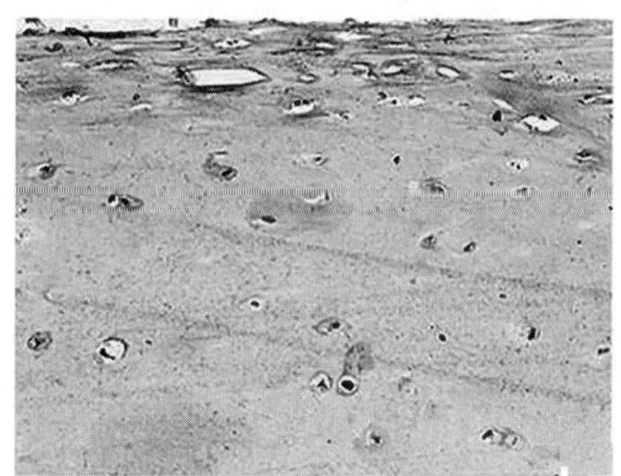

图 9-8　OA 软骨 MMP-3 的表达（×200）

表 9-1　不同软骨中 ADAMTS-4 阳性细胞表达情况（$\bar{x}\pm s$）

组别	表层	中层	深层
正常软骨	4.41±1.26	1.68±0.72	0
OA 软骨	61.53±17.54	7.95±3.40	1.25±0.49
t 值	28.75	5.874	1.587
P 值	0.000	0.000	0.000

表 9-2　不同软骨中 MMP-3 阳性细胞表达情况（$\bar{x}\pm s$）

组别	表层	中层	深层
正常软骨	1.03±0.41	0	0
OA 软骨	2.57±0.84	18.61±6.58	57.49±13.24
t 值	2.741	52.47	125.89
P 值	0.000	0.000	0.000

（三）ADAMTS-4、MMP-3 在滑膜组织中的表达

在正常滑膜组织和 OA 滑膜组织中，均存在 ADAMTS-4 及 MMP-3 的表达。ADAMTS-4 在滑膜组织中呈浅黄色，多定位于细胞胞浆中（图 9-9、图 9-10）；MMP-3 在滑膜组织中呈棕色，在 OA 患者滑膜组织中可见大量棕色颗粒分布在细胞胞浆中（图 9-11、图 9-12）。ADAMTS-4、MMP-3 在滑膜中的阳性表达率比较差异有统计学意义（$P<0.05$）（表 9-3）。

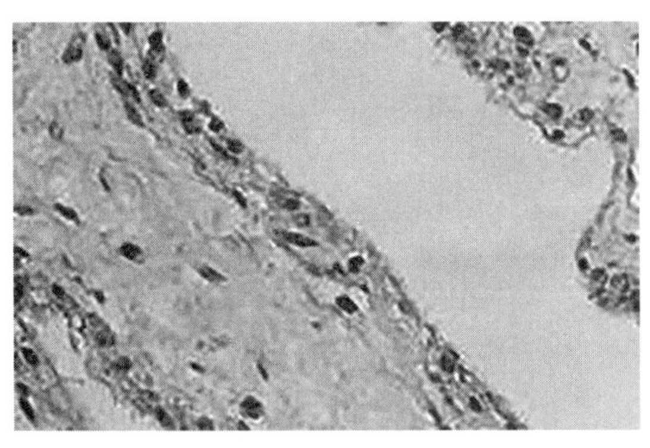

图 9-9 正常滑膜组织 ADAMTS-4 的表达

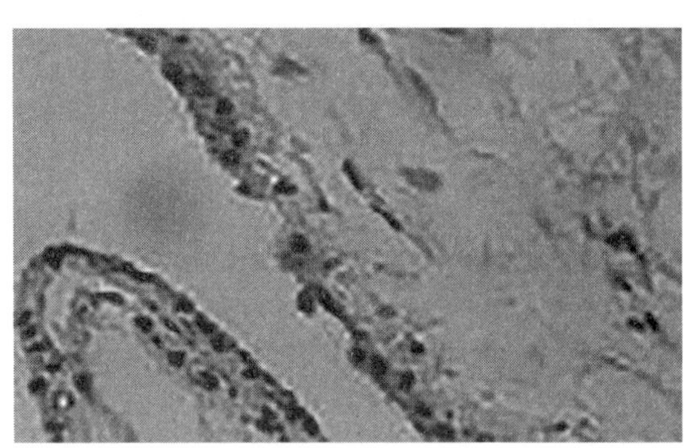

图 9-10 正常滑膜组织 MMP-3 的表达

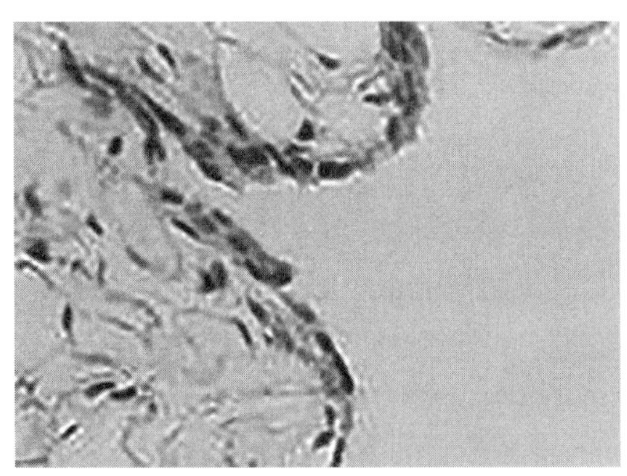

图 9-11 OA 滑膜组织的 ADAMTS-4 的表达

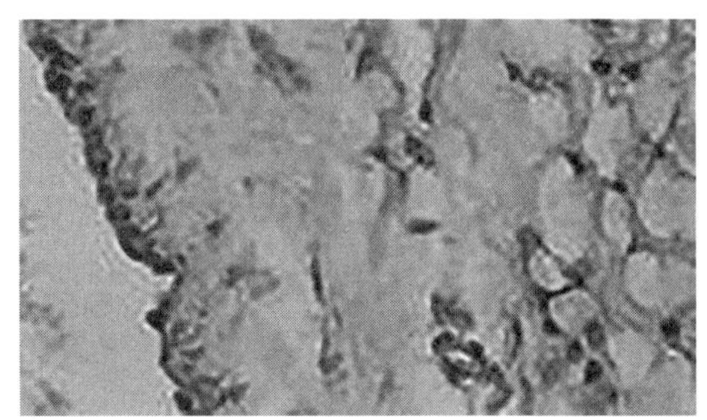

图 9-12 OA 滑膜组织 MMP-3 的表达

表 9-3 不同滑膜中 ADAMTS-4、MMP-3 阳性细胞表达情况（$\bar{x}\pm s$）

组别	ADAMTS-4	MMP-3
正常滑膜	6.85±1.86	1.97±0.59
OA 滑膜	54.86±12.57	9.83±2.57
t 值	38.65	9.478
P 值	0.000	0.000

（四）关节液中的 ADAMTS-4 和 MMP-3 及其产物 ARGxx、FFGxx 的表达比较情况

OA 关节液的 ADAMTS-4 和 MMP-3 及其产物 ARGxx、FFGxx 的表达水平均较正常关节液明显升高，差异有统计学意义（$P<0.001$）（表 9-4）。

表 9-4 关节液中的 ADAMTS-4(pmol/mL)和 MMP-3(pg/mL)及其产物 ARGxx、FFGxx 的表达比较情况($\bar{x}\pm s$)

组别	例数	ADAMTS-4	MMP-3	ARGxx	FFGxx
正常关节液	40	8.92±1.52	35.65±7.50	2.22±0.70	2.54±0.63
OA关节液	40	59.72±13.42	209.48±28.69	17.67±3.54	10.32±2.89
t 值		8.657	89.57	2.471	1.578
P 值		0.000	0.000	0.000	0.000

三、讨论

OA是一种退行性关节疾病,其发病率随年龄的增长而升高。它的发生是因关节软骨退化磨损所致。OA常见于膝关节、髋关节、脊柱等承重关节,分为继发性和原发性两种。继发性OA是因外伤、炎症、类风湿关节炎引起。原发性OA无明确病因,可能是遗传、老年、肥胖、关节过度使用等因素共同作用的结果。OA的治疗主要是为了解除疼痛症状、保护关节结构和改善关节功能。目前治疗方法主要包括药物治疗、手术治疗、物理治疗、附加治疗等。近年来,随着基因技术在骨科中的应用,基因治疗OA被认为是一个有效的方法,其治疗原理是通过转基因技术,提高自身产生抵御有害性因素的能力。该技术目前主要处于动物实验阶段[11]。

ADAMTS和MMPs是两个与软骨退变关系最密切的两个家族[12-15]。体外软骨培养体系表明,软骨退变早期,ADAMTS是聚蛋白多糖裂解的主要酶类,MMPs在培养20天左右才发挥作用,且可见胶原蛋白的降解,说明聚蛋白多糖丢失是OA软骨退变早期的一个重要表现,故给予ADAMTS抑制剂可预防OA的发生。采用基于敲除技术敲除小鼠的ADAMTS-4或ADAMTS-5基因,其发生OA的概率明显降低[11]。而ADAMTS对磨损后的晚期OA软骨的作用目前研究少有报告。近年来,人们发现ADAMTS、MMPs参与了OA发生和进展过程[6]。因此,本研究欲通过对OA关节中ADAMTS、MMPs及其产物的表达进行检测,以探讨ADAMTS、MMPs在OA发生和进展中的作用机制。

本研究发现,不管软骨缺损程度如何,ADAMTS-4及MMP-3多表达于软骨靠近关节面的区域,此区域为软骨受摩擦力影响最明显之处,表明机械应力异常虽是简单的机械摩擦引起,但它可能激活了ADAMTS和MMPs,两种酶及摩擦力共同作用而引起软骨变薄。ADAMTS和MMPs活性增加后会导致聚蛋白多糖丢失,使软骨弹性降低,更易产生磨损,如此形成恶性循环而使软骨退变加快。

本研究结果显示,存在磨损的关节软骨均高表达ADAMTS-4和MMP-3,且随着磨损程度的加深,ADAMTS-4表达水平逐渐减少,而MMP-3表达水平逐渐增加,这可能是所选OA标本磨损程度与OA的病变时期相对应,即OA软骨早期软骨表层高表达ADAMTS-4,随着病情的进展,软骨损害加重,随着聚蛋白多糖的大量丢失,ADAMTS-4作用逐渐减弱,而释放大量的MMP-3,促进聚蛋白多糖裂解,加重软骨损害,这一结果与OA早期为ADAMTS发挥主要作用,而中晚期主要由MMPs起作用的观点相符。同时本研究发现,在OA软骨滑膜中均存在ADAMTS-4和MMP-3的表达。故认为,对ADAMTS、MMPs活性的抑制可能对OA的防治具有积极作用。

参考文献

[1]KIM S.Changes in surgical loads and economic burden of hip and knee replacements in the US[J].Arthritis Rheum,2013,59(2):481-488.

[2]申延清,刘凤霞,曹红,等.膝骨关节炎患者的临床表现及相关影响因素[J].中国组织工程研究与临床康复,2011,7(9):1643-1646.

[3]李凤国,张兰云,周志洁,等.关节内注射复方双氯芬酸钠治疗中重度骨关节炎的临床研究[J].中国中医骨伤科杂志,2019,27(7):23-26.

[4]庞坚,曹月龙,石印玉.骨关节炎软骨下骨研究进展[J].中国骨伤,2011,34(8):702-704.

[5]滕金艳,查华荣,胡意.电针对膝骨性关节炎关节镜术后康复的影响[J].中国中医骨伤科杂志,2018,26(8):23-26.

[6]李玉飞.湖南省中老年膝骨关节炎的流行病学调查研究[D].长沙:中南大学,2014.

[7]GLASSON S,ASKEW R,SHEPPARD B,et al.Deletion of active ADAMTS5 prevents cartilage degradation in a murine model of osteoarthritis[J].Nature,2015,434(2):644-648.

[8]STANTON H,ROGERSON FM,EAST CJ,et al.ADAMTS5 is the major aggrecanase in mouse cartilage in vivo and in vitro[J].Nature,2015,434(2):648-652.

[9]LITTLE CB,MEEKER CT,GOLUB SB,et al,Blocking aggrecanase cleavage in the aggrecan interglobular domain abrogates cartilage erosion and promotes cartilage repair[J].J Clin Invest,2013,117(2):1627-1636.

[10]HOCHBERG MC,ALTMAN RD,BRANDT KD,et al.Guidelines for the medical management of osteoarthritis. Part Ⅱ. Osteoar thritis of the knee. American College of Rheumatology[J]. Arthritis Rheum,1995,38(11):1541-1546.

[11]张艺强,滕方舟,陈少清,等.膝骨痹康熏洗剂联合电针、功法治疗膝骨关节炎的疗效观察[J].中国中医骨伤科杂志,2018,26(1):25-28.

[12]COLLINS-RACIE,LA,FLANNERY CR,ZENG W,et al. ADAMTS-8 exhibits aggrecanase activity and is expressed in human articular cartilage[J].Matrix Biol,2014,23(5):219-230.

[13]GLASSON SS,ASKEW R,SHEPPARD B,et al.Characterization of and osteoarthritis susceptibility in ADAMTS-4-knockout mice[J].Arthritis Rheum,2013,50(3):2547-2558.

[14]PELLETIER JP,BORLEAU C,BOILY M,et al.The protective effect of licofelone on experimental osteoarthritis is correlated with the down regulation of gene expression and protein synthesis of several major cartilage catabolic factors: MMP-13, cathepsin K and aggrecanases[J].Arthritis Res Ther,2015,7(2):R1091-R1102.

[15]SANDY JD.A contentious issue finds some clarity: on the independent and complementary roles of aggrecanase activity and MMP activity in human joint aggrecanolysis[J].Osteoarthritis and Cartilage,2015,78(6):652-660.

(原文发表于《中国中医骨伤科杂志》2019 年第 27 卷第 11 期,作者:姜苗苗,谭勇海,宋修刚,鞠昌军,孙文学,姜红江)

第二篇 临床实践

第十章 膝关节研究

第一节 膝关节骨性关节炎的阶梯治疗

膝关节骨性关节炎(osteoarthrosis,OA),又称膝关节增生性关节炎、退行性关节炎、老年性关节炎、肥大性关节炎等,是老年人常见的一种膝关节病。它是以膝关节软骨退行性变引起的、以关节边缘骨质增生为主,累及软骨及软骨下骨质、滑膜、关节囊等关节重要结构的慢性关节炎性疾病。在病理学上,该病以裂隙、病灶性侵蚀性软骨损害、软骨丢失和结构破坏、软骨下骨硬化、骨囊肿和关节边缘骨赘形成为特征。在临床上主要表现为膝关节疼痛和不同程度的功能障碍,部分有关节肿胀、积液,严重影响患者的生活质量。55 岁以上人群 X 线摄片显示有膝关节 OA 表现者约 60%,其中 35%～50%有临床表现。

一、易患病因素

性别因素:女性发病率更高。

年龄因素:发病率随年龄增长逐渐增加,关节软骨修复能力逐渐降低。

体重因素:体重的增加导致膝关节受力不均,关节负荷增加。

职业因素:有些特殊职业人员易患骨性关节炎,如重体力劳动者、职业运动员等。

合并症因素:如骨质疏松者、糖尿病患者。

外伤因素:由于外伤、手术或其他明显因素导致的软骨破坏或关节结构破坏改变。

二、常见症状

(一)早期症状

(1)膝关节僵硬:尤其在晨起时僵硬感明显。

(2)关节肿大变形:关节退化时,关节滑膜发生炎症,关节间隙积液增多,造成肿胀,使疼痛加重。

(3)膝关节活动受限,运转不自如。

(二)晚期症状

(1)膝关节活动会发出喀嚓声或其他的摩擦音。

(2)关节畸形,常出现明显的膝关节内翻或外翻畸形。

(3)膝关节活动受限,屈伸角度进一步减小或出现角度固定。

三、特殊检查方法

(一)浮髌试验

患者仰卧,伸膝,放松股四头肌,检查者一手虎口对着髌上囊,压迫膝部,将膝内液体压入髌骨下,另一手轻压髌骨后快速松开,可觉察到髌骨浮起,此为阳性。正常膝内液体约5mL,当膝内液体达50mL时,方为阳性。

(二)髌骨摩擦试验(Soto-holl征)

患者仰卧位,伸膝,检查者一手按压髌骨,使其在股骨髌关节面上下活动,出现摩擦音或疼痛者为阳性。见于髌骨软化症。

(三)McMurray试验

患者仰卧,检查者一手拇指及其余四指分别按住膝内外间隙,一手握住足跟部,极度屈膝。在伸屈膝的过程中,当小腿内收、外旋时有弹响或合并疼痛,说明内侧半月板有病变;当小腿外展、内旋时有弹响或合并疼痛,说明外侧半月板有病变。

(四)伸直受限征(Helfet征)

当膝关节半月板损伤有绞锁时,关节不能全伸,表现为伸直后胫骨粗隆不外旋,而维持在髌骨中线上。

(五)局部压痛(McGregor征)

内侧半月板损伤时,内侧副韧带中间的关节面部分有明显的压痛点。

(六)重力试验

重力试验用于检查盘状半月板和侧副韧带。患者健侧卧位,患膝外展,自动伸屈膝,如膝内有响声或疼痛加重,则病变在内侧半月板;若膝外侧痛,则可能是外侧副韧带损伤。如膝内疼痛减轻,则病变在外侧半月板。若膝内侧疼痛减轻,则可能是内侧副韧带损伤。患侧卧位时则相反。

(七)伸膝试验(Pisani征)

外侧关节间隙包块在伸膝时消失,屈膝时出现,可能为外侧半月板囊肿。

(八)指压试验(Fimbrill-Fisher征)

检查者以指尖置于内侧副韧带前方的关节间隙,屈膝、旋转小腿数次或同时伸膝,若为内侧半月板损伤,则可感觉到手指下有物体在移动,并可伴疼痛及摩擦声。可用同法检查外侧半月板损伤。

(九)研磨试验(Apley征)

患者俯卧,屈膝90°,检查者双手握患肢足部,左腿压住患腿,若出现疼痛,则为侧副韧带损伤;将膝下压,再旋转,若出现疼痛,则为半月板损伤;轻微屈曲时痛,则为半月板前角损伤。

(十)侧位运动试验(Tkchler征)

患者伸膝,检查者一手握踝,一手扶膝,做侧位运动,向内侧推时外侧痛,提示有外侧副韧带损伤;向外侧推时内侧痛,提示内侧副韧带损伤。

(十一)抽屉试验

患者仰卧,屈膝,检查者双手握住膝部的胫骨上端,向后施压,胫骨后移,则提示后十字韧带断裂;向前施压,胫骨前移,则提示前十字韧带断裂。

(十二)过伸试验(Jones 试验)

患者仰卧,伸膝,检查者一手固定膝部,另一手托起小腿,使膝过伸,出现疼痛者可能是半月板前角损伤、髌下脂肪垫肥厚或损伤、股骨髁软骨损伤。

(十三)肌警觉性征(Lannelongue 征)

膝关节结核时,关节活动受限,平衡功能遭到破坏,因此步态停滞、不连贯。

四、临床表现及体征

(1)发病缓慢,多见于中老年肥胖女性,往往有劳累史。

(2)膝关节活动时疼痛加重,其特点是初起疼痛为阵发性,后为持续性,劳累时及夜间更甚,上下楼梯疼痛明显。

(3)膝关节活动受限,极少数患者可出现交锁现象或膝关节积液。

(4)关节活动时可有弹响、摩擦音,部分患者关节肿胀,日久可见关节畸形。

(5)膝关节痛是本病患者就医常见的主诉。其早期症状为上下楼梯时疼痛,尤其是下楼时为甚,呈单侧或双侧交替出现;出现关节肿大,多因骨性肥大造成,也可见关节腔积液;滑膜肥厚很少见,严重者出现膝内翻畸形。

(6)膝关节正、侧位 X 线摄片显示髌骨、股骨髁、胫骨平台关节缘呈唇样骨质增生,胫骨髁间隆突变尖,关节间隙变窄,软骨下骨质致密,有时可见关节内游离体。

五、治疗

我国目前临床对骨性关节炎的治疗是参照美国风湿病学会(the American College of Rheumatology,ACR)1995 年提出的骨性关节炎治疗指导原则,指出治疗目的是控制疼痛,保持关节的活动功能,提高患者的生活质量,强调非药物治疗,以对乙酰氨基酚作为一线治疗药物,治疗无效的可改用其他非甾体抗炎药(non-steroidal anti-inflammatory drug,NSAID),如奈普生。2000 年 ACR 进行了修订,强调了选择性环氧化酶抑制剂Ⅱ在 OA 治疗中的作用。

(一)一般治疗

1.健康教育

对膝关节骨性关节炎患者讲解相关知识,提高患者对危险因素的认识,提倡健康的生活方式,教会患者保护膝关节、减肥等良好的生活方式,行走及游泳等运动不但对轻中度膝关节骨性关节炎患者有效,而且对重度患者也有效。

2.关节保护性措施

适当休息、减肥,防止关节过度运动和过度负重,避免机械性损伤。

3.物理疗法

多适用于膝关节骨性关节炎的慢性期,对解除亚急性期炎症也有较好的疗效。可选用多种理疗形式，包括热敷、电疗、磁疗、红外线、水疗、矿泉浴、泥疗、蜡疗及离子透入法等。

4.加强患肢功能锻炼

运动锻炼可以增强肌肉力量，强健的肌肉可更好地保护关节，同时运动可以帮助关节软骨获得营养，长期不运动的人关节软骨更容易退化。

(1)可以进行的运动。①热身运动：慢跑、体操20～25分钟；②耐力训练：快走、慢跑、骑自行车，20～60分钟有氧运动，中等强度＞30分钟，高强度＞20分钟；③缓和运动：慢跑、走路，有氧运动后缓和运动10～20分钟；④柔软度训练：拉伸，每个动作必须涵盖完整的关节活动度，伸展肌肉，直至感觉不适，维持姿势10～30秒，每部位拉伸3～4次，2～3天/周；⑤阻力训练：每个动作必须涵盖完整的关节活动度。每次以1小时内为佳，每个部位至少8次，2～3天/周。

(2)不可以进行的运动。①爬山、爬楼：会对膝盖前方的髌骨产生很大的压力，特别是下山或下楼梯时的压力比向上爬时的压力高出2～3倍。因此，对于膝关节骨性关节炎患者应当尽量避免爬山、爬楼运动；②扛重物：这会加重关节的负荷。

(二)非药物治疗

1.推拿

通过手法，起到舒筋通络、活血化瘀、松解粘连、滑利关节的作用，可明显改善膝疼痛、肌力和功能，但伴感染、肿瘤、皮肤问题或心脑血管疾病者，须谨慎使用。

2.穴位按摩

通过特定手法作用于人体体表的特定穴位，起到疏通经络、调理气血、抗炎镇痛效果。其中，耳部因神经分布密集，按摩时刺激相应穴位，有镇静止痛、调节自主神经紊乱和益气活血的作用。

3.针灸

针刺可调和营卫，使风、寒、湿邪无所依附，疏通气血经络，通则不痛。灸法则集热疗、光疗、药物刺激与特定腧穴刺激于一体，能有效降低炎症灶血管通透性，改善血液流变学和血流动力学，缓解症状。针灸为针刺与灸法的联合，可促进局部血液循环，减轻关节疼痛，可作为慢性膝关节痛无法手术者的替代疗法。

4.针刀

通过切割、分离、铲剥膝关节周围组织，达到恢复膝关节生物力学平衡、促进微循环、降低骨内压、减轻炎性刺激、缓解疼痛和改善功能的目的。操作者需熟练掌握膝关节解剖及适应证，其应保持严格无菌。存在严重内外科疾病、妊娠期、局部重要神经和血管分布时，须谨慎使用。

(三)药物治疗

1.中药熏洗

集药疗、热疗、中药离子渗透于一体，利用药物煮沸后产生的蒸汽熏蒸肌肤，开泄腠理、渍形为汗、驱邪外出。研究表明，中药熏洗配合关节镜、玻璃酸钠等疗法，可提高整体临床疗效。有皮肤条件不良或过敏、膝关节OA急性发作皮温较高、心脑血管疾病等情况者应谨慎使用。中药熏洗可采用赤木洗剂等。

2.中药贴敷

将中药方剂制成贴膏、膏药和药膏的外用中药，将其粘敷在患处或穴位处，在长时间、低热量的不断刺激中促进血液循环，抗炎消肿，缓解疼痛和恢复关节功能。但需注意局部皮肤过敏等不良反应的发生。

3.中药内服

(1)气滞血瘀型：长期劳损或外力直接损伤筋骨，气血瘀阻，宜活血化瘀、通络止痛为主。现代药理研究表明，行气活血中药可改善循环，加速炎性介质代谢，有抗炎、镇痛作用，推荐血府逐瘀汤(《医林改错》)加减：桃仁、红花、当归、生地黄、牛膝、川芎、桔梗、赤芍、枳壳、甘草、柴胡等；中成药如恒古骨伤愈合剂、盘龙七片、风湿骨痛胶囊等。

(2)风寒湿痹型：机体外感风寒湿邪，痹阻经脉，宜温经散寒、养血通脉为主。用药时应寒温兼顾，攻补兼施，膝关节 OA 晚期可酌情使用益气养血药物。研究表明，祛风寒湿类中药具有抑制炎症反应、缓解疼痛的作用，推荐蠲痹汤(《医学心悟》)加减：羌活、独活、桂心、秦艽、当归、川芎、炙甘草、海风藤、桑枝、乳香、木香等；中成药如风湿骨痛胶囊、盘龙七片、黑骨藤追风活络胶囊等。

(3)肝肾亏虚型：肝主筋，肾主骨，肝肾亏虚则筋骨失养，宜滋补肝肾为主。部分补益肝肾中药通过调节信号通路保护关节软骨，改善骨代谢，缓解患膝疼痛并提高功能。推荐左归丸(偏肾阴虚)、右归丸(偏肾阳虚)，(《景岳全书》)加减：熟地黄、山药、枸杞、山茱萸、川牛膝、鹿角胶、龟板胶、菟丝子等；中成药如仙灵骨葆胶囊、壮骨关节胶囊、金天格胶囊、恒古骨伤愈合剂等。

(4)湿热蕴结型：机体外感湿热之邪或病变日久，郁而化热，宜清热利湿、通络止痛为主。清热类药多苦寒，可收缩炎症局部血管，减少炎症充血和渗出，起到抗炎镇痛作用。推荐四妙散(《成方便读》)加减：苍术、黄柏、薏苡仁、川牛膝等。

4.非特异性药物

(1)对乙酰氨基酚：对乙酰氨基酚对中枢环氧化酶(COX)的抑制作用强，但在外周作用明显减弱，抗炎作用微弱而没有实际疗效。对乙酰氨基酚作为经典的解热镇痛药，在 ACR 提出的 2000 指导方案中，对乙酰氨基酚仍被作为一线治疗药物用于 OA 所致的关节疼痛，原因是对乙酰氨基酚能够有效的控制疼痛并且被证明大范围使用是安全的。但现在有证据证明，NSAID 和 COX-Ⅱ对患者有更好的疗效，另外有数据表明，使用对乙酰氨基酚无效的患者使用 NSAID 和 COX-Ⅱ获得了较好的疗效。

(2)非选择性 NSAID：NSAID 对 COX-Ⅰ和 COX-Ⅱ的作用无选择性，COX-Ⅰ是体内大多数组织细胞的结构酶，起着重要的生理作用，稳定细胞内环境，对生理性刺激反应性合成前列腺素(PG)，在胃肠道维持血管完整性，调节细胞分裂，促进黏液分泌以及维持肾正常功能。COX-Ⅱ是诱导酶，在炎症刺激下表达增强。非选择性 NSAID 同时抑制 COX-Ⅰ和 COX-Ⅱ，因此导致消化道损害和肾毒性。在临床使用中有多例由于 NSAID 导致胃溃疡出血而停药的报告。为避免胃肠道不良反应，在使用 NSAID 时合用胃黏膜保护剂可在一定程度上降低不良反应的发生率。有报告认为，与质子泵抑制剂或高剂量 H_2 受体拮抗剂合用，可有效降低形成溃疡的风险。与上述药物合用虽然增加了安全性，但同时也意味着需要服更多的药，增加了药物带来的风险和患者的医疗费用。传统的 NSAID 导致血小板抑制，因而不适用于服用抗凝血剂的患者和围手术期的患者。但对于患有食管反流症的患者而言，服用 NSAID 同时服用胃黏膜保护剂是适当的，因为服用黏膜保护剂可以减轻反流症状，符合药物经济学的原理。NSAID 表现出剂量与疗效的依赖关系，在使用过程中，由于肾功能受影响而导致轻微的水肿。由于 NSAID 和 COX 类均与缺血性心力衰竭有一定关系，因此，有充血性心力衰竭和肾衰竭的患者在使用上述两种药物时应特别注意。在临床使用过程中可口服或外用 NSAID，一般认为外用可减少此类药物的不良反应，但因外用剂型，如乳剂涉及透皮吸收的诸多因素，因而其疗效差异较大。

(3)选择性 COX-Ⅱ抑制剂：COX-Ⅱ抑制剂选择性抑制 COX-Ⅱ，因而减少了由于选择性差而导致的消化道和肾脏的不良反应，对于消化道溃疡的患者而言，可以安全地服用 COX-Ⅱ治疗 OA。但 Brater DC 指出，COX-Ⅱ也具有与传统的 NSAID 一样的肾毒性。还有人认为，COX-Ⅱ也会对血压产生影响，并导致水肿的发生。从患者角度而言，COX-Ⅱ避免了消化道的不良反应，因而大幅提高了患者用药的顺从性。对 COX-Ⅱ的药物经济学研究也表明，由于在服用 COX-Ⅱ的过程中，不需要服用黏膜保护剂和质子泵抑制剂等药物，因而对患者而言，医疗费用不会增加。

(4)阿片类止痛剂：是对 NSAID 无效且不愿或无法接受手术的膝关节 OA 重度疼痛患者的选择。推荐短期使用，从低剂量开始，逐日加量，以减少不良反应。

5.关节腔注射药物

(1)透明质酸关节腔注射：利用透明质酸(hyaluronic acid，HA)及其衍生物进行的黏弹补充疗法(viscosuppl-ementation)近年来逐渐受到临床医生的关注，对这方面的研究也日益增多。体内的 HA 主要由软骨中的软骨细胞和滑膜中的纤维原细胞合成，是软骨细胞外基质和关节内滑液的主要成分，主要作用是保持软骨细胞外基质的结构和功能特性。HA 的高分子量以及其在关节内的高浓度使其形成具有高黏弹性的溶液。它渗入软骨表面、滑液中的结缔组织基质、关节囊和关节内韧带，在细胞之间和胶原纤维之间提供黏弹性能(viscoelastic properties)，从而既能达到对细胞的机械保护作用又能稳定胶原骨架。膝关节 OA 患者滑液中的透明质酸浓度、分子量及黏弹性均低于正常。膝关节腔内注射透明质酸钠可直接提高外源性透明质酸的含量，增加润滑作用，激活软骨组织的自身修复过程，抑制软骨基质的分解，增加蛋白多糖的聚集，诱导内源性透明质酸的产生，此外还有抗炎、封闭痛觉感受器等作用。对早、中期膝关节 OA 患者疗效较好，对晚期膝关节 OA 也有一定的疗效。

(2)皮质类固醇激素：缓解疼痛起效迅速，可用于止痛药物效果不满意的膝关节 OA 中、重度疼痛，以及伴有关节积液或其他局部炎症时。多次应用激素会对膝关节软骨产生不良影响，故同一关节注射间隔不应短于 4 个月，每年不超过 3 次。

(3)细胞生长因子：随着目前组织工程修复及再生医学研究的不断深入，越来越多的证据表明细胞生长因子在软骨修复中起着至关重要的作用，而富血小板血浆(platelet-rich plasma，PRP)是通过离心全血分离出的含有高浓度血小板的血浆，其内含有的高浓度血小板，可以释放大量生长因子，故有学者应用 PRP 来治疗软骨损伤。生长因子调节膝关节腔内炎症反应并促进组织修复，从而缓解疼痛和改善膝关节功能，对年轻、病情较轻者疗效更好，长期效果需更高质量的研究支持。

(4)缓解骨关节炎症状的慢作用药物(SYSADOAs):包括软骨素、氨基葡萄糖、双醋瑞因等。研究认为,SYSADOAs可改善膝关节OA症状,但其延缓疾病进程的作用和临床疗效存在争议。

(四)手术治疗

1.关节镜下关节清理术

关节镜下关节清理术虽不能完全除去骨性关节炎病因及恢复其正常的解剖结构,但可清除或修整关节内致病的病损组织和炎性介质,恢复关节面的平整性,改善关节内环境,从而阻断骨性关节炎的恶性循环。关节镜手术属于微创手术,其危险性与其他手术相比很小,基本局限于麻醉风险。关节镜术后恢复相对较快,通常在术后2～4周恢复到术前状态,但进一步的功能恢复可能持续更长时间。症状持续时间较短及以机械症状为主的患者术后效果较好。X线摄片显示有对线不良的患者,尤其是有外翻畸形者,术后效果较差。

2.胫骨上端高位截骨术

(1)适应证:①膝关节骨性关节炎患者,因膝关节疼痛及功能障碍影响工作和生活,非手术治疗无效者;②骨性关节炎在X线摄片上显示以单髁病变为主,而且与内、外翻畸形相符;③手术后患者能够使用拐杖,术后有足够的肌力进行康复锻炼;④膝关节屈伸活动范围>90°;⑤患侧血管正常,没有严重的动脉缺血或大静脉曲张。

(2)禁忌证:①由于软骨下骨丢失,单侧胫骨平台凹陷超过10mm者;②膝关节屈曲挛缩畸形>20°者,屈曲受限>90°者;③对于神经营养不良性关节、感染性关节、类风湿关节炎、骨缺血坏死、创伤后关节炎伴膝关节内、外畸形者均不宜选用高位截骨术;④内翻畸形>12°或外翻畸形>15°者;⑤双侧关节间室被波及者;⑥患侧的髋、踝及足部关节的功能与截骨后进行膝关节康复锻炼相关联,同侧髋关节畸形和活动受限并非是截骨术的禁忌证,但应进行先期手术使髋关节至功能位,再行截骨术矫正膝关节畸形;⑦该手术宜选年龄<65岁者,而超过70岁者可列入相对禁忌证。

3.HTO开放截骨术

目前认为HTO的最佳适应证是患者<65岁,膝关节活动度基本正常,屈曲畸形应<10°,胫骨内翻畸形>5°,内侧胫骨近端角(MPTA)<85°,外侧软骨和半月板功能正常。也就是说,HTO适合于相对年轻,伴有一定程度胫骨内翻的膝关节内侧骨性关节炎患者。

4.单髁置换术

主要适应证有:①膝关节单侧间室间隙变窄,无对侧间室病变,无严重髌骨关节病变;②膝内翻<10°,屈曲畸形<10°;③膝关节诸韧带结构完整;④非炎症性关节炎,如骨性关节炎、创伤性关节炎等。

5.人工全膝关节置换手术

膝关节炎的手术治疗中,人工全膝关节置换术占有很重要的地位,主要用于严重的关节疼痛、不稳定、畸形、日常生活活动严重障碍,经过保守治疗无效或效果不显著的病例,主要包括以下几类。

(1)膝关节各种炎症性关节炎,如类风湿关节炎、骨性关节炎、血友病性关节炎、强直性脊柱炎造成的关节破坏、畸形和功能丧失,Charcot关节炎等。

(2)少数创伤性骨性关节炎。

(3)胫骨高位截骨术失败后的骨性关节炎。

(4)少数老年人的髌骨关节炎。

(5)静息的感染性关节炎(包括结核)。

(6)少数原发性或继发性骨软骨坏死性疾病。

六、预防措施

(1)尽量避免身体肥胖,防止加重膝关节的负担,控制体重。

(2)注意走路和劳动的姿势,避免长时间下蹲,因为下蹲时膝关节的负重是自身体重的3～6倍,工作时下蹲(如汽车修理工)最好改为低坐位(坐小板凳),长时间坐着和站着也要经常变换姿势,防止膝关节固定一种姿势而用力过大。

(3)走远路时不要穿高跟鞋,要穿底厚而有弹性的软底鞋,以减少膝关节所受的冲击力,避免膝关节发生磨损。

(4)参加体育锻炼时要做好准备活动,轻缓地舒展膝关节,让膝关节充分活动开以后再参加剧烈运动。练压腿时,不要猛然把腿抬得过高,防止过度牵拉膝关节。

(5)骑自行车时,要调好车座的高度,以坐在车座上双脚蹬在脚蹬上双腿能伸直或稍微弯曲为宜,车座过高、过低或骑车上坡时用力蹬车,对膝关节都有不良的影响,应加以避免。

(6)膝关节遇到寒冷时血管收缩,血液循环变差,往往使疼痛加重,故在天气寒冷时应注意保暖,必要时戴上护膝,防止膝关节受凉。

(7)有膝关节骨性关节炎者,既要避免膝关节过度疲劳,又要进行适当的功能锻炼。游泳和散步是最好的运动,既不增加膝关节的负重能力,又能让膝关节四周的肌肉和韧带得到锻炼。其次,仰卧起坐、俯卧撑、桥形拱身都是该类患者较好的运动方式。

第二节　膝关节炎非手术治疗

一、膝关节炎生物治疗方法

(一)体外人工膝支具辅助血小板裂解液治疗膝关节骨性关节炎的临床疗效分析

[摘要]目的:评价体外人工膝关节支具辅助下行血小板裂解液关节腔注射治疗膝关节骨性关节炎的临床疗效。方法:采用前瞻性随机对照研究方法,选取2015年1月至2016年9月山东省文登整骨医院收治的100例膝关节骨性关节炎(OA)患者的100膝,通过随机数字表法分为血小板裂解液(PL)组($n=50$)、体外人工膝关节支具联合血小板裂解液(EAKJ+PL)组($n=50$),两组在年龄、性别、体重指数、关节炎分级、病程等基线资料的比较差异无统计学意义($P>0.05$)。两组关节腔注射PL均每周2次,每次5mL,连续5次为1个疗程。每例患者注射1个疗程。EAKJ+PL组治疗开始后每天佩戴体外人工膝支具(external artificial knee joint,

EAKJ)时间不少于 4 小时，连续佩戴不少于 6 个月。分别于治疗前 1 天、治疗开始后 1 天、1 个月、3 个月及 6 个月，记录并比较两组患者 VAS 疼痛评分、西安大略和麦克马斯特大学骨性关节炎指数(WOMAC)及膝关节 HSS 评分，在治疗前 1 天和治疗开始后 6 个月分别拍摄患膝负重位 X 线正、侧位平片，分别测量股胫角、内侧关节间隙宽度。结果：PL 组 47 例，EAKJ＋PL 组 46 例，成功完成治疗及 6 个月以上随访。治疗开始后 1 天、1 个月、3 个月及 6 个月时，EAKJ＋PL 组 VAS 及 WOMAC 评分均低于 PL 组患者($P<0.05$)，HSS 评分高于 PL 组患者($P<0.05$)；治疗后6 个月，EAKJ＋PL 组股胫角小于 PL 组($P<0.05$)，内侧关节间隙宽度大于 PL 组($P<0.05$)；与治疗前相比，EAKJ＋PL 组和 PL 组患者的 VAS、WOMAC 评分均明显改善，差异有统计学意义($P<0.05$)，内侧间室宽度和股胫角在 EAKJ＋PL 组明显改善($P<0.05$)，在 PL 组改善不明显($P>0.05$)。结论：体外人工膝关节支具辅助血小板裂解液治疗膝关节骨关节炎在缓解症状、改善下肢力线方面能够取得较好的临床治疗效果，是值得推广的治疗方法。

[关键词]骨关节炎；血小板裂解液；矫形支具；关节腔注射

膝关节骨性关节炎(osteoarthritis，OA)是目前老年人的主要疾病之一，严重影响着老年人的生活质量。根据“膝关节不均匀沉降理论”[1]，膝关节多为内侧间隙受累变窄，同时关节软骨软化甚至剥脱，引起膝关节的内翻畸形及疼痛、活动障碍。针对这一特点，近年来有诸多进行胫腓骨截骨术及内侧胫骨平台垫高手术的报告，取得了较好的临床疗效[2]。但是其创伤大，住院时间长，医疗费用高，许多患者并不愿意接受。富血小板血浆(platelet-rich plasma，PRP)作为一种生物治疗方法，目前已被广泛应用于轻中度甚至重度膝骨性关节炎治疗的动物实验与临床研究中[3-4]，其具有制作简便、成本低、无免疫排斥反应等优点。然而 PRP 中生长因子的释放需要激活剂的作用[4]，并且每次均需要抽取新鲜静脉血液现场进行制备，在临床应用过程中，如果注射频次过多，势必会增加患者经济负担和采血的痛苦。为此，我院关节科尝试关节腔内注射血小板裂解液(platelet lysate，PL)治疗膝关节骨性关节炎，这种方法可以单次采血后低温(－80℃)保存血样，每次治疗前 1 小时制备 PL，经体外释放生长因子并注射在患膝关节内。该方法在我院应用多年，取得了较满意的临床效果[5]，并且此种治疗方法在国际上也已经陆续出现报告[6]。在临床应用中，为了进一步提高血小板裂解液中细胞生长因子的治疗效果，我院在行 PL 关节腔注射的同时，指导患者佩戴膝外翻支具辅助治疗，尝试在改善患者临床症状的同时纠正患者下肢力线，进一步延缓膝关节骨性关节炎进展，目前取得了一定的短期临床疗效，现报告如下。

1.资料与方法

(1)病例选择：具体如下。

病例纳入标准：①符合中华医学会风湿病学分会 2010 年对 KOA 的诊断标准[7]；②病程≥3 个月；③Kellgren-Lawrence(K-L)影像学分级Ⅱ、Ⅲ级；④X 线摄片显示内侧关节间隙较外侧窄。

病例排除标准：①关节内翻角＞30°；②膝关节开放手术史；③膝关节周围有皮肤疾病或皮肤感染者；④严重骨质疏松；⑤3 个月内接受关节腔注射治疗；⑥全身性疾病，包括糖尿病、严重的心血管疾病、传染病、肿瘤；⑦接受免疫抑制治疗或抗凝血治疗；⑧5 天内服用过非甾体抗炎药(NSAID);⑨血小板计数<110×10⁹/L,血清血红蛋白<110g/L。

病例脱落标准:①患者依从性差;②发生严重不良反应,不宜继续接受试验;③自行退出者。

试验严格遵循赫尔辛基宣言中人体医学研究的伦理准则,所有试验对象对本试验的相关内容知情同意,并签署知情同意文件。本研究经过山东省文登整骨医院伦理委员会批准(医学伦理审查号201504)。PL提取后关节腔注射技术符合"卫办医政发〔2009〕199号文件"关于"组织工程化组织移植目前仅适用于结构性组织(如骨、软骨、皮肤等组织)的临床应用"。

(2)一般资料:2015年1月至2016年9月,采用随机对照研究的方法,共选取山东省文登整骨医院关节科入院的100例膝关节OA患者的100膝。随机分为两组,每组50例。分为血小板裂解液(PL)组、体外人工膝关节支具联合血小板裂解液(EAKJ+PL)组。所有患者治疗前1天均拍摄膝关节站立位正、侧位X线摄片,进行K-L分级。治疗前检查患者血常规、C反应蛋白、生化类和凝血功能等以排除感染、凝血障碍等情况。患者基线资料见表10-1。

表10-1 两组膝关节OA患者基线资料比较

组别	例数	性别(例)		平均年龄	体重指数	K-L分级(例)		病程
		男	女	(岁,$\bar{x}\pm s$)	(kg/m^2,$\bar{x}\pm s$)	Ⅱ	Ⅲ	(年,$\bar{x}\pm s$)
PL组	47	21	26	56.83±7.93	26.34±2.14	35	12	29.40±10.05
EAKJ+PL组	46	22	24	56.52±8.12	26.07±1.91	36	10	25.93±10.93
t/χ^2值		0.093		0.185	0.639	0.185		1.594
P值		0.761		0.854	0.524	0.667		0.114

治疗前常规行患膝站立位X线检查。为保证测量数据的一致性,患者拍片时要求采用统一拍照体位、角度及方法:直立,双足并拢向前,膝关节尽量伸直,下肢位于旋转中立位,髌骨垂直指向正前方,以膝关节为中心,胶-片距150cm,一次曝光成像。X线摄片可见内侧关节间隙变窄,边缘骨质增生。

(3)PL制备方法:采血前,在生物安全柜中,将5 000U低分子量肝素钠抽到2支100mL无菌注射器内。患者皮肤严格消毒后,用肝素化的注射器抽取患者外周静脉血约150mL,在生物安全柜内分装后,使用低温离心机在每分钟1 200r的条件下离心20分钟,吸取上层血清(图10-1A);将获得的约50mL血清平均分装入5支无菌离心管内,然后放入−80℃冰箱中过夜后使用(图10-1B)。注射当天从−80℃冰箱中取出1支含冷冻血清离心管,在37℃恒温水浴中解冻约5分钟;反复冻存融化3次以上。在每分钟3 400r的条件下离心解冻的血清10分钟后,血清分两层,上层为黄白色,即富含血小板血清裂解液,下层为血小板破裂后的碎片;将上层富含血小板血清裂解液(约5mL)抽入5mL的无菌注射器内备用[6-9](图10-1C)。

(4)治疗方法:患者取坐位,膝关节屈曲90°,患侧小腿自然下垂。常规消毒膝关节后,选取患膝内膝眼或外膝眼为进针点,经皮穿入关节腔,回抽时如关节腔内有较多积液,可先抽出部分积液,然后根据治疗组的不同,将PL注入关节腔内。注射时间保证在1分钟以上,完成后,用创可贴覆盖针眼1天,嘱患者缓慢活动膝关节数次。然后俯卧半小时,使注射剂能在关节腔内充分弥散。每周一、周四各注射1次,5次为1个疗程。EAKJ+PL组第1针注射后即开始佩戴体外人工膝外翻支具，该支具由龙福骨外固定器械研究所研制与生产。佩戴方法严格参照说明执行，每天佩戴时间4小时，具体时间要根据个人身体状况和承受度来确定。佩戴3个月为1个疗程，平均(2.3±0.8)个疗程。根据患者实际耐受力调节外翻的角度。

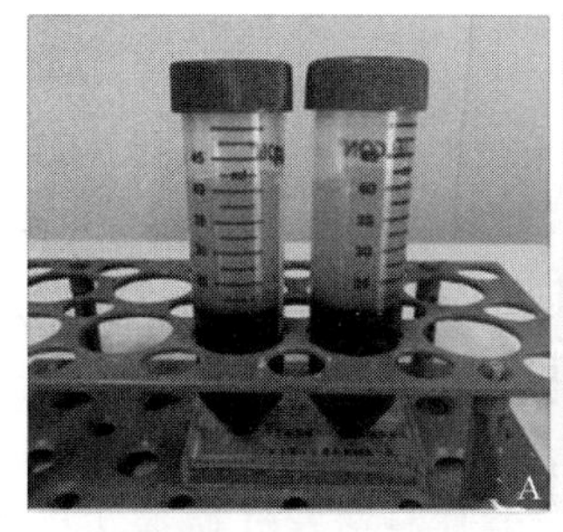
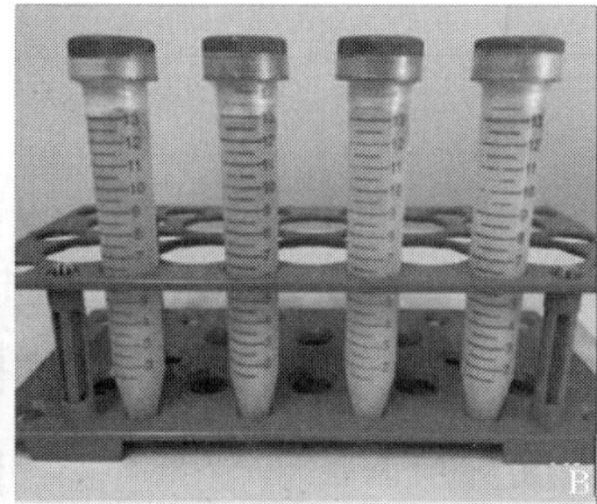
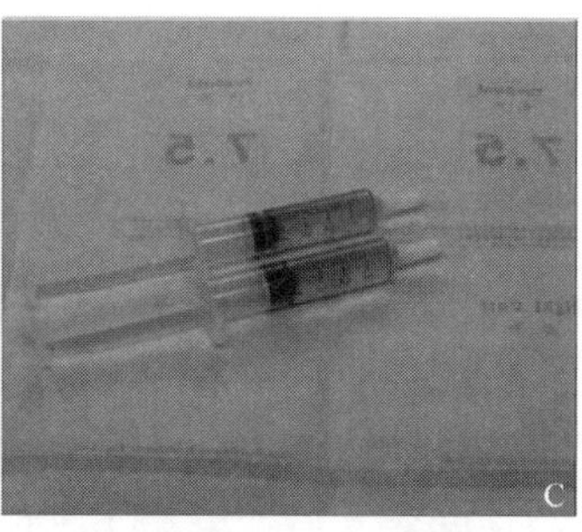

图10-1 血小板裂解液制备过程中，血清分层、提取过程及最终制备成功的血小板裂解液

(5)随访及临床结果评估：治疗前后对所有患膝关节症状、功能进行评估，随访节点为治疗开始前1天，第一次注射治疗开始后1天、1个月、3个月、6个月。评估指标包括：①西安大略和麦克马斯特大学骨关节炎指数(Western Ontario and McMaster University Osteoarthritis Index，WOMAC)综合评分；②VAS疼痛评分；③美国特种外科医院(Hospital for Special Surgery，HSS)膝关节评分。在治疗开始后6个月时拍摄患膝负重位X线正、侧位平片，分别测量、记录股胫角和内侧关节间隙宽度。

(6)统计学方法：对受试者基本资料和基本情况进行统计描述，计数资料采用例数，计量资料采用均数±标准差($\bar{x}\pm s$)。年龄、体重指数、病程、股胫角等计量资料采用两独立样本t检验；性别、K-L分级等计数资料采用χ^2检验。两组间各时间点评分比较采用独立样本t检验，组内股胫角和内侧关节间隙比较采用配对t检验，两组不同时间点评分比较采用重复测量方差分析，组内不同时间点两两比较采用Bonferroni t检验；以$P<0.05$表示差异有统计学意义。应用统计学软件SPSS 23.0进行统计学分析。

2.结果

PL组3例因依从性差未完成随访脱落，EAKJ+PL组3例因依从性差出现脱落，1例因个人时间原因未能完成治疗自行退出。

(1)两组VAS评分比较(表10-2)：将两组资料进行重复测量方差分析，随时间变化，两组患者VAS评分比较差异有统计学意义($F=428.638$，$P=0.000$)；经过不同的方法治疗后，两组VAS评分差异比较也有统计学意义($F=90.633$，$P=0.000$)。组间，各时间点比较，除术前两组差别无统计学意义($t=1.625$，$P=0.108$)，其余各时间点EAKJ+PL组患者的VAS评分均低于PL组，差异均有统计学意义($P<0.05$)。

表10-2 两组治疗前后各观察点VAS评分比较(分，$\bar{x}\pm s$)

组别	例数	治疗开始前1天	第1次注射治疗开始后 1天	1个月	3个月	6个月	F值	P值
PL组	47	5.21±0.62	4.59±0.49	3.54±0.43	3.08±0.40	2.7±0.39	428.638	0.000
EAKJ+PL组	46	4.94±0.94	3.70±0.51	2.98±0.35	2.59±0.39	2.2±0.38		

续表

组别	例数	治疗开始前1天	第1次注射治疗开始后 1天	1个月	3个月	6个月	F值	P值
t值		1.625	8.522	6.924	6.015	6.163		
P值		0.108	0.000	0.000	0.000	0.000		

(2)两组HSS评分比较(表10-3):经过重复测量方差分析,随时间变化,两组患者HSS评分比较差异有统计学意义($F=33.478$,$P=0.000$);但经过不同方法治疗后,两组HSS评分虽然有差异,但无统计学意义($F=0.053$,$P=0.818$)。组内比较,PL组除治疗开始后第1天与治疗开始前1天比较差异无统计学意义外($P=0.228$),其余各观察时间点与治疗前比较差异均有统计学意义($P<0.05$);EAKJ+PL组除治疗开始后第1个月与治疗开始前1天比较差异无统计学意义外($P=0.430$),其余各观察时间点与治疗前比较差异均有统计学意义($P<0.05$)。

表10-3　两组治疗前后各观察点HSS评分比较(分,$\bar{x}\pm s$)

组别	例数	治疗开始前1天	第1次注射治疗开始后 1天	1个月	3个月	6个月	F值	P值
PL组	47	67.62±7.46	69.34±7.26	72.60±6.70	73.43±6.46	75.89±6.62	33.478	0.000
EAKJ+PL组	46	67.30±7.30	71.76±7.36	69.57±7.69	73.41±7.53	76.52±8.33		
t值		0.204	−1.596	1.132	−0.006	−0.403		
P值		0.839	0.114	0.261	0.995	0.688		

(3)两组WOMAC评分比较(表10-4):两组不同时间点比较差异有统计学意义($F=58.761$,$P=0.000$;$F=100.200$,$P=0.000$)。但PL组治疗开始后1个月和6个月比较差异无统计学意义($P=0.966$),治疗开始后6个月WOMAC评分较3个月时有所升高,差异有统计学意义($P=0.035$);EAKJ+PL组治疗开始后6个月较3个月时评分降低,但差异无统计学意义($P=0.771$);组间比较,除治疗开始前和治疗开始后1天外,其余各观察时间点两两比较EAKJ+PL组均低于PL组,差异有统计学意义($P<0.05$)。

表10-4　两组治疗前后各时间观察点WOMAC评分比较(分,$\bar{x}\pm s$)

组别	例数	治疗开始前1天	第1次注射治疗开始后 1天	1个月	3个月	6个月	F值	P值
PL组	47	44.70±6.20	40.43±3.83	34.98±5.84	31.70±4.53	33.83±4.63	58.761	0.000
EAKJ+PL组	46	44.70±6.03	43.28.±5.62	32.33±5.71	28.74±4.72	28.41±4.61		
t值		0.005	-2.860	2.214	3.428	5.314		
P值		0.996	0.005	0.029	0.001	0.000		

(4)内侧间室宽度和股胫角变化(表10-5,图10-2、图10-3):治疗前,两组患者内侧间室宽度和股胫角比较,差异均无统计学意义($P=0.231$,$P=0.628$)。而治疗开始后6个月时,EAKJ+PL组内侧间室宽度明显大于PL组,差异有统计学意义($t=-11.175$,$P=0.000$);

EAKJ+PL 组股胫角<PL 组,差异也有统计学意义($t=4.231$,$P=0.000$)。治疗开始后 6 个月,PL 组内侧间室宽度和股胫角较治疗前略有变化,但差异无统计学意义($P=0.548$,$P=0.125$);EAKJ+PL 组内侧间室宽度和股胫角较治疗前有显著改变,差异有统计学意义($P=0.002$,$P=0.000$)。

表 10-5 两组患者治疗前后内侧间室宽度和股胫角变化情况

组别	例数	内侧间室宽度(mm,$\bar{x}\pm s$)		t 值	P 值	股胫角(°)		t 值	P 值
		治疗前	治疗后 6 个月			治疗前	治疗后 6 个月		
PL 组	47	2.22±0.24	2.56±0.32	2.25	0.548	180.51±2.95	179.19±2.42	0.32	0.125
EAKJ+PL 组	46	2.15±0.28	3.24±0.27	−14.20	0.002	180.15±5.41	177.02±2.53	8.57	0.000
t 值		1.210	−11.175			0.490	4.231		
P 值		0.231	0.000			0.628	0.000		

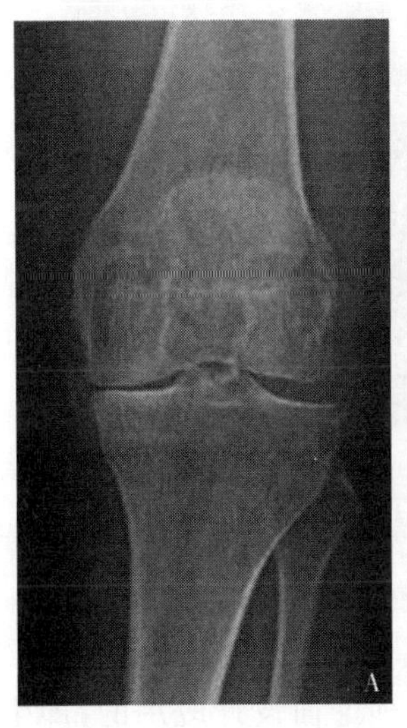

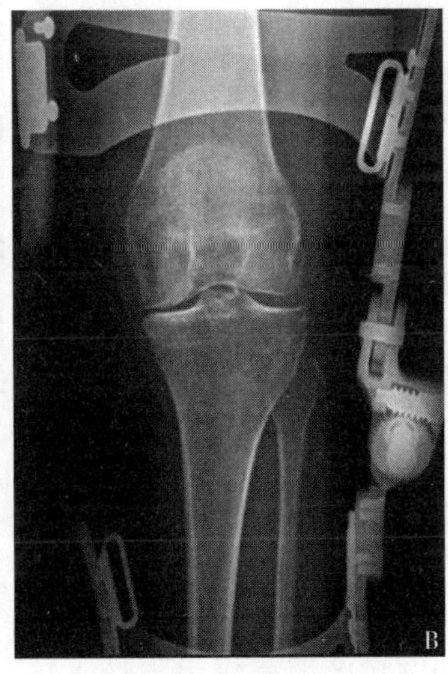

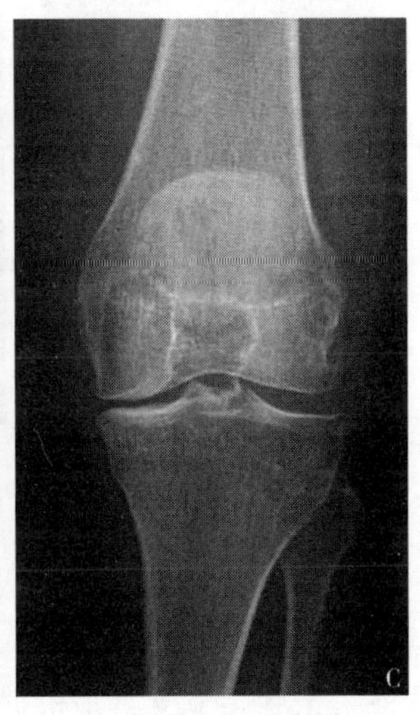

图 10-2 典型病例 1

注 男性,54 岁,左膝。图 A:治疗前负重正位 X 线摄片显示内侧关节间隙狭窄;图 B:治疗 1 天后 X 线摄片显示内侧关节间隙增宽;图 C:治疗 6 个月,去除体外人工膝外翻支具,X 线摄片示内侧关节间隙宽度明显增加,下肢力线外移。

3.讨论

膝关节骨性关节炎是一种以软骨破坏和关节变形为特点的关节退行性疾病。目前对本病的保守治疗大多仅限于对症治疗,如口服抗炎止痛类药物及镇痛药物、关节腔注射透明质酸钠及激素等[10],这些治疗可在一定程度上缓解症状,但并不能延缓骨性关节炎的疾病进程。

富血小板血浆(PRP)是经自体外周静脉血冷冻、离心、裂解后得到的血小板浓缩液。现代研究表明,其可释放大量细胞生长因子,这些生长因子对软骨细胞的合成具有显著的促进作用,同时还可通过降低白介素 1β 的活性而抑制软骨基质的降解;还能诱导内源性透明质酸形成,从而降低蛋白多糖和炎性因子对软骨的破坏作用,并能对关节起到润滑作用[11-12]。基于 PRP 的上述作用机制,近年来临床上已有较多的用于早中期骨性关节炎的治疗,其中张长青教授团队[13-14]在国内较早开展 PRP 治疗膝关节骨性关节炎的研究工作，并取得了一系列的成果，甚至包括 PRP 制备套装的研发和临床应用。

我们在治疗膝关节 OA 的过程中发现，PRP 冷冻后的裂解物经进一步分离所获得的液体成分，即血小板裂解液(platelet lysate，PL)，能够取得不亚于 PRP 的治疗效果，另外因为在去除了血小板膜和其他细胞残片的同时保留了其中的多种生长因子，PL 大幅减少了血小板自身的抗原性[15]。在 Santo 等[16]研究中，PL 与自体骨、异种骨或羟基磷灰石复合，并与自体骨髓基质干细胞结合而形成可注射组织工程骨，能加快成骨牵引的成骨速度，明显地促进骨的再生和修复。

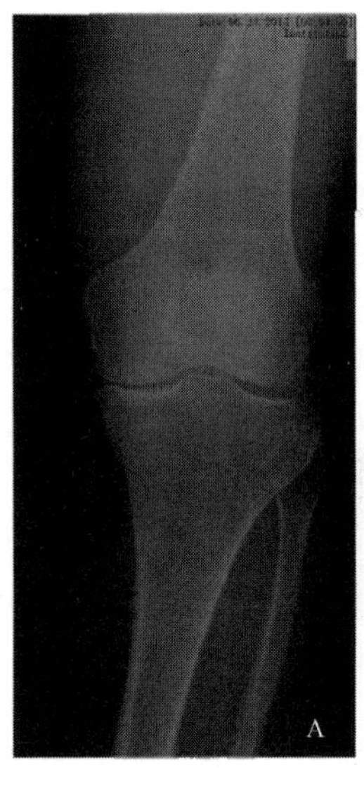

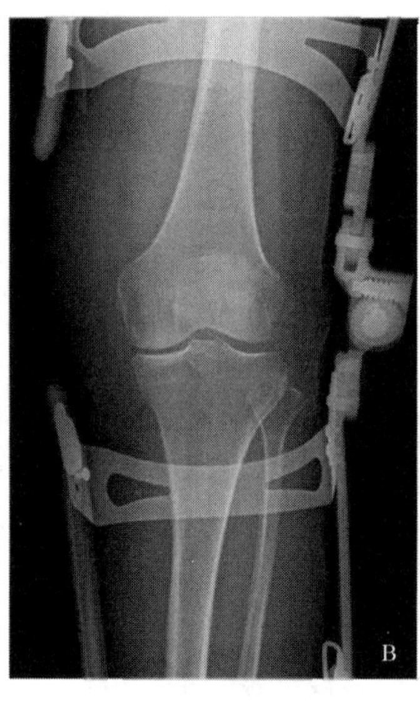

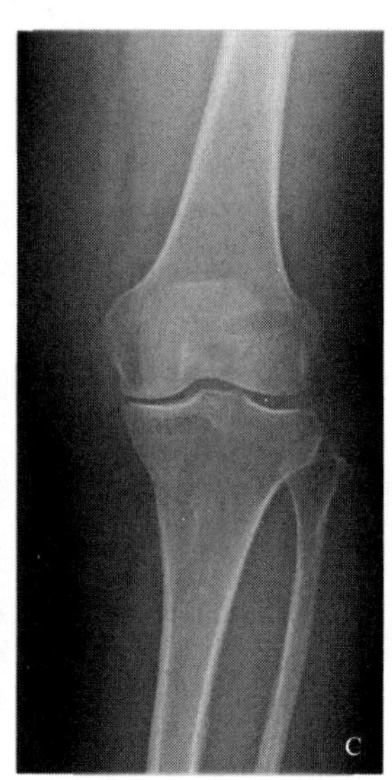

图 10-3　典型病例 2

注　女性，50 岁，左膝。图 A：治疗前负重正位 X 线摄片显示内侧关节间隙狭窄；图 B：治疗 1 天后 X 线摄片显示内侧关节间隙增宽；图 C：治疗 6 个月，去除体外人工膝支具，负重正位 X 线摄片示内侧关节间隙宽度未丢失，下肢力线外移。

体外人工膝关节支具是根据 Ilizarov 的牵拉组织再生技术理论而设计应用的，即生物组织在一定的持续、缓慢的牵拉条件下，产生的张力能刺激细胞的有丝分裂，从而促进组织的再生和活跃生长[17]。基于这一理论，体外人工膝关节支具可通过调节外翻角度，形成关节内侧牵拉和和外侧增压，逐渐增大膝关节内侧间隙，矫正因膝内翻造成的下肢力线紊乱，平衡膝关节内外侧应力，为关节软骨修复创造良好的环境，从而延缓关节的退变[18]。

本研究中，两组患者在治疗后 HSS 评分稳步提升，VAS 和 WOMAC 评分逐渐降低，与治疗前比较有统计学差异，在疼痛、功能、步态方面改善明显。其中 EAKJ＋PL 组治疗开始 1 天后 VAS 评分下降最明显，分析原因主要是考虑佩戴体外人工膝外翻支具时患者膝关节股胫角减小，内侧胫股关节间隙增宽，降低了内侧胫骨平台和股骨内侧髁间的压力和摩擦力，能够起到即时缓解疼痛的作用，龙雄武等[19]对此进行了专门报告；同时外翻支具能够起到外固定支架的作用，增强了膝关节的稳定性[20]。治疗开始 1 个月后，PL 对软骨营养和修复作用开始显现[21]，两组的 VAS 和 WOMAC 评分降低。同时，由于外翻支具持续性降低了膝关节内收力矩及内侧间室压力，EAKJ＋PL 组的各项指标变化较 PL 组明显。但是通过数据分析也能发现，1 个月时 EAKJ＋PL 组 HSS 评分有所下降，通过询问患者治疗感受，我们发现在佩戴外翻支具的早期，由于大小腿束带的限制，部分患者有不适感，在佩戴支具行走的过程中尤其明显，这也限制了患者的行走距离，从而导致 HSS 评分的下降。由于软骨的修复和再生长是一个缓慢的过程，经过 1 个月的支具应用和 1 个疗程的 PL 注射，在早期减轻疼痛以后，关节的畸形和功能的改善进入一个缓慢塑形的过程，所以 1～3 个月各项评分变化不明显。6 个月时，EAKJ＋PL 组患者已经基本适应膝外翻支具的调节力度，佩戴舒适，同时关节软骨进一步修复，疼痛进一步减轻，关节功能明显改善；PL 组 WOMAC 评分虽有反弹，但和治疗前比较，仍明显降低。总体观察，PL 组 WOMAC 综合评分在治疗开始后 3 个月时减轻最明显，这可能与 Ranzato 等[22] 2010 年所提到的 PL 去除血小板表面抗原及减少白细胞后炎性反应减轻有一定关系。

在矫正内翻畸形方面，相比 PL 组，EAKJ＋PL 组有一定优势，股胫角的改变代表下肢力线的变化，这包括关节内和关节外的双重改变；内侧关节间隙的增宽间接提示我们关节内软骨、半月板厚度的变化，二者的影像学变化表明，关节腔注射血小板裂解液后再给予膝外翻支具辅助治疗，能起到叠加性治疗效果。

综上所述，目前我们的研究通过佩戴体外人工膝关节支具联合 PL 关节腔注射，一方面可通过多种生长因子直接作用于膝关节，促进软骨修复，消除炎症反应，增加膝关节黏弹性，另一方面可通过支具的物理作用，调节患膝关节周围骨及软组织关系，纠正生物力线，减少关节软骨磨损，促进再生。本次研究的不足在于样本量小，随访时间短，疗效评价标准不够全面，希望今后再进行大样本、长期随访、多角度评价的研究；另外，PL 对膝骨性关节炎治疗目前尚未统一标准[23]，其制备方法、浓度、治疗疗程等方面还需要进一步探讨。

参考文献

[1]张英泽，李存祥，李冀东，等.不均匀沉降在膝关节退变及内翻过程中机制的研究[J].河北医科大学学报，2014(2)：218-219.

[2]王文革，李仕臣，赵艳东，等.腓骨近端截骨术和胫骨高位截骨术治疗早期膝关节骨关节炎的短期疗效比较[J/CD].中华老年骨科与康复电子杂志，2017，3(2)：91-96.

[3]JANG SJ，KIM JD，CHA SS.Platelet-rich plasma(PRP) injections as an effective treatment for early osteoarthritis[J].Eur J Orthop Surg Traumatol，2013，23(5)：573-80.DOI：10.1007/s00590-012-1037-5.

[4]JOSHI JUBERT N，RODRÍGUEZ L，REVERTÉ-VINAIXA MM，et al.Platelet-rich plasma injections for advanced knee osteoarthritis：a prospective，randomized，double-blinded clinical trial[J].Orthop J Sports Med，2017，5(2)：2325967116689386.DOI：10.1177/2325967116689386.

[5]严伟，刘海宁，宋修刚，等.关节腔内重复注射血小板裂解液治疗早期膝骨关节炎疗效观察[J].中国运动医学杂志，2017，(10)：906-909.

[6]AL-AJLOUNI J，AWIDI A，SAMARA O，et al.Safety and efficacy of autologous intra-articular platelet lysates in early and intermediate knee osteoarthrosis in humans：a prospective open-label study[J].Clin J Sport Med，2015，25(6)：524-528.DOI：10.1097/JSM.166.

[7]中华医学会风湿病学分会.骨关节炎诊断及治疗指南[J].中华风湿病学杂志,2010,14(6):416-419.DOI:10.3760/cma.j.issn.1007-7480.2010.06.024.

[8]严伟,谭训香,姜红江,等.体外冲击波联合血小板裂解液局部注射治疗难治性肱骨外上髁炎[J].中医正骨,2016(8):52-55.

[9]鞠昌军,严伟,姜红江,等.外翻支具辅助下行细胞因子关节腔注射治疗膝关节炎50例[J].中国中医骨伤科杂志,2017(12):59-61.

[10]WROBLEWSKI AP,MEJIA HA,WRIGHT VJ.Application of platelet-rich plasma to enhance tissue repair[J].Operative Techniques in Orthopaedics,2010,20(2):98-105.

[11]Gobbi A,Lad D,Karnatzikos G et al.The effects of repeated intra-articular PRP injections on clinical outcomes of early osteoarthritis of the knee[J]. Knee Surgery, Sports Traumatology,Arthroscopy,2015,23(8):2170-2177.DOI:10.1007/s00167-014-2987-4.

[12]吕帅洁,厉驹,何斌,等.富血小板血浆关节内注射治疗膝骨关节炎的前瞻性随机对照研究[J].中华创伤杂志,2016,32(7):626-631.

[13]张长青,袁霆.富血小板血浆在临床应用中的争议与研究进展[J/CD].中华关节外科杂志(电子版),2016(6):588-591.DOI:10.3877/cma.j.issn.1674-134X.2016.06.001.

[14]XIE X,ZHANG C,TUAN RS.Biology of platelet-rich plasma and its clinical application in cartilage repair[J]. Arthritis Research & Therapy, 2014, 16(1): 204. DOI: 10.1186/ar4493.

[15]SSELLBERG F,BERGLUND E,RONAGHI M,et al.Composition of growth factors and cytokines in lysates obtained from fresh versus stored pathogen-inactivated platelet units[J].Transfus Apher Sci,2016,55(3):333-337.DOI:10.1016/j.transci.2016.08.004.

[16]SANTO VE,POPA EG,MANO JF,et al.Natural assembly of platelet lysate-loaded nanocarriers into enriched 3D hydrogels for cartilage regeneration[J].Acta Biomater,2015,19:56-65.DOI:10.1016/j.actbio.2015.03.015.

[17]刘春枝,郭小伟,母心灵,等.Ilizarov 张力-应力法则在小腿内外翻畸形中的应用[J].中国矫形外科杂志,2007(8):621-622.

[18]RANNOU F,POIRAUDEAU S,BEAUDREUIL J.Role of bracing in the management of knee osteoarthritis[J].Current Opinion in Rheumatology,2010,22(2):218-222.DOI:10.1097/BOR.0b013e32833619c4.

[19]龙雄武,任乐夫,彭伟,等.膝关节可调外翻矫形器在膝骨关节炎中的应用[J].中国康复,2014(3):238-239.

[20]VAN RAAIJ TM,REIJMAN M,BROUWER RW,et al.Medial knee osteoarthritis treated by insoles or braces:a randomized trial[J].Clinical Orthopaedics and Related Research,2010,468(7):1926-1932.DOI:10.1007/s11999-010-1274-z.

[21]张成宝,马信龙,马剑雄,等.富血小板血浆与透明质酸治疗膝骨关节炎疗效的Meta分析[J].实用医学杂志,2015(22):3772-3774.

[22]RANZATO E,BOCCAFOSHI F,MAZZUCCO L.Role of ERK1/2 in platelet lysate-driven endothelial cell repair[J].J Cell Biochem,2010,110(3):783-793.DOI:10.1002/jcb.22591.

[23]HAYES AJ,RALPHS JR.The response of foetal annulus fibrosus cells to growth factors:modulation of matrix synthesis by TGF-β_1 and IGF-1[J].Histochemistry and Cell Biology,2011,136(2):163-175.

(原文发表于《中华老年骨科与康复电子杂志》2018 年第 4 期,作者:鞠昌军,姜红江,高广凌,严 伟,余 昕,邹德宝,李 磊,相关研究获山东中医药科学技术三等奖)

(二)血小板裂解液与富血小板血浆治疗膝关节骨性关节炎疗效的临床研究

[摘要]目的:比较血小板裂解液(PL)与富血小板血浆(PRP)关节腔内注射治疗膝关节骨性关节炎(OA)的临床疗效。方法:采用前瞻性随机对照研究的方法,选取 2012 年 4 月至 2015 年 9 月山东省文登整骨医院收治的 150 例膝关节 OA 患者的 150 膝,通过随机数字表法分为血小板裂解液(PL)组($n=50$)、富血小板血浆(PRP)组($n=50$)和玻璃酸钠(HA)组($n=50$),三组关节腔注射 PL、PRP 和 HA,频次为每周 1 次,连续 5 周。选择治疗前,治疗后 1 个月、3 个月、6 个月为时间观察点,应用 WOMAC 疼痛评分、Lequesne 肿胀评分及 WOMAC 综合评分评价治疗前后关节疼痛、肿胀情况及综合功能等方面的区别,同时记录三组病例在治疗过程中不良反应发生情况并进行比较。结果:PL 组 49 例、PRP 组 48 例、HA 组 47 例成功完成治疗及 6 个月以上随访。三组患者在治疗后 1 个月时 WOMAC 疼痛评分最低;治疗后 3 个月及 6 个月比较,PL 组与 PRP 组低于 HA 组(3 个月:$t=1.115$,$P=0.002$;$t=2.343$,$P=0.037$。6 个月:$t=0.463$,$P=0.033$;$t=1.983$,$P=0.003$),PL 组与 PRP 组比较,差异无统计学意义($t=3.123$,$P=0.793$;$t=2.983$,$P=1.175$)。Lequesne 肿胀评分在治疗后 3 个月时 PL 组低于 PRP 组与 HA 组($t=3.132$,$P=0.043$;$t=1.545$,$P=0.001$),PRP 组低于 HA 组($t=2.654$,$P=0.021$),差异均有统计学意义;治疗后 6 个月时,PL 组与 PRP 组均低于 HA 组($t=2.513$,$P=0.023$;$t=3.313$,$P=0.004$),PL 组与 PRP 组比较,差异无统计学意义($t=2.343$,$P=1.095$)。三组治疗完成后 WOMAC 综合评分比较:治疗后 3 个月 PL 组低于 PRP 组与 HA 组($t=2.442$,$P=0.023$;$t=2.415$,$P=0.002$),PRP 组低于 HA 组,差异有统计学意义($t=1.324$,$P=0.001$);治疗 6 个月比较,PL 组与 PRP 组低于 HA 组,差异有统计学意义($t=1.613$,$P=0.016$;$t=2.913$,$P=0.003$),PL 组与 PRP 组比较,差异无统计学意义($t=3.413$,$P=1.323$)。不良反应发生率的比较中,PL 组不良反应发生率(2.04%)低于 HA 组(8.51%),差异具有统计学意义($P=0.014$);PL 组低于 PRP 组($P=0.29$),PRP 组低于 HA 组($P=0.149$),但差异均无统计学意义。结论:血小板裂解液治疗膝关节 OA 能够取得与富血小板血浆同样的治疗效果,均优于玻璃酸钠,同时不良反应发生率低。

[关键词]骨关节;富血小板血浆;玻璃酸钠

膝关节骨性关节炎(osteoarthritis,OA)是国内常见的致残性疾病,对数千万人的生活和工作都造成广泛影响。膝关节 OA 晚期除手术以外没有有效的治疗方法,这就要求临床医生在膝关节 OA 早期和中期及早干预,改变膝关节 OA 的发病过程,最终达到阻止或减慢关节退变的目的[1]。

目前早、中期治疗膝关节OA的方法除了口服非甾体抗炎药以外，主要是关节腔内注射糖皮质激素、透明质酸(hyaluronic acid，HA)及近年来被广泛推崇的富血小板血浆(platelet rich plasma，PRP)。糖皮质激素不宜长期多次应用，HA在国内应用多年，对缓解症状有一定帮助，PRP目前已被广泛应用于轻中度甚至重度膝骨性关节炎治疗的动物模型实验与临床研究中[2-3]，具有制作简便、成本低，以及产品的自源性、无免疫排斥反应等优点。

PRP的治疗效果可能通过释放各种生长因子实现。这些因子包括血小板衍生生长因子、转化生长因子β、成纤维细胞生长因子、血管内皮生长因子、结缔组织生长因子等。因为PRP中的血小板需要激活释放生长因子才能产生再生效应[3]，并且每次使用均需要抽取新鲜血液进行制备，如果我们注射频次过多，势必会增加患者经济负担和采血的痛苦。为此，笔者尝试关节腔内注射血小板裂解液(platelet lysate，PL)治疗膝关节OA，这种方法可以单次采血后低温(−80℃)保存血样，每次治疗前1小时制备PL，经体外释放生长因子并注射在患膝关节内。这是国内首次，国际上第二次使用这种方法治疗膝关节骨性关节炎[4]的报告。为在保证患者治疗效果的基础上充分验证PL的疗效及安全性，将目前临床上应用广泛的PRP和HA关节腔注射疗法同时作为对照组。现将随机抽样病例6个月内治疗效果报告如下。

1.资料与方法

(1)病例选择：具体如下。

病例纳入标准：①符合中华医学会风湿病学分会2010年膝关节OA诊断标准[5]；②Kellgren-Lawrence影像学分级Ⅰ～Ⅲ级；③双侧膝关节OA患者，选择疼痛评分高的一侧入组。

病例排除标准：①关节轴向力学偏差>5°；②膝关节周围有皮肤疾病或皮肤感染者；③有膝关节手术史者；④类风湿性关节炎、痛风或自身免疫异常；⑤3个月内接受关节腔注射治疗；⑥全身性疾病：糖尿病、严重的心血管疾病、传染病、肿瘤；⑦接受免疫抑制治疗或抗凝血治疗；⑧5天内服用过非甾体抗炎药(NSAID)；⑨血小板计数<110×10^9/L，血清血红蛋白<110g/L。

病例脱落标准：①患者依从性差；②发生严重不良反应，不宜继续接受试验；③自行退出者。

所有试验对象对本试验的相关内容知情同意，并签署知情同意文件。本研究经过山东省文登整骨医院伦理委员会批准(医学伦理审查号201204)。PL和PRP提取后关节腔注射技术符合“卫办医政发〔2009〕199号文件”关于“组织工程化组织移植目前仅适用于结构性组织(如骨、软骨、皮肤等组织)的临床应用”。本研究所用PL和PRP均在本院实验室制备完成。

(2)一般资料：2012年4月至2015年9月，共纳入山东省文登整骨医院关节科入院的150例膝关节OA患者。按照随机数字表法随机分为PL组、PRP组和透明质酸钠组(HA组)，每组50例，每例患者均有其唯一编号，试验过程中所有注射物编号与患者编号相同。所有患者治疗前均拍摄膝关节站立位正、侧位X线摄片，进行Kellgren-Lawrence(K-L)分级。治疗前检查患者血常规、C反应蛋白、血生化和凝血功能等以排除感染、凝血障碍等情况。患者基线资料比较见表10-6。

表 10-6 三组膝关节 OA 患者基线资料比较

组别	例数	性别(例)		平均年龄	体重指数	K-L 分级(例)			病程
		男	女	(岁,$\bar{x}\pm s$)	(kg/m^2,$\bar{x}\pm s$)	Ⅰ	Ⅱ	Ⅲ	(月,$\bar{x}\pm s$)
PL 组	49	21	28	58.1±7.0	25.21±3.65	5	35	9	41.0±19.7
PRP 组	48	22	26	57.6±7.2	25.04±3.21	5	36	7	39.7±18.5
HA 组	47	22	25	57.9±6.6	25.55±4.01	6	33	9	34.8±19.8
检验统计量		$F=0.033$		$t=0.064$	$t=0.242$	$\chi^2=0.323$			$F=1.361$
P 值		0.764		0.938	0.785	0.724			0.259

(3)PRP 制备方法:经患者外周静脉取静脉血 30mL,用低分子量肝素钠抗凝。采用二次离心法:第 1 次以每分钟 1 200r 离心 10 分钟,吸管吸取全部上清液至交界面下 3mm;平衡后再次离心,以每分钟 3 400r 离心 10 分钟,吸取约 3/4 上清液弃掉,剩余摇匀,即为 PRP,共 5mL。在 2 小时内完成注射。注射前在 PRP 中加入 1mL 氯化钙(中国上海信谊金朱药业有限公司)以激活血小板。

(4)PL 制备方法:采血前在生物安全柜中,将 5 000U 低分子量肝素钠抽到 2 支 100mL 无菌注射器内。患者皮肤严格消毒后,用肝素化的注射器抽取患者外周静脉血约 150mL,在生物安全柜内分装后,使用低温离心机在每分钟 1 200r 的条件下离心 20 分钟,吸取上层血清;将获得的约 50mL 的血清平均分装进 5 支无菌离心管内,然后放入−80℃冰箱中过夜后使用。注射当天从−80℃冰箱中取出 1 支含冷冻血清离心管,在 37℃恒温水浴中解冻约 5 分钟;反复冻存融化 3 次以上。在每分钟 3 400r 的条件下离心解冻的血清 10 分钟后,血清分为两层,上层为黄白色,即富含血小板血清裂解液,下层为血小板破裂后的碎片;将上层富含血小板血清裂解液(约 5mL)抽入 5mL 的无菌注射器内备用[4,6]。

(5)治疗方法:血标本由病房护理人员抽取后贴上编号,送至实验室按照试验方案进行制备,制备完成后同时经 2 名实验室人员检验注射物纯度,确认无误后按试验方案进行 3 种注射物的分装,分装过程严格无菌操作,注射器外壳采用相同颜色统一标识的遮光材料包裹后,由注射者按照编号为对应的患者进行注射,注射者及患者均不清楚注射物成分。患者取坐位,膝关节屈曲 90°,患侧小腿自然下垂。常规消毒膝关节后,选取患膝内膝眼或外膝眼为进针点,经皮穿入关节腔,回抽时如关节腔内有较多积液时,可先抽出部分积液。然后根据治疗组的不同,将 PL、PRP 或 HA 分别注入关节腔内。注射时间保证在 1 分钟以上,完成后用创可贴覆盖针眼 1 天,嘱患者缓慢活动膝关节数次。然后俯卧半小时,使注射剂能在关节腔内充分弥散。每周注射 1 次,5 次为 1 个疗程。

(6)随访及临床结果评估:治疗前后对所有患膝关节症状、功能进行评估,随访节点为治疗开始前 1 天,5 次注射全部完成后的第 1 个月、3 个月、6 个月。评估指标包括:①西安大略和麦克马斯特大学骨关节炎指数(Western Ontario and McMaster University Osteoarthritis Index,WOMAC)综合评分[7];②WOMAC 疼痛评分,共有 5 个项目:a.在平地上走路时? b.上下楼梯时? c.晚上睡觉时? d.坐起或者躺下时? e.站立时? 总分最小分值 0 分,最大分值 20

分；③Lequesne 肿胀评分[8]：正常为 0 分，稍肿、膝眼清楚为 1 分，软组织肿胀、膝眼不太清楚为 2 分，膝眼不清、浮髌试验（+）为 3 分。

（7）统计学方法：应用 SPSS 23.0 统计软件对数据进行统计分析。计数资料采用 χ^2 检验或 Fisher 确切概率法，两两比较时采用 Bonferroni 校正。计量资料以均数±标准差（$\bar{x}\pm s$）表示，符合正态分布的资料，进行正态检验、方差齐性检验，行单因素方差分析，组间不同时间点的各指标的整体比较采用重复测量方差分析，组间及不同时间点两两比较采用 t 检验，$P<0.05$ 表示差异具有统计学意义。

2.结果

三组治疗前的各项评分比较均无统计学差异。PL 组 1 例因未完成随访而脱落，PRP 组 2 例因依从性差出现脱落，HA 组 2 例因关节腔注射后出现膝关节红肿、疼痛加重后退出，1 例因个人原因未能完成治疗自行退出。因故退出患者试验过程中不强行揭盲，均于随访结束后统一揭盲。

（1）关节疼痛结果比较（表 10-7，图 10-4）：整体分析（重复测量方差分析）结果显示：资料符合球对称性（$P>0.05$），根据主体内效应检验，$P_{组别}=0.001$，$P_{时间}<0.001$，$P_{交互}=0.011$；提示组别、时间主因及交互效应差异均有统计学意义。再行精细比较：治疗后 1 个月，三组疼痛评分最低，组间比较，差异无统计学意义；治疗后 3 个月和 6 个月比较，PL 组与 PRP 组均低于 HA 组，PL 组与 PRP 组比较，差异无统计学意义。三组患者治疗后 1 个月、3 个月、6 个月的 WOMAC 疼痛评分较治疗前均降低；PL、PRP 组治疗后 1 个月与治疗后 3 个月比较，差异无统计学意义，但治疗后 6 个月较治疗后 1 个月及 3 个月 WOMAC 疼痛评分增高，差异有统计学意义；HA 组治疗后 3 个月、6 个月较治疗 1 个月均增高，治疗后 6 个月较治疗后 3 个月评分增高，差异有统计学意义。

表 10-7　各组治疗前后各观察点 WOMAC 疼痛评分比较（分，$\bar{x}\pm s$）

组别	例数	治疗前	治疗后 1 个月	治疗后 3 个月	治疗后 6 个月	F 值	P 值
PL 组	49	9.50±0.68	4.31±0.55	4.55±0.59	5.61±0.78	658.893	0.000
PRP 组	48	9.68±0.72	4.46±0.72	4.63±0.87	5.57±1.06	393.721	0.000
HA 组	47	9.49±0.81	4.42±0.76	5.35±1.07	6.43±1.23	234.626	0.000
F 值		1.007	0.631	12.402	10.401		
P 值		0.368	0.533	0.000	0.000		
组间比较（t 值，P 值）		A＊B	A＊C	B＊C			
T1		1.983，0.875	2.113，0.775	0.983，0.983			
T2		2.213，0.675	1.013，1.175	1.553，0.611			
T3		3.123，0.793	1.115，0.002	2.343，0.037			
T4		2.983，1.175	0.463，0.033	1.983，0.003			

续表

组别	例数	治疗前	治疗后 1 个月	治疗后 3 个月	治疗后 6 个月	*F* 值	*P* 值
时间点比较（*t* 值,*P* 值）		T1 * T2	T1 * T3	T1 * T4	T2 * T3	T2 * T4	T3 * T4
A		2.154,0.001	3.263,0.027	2.663,0.003	2.373,1.005	1.553,0.005	1.983,0.015
B		1.433,0.002	2.793,0.033	4.213,0.044	3.313,0.795	1.983,0.003	1.983,0.045
C		1.993,0.001	3.193,0.042	3.973,0.017	2.333,0.005	1.453,0.009	3.007,0.025

注　A、B、C 分别表示 PL 组、PRP 组、HA 组；T1、T2、T3、T4 分别表示治疗前，治疗后 1 个月、3 个月、6 个月。

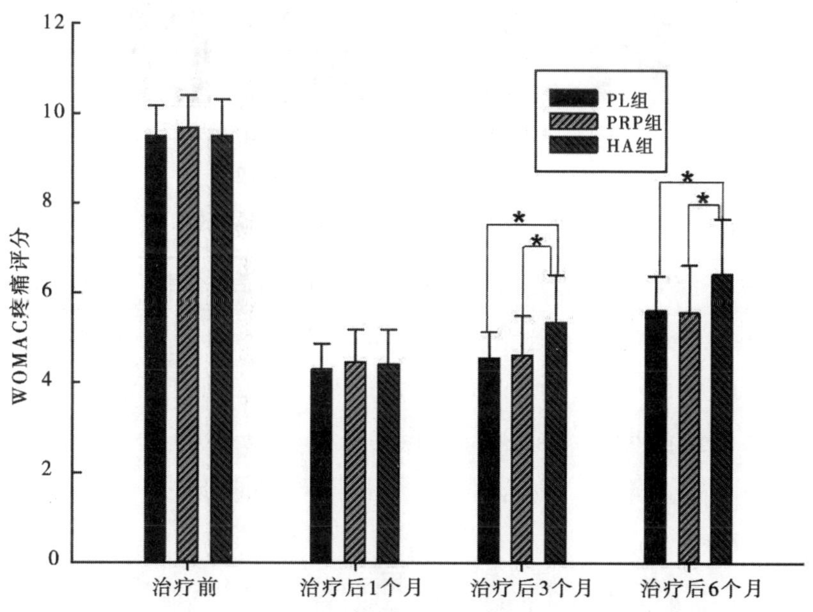

图 10-4　各组治疗后各观察点 WOMAC 疼痛评分比较

（2）肿胀情况比较（图 10-5，表 10-8）：整体分析（重复测量方差分析）结果显示，资料不符合球对称性（$P>0.05$），根据多变量检验，参照罗伊最大根值：$P_{组别}<0.001$，$P_{时间}=0.002$，$P_{交互}=0.004$；提示组别、时间主因及交互效应差异均有统计学意义。交互效应显著，再行精细比较：治疗后 1 个月，三组差异无统计学意义；治疗后 3 个月比较，PL 组低于 PRP 组与 HA 组，PRP 组低于 HA 组，差异均有统计学意义。治疗后 6 个月比较，PL 组与 PRP 组低于 HA 组，PL 组与 PRP 组比较，差异无统计学意义。三组患者治疗后 1 个月、3 个月、6 个月的 Lequesne 肿胀评分较治疗前均降低，差异有统计学意义；PL 组治疗后 3 个月与治疗后 1 个月、6 个月比较评分最低，差异有统计学意义，但治疗后 1 个月较治疗后 6 个月 Lequesne 肿胀评分差别不大，差异无统计学意义；PRP 组治疗后 3 个观察时间点比较，差异无统计学意义；HA 组治疗后 3 个月、6 个月较治疗 1 个月均增高（$P<0.05$），治疗后 6 个月较治疗后 3 个月 Lequesne 肿胀评分略有增高，差异有统计学意义。

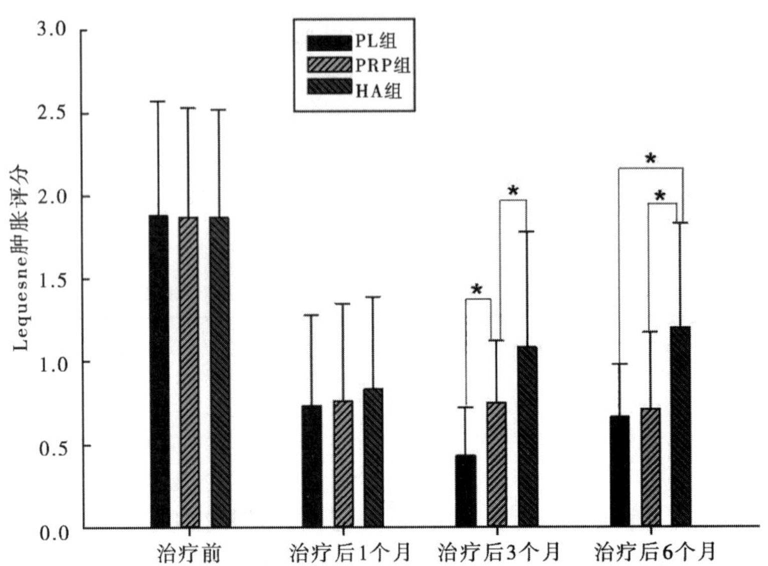

图 10-5　各组治疗前后各观察时间点肿胀情况比较

表 10-8　三组治疗前后各观察时间点肿胀情况比较（分，$\bar{x}\pm s$）

组别	例数	治疗前	治疗后 1 个月	治疗后 3 个月	治疗后 6 个月	*F* 值	*P* 值
PL 组	49	1.98±0.61	0.73±0.55	0.43±0.29	0.66±0.32	85.656	0.000
PRP 组	48	1.84±0.66	0.75±0.58	0.75±0.37	0.71±0.46	54.214	0.000
HA 组	47	1.91±0.65	0.83±0.56	1.08±0.70	1.20±0.63	22.862	0.000
F 值		0.004	0.391	21.646	18.022		
P 值		0.996	0.677	0.000	0.000		
组间比较（*t* 值，*P* 值）		A＊B	A＊C	B＊C			
T1		2.333，1.985	2.543，0.799	0.578，1.113			
T2		3.513，1.327	2.373，1.001	1.673，0.609			
T3		3.132，0.043	1.545，0.001	2.654，0.021			
T4		2.343，1.095	2.513，0.023	3.313，0.004			
时间点比较（*t* 值，*P* 值）		T1＊T2	T1＊T3	T1＊T4	T2＊T3	T2＊T4	T3＊T4
A		1.154，0.003	2.163，0.037	2.343，0.002	1.993，0.005	1.663，0.075	4.383，0.027
B		1.833，0.001	2.553，0.039	3.433，0.031	2.113，0.795	2.323，0.993	3.683，1.045
C		1.543，0.002	2.163，0.031	2.653，0.027	3.213，0.004	5.343，0.019	2.003，0.016

注　A、B、C 分别表示 PL 组、PRP 组、HA 组；T1、T2、T3、T4 分别表示治疗前，治疗后 1 个月、3 个月、6 个月。

(3)WOMAC综合评分比较(图10-6,表10-9):整体分析(重复测量方差分析)结果显示,资料符合球对称性($P>0.05$),根据主体内效应检验,$P_{组别}<0.001$,$P_{时间}=0.002$,$P_{交互}=0.005$;提示组别、时间主因及交互效应差异均有统计学意义。交互效应显著,再行精细比较,治疗后1个月比较,三组WOMAC综合评分差异无统计学意义;治疗后3个月比较,PL组低于PRP组与HA组,PRP组低于HA组,差异有统计学意义;治疗6个月比较,PL组与PRP组低于HA组,差异有统计学意义,PL组与PRP组比较,差异无统计学意义。三组患者治疗后1个月、3个月、6个月的WOMAC综合评分与治疗前比较均降低;PL组和PRP组治疗后1个月与治疗后3个月、6个月比较差异有统计学意义,但治疗后3个月较治疗后6个月评分差别不大,差异无统计学意义;HA组治疗后3个月、6个月较治疗后1个月均增高,但差异无统计学意义,治疗后6个月较治疗后3个月评分略有增高,差异无统计学意义。

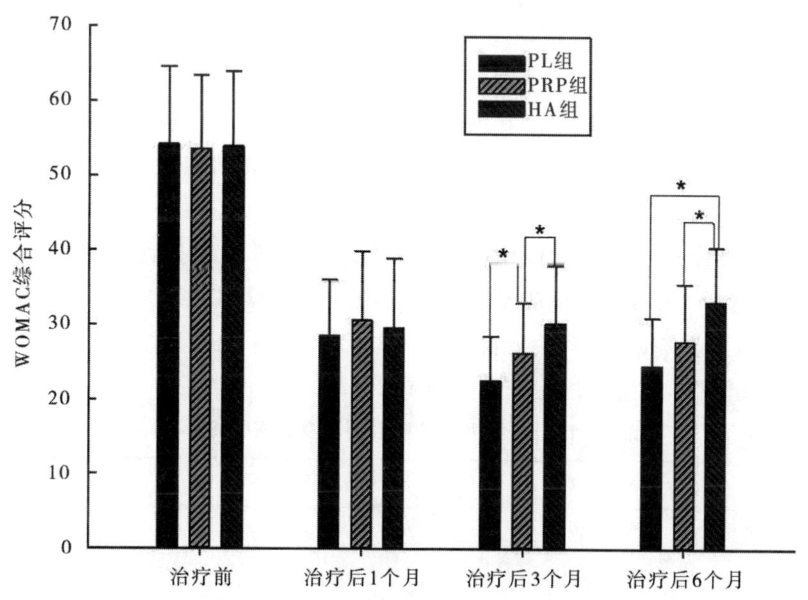

图10-6　各组治疗前后各观察时间点WOMAC评分比较

表10-9　各组治疗前后各观察时间点WOMAC评分比较(分,$\bar{x}\pm s$)

组别	例数	治疗前	治疗后1个月	治疗后3个月	治疗后6个月	F值	P值
PL组	49	54.22±10.45	28.55±7.52	22.63±5.86	24.56±6.42	175.395	0.000
PRP组	48	53.53±9.89	30.65±9.32	26.32±6.67	27.83±7.76	88.042	0.000
HA组	47	53.87±10.13	29.59±9.36	30.32±7.70	33.20±7.36	82.192	0.000
F值		0.056	0.696	15.468	17.579		
P值		0.946	0.501	0.000	0.000		
组间比较(t值,P值)		A*B	A*C	B*C			
T1		1.113,2.015	1.533,0.899	2.218,1.313			
T2		2.413,1.557	1.873,1.871	2.373,0.849			

续表

组别	例数	治疗前	治疗后1个月	治疗后3个月	治疗后6个月	F值	P值
T3		2.442,0.023	2.415,0.002	1.324,0.001			
T4		3.413,1.323	1.613,0.016	2.913,0.003			
时间点比较（t值,P值）		T1 * T2	T1 * T3	T1 * T4	T2 * T3	T2 * T4	T3 * T4
A		3.144,0.001	2.113,0.031	3.353,0.001	2.493,0.003	3.973,0.022	4.893,1.627
B		4.223,0.002	1.433,0.026	2.673,0.042	1.873,0.001	2.663,0.044	2.683,1.545
C		1.543,0.022	3.223,0.041	1.823,0.037	4.213,0.034	2.343,0.029	4.005,0.122

注 A、B、C分别表示PL组、PRP组、HA组；T1、T2、T3、T4分别表示治疗前，治疗后1个月、3个月、6个月。

(4)安全性评价（表10-10）：注射期间，三组患者发生的与患膝有关的不良反应主要以局部肿胀、疼痛、局部过敏为主，未出现与之相关的全身性反应。对于出现不良反应的患者首先记录不良反应症状，肿胀、疼痛明显者嘱减少患肢活动，局部冷敷；局部出现发红、瘙痒等过敏反应者，嘱咐患者勿刺激皮肤，告知患者局部反应可以自行消退，瘙痒严重者给予氯雷他定片口服。大多数患者在治疗后6小时内不适症状消失，极个别患者持续至2天后症状消失。Fisher确切概率法显示，三组不良反应发生率存在统计学差异（$P=0.037$），PL组不良反应发生率低于HA组，差异具有统计学意义（$P=0.006$）；PL组与PRP组（$P=0.254$），PRP组与HA组（$P=0.098$）的差异经比较均无统计学意义。

表10-10 各组患者注射后的不良反应情况

组别	例数	不良反应例数(例)	发生率(%)
HA	47	4	8.51*
PRP	48	2	4.17
PL	49	1	2.04*
P值			0.037

注 HA组不良反应为1例过敏，2例疼痛，1例肿胀；PRP组为1例疼痛，1例肿胀；PL组为1例肿胀。*PL组与HA组比较，差异有统计学意义。

3.讨论

膝关节骨性关节炎是一种多发于中老年人的慢性、退行性、进行性加重的关节疾病。致病原因包括高龄、劳损、骨质疏松等，以膝关节疼痛、活动受限、畸形、伴有或不伴有关节肿胀、积液等为主要临床表现，严重影响患者的生活质量。其病理表现为膝关节内软骨细胞发生退变，软骨面磨损、剥脱，关节间隙变窄，软骨下骨增生，关节边缘增生，骨刺形成。

对于治疗关节内软骨磨损及退变，目前国内外应用广泛、作用直接、临床疗效比较肯定的方法主要是关节腔内PRP注射疗法。PRP用于软骨修复的机制在于通过多重离心法提取的多种高浓度的生长因子促进软骨细胞增殖和软骨基质分泌，诱导软骨再生[9]；PRP中的各种生长因子和抗炎因子的作用在国内外的细胞分子实验、动物实验和临床试验多个层面已证实，

PRP 治疗关节炎软骨损伤是有效的[10-11]。

然而，笔者早期在应用 PRP 治疗膝骨性关节炎的过程中注意到 3 个问题：首先，由于 PRP 治疗需要进行关节腔注射 3～5 次[12-13]，每注射 1 次 PRP，都需要单独抽取 1 次 30～50mL 静脉血，这种抽血的过程本身就是一次痛苦的经历，降低了患者的治疗的依从性。其次，PRP 使用时需要用凝血酶激活，而凝血酶均为异源性，有可能会产生一定免疫反应。最后，PRP 中通常含有一定浓度的白细胞，白细胞进入关节腔有可能会造成关节腔内炎性反应加重，部分注射 PRP 后症状加重的患者可能与此有关[14]。针对遇到的问题，为便于生长因子的制备，提高患者治疗的依从性，减轻注射后局部反应，笔者调整方案，选择血小板裂解液进行关节腔注射，以期在提高患者依从性的基础上取得不弱于富血小板血浆的治疗效果。

血小板裂解液(platelet lysate，PL)是浓缩血小板再经过多次反复冻融提取后获得的液体成分[15]。它去除了血小板膜和其他细胞残片的同时，保留了其中的血小板衍生生长因子、转化生长因子 β、成纤维细胞生长因子、血管内皮生长因子、结缔组织生长因子等多种生长因子，这种提取方法极大地减少了血小板自身的抗原性[16]。在 Santo 等[17]的研究中，PL 与自体骨、异种骨或羟基磷灰石复合，并与自体骨髓基质干细胞结合而形成的可注射组织工程骨，能加快成骨牵引的成骨速度，能明显地促进骨的再生和修复。

本研究结果显示，PL 组和 PRP 组 WOMAC 疼痛评分在治疗后 1 个月内减低最为明显，6 个月时，疼痛评分虽有反弹，但和治疗前比较仍明显降低；HA 组疼痛评分已经开始明显反弹，这和 Raeissadat 等[18]及国内近年的大部分研究结果一致[19-20]；PL 组 Lequesne 肿胀评分和 WOMAC 综合评分在治疗后 3 个月时减轻最明显，这可能与 Ranzato 等[21]2010 年所提到的 PL 去除血小板表面抗原及减少白细胞后炎性反应减轻有一定关系。但到 6 个月时，PL 组与 PRP 组相比，各方面优势又变得不那么明显，考虑与生长因子的作用时效有关。在安全性方面，本研究结果提示：无论是 PL 组还是 PRP 组，不良反应发生率在各次注射阶段均低于 HA 组，PL 组尤其明显，但三组不良反应发生率差异无明显统计学意义。关节腔注射后的肿胀、疼痛可能与注射手法、操作的熟练程度、推注的速度等有关，和 PL 与 PRP 成分关系不大。邹国友等[22]报告结果与此类似；但 HA 注射后不良反应发生率高，可能与 HA 的异体性有关。随着 HA 的多年应用，其治疗膝关节 OA 的效果近年来出现一些争议。国际骨关节炎研究学会(Osteoarthritis Research Society International，OARSI)明确指出，HA 治疗的效果随着时间延长明显衰退[23]。最近几年的美国骨科医师学会(American Academy of Orthopaedic Surgeons，AAOS)《膝关节骨关节炎循证医学指南》强烈不推荐使用 HA 治疗膝关节 OA[24]。

笔者在治疗过程中的体会如下。①从内外侧膝眼进行关节腔注射时，推药速度要慢，因为髌腱后方有肥厚的髌下脂肪垫，当注射速度过快时，药液短时间内大量积聚在脂肪垫周围，患者会有明显不适；另外，如果穿刺时扎在脂肪垫内，不但推药阻力大、患者髌前肿胀明显，也影响药物的治疗效果；②患者注射完成后需按压针眼 5 分钟，然后指导患者俯卧位进行缓慢屈伸膝活动，这能够帮助药液向髌骨关节周围充分弥散；③对于 K-L 分级 Ⅲ、Ⅳ级的患者，PL 或 PRP 短期治疗效果患者满意度在 50%左右，如果同时能辅助膝关节外翻(或内翻)支具，能够取得更好的临床效果(同步发表)。

应用 PL 和 PRP 治疗膝关节 OA 的过程中，还存在一些问题，同时也是本研究的不足之处；①对于 PL 及 PRP 的临床效果尚缺乏完整的影像学随访，主要是 MRI 资料不完整；②纳入研究的病例数量有限，同时随访时间短，不能够充分体现 PL 及 PRP 的远期临床效果，需要进行进一步的随访观察；③因为 PL 和 PRP 均在实验室手工提炼完成，操作过程中的误差可能比制备套装制作的要大，这要求研究人员的技术能够更加规范，使治疗效果更具有可比性。

总之，目前短期内临床效果提示，PL 在治疗膝骨性关节炎方面能够取得不弱于 PRP 的治疗效果，同时不良反应较 PRP 及 HA 少，6 个月内未出现症状反跳迹象。一次抽血、分次提取能够减轻患者痛苦，提高依从性。

参考文献

[1]CHU CR，WILLIAMS AA，COYLE CH，et al.Early diagnosis to enable early treatment of preosteoarthritis[J].Arthritis Research & Therapy，2012，14(3)：212.

[2]JANG SJ，KIM JD，CHA SS.Platelet-rich plasma(PRP) injections as an effective treatment for early osteoarthritis[J].Eur J Orthop Surg Traumatol，2013，23(5)：573-580.

[3]JOSHI NJ，RODRÍGUEZ L，REVERTÉ-VINAIXA MM，et al.Platelet-rich plasma injections for advanced knee osteoarthritis：a prospective，randomized，double-blinded clinical trial[J].Orthopaedic Journal of Sports Medicine，2017，5(2)：2325967116689386.

[4]AL-AJLOUNI J，AWIDI A，SAMARA O，et al.Safety and efficacy of autologous intra-articular platelet lysates in early and intermediate knee osteoarthrosis in humans：a prospective open-label study[J].Clinical Journal of Sport Medicine，2015，25(6)：524-528.

[5]中华医学会风湿病学分会.骨关节炎诊断及治疗指南[J].中华风湿病学杂志，2010，14(6)：416-419.

[6]LANA JF，WEGLEIN A，SAMPSON SE，et al.Randomized controlled trial comparing hyaluronic acid，platelet-rich plasma and the combination of both in the treatment of mild and moderate osteoarthritis of the knee[J].Journal of Stem Cells & Regenerative Medicine，2016，12(2)：69-78.

[7]BELLAMY N，BUCHANAN WW，GOLDSMITH CH，et al.Validation study of WOMAC：a health status instrument for measuring clinically important patient relevant outcomes to antirheumatic drug therapy in patients with osteoarthritis of the hip or knee[J].The Journal of Rheumatology，1988，15(12)：1833-1840.

[8]LEQUESNE MG，MERY C，SAMSON M，et al.Indexes of severity for osteoarthritis of the hip and knee：validation-value in comparison with other assessment tests[J].Scandinavian Journal of Rheumatology，1987，16(sup65)：85-89.

[9]张长青，袁霆.富血小板血浆在临床应用中的争议与研究进展[J/CD].中华关节外科杂志(电子版)，2016，10(6)：588-591.

[10]KON E，BUDA R，FILARDO G，et al.Platelet-rich plasma：intra-articular knee injections produced favorable results on degenerative cartilage lesions[J].Knee Surgery，Sports Traumatology，Arthroscopy，2010，18(4)：472-479.

[11]XIE X，ZHANG C，TUAN RS.Biology of platelet-rich plasma and its clinical application in cartilage repair[J].Arthritis Research & Therapy，2014，1(16)：1-15.

[12]胡晓源，施能兵，许尘鏖.富血小板血浆治疗膝骨关节炎疗效及安全性的系统评价[J].中华关节外科杂志(电子版)，2014(6)：93-102.

[13]GÖRMELI G，GÖRMELI CA，ATAOGLU B，et al.Multiple PRP injections are more effective than single injections and hyaluronic acid in knees with early osteoarthritis：a randomized，double-blind，placebo-controlled trial[J].Knee Surgery，Sports Traumatology，Arthroscopy，2017，25(3)：958-965.

[14]FILARDO G，KON E，RUIZ MTP，et al.Platelet-rich plasma intra-articular injections for cartilage degeneration and osteoarthritis：single-versus double-spinning approach[J].Knee Surgery，Sports Traumatology，Arthroscopy，2012，20(10)：2082-2091.

[15]SOFFER E，OUHAYOUN J P，DOSQUES C，et al.Effects of platelet lysates on select bone cell functions[J].Clinical Oral Implants Research，2004，15(5)：581-588.

[16]SELLBERG F，BERGLUND E，RONAGHI M，et al.Composition of growth factors and cytokines in lysates obtained from fresh versus stored pathogen-inactivated platelet units[J].Transfusion and Apheresis Science，2016，55(3)：333-337.

[17]SANTO VE，POPA EG，MANO JF，et al.Natural assembly of platelet lysate-loaded nanocarriers into enriched 3D hydrogels for cartilage regeneration[J].Acta Biomater，2015，19(19)：56-65.

[18]RAEISSADAT SA，RAYEGANI SM，HASSANABADI H，et al.Knee osteoarthritis injection choices：platelet-rich plasma (PRP) versus hyaluronic acid (a one-year randomized clinical trial).Clinical Medicine Insights[J].Arthritis and Musculoskeletal Disorders，2015，8：1-8.

[19]吕帅洁，厉驹，何斌，等.富血小板血浆关节内注射治疗膝骨关节炎的前瞻性随机对照研究[J].中华创伤杂志，2016，32(7)：626-631.

[20]袁林，郭燕庆，于洪波，等.富血小板血浆治疗Ⅱ-Ⅲ期膝骨关节炎的疗效评价[J/CD].中华关节外科杂志(电子版)，2016，10(4)：386-392.

[21]RANZATO E，BOCCAFOSCHI F，MAZZUCCO LA，et al.Role of ERK1/2 in platelet Lysate-Driven endothelial cell repair[J].J Cell Biochem，2010，110(3)：783-793.

[22]邹国友，贾伟涛，郑闽前，等.自体富含血小板血浆关节腔内注射治疗膝骨性关节炎的初步研究[J/CD].中华损伤与修复杂志(电子版)，2013，8(5)：482-486.

[23]MCALINDON TE，BANNURU RR.OARSI recommendations for the management of hip and knee osteoarthritis：the semantics of differences and changes[J].Osteoarthritis and Cartilage，2010，18(4)：473-475.

[24]JEVSEVAR DS，BROWN GA，JONES DL，et al.The American academy of orthopaedic surgeons evidence-based guideline on：treatment of osteoarthritis of the knee，2nd edition[J].J Bone Joint Surg Am，2013，95(20)：1885-1886.

(原文发表于《中华关节外科杂志(电子版)》2020 年第 10 期，作者：鞠昌军，严　伟，赵锦伟，姜红江，侯　燕，李　磊，邹德宝，相关研究获山东中医药科学技术三等奖)

(三)关节腔内重复注射血小板裂解液治疗早期膝关节骨性关节炎疗效观察

[摘要]目的:探讨关节腔内重复注射血小板裂解液治疗早期膝关节骨性关节炎的临床疗效。方法:选择我院2011年10月至2015年5月106例(141膝)早期膝骨性关节炎患者,行关节腔内注射血小板裂解液,每周2次,5次为1个疗程,随访12~18个月(平均16.7个月),对治疗前及治疗后3个月、6个月、12个月进行西安大略和麦克马斯特大学骨关节炎指数(Western Ontario and McMaster Universities Arthritis Index,WOMAC)评分、美国膝关节协会(the American Knee Society,AKS)评分进行比较,评估疗效。结果:治疗后1个月、3个月、6个月、12个月与治疗前相比,每个时间点的WOMAC评分显著降低($P<0.01$),疼痛减轻,僵硬程度减轻,关节功能受限程度降低。治疗后患者临床症状明显减轻,关节功能得到一定程度的恢复。所有患者治疗后均未出现并发症,患者满意度佳。结论:关节腔内重复注射血小板裂解液治疗早期膝关节骨性关节炎临床效果肯定,能减少症状并提高生活质量,是膝关节骨性关节炎症状早期阶段的一种安全有效的治疗选择。

[关键词]膝关节骨性关节炎;重复注射;富血小板血浆;血小板裂解液

膝关节骨性关节炎(osteoarthritis,OA)是一种中老年人常见的退行性疾病,随着年龄增长而发病率逐渐增高,造成的膝关节疼痛与功能障碍,严重影响患者的生活质量。其病理改变主要为关节软骨磨损、滑膜无菌性炎症、骨赘形成及软骨下骨病变等[1]。目前的保守治疗主要是对症治疗,包括缓解疼痛、恢复膝关节功能、提高生活质量及降低致残率,常用药物如非甾体抗炎药、关节腔内注射透明质酸钠、长效激素或者镇痛剂等,但仍没有有效的药物能够阻断OA的进展及逆转软骨的退变损伤。

随着分子生物学的发展,富血小板血浆(platelet rich plasma,PRP)在实验和临床的研究越来越多,是最近应用于膝骨性关节炎治疗的新方法[2-3]。PRP含有很多高浓度的生长因子,如转化生长因子-β(transforming growth factor-β,TGF-β)、血小板衍生生长因子(platelet derived growth factor,PDGF)、血管内皮生长因子(vascular endothelial growth factor,VEGF)、胰岛素样生长因子(insulin-like growth factor,IGF)等[4-5]。研究表明,PRP对于骨与软骨再生具有促进作用[6],也有研究证实了PRP可抑制关节内的炎症反应,延缓OA的进程,以缓解症状,产生治疗作用[7]。我院改良了PRP制备方法,去除了PRP中的细胞成分,制备出血小板裂解液(platelet lysates,PL),其含有高浓度的细胞生长因子。本研究旨在探索关节腔内重复注射血小板裂解液治疗早期膝骨性关节炎的临床疗效及评价方式,为临床应用提供可靠依据。

1.资料与方法

(1)一般资料:本研究经山东省文登整骨医院伦理委员会批准,所有受试者均签署了书面知情同意书。选取2011年10月至2015年5月于我院就诊的106例(141膝)早期膝骨性关节炎(Kellgren-Lawrence影像学分级Ⅰ~Ⅱ级)[8]患者,其中男27例,女79例,患者平均年龄53岁(40~63岁)。从症状初次发作到进行本次治疗平均时间为8.6个月(3~16个月),治疗后患者经门诊随访。

病例纳入标准：①有症状的 OA 患者，Kellgren-Lawrence(K-L)影像学分级Ⅰ～Ⅱ级，口服抗炎药物3个月内疼痛症状无明显缓解；②年龄 40～65 岁，体重指数(body mass index，BMI)<30；③膝关节稳定，髌骨轨迹正常；④血常规及血凝正常，血小板计数(150～450)×10^9/L；⑤患膝近两年内未做过手术及其他有创操作。

病例排除标准：①痛风性关节炎、类风湿性关节炎、强直性脊柱炎；②合并严重的髋关节骨性关节炎；③膝关节大量积液患者；④血液疾病、全身性代谢紊乱、免疫缺陷、肝炎患者、HIV 阳性的患者；⑤膝关节或全身系统感染的患者；⑥1 周内服用抗血小板药物的患者；⑦3 个月内关节腔内注射激素或者口服激素的患者。

(2)血小板裂解液制备方法：在生物安全柜中，采用无菌技术将 2 500U 的低分子量肝素钠抽入 50mL 无菌针管中，制备成肝素化的针管以备静脉血采集用；患者皮肤消毒后，用肝素化的针管抽取患者大约 50mL 的静脉血；在生物安全柜中将患者静脉血分装进 50mL 的离心管中，使用低温离心机在每分钟 1 000r 条件下离心 20 分钟，可见全血分为 3 层，上层为浅黄色的血浆，中层为白色的富血小板血浆，下层为红细胞。吸取不带红细胞的中、上层血浆，用3 支 15mL 的无菌离心管平分约 20mL 的上清，于－20℃冰箱内短时间保存，－80℃冰箱过夜保存。取出冻存的血浆，在 37℃水浴锅中解冻时间不超过 5 分钟。反复冻存融化 2 次以上，获得含多种细胞生长因子的血清。融化后的血清在以每分钟 3 000r 离心 6 分钟，可见血清分为两层，上层含有多种细胞生长因子，下层为血小板破碎后的碎片。取上层液，向上层液中按照 1 000∶1 体积比例加入浓度为 10μg/mL 的强力霉素，过滤加入强力霉素的上层液，抽入 5mL 的针管内，即得到血小板裂解液(PL)，放入黑色无菌样品袋中备用[4-9]。

(3)治疗方案：患者入院后完善相关检查，包括双膝站立正位片，髌骨运动轨迹片，必要时行 MRI 检查(怀疑合并半月板及交叉韧带损伤)、血常规、血凝常规、感染性疾病筛查等。

先对患者进行宣教，后进行 PL 注射，患者取坐位，双侧小腿自然下垂，膝关节约屈曲 90°，严格无菌消毒皮肤，每次注射进针点交替选择髌韧带内外侧膝眼穿刺入关节腔，关节积液明显者先抽取积液。注射完毕，用棉球按压注射部位 3～5 分钟，至注射点无血液渗出为止。注射完毕，可根据情况行冰敷，以减轻肿胀，嘱患者 48 小时内避免剧烈活动。每周注射 2 次，5 次为 1 个疗程。

(4)测评方法：对治疗前及治疗后 1 个月、3 个月、6 个月、12 个月进行西安大略和麦克马斯特大学关节炎指数(Western Ontario and McMaster Universities Arthritis Index，WOMAC)评分、美国膝关节协会(the American knee society，AKS)评分进行比较，评估疗效。

(5)统计学方法：应用 SPSS 13.0 统计软件进行统计分析，计量资料以 $\bar{x}\pm s$ 表示，各时间点组间比较采用配对 t 检验，治疗前后的整体分析采用单因素重复测量方差分析，以 $P<0.05$ 为差异有统计学意义。

2.结果

106 例(141 膝)患者均完成 5 次 PL 膝关节腔注射，3 例(3 膝)患者于 6 个月、7 个月、9 个月随访时因疼痛症状不能缓解行全膝关节置换术，2 例(3 膝)患者失访，101 例(135 膝)患者完成随访，平均随访时间 15.6 个月(12～23 个月)。膝关节骨性关节炎 K-L 影像学分级Ⅰ级患者 25 例(36 膝)，Ⅱ级患者 76 例(99 膝)。患者一般状况见表 10-11。

表 10-11　患者一般情况

OA 分级	例数(百分率)	患膝数	年龄(岁，$\bar{x}\pm s$)	体重指数(kg/m^2，$\bar{x}\pm s$)
K-LⅠ级	25(24.8%)	36	52.68±7.79	26.68±2.91
K-LⅡ级	76(75.2%)	99	54.56±8.23	26.56±2.76

治疗后 1 个月、3 个月、6 个月、12 个月与治疗前相比，每个时间点的 WOMAC 评分显著降低($P<0.01$)，疼痛减轻，僵硬程度减轻，关节功能受限程度降低(表 10-12)。治疗后患者临床症状明显减轻，关节功能得到一定程度的恢复。所有患者治疗后均未出现并发症，患者满意度佳。

表 10-12　治疗前及治疗后 1 个月、3 个月、6 个月、12 个月 WOMAC 评分比较(分，$\bar{x}\pm s$)

项目	治疗前	治疗后 1 个月	治疗后 3 个月	治疗后 6 个月	治疗后 12 个月	t 值	P 值
疼痛	7.58±2.82	4.32±1.02	3.93±0.96	4.48±0.94	4.51±1.13	11.741	0.000
僵硬	2.51±1.12	1.25±0.65	1.02±0.53	1.03±0.42	1.15±0.48	12.968	0.000
功能	30.93±9.53	15.63±4.23	14.38±3.56	14.03±3.85	14.57±3.76	18.554	0.000
总分	41.02±10.58	21.21±5.84	19.33±5.10	19.54±5.23	20.23±5.32	20.398	0.000

注　表中所列 t 值及 P 值为治疗后 12 个月与治疗前相比。

典型病例：王女士，56 岁，双膝关节疼痛并活动受限半年(图 10-7)，双膝站立位 X 线摄片(图 10-7B)显示双膝关节骨性关节炎，右膝 K-LⅠ级，左膝 K-LⅡ级，行血小板裂解液注射 5 次，连续随访 12 个月，患者疼痛不适症状明显减轻，膝关节功能基本恢复正常，行站立位 X 线检查(图 10-7D)，关节间隙狭窄程度较前减轻。

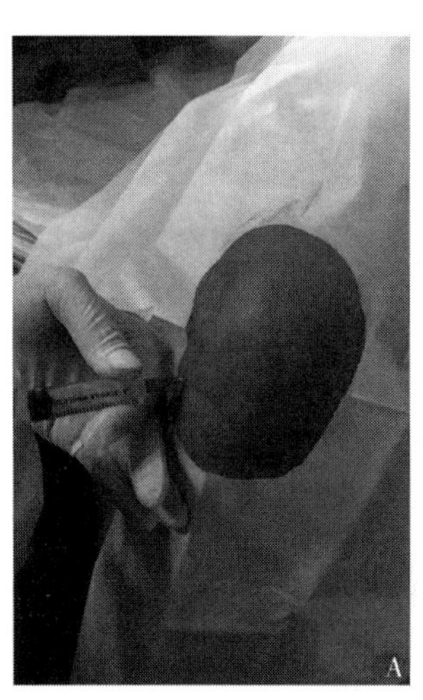
A

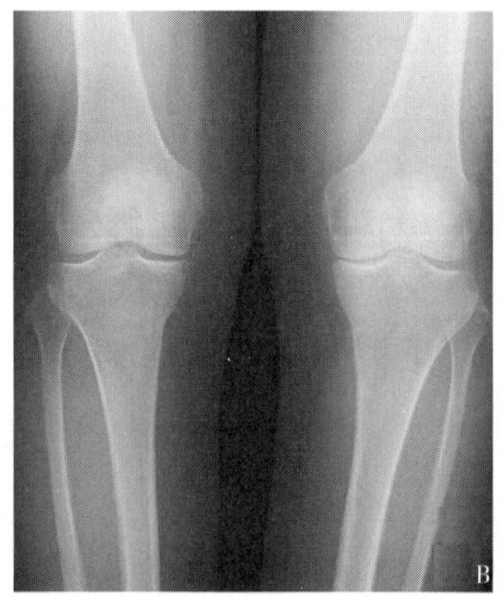
B

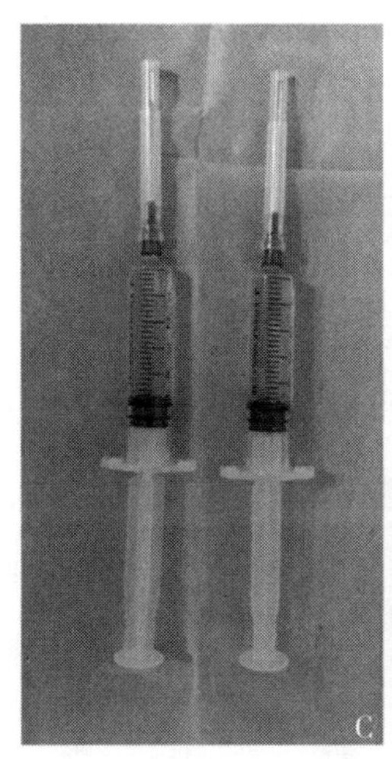

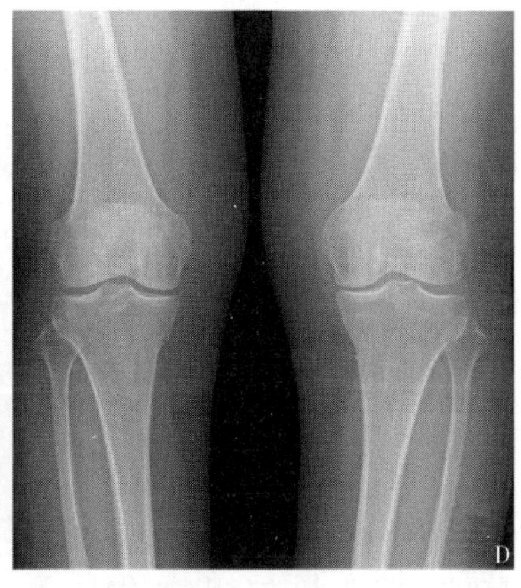

图 10-7　典型病例

注　王女士，56 岁，双膝关节疼痛并活动受限半年。图 A：注射血小板裂解液；图 B：治疗前站立位 X 线摄片；图 C：制备完成待用的血小板裂解液；图 D：治疗后 12 个月随访时双膝站立位 X 线摄片。

3.讨论

膝关节 OA 是中老年较常见的慢性进行性骨关节病，伴随疼痛和关节运动障碍，且以关节软骨退变和继发性骨质增生为特征，关节镜检查发现，约 60%的患者存在不同程度的关节软骨损伤[10]，目前常用的治疗方法有口服药物（非甾体抗炎药、氨基葡萄糖）、中医中药治疗、关节腔内注射透明质酸（HA）、物理疗法和手术治疗。虽然非手术治疗在改善膝关节 OA 临床症状方面有一定疗效，但对于延缓关节退变进展作用较为有限。手术治疗是治疗晚期膝关节 OA 的有效手段，早期膝关节 OA 还是以保守治疗为主，故寻找新的、有效的早期膝关节 OA 治疗方法成为近年来的研究热点[11]。

膝关节退变主要病理变化包括机械、细胞及生化水平的改变，这些因素共同导致了软骨的合成及力学性能改变，同时 OA 的进展也受炎性因子及抗炎因子间的不平衡影响，这种不平衡激活了蛋白水解酶，从而损伤软骨[12]，使软骨细胞损伤，软骨内无血管长入，故缺少血液供应，当受到损伤后，愈合速度明显慢于其他组织。随着目前组织工程修复及再生医学研究的不断深入，越来越多的证据表明，细胞生长因子在软骨修复中起着至关重要的作用，而 PRP 是通过离心全血分离出的含有高浓度血小板的血浆，其内含有的高浓度血小板，可以释放大量生长因子，故有学者应用 PRP 来治疗软骨损伤。一些临床研究也已证明 PRP 能够促进软骨损伤修复[13-14]。这些生长因子，如 VEGF、TGF-β 等可促进局部注射区域的软骨细胞胶原蛋白的合成，还可刺激软骨细胞分裂，加速血管增生，起到加速创伤部位修复的作用。还有研究发现，PRP 中所含生长因子浓度高，但各因子间的比例接近于体内正常比例，而生长因子往往不是直线单一作用，而是相互影响，形成网状信号通路，这种比例也使得生长因子之间有着最佳的协同作用，对软组织有更符合生理的修复作用[15]。我们改良 PRP 制备方法，制成血小板裂解液，去除了细胞成分，尤其是白细胞，其可能诱导炎症反应，仅保留具有活性的细胞生长因子，从而发挥更好的修复作用。

本研究从临床层面对关节腔内重复注射血小板裂解液治疗早期膝骨性关节炎的临床疗效及机制进行了初步探讨，但仍有问题待进一步深入研究。①PL 促进软骨修复的最佳浓度尚不清楚，是否浓度越高临床效果越佳有待进一步研究；②还需进行更长时间的随访，明确疗效，同时需要更加客观的评价标准。总之，对于膝关节退变软骨损伤，PL 在修复及缓解症状方面显示出了独特的优势和疗效。

参考文献

[1]BUCKWALTER JA，MANKIN HJ. Articular cartilage：degeneration and osteoarthritis，repair，regeneration，and transplantation[J]. Instructional Course Lectures，1998，47：487-504.

[2]PIETRZAK WS，EPPLEY BL. Platelet rich plasma：biology and new technology[J]. Journal of Craniofacial Surgery，2005，16(6)：1043-1054.

[3]BALTZER AWA，MOSER C，JANSEN SA，et al. Autologous conditioned serum(Orthokine) is an effective treatment for knee osteoarthritis[J]. Osteoarthritis & Cartilage，2009，17(2)：152-160.

[4]TAN XX，JU HY，YAN W，et al. Autologous platelet lysate local injections for the treatment of refractory lateral epicondylitis[J]. Journal of Orthopaedic Surgery & Research，2016，11(1)：1-6.

[5]ANITUA E，ANDIA IM，AZOFRA J，et al. Autologous preparations rich in growth factors promote proliferation and induce VEGF and HGF production by human tendon cells in culture[J]. Journal of Orthopaedic Research，2005，23(2)：281-286.

[6]FILARDO G，KON E，BUDA R，et al. Platelet-rich plasma intra-articular knee injections for the treatment of degenerative cartilage lesions and osteoarthritis[J]. Knee Surgery，Sports Traumatology，Arthroscopy，2011，19(5)：865-866.

[7]KON E，MANDELBAUM B，BUDA R，et al. Platelet-rich plasma intra-articular injection versus hyaluronic acid viscosupplementation as treatments for cartilage pathology：from early degeneration to osteoarthritis[J]. Arthroscopy the Journal of Arthroscopic & Related Surgery，2011，27(11)：1490-1501.

[8]KELLGREN JH，LAWRENCE JS. Radiological assessment of osteoarthrosis[J]. Annals of the Rheumatic Diseases，1957，16(4)：494-502.

[9]谭训香，金鑫，谭勇海，等. 自体骨髓联合细胞生长因子治疗胫腓骨骨不连 42 例的体会[J]. 中国中医骨伤科杂志，2016(1)：44-45.

[10]CURL WW，KROME J，GORDON ES，et al. Cartilage injuries：a review of 31，516 knee arthroscopies[J]. Arthroscopy：the Journal of Arthroscopic & Related Surgery，1997，13(4)：456-460.

[11]SÁNCHEZ M，ANITUA E，AZOFRA J，et al. Intra-articular injection of an autologous preparation rich in growth factors for the treatment of knee OA：a retrospective cohort

study[J].Clinical & Experimental Rheumatology,2008,26(5):910-913.

[12]DZIAK R.Articular cartilage and osteoarthritis[J].Instructional Course Lectures,2005,54(54):465-480.

[13]AKEDA K,AN HS,OKUMA M,et al.Platelet-rich plasma stimulates porcine articular chondrocyte proliferation and matrix biosynthesis[J].Osteoarthritis & Cartilage,2006,14(12):1272-1280.

[14]FRIZZIERO A,GIANNOTTI E,FERRARO C,et al.Platelet rich plasma intra-articular injections:a new therapeutic strategy for the treatment of knee osteoarthritis in sport rehabilitation.A systematic review[J].Sport Sciences for Health,2012,8(1):15-22.

[15]WOODALL J,TUCCI M,MISHRA A,et al.Cellular effects of platelet rich plasmainterleukin1 release from prp treated macrophages[J].Biomedical Sciences Instrumentation,2008,44:489-494.

(原文发表于《中国运动医学杂志》2017 年第 10 期,作者:严　伟,刘海宁,宋修刚,姜红江,高广凌,秦立武,鞠昌军,邹德宝,相关研究获山东中医药科学技术三等奖)

(四)自体细胞生长因子关节腔注射联合佩戴人工膝关节支具治疗膝关节骨性关节炎

[摘要]目的:观察膝关节骨性关节炎患者在细胞生长因子关节腔序贯疗法的基础上佩戴体外人工膝支具的初步治疗效果。方法:选取 2014 年 6 月至 2015 年 3 月就诊于山东省文登整骨医院的 36 例单膝内侧间室骨性关节炎患者,给予细胞生长因子关节腔序贯注射治疗,并同时佩戴 EAKJ 支具。本组患者男性 8 例,女性 28 例,年龄 49～67 岁,平均(55.2±7.8)岁,病程4～24个月,平均(14.8±5.8)个月。细胞生长因子每周注射 2 次,间隔 3 天注射 1 次,每次 5mL,连续 5 次为 1 疗程。间隔 3 周后进行下 1 疗程注射,共注射 2 个疗程。体外人工膝支具每天佩戴时间 1～4 小时,根据患者耐受程度进行调整。治疗前及治疗后 1 天、1 个月、3 个月及 6 个月进行 WOMAC 评分,并在治疗前及治疗后 6 个月时拍摄患膝站立位X 线摄片,比较内侧胫股关节间隙宽度。结果:所有患者均得到 6～12 个月的随访,平均随访时间(8.2±1.9)个月,治疗前,治疗后 1 天、1 个月、3 个月、6 个月的 WOMAC 评分分别为 46.5±7.3、40.4±6.5、32.2±4.7、30.5±5.1 和 27.8±4.6,治疗前后比较差异有统计学意义($F=265.255$,$P=0.000$),内侧胫股关节间隙术前(2.2±0.6)mm,治疗后 6 个月随访时(3.3±0.5)mm,差异有统计学意义($t=8.45$,$P=0.00$)。结论:细胞生长因子关节腔序贯注射联合体外人工膝支具治疗膝内侧单间室骨性关节炎患者疗效明显。

[关键词]骨性关节炎;膝;细胞生长因子;体外人工膝

随着人口老龄化和肥胖人群的增多,膝关节骨性关节炎(osteoarthritis,OA)已经成为 60 岁以上老年人的常见病[1]。其中又以膝内侧间室受累为主,通常认为膝关节内收力矩较大,内侧关节软骨及半月板磨损重,特别是中年以后外侧韧带、关节囊等软组织松弛是导致膝关节内翻畸形和内侧间隙变窄的两个主要原因[2]。临床上常见的膝 OA 的治疗方法主要有保守治疗和手术治疗两大方面,具体治疗方法有许多种。物理治疗及药物治疗的目的主要是控制与改善患者症状,但并不能很好地控制膝关节退变进程,手术治疗费用高昂且创伤大,需要二次手术等，这些问题难以被患者普遍接受，而细胞生物学治疗作为一种新型的治疗模式，因其花费较低，无创或微创，且能有效地减轻疼痛，目前正被越来越广泛地运用于膝关节 OA 的治疗中[3]。本院在采用细胞生长因子(growth factor，GF)膝关节腔序贯注射联合佩戴体外人工膝支具(external artificial knee joint，EAKJ)治疗膝关节内侧间室 OA，尝试在改善患者临床症状的同时纠正患者下肢力线，延缓膝关节 OA 的进展，取得较满意的短期临床疗效，现报告如下。

1.临床资料

2014 年 6 月至 2015 年 3 月，在山东省文登整骨医院骨关节科就诊的 36 例单膝内侧间室 OA 患者，均符合中华医学会风湿病学分会的膝关节 OA 诊断标准[4]。其中男 8 例，女 28 例，年龄 49～67 岁，平均(55.2±7.8)岁，病程 4～24 个月，平均(14.8±5.8)个月。

病例纳入标准：①病程≥4 个月；②前期的常规物理和药物治疗效果不理想；③X 线摄片 David 区分法Ⅱ级和Ⅲ级。

病例排除标准：①X 线摄片 David 区分法 0 级、Ⅰ级和Ⅳ级；②关节内外翻＞30°角；③膝关节开放手术史；④年龄＞80 岁；⑤严重骨质疏松；⑥下肢动脉闭塞症、血管闭塞性脉管炎、动脉粥样硬化患者；⑦类风湿性关节炎、痛风或自身免疫异常；⑧3 个月内接受 HA 或皮质激素治疗；⑨全身性疾病，如糖尿病、严重的心血管疾病、传染病、肿瘤；免疫抑制治疗、抗凝血治疗、5 天内服用过非甾体抗炎药(NSAID)的患者。

病例脱落标准：①未能完成随访者；②对治疗不能够耐受者。

本研究通过了山东省文登整骨医院伦理委员会的审核并在治疗前与患者签署知情同意书。

2.方法

治疗前常规行患膝站立位 X 线检查。X 线摄片可见内侧关节间隙变窄，边缘骨质增生。所采用 GF 均取自患者自体外周血经过我院骨伤实验室离心分离提取所得[5]。

GF 关节腔内注射：严格无菌消毒皮肤，7 号针采用经典横向注射方法。GF 注射每周 2 次，间隔 3 天注射 1 次，每次 5mL。连续 5 次为 1 个疗程。间隔 3 周后进行下 1 个疗程注射，共注射 2 个疗程。治疗期间指导患者进行股四头肌力量训练。第 1 针注射后即开始佩戴 EAKJ 支具，EAKJ 支具为龙福骨外固定器械研究所研制与生产。佩戴方法严格参照说明执行，每天佩戴时间 1～4 小时，具体时间要根据个人身体状况和承受度来确定。佩戴 3 个月为 1 个疗程，平均(2.3±0.8)个疗程。根据患者实际耐受力调节外翻的角度。

3.疗效评定标准

分别在治疗前，治疗后 1 天、1 个月、3 个月、6 个月时采用西安大略和麦克马斯特大学骨性关节炎指数(WOMAC)评分进行评定[6]，此评分量表能够全面地对膝关节进行评估，评分越低，表示膝关节功能越好。术前及 6 个月随访时拍摄患膝负重正、侧位 X 线摄片。测量术前及治疗后 6 个月正位 X 线摄片内侧胫股关节间隙宽度。以内侧胫股关节间隙最窄处的宽度标准，可以间接反映内侧间室软骨修复情况。

4.统计学处理

采用 SPSS 12.0 统计学软件进行数据分析，计量资料以($\overline{x}\pm s$)表示，各时间点之间两两比较采用 t 检验，治疗前后的整体分析采用单因素重复测量方差分析，以 $P<0.05$ 为差异有

统计学意义。

5.结果

所有36例患者均得到6～12个月的随访，平均随访时间(8.2±1.9)个月，关节腔内注射未发生不良反应。治疗后1天，WOMAC评分较治疗前显著减少($P<0.05$)，治疗后1个月时WOMAC评分继续明显下降($P<0.05$)，治疗后3个月无明显变化，6个月后WOMAC评分再次明显下降(表10-13)。X线检查显示内侧胫股关节间隙由治疗前(2.2±0.6)mm，增加至6个月随访时的(3.3±0.5)mm，下肢力线向外侧偏移，差异有统计学意义($t=8.45$，$P=0.00$)(图10-8、图10-9)。

表10-13　治疗前后WOMAC评分比较(分，$\bar{x}\pm s$)

	治疗前	治疗后				F值	P值
		1天	1个月	3个月	6个月		
WOMAC评分	46.5±7.3	40.4±6.5	32.2±4.7	30.5±5.1	27.8±4.6	265.255	0.00
t值		3.74	6.13	1.47	2.36		
P值		0.0003	0.00	0.15	0.02		

注　t检验用于与前一个时间点两两比较，$P<0.05$为差异有统计学意义。

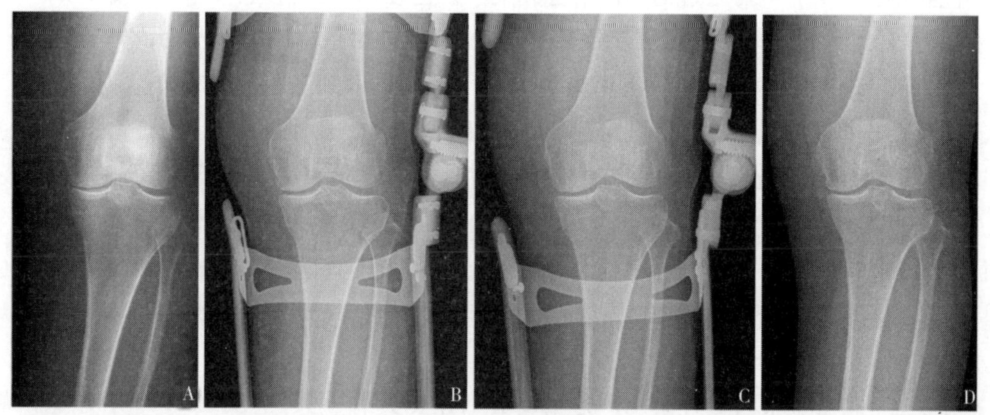

图10-8　典型病例

注　女性，54岁。图A：治疗前负重正位X线摄片显示内侧关节间隙狭窄；图B：治疗1天后X线摄片显示内侧关节间隙增宽；图C：治疗6个月，佩戴EAKJ支具X线摄片示内侧关节间隙较术前明显增宽；图D：治疗6个月，去除EAKJ支具，X线摄片示内侧关节间隙宽度未丢失，下肢力线外移。

6.讨论

膝关节OA是累及整个膝关节组织的慢性疾病，关节软骨的降解和破坏是其病理基础。生理学认为，软骨细胞无血液循环，其在损伤后的修复能力很差，目前国内外关于关节软骨损伤修复的研究热点主要集中在软骨再生和重建的研究，其中软骨再生主要就是指GF促进软骨再生。在软骨再生过程中起作用的生长因子主要有转化生长因子-β(TGF-β)、骨形态发生蛋白(BMP)、胰岛素样生长因子(IGF)、成纤维细胞生长因子(FGF)和血管内皮细胞生长因子(VEGF)[7-8]。

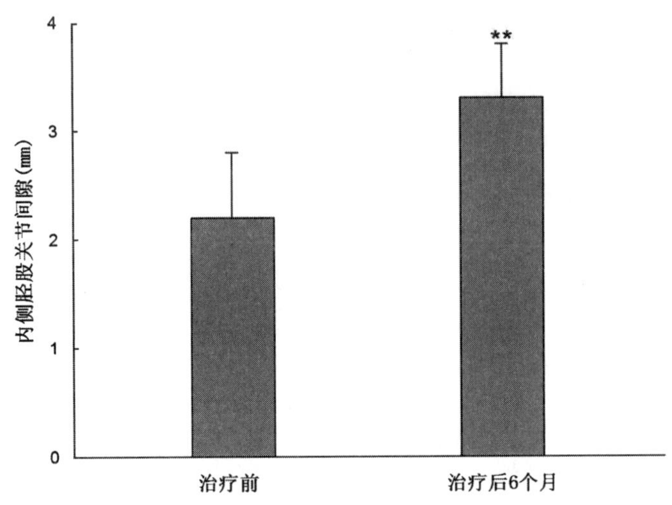

图 10-9　治疗前后内侧胫股关节间隙比较

注　治疗后 6 个月时 X 线摄片显示内侧胫股关节间隙为(3.3±0.5)mm，明显高于治疗前的(2.2±0.6)mm，差异有统计学意义(** 代表 $P<0.01$)。

我院采用自体 GF 关节腔注射促进软骨再生，治疗膝关节骨性关节炎取得了一定的治疗效果，并且也已形成了一套完善的 GF 制备方案[5]。但在治疗的过程中我们也发现，单纯细胞因子注射对于单间室膝 OA 患者治疗效果不够理想，很难纠正患膝畸形及功能障碍，为此我们引进了 EAKJ 支具。EAKJ 的设计理念源自 Ilizarov 技术和其“慢性牵拉生物学原理”[9]。EAKJ 支具属于框架结构，均采用弹性钢板、不锈钢和铝合金组成的调节机构，结合拉环、拉力带、连接件进行固定，调节螺杆可实现关节间隙的调整。研究表明，设计合理的膝关节支具可缩短患肢内收力矩，减轻患侧间室的负重，因此，能明显减轻患者疼痛，改善患膝功能[10]。同时，根据 Ilizarov 生物学原理“任何组织在慢性牵拉应力作用下均表现为极强的再生能力”[11]，膝内侧间隙的张力性牵拉也有助于关节软骨及周围已经挛缩的韧带、关节囊等组织的生长。

本研究中，患者关节腔内注射 GF 并佩戴 EAKJ 支具后 1 天，WOMAC 评分明显下降，主要是因为佩戴 EAKJ 支具时患者膝关节外翻角度增大，内侧胫股关节间隙增宽，减轻了内侧关节软骨的摩擦力，疼痛明显缓解，这与以往的研究相符合[12]；另外，EAKJ 支具能够起到外固定支架的作用，增强了膝关节的稳定性[13]。1 个月后，WOMAC 评分均较前明显下降，主要是由于细胞因子开始促进软骨生长[14]，同时，EAKJ 进一步减少了膝关节内收力矩及内侧间室压力。由于软骨的生长是一个缓慢的过程，经过 1 个月的支具应用和 1 个疗程的细胞因子注射，在早期减轻疼痛以后，关节畸形和功能的改善进入一个缓慢塑形的过程，所以 1～3 个月 WOMAC 评分变化不明显，同时部分患者在这个阶段对我们所采用的治疗方法的可靠性出现了怀疑，甚至由于佩戴不规律而出现佩戴不舒适的情况。6 个月时，患者已经基本适应 EAKJ 的调节力度，佩戴舒适，同时经过两个疗程的细胞因子注射，关节软骨进一步修复，疼痛进一步减轻，关节功能明显改善。

本研究的不足之处在于：①很多患者对于佩戴 EAKJ 支具依从性差，无法坚持长期佩戴，所以只进行了中短期随访统计(6 个月),随着研究的进一步深入,需要进行长期疗效的随访;②未进行治疗前后 MRI 检查,对于关节软骨的改变情况观察不足。

总之,细胞生长因子关节腔序贯注射联合体外人工膝支具治疗膝内侧单间室 OA 患者疗效明显,无不良反应,作为一种新的治疗模式,为了延缓膝关节 OA 的发展,减轻患者痛苦,值得进一步研究和广泛推广。

参考文献

[1]METCALFE AJ,STEWART C,POSTANTS N,et al.The effect of osteoarthritisof the knee on the biomechanics of other joints in the lower limbs[J].Bone Joint J,2013,95(3):348-353.

[2]DEJOUR H,WALCH G,DESCHAMPS G,et al.Arthrosis of the knee in chronic anterior laxity[J].Orthop Traumatol Surg Res,2014,100(1):49-58.

[3]邹国友,郑闽前,贾伟涛,等.富血小板血浆与透明质酸钠关节腔内注射治疗膝骨关节炎的疗效比较[J].中华损伤与修复杂志(电子版),2014,9(6):38-41.

[4]中华医学会风湿病学分会.骨关节炎诊断及治疗指南[J].中华风湿病学杂志,2010,14(6):416-419.

[5]谭勇海,姜红江.自体细胞生长因子治疗中青年股骨颈骨折延迟愈合 62 例[J].中国中医骨伤科杂志,2014,22(4):61-62.

[6]BELLAMY N.Pain assessment in osteoarthritis:experience with the WOMAC osteoarthritis index[J].Semin Arthritis Rheum,1989,18(4 Suppl 2):S14-17.

[7]任红革,崔逢德.细胞因子在骨性关节炎中的表达与应用[J].中国组织工程研究,2012,16(52):9828-9835.

[8]LOESER RF,CHUBINSKAYS S,PACIONE C,et al.Basic fibroblast growth factor inhibits the anabolic activity of insulin-like growth factor 1 and osteogenic protein 1 in adult human articular chondrocytes[J].Arthritis Rheum,2005,52(12):3910-3917.

[9]曲龙,秦泗河.骨外固定技术的发展史与骨科自然重建理念的形成[J].中国矫形外科杂志,2009,16(8):1262-1265.

[10]RANNOU F,POIRAUDEAU S,Beaudreuil J.Role of bracing in the management of knee osteoarthritis[J].Curr Opin Rheumatol,2010,22(2):218-222.

[11]CIRBB GL,COOL P,HILL SO,et al.Distal tibial giant cell tumour treated with curettage and stabilisation with an Ilizarovframe[J].Foot Ankle Surg,2009,15(1):28-32.

[12]龙雄武,任乐夫,彭伟,等.膝关节可调外翻矫形器在膝骨关节炎中的应用[J].中国康复,2014,29(3):238-239.

[13]VAN RAAIJ TM,REIJMAN M,BROUWER RW,et al.Medial knee osteoarthritis treated by insoles or braces:a randomized trial[J].Clin Orthop Relat Res,2010,468(7):1926-1932.

[14]李明，张长青，艾自胜，等.关节内注射富血小板血浆对膝关节软骨退行性变的治疗作用[J].中国修复重建外科杂志，2011，25(10)：1192-1196.

(原文发表于《中医正骨》2016年第9期，作者：鞠昌军，严　伟，姜红江，高广凌，宋修刚，秦立武，相关研究获山东中医药科学技术三等奖)

(五)正骨伸筋胶囊联合血小板裂解液对兔膝关节骨性关节炎软骨组织形态及血清IL-1和TNF-α含量的影响

[摘要]目的：观察正骨伸筋胶囊联合血小板裂解液对兔膝关节骨性关节炎(OA)软骨组织形态及血清IL-1和TNF-α含量的影响，初步明确正骨伸筋胶囊联合血小板裂解液治疗膝关节OA的可能作用机制。方法：将30只6月龄新西兰大白兔随机分为正常组、氨基葡萄糖组和正骨伸筋胶囊联合血小板裂解液组，每组10只。分组后建立自发性膝关节OA模型，取耳缘静脉血。造模结束后，正常组、氨基葡萄糖组和正骨伸筋胶囊联合血小板裂解液组分别以纯水、盐酸氨基葡萄糖注射液、正骨伸筋胶囊注射液灌胃及血小板裂解液关节腔注射，每天1次，连续干预2个月后进行标本及血液采集。采集的标本为新西兰大白兔右后下肢膝关节髌下韧带表面的滑膜和胫骨内侧平台软骨，制成石蜡切片；血液取自耳缘静脉。软骨组织切片染色后光镜下观察软骨组织形态，采用Mankin's病理评分标准进行评分；对大白兔治疗前后血清IL-1及TNF-α含量进行分析比较。结果：三组大白兔关节软骨Mankin's评分比较，差异有统计学意义[(0.284±0.128)分，(3.790±0.480)分，(2.930±0.287)分，$F=113.900$，$P=0.000$]；三组治疗前后血清IL-1及TNF-α含量比较，差异有统计学意义($P<0.05$)，治疗组治疗后血清IL-1及TNF-α含量优于对照组($P<0.05$)。结论：正骨伸筋胶囊联合血小板裂解液和盐酸氨基葡萄糖均可延缓膝关节OA兔膝关节软骨退变，但正骨伸筋胶囊联合血小板裂解液的作用更加明显；正骨伸筋胶囊能有效降低膝关节OA患者血清IL-1及TNF-α含量，血小板裂解液可修复关节软骨，为其减少炎症刺激等作用机制提供了一定的分子细胞生物学及生物组织工程学方面的依据。

[关键词]膝关节骨性关节炎；关节软骨；氨基葡萄糖；血小板裂解液

膝关节骨性关节炎(osteoarthritis，OA)又称退行性膝关节病、增生性膝关节炎，是一种常见的慢性、进行性骨关节疾病，多见于中老年人[1]，其发病机制尚未完全阐明。本实验通过观察正骨伸筋胶囊联合血小板裂解液对兔膝关节骨性关节炎软骨组织形态及IL-1、TNF-α含量的影响及关节软骨的修复，进一步从生物组织工程学及分子细胞生物学角度阐明正骨伸筋胶囊治疗膝骨关节炎的机制，为临床应用提供一定的依据。

1.材料与方法

(1)材料。

1)实验动物：6月龄的新西兰大白兔30只，体重(3 000±600)g，由山东省文登整骨医院实验动物中心提供，实验动物许可证号：SCXK-(鲁)2012-0006。实验方案通过医院医学实验动物伦理委员会批准。

2)药物与试剂：2%的硫喷妥钠(北京天利生物化工有限公司)；硫酸庆大霉素注射液80万U(山东鲁抗辰欣药业有限公司)，注射用生理盐水等(浙江康乐药业有限公司)；正骨伸筋胶囊(山东省文登整骨医院药剂科)；盐酸氨基葡萄糖胶囊(浙江诚意药业股份有限公司，国药准字

H20060748);4%多聚甲醛、EDTA-2Na、二甲苯、苏木素-伊红染色试剂盒。

3)实验仪器:动物实验台、JA10002电子天平(上海精天电子仪器有限公司)、常规手术器械、三星WB550数码相机、美国雅培AXSYM全自动免疫分析系统、超低温冰箱、精密移液器、DL-30自动高速离心机、RM2135石蜡切片机(Leica公司)、电子显微镜(Olympus公司)。

(2)方法。

1)分组及造模:将30只新西兰大白兔随机分为正常组、氨基葡萄糖组和正骨伸筋胶囊联合血小板裂解液组,每组10只,采用改良Hulth手术法进行造模。大白兔采取2%的硫喷妥钠以25mg/kg的剂量经兔耳缘静脉注射麻醉,待麻醉生效,在兔右侧后腿膝部备皮、消毒铺巾,取右侧后腿膝部前侧切口,长约20mm,沿膝内侧切开关节囊,分开髌韧带,股骨后交叉韧带止点前外侧2mm处为进针点,分别按股骨干和胫骨干纵轴方向钻孔,然后打入钛合金克氏针假体。冲洗关节腔,逐层缝合,术中及术后3天予以庆大霉素4万U肌内注射。术毕,大白兔单独饲养,饲养房温度维持在25℃左右,保持室内通气,兔窝干燥、清洁。造模结束后2个月,大白兔采取2%的硫喷妥钠以25mg/kg的剂量经兔耳缘静脉注射麻醉,从耳缘静脉处取血。正常组以纯水灌胃每天1次;氨基葡萄糖组以盐酸氨基葡萄糖灌胃每天1次;正骨伸筋胶囊联合血小板裂解液组以正骨伸筋胶囊灌胃每天1次,血小板裂解液关节腔注射每周1次,每次0.5mL。连续干预2个月后进行标本及血液采集。

2)血小板裂解液的制备:异源血清于-20℃冰箱内短时间保存,-80℃冰箱内长时间保存。过夜后从-80℃冰箱内取出冻存的血清,在37℃水浴锅中解冻,时间不超过5分钟,反复冻存融化2次以上,获得血小板裂解液。融化后的血清再以每分钟3 000r离心6分钟,可见血清分为两层,取上层液,向上层液中按照1 000∶1的体积比例加入浓度为10μg/mL的强力霉素,过滤加入强力霉素的上层液,抽入5mL的针管内,放入黑色无菌样品袋中备用。

3)标本采集处理及实验观察:用2%硫喷妥钠以25mg/kg进行腹腔注射麻醉后,从耳缘静脉处取血。取血完成后,耳缘静脉处注射空气10mL处死,取右后下肢膝关节髌下韧带表面的滑膜和胫骨内侧平台软骨。观察大体形态后,置于4%多聚甲醛溶液中固定24小时,用PBS冲洗3次,每次10分钟。冲洗完后,将软骨标本用10% EDTA-2Na脱钙约4周,脱钙完成后进行石蜡包埋并切片,进行HE染色后光镜下观察软骨组织形态,观察结果采用Mankin's病理评分标准[2]进行评分。

4)血清IL-1及TNF-α检测:三组大白兔治疗前后血清IL-1及TNF-α含量由山东金域医学检验中心运用放射免疫测定法检测。

5)数据统计分析:采用GraphPad Prism 5.0软件进行数据统计分析,三组大白兔关节软骨Mankin's评分及血清IL-1及TNF-α含量表达组间整体比较采用单因素方差分析,组间两两比较采用LSD-t检验,检验水准$\alpha=0.05$。

2.结果

(1)造模及大体观察:造模图片见图10-10。正常组关节软骨表面光滑,无软化灶及裂纹(图10-11A)。氨基葡萄糖组关节软骨稍白,表面整齐,无明显软化灶及裂纹;髌骨下滑膜呈淡黄色,轻度肥厚(图10-11B)。正骨伸筋胶囊联合血小板裂解液组与正常组相比,总体上无明显异常改变,关节软骨外观稍白,表面光滑,未见裂纹及破溃;髌骨下滑膜呈淡黄色,未见明显肥厚(图10-11C)。

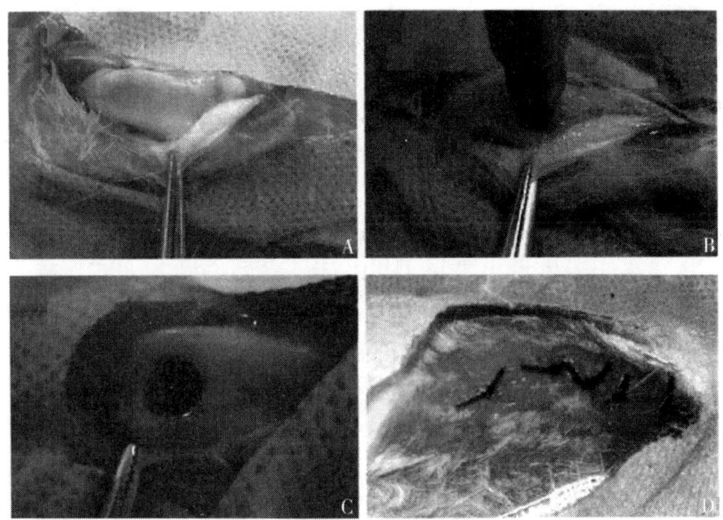

图 10-10　造模

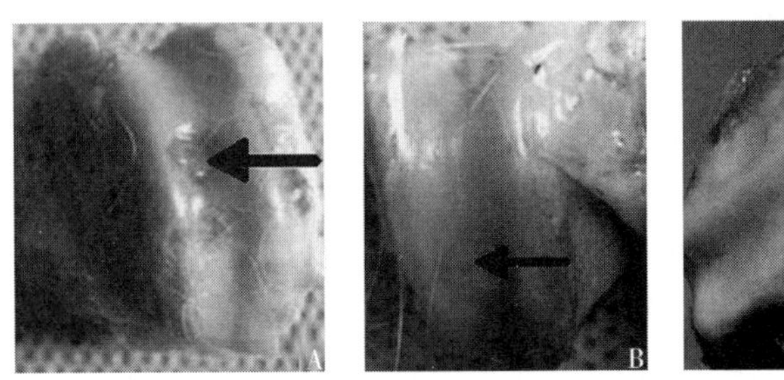

图 10-11　三组大白兔膝关节外观

(2)组织学观察：软骨组织：正常组软骨细胞呈梭形柱状，排列整齐有序，未见细胞基质溶解，潮线完整(图 10-12A)；氨基葡萄糖组软骨细胞呈梭形，但排列紊乱，少量细胞肥大，柱状细胞排列欠整齐，软骨下骨小梁未见裂隙及断裂，潮线完整(图 10-12B)；正骨伸筋胶囊联合血小板裂解液组软骨细胞出现轻度变形，但排列整齐，软骨下骨小梁未见明显裂隙及断裂，潮线完整(图 10-12C)。三组大白兔关节软骨 Mankin's 评分比较，差异有统计学意义，氨基葡萄糖组评分低于正常组($P=0.000$)，正骨伸筋胶囊联合血小板裂解液组评分低于氨基葡萄糖组($P=0.000$)。

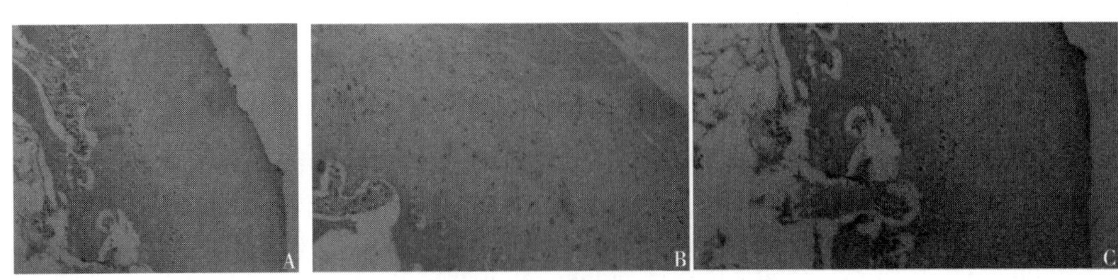

图 10-12　三组大白兔膝关节软骨组织形态(HE 染色×10)

注　图 A 为正常组；图 B 为氨基葡萄糖组；图 C 为正骨伸筋胶囊联合血小板裂解液组。

(3)三组治疗前后血清 IL-1 及 TNF-α 含量比较(表 10-14):三组治疗前后血清 IL-1 及 TNF-α 含量比较,差异有统计学意义($P<0.05$),其中氨基葡萄糖组低于正常组($P=0.000$),正骨伸筋胶囊联合血小板裂解液组低于氨基葡萄糖组($P=0.000$)。

表 10-14 三组大白兔膝关节软骨 Mankin's 评分及血清中 IL-1 及 TNF-α 表达情况

组别	样本量	Mankin's 评分	IL-1	TNF-α
正常组	10	0.284±0.128	485.60±183.50	880.90±253.40
氨基葡萄糖组	10	3.790±0.480	350.30±146.40	680.30±227.70
正骨伸筋胶囊联合血小板裂解液组	10	2.930±0.287	215.20±101.30	510.40±181.30
F 值		113.90	91.354	83.842
P 值		0.000	0.000	0.000

3.讨论

中医学认为,肝肾亏虚、筋骨失养为膝关节骨关节炎发生发展的重要病理基础。治疗主要采用“善补阳者,阴中求阳”的中医气血阴阳双补的立法思想,多采用中药内服兼外用的方法。正骨伸筋胶囊是我院的院内制剂,已有 50 余年的临床使用历史,具有舒筋通络、活血祛瘀、消肿止痛的作用,主要用于各种关节炎的治疗,其主要成分主要为乳香、没药、红花、木瓜等。现代药理研究表明[3-7],这些成分具有较高的抗炎活性,可抑制生物体内引起炎症的主要物质过氧化物酶的生成,因而可明显减轻膝骨关节炎患者的疼痛。

近年来,实验和临床对膝关节炎的认识已经发展到分子生物学和细胞生物学水平。目前,临床普遍认为对关节炎最重要的细胞因子是 IL-1 和 TNF-α。实验研究表明:IL-1 与 TNF-α 的生物学作用相似,在膝关节炎的发病过程中它们共同作用,IL-1 的主要作用是软骨腐蚀和维持炎症,而 TNF-α 的主要作用是推动急性炎症反应,但 IL-1 生物学活性为 TNF-α 的 100 倍[8]。因此,对于关节炎的治疗主要是降低 IL-1 和 TNF-α 的含量。

对膝关节炎的治疗多采用药物治疗、生物学治疗的方法[9-13]。西医西药主要采用抗炎镇痛的甾体类抗炎药物进行治疗,虽然起效快,但不良反应多且疗效不持久;中医中药具有作用持久,不良反应少的特点,因而在治疗膝关节炎方面越来越受到广大患者的青睐。生物学治疗主要集中在干细胞和血小板裂解液方面。干细胞多使用体外培养后自体或异体移植的方法,该方法在伦理学和疗效上有待于进一步研究;血小板裂解液是自体全血经过离心之后提取的血小板浓缩物,我们采用的血小板裂解液制备方法去除了全血中的红细胞、血小板等成分,尤其是引起炎症反应的白细胞,从而降低了注射的痛苦。该方法仅保留具有活性的细胞生长因子,活化后可以释放出 30 余种生长因子,且比例接近于正常体内比例,能刺激软骨细胞的分裂和增殖、增加胶原蛋白的合成、诱导细胞分化,对软组织有更符合生理的修复作用,可发挥更好的修复作用,再加上正骨伸筋胶囊的消肿止痛、抗炎活性作用,从而达到缓解膝关节炎症状的作用。

本研究结果显示,正骨伸筋胶囊联合血小板裂解液和盐酸氨基葡萄糖均可延缓大白兔关节软骨退变,且正骨伸筋胶囊联合血小板裂解液的作用更加明显。

参考文献

[1]刘献祥，林木南，杜民，等.OA 护膝对膝骨性关节炎关节滑液细胞因子影响的实验研究[J].福建中医学院学报，2006，16(6)：18-21.

[2]付晓玲.GGCX 在原发性膝关节骨性关节炎软骨中的表达及其意义[D].长沙：中南大学，2013.

[3]BANNO N，AKIHISA T，YASUKAWA K，et al. Anti-inflammatory activities of the triterpene acids from the resin of Boswellia carteri[J].J Ethnopharmacol，2006，107(2)：249-253.

[4]FAN AY，LAO L，ZHANG RX，et al.Effects of an acetone extract of Boswellia carteriBirdw.(Burseraceae)gum resin on adjuvant-induced arthritis in lewis rats[J].J Ethnopharmacol，2005，101(1-3)：104-109.

[5]张雨，王美勇，王润生，等.红花注射液促进大鼠坐骨神经损伤后再生的实验研究[J].包头医学院学报，2013，29(3)：16-17.

[6]李国梁，韩广普，闫国强，等.红花化瘀汤薰蒸联合理筋手法在膝骨关节炎全膝关节置换术后康复中的应用[J].中医正骨，2013，25(12)：31-34.

[7]陈建慧.中药薰洗配合中医手法治疗膝关节骨性关节炎 66 例[J].中医正骨，2014，26(2)：45-46.

[8]刘喜德，张金禄，郑汉光，等.蜂针疗法对类风湿关节炎患者外周血 TNF-α IL-1 的影响[J].中华中医药学刊，2008，26(5)：996-997.

[9]谭勇海，姜苗苗，于海勇，等.关节镜清理联合自体骨髓间充质干细胞移植治疗膝骨关节炎的疗效观察[J].中医正骨，2013，10(25)：35-38.

[10]蔡卫东.氨基葡萄糖联合中频脉冲治疗膝骨关节病的疗效观察[J].现代医院，2017，17(3)：393-394.

[11]胡泊.中药熏洗联合关节松解术治疗骨关节强直的临床疗效观察[J].中国中医药科技，2017，24(3)：233-234.

[12]邱红福，卢新刚，王欣欣，等.中西医结合治疗膝骨关节病的研究进展[J].老年医学与保健，2017，23(1)：60-62.

[13]龚志贤，卢敏，罗凌威，等.跌打通痹膏对兔膝骨关节软骨细胞 MMP-1，MMP-3，MMP-13 及 COL-Ⅱ的 mRNA 表达的影响[J].中国中医骨伤科杂志，2016，24(9)：1-4.

(原文发表于《中国中医骨伤科杂志》2018 年第 3 期，作者：姜苗苗，王　霞，姜红江，谭勇海，相关研究获山东中医药科学技术三等奖)

(六)自体骨髓间充质干细胞移植对膝关节骨性关节炎的疗效观察

[摘要]目的：探讨关节内注射自体骨髓间充质干细胞(BMSC)治疗膝关节骨性关节炎的临床疗效以及安全性。方法：将 2010 年 8 月至 2013 年 7 月在文登整骨医院就诊的 80 例膝关节骨性关节炎患者根据治疗时间随机平均分为治疗组和对照组。分别在无菌条件下连续3 次每月行关节腔注射培养的 BMSC 与玻璃酸钠注射治疗。术后 3 个月、6 个月、12 个月采用西安大略和麦克马斯特大学(WOMAC)骨性关节炎指数可视化量表测量，记录并发症发生率。

治疗前后组间比较采用两样本 t 检验、χ^2 检验。结果：治疗前治疗组关节评分为(70.9±18.9)分，对照组关节评分为(69.7±20.9)分，治疗前两组的 WOMAC 骨关节炎指数评分比较，差异无统计学意义($P=0.791$)。治疗后治疗组 WOMAC 骨关节炎指数评分(40.9±20.2)分，对照组 WOMAC 骨关节炎指数评分为(51.4±21.1)分，差异有统计学意义($P=0.025$)。结论：自体 BMSC 具有较少并发症并能够提高术后的关节功能，是治疗早期膝关节骨性关节炎的有效新方式。

[关键词]骨髓间充质干细胞；骨性关节炎，膝；干细胞移植

自体骨髓间充质干细胞(bone marrow mesenchymal stem cell，BMSC)是人体内具有多分化功能的干细胞，在体内外特定诱导条件下可转化为软骨细胞修复骨关节软骨，是早期关节炎理想的治疗方法[1]。然而目前利用自体 BMSC 治疗骨性关节炎研究主要停留于实验研究，缺乏临床研究[2-4]。在医院伦理委员会讨论批准以及患者知情同意的情况下通过对就诊于山东省文登整骨医院的早期骨性关节炎患者行自体 BMSC 移植术治疗，并对自体 BMSC 的临床疗效以及安全性予以总结分析，现报告如下。

1.资料

(1)对象：选取 2010 年 8 月至 2013 年 7 月在山东省文登整骨医院就诊的 80 例膝关节骨性关节炎行自体 BMSC 患者根据治疗时间随机分组。所有患者均签订知情同意书，并经医院医学伦理委员会讨论批准。

(2)诊断标准与分级：膝关节骨性关节炎诊断参照 1995 年美国风湿病学会(the American College of Rheumatology，ACR)的膝关节骨性关节炎诊断标准。临床表现、实验室检查及放射学标准：①近 1 个月大多数时间有膝关节疼痛；②X 线摄片示骨赘形成；③关节液检查符合骨关节炎；④年龄≥40 岁；⑤晨僵≤30 分钟；⑥关节活动时有摩擦音。共同具备上述的第①、②点或第①、③、⑤、⑥点或者第①、④、⑤、⑥点的患者可诊断为膝关节骨性关节炎。

(3)病情分级使用 Kellgren-Lawrance X 线分级(分 5 级)：0 级为无阳性发现；Ⅰ级为(可疑)微小骨赘；Ⅱ级为有明确轻微骨赘，但无关节间隙狭窄；Ⅲ级为中度骨赘形成和(或)关节间隙明显变窄；Ⅳ级为重度骨赘形成、关节间隙明显变窄和(或)软骨下骨质硬化。

(4)纳入标准：①年龄≥35 岁，符合美国风湿协会的诊断标准以及 Kellgren-Lawrance X 线分级为 0～Ⅲ级的双膝骨性关节炎；②完成 3 个疗程的 BMSC 治疗，在治疗观察期间不进行其他治疗措施(针灸、外用药、关节镜治疗等)；③自愿接受治疗并签署知情同意书。

(5)排除标准：①排除类风湿性关节炎、痛风性关节炎、严重创伤性关节炎和血友病性关节炎等者；②排除 Kellgren-Lawrance X 线分级、Ⅳ～Ⅴ级膝骨性关节炎患者；③排除未完成治疗疗程者；④术前合并严重糖尿病、长期使用类固醇、结核活动期、骨转移癌等。

(6)病例剔除和脱落标准：①符合纳入标准，但干细胞培养不良或干细胞检测异常者需予剔除；②依从性差、发生严重并发症、不良事件或突发重大疾病不宜继续接受试验、自行退出者等均为脱落病例，统计分析时纳入疗效分析。

2.方法

(1)自体 BMSC 的分离培养与血小板裂解液制备方法：二者均由山东省文登整骨医院组织工程(骨伤)三级实验室制备。制备方法参照谭勇海[5]制备方法。血小板裂解液的制备方

法:抽取静脉血 400mL,予以第 1 次离心获取上层清液,先置于−20℃冰冻 12 小时后再置于−80℃冰箱中冷藏。37℃水浴融化后,行第 2 次离心获得的上清液即为血小板裂解液(plateletlysate,PL),使用前予以 37℃水浴融化,分装于无菌针管中备用。BMSC 分离培养方法:自患者髂后上棘处穿刺抽取 50mL 骨髓。采用密度梯度离心法分离有核细胞。用贴壁培养法分离 BMSC,传代培养至第 2 代,取细胞悬液 1mL 行流式细胞仪鉴定,同时对细胞进行染色体检测,检测鉴定结果异常者剔除研究。将细胞分装置于超低温中冻存;移植术前 3 天复苏冻存细胞,培养 3 天后使用胰蛋白酶液分离细胞,行细胞计数。剩余的含 BMSC 离心后,弃上清后以 5mL 激活的血小板裂解液重悬,置于无菌针管中备用。

(2)术前处置:①术前完善检查:包括膝关节正、侧位 X 线摄片、膝关节 MRI、血常规、肝功能、肾功能、电解质检查、凝血功能和关节病筛查等检查。对于实验室检查有异常者予以延迟注射;②自体 BMSC 移植术操作方法要点:治疗组治疗疗程为 3 次,每次间隔 1 个月。每次疗程分 3 次。行自体 BMSC 移植术前 3 天膝关节注射激活的血小板裂解液 3mL,BMSC 注射 3 天后,再向关节腔内注射 3mL 激活的血小板裂解液。操作方式:以注射 BMSC 悬液为例,无麻醉下,患者仰卧于手术台上,常规消毒、铺无菌巾;取一 5mL 注射器于髌骨外上缘外进针,回抽以确认穿刺入关节腔,若存在明显关节积液,予以抽除;去除注射器保留针头,将装有细胞悬液的注射器连接针头上,缓慢注入膝关节,注射完毕,按压针眼处 3~5 分钟后,嘱患者俯卧 30 分钟,期间每 5 分钟活动膝关节 8~10 次。对照组:治疗疗程同治疗组,关节注射同量的玻璃酸钠注射剂(其胜,产品标准号:YZB/国 0077-2005)。操作方式同上所述;③术后处置:术后予以对症治疗。疼痛明显者予以非甾体抗炎药(如氯洛昔康)解热镇痛。卧床休息,避免下地负重行走,术后第 2 天即可下地。出院指标:关节无红、肿、疼痛,实验室检查未见异常。出院后 1 个月、3 个月后再次行注射治疗,注射 3 次后结束干预措施;④主要观察指标:a.西安大略和麦克马斯特大学(the Western Ontario and McMaster universities,WOMAC)骨关节炎指数评分,采用 WOMAC 骨性关节炎指数可视化量表从疼痛、僵硬和关节功能 3 个方面进行评估,总共 24 个项目;视觉模拟评分法(vi sual analog scale,VAS)作为评分尺,0 为没有困难,10 为极端;疼痛 50 分,僵硬 20 分,关节活动共 170 分,总分 240 分;b.根据 WOMAC 评分以及患者自评临床疗效自拟疗效评定标准,痊愈:WOMAC 评分为 0,患者基本无临床症状;显效:WOMAC 评分较前下降 1~2 级,患者临床症状轻;有效:WOMAC 评分较前降低,患者自述较前缓解;无效:WOMAC 评分较前无改变,患者临床症状较前无改变或加重;c.Kellgren-Lawrance 分级,根据术前术后膝关节正、侧位片确定 X 线影像分级;d.相关并发症和不良反应。

(3)统计学分析方法:采用 SPSS 17.0 进行统计处理,治疗前后两组间自拟临床疗效评定、Kellgren-Lawrance 分级,予卡方检验;治疗前后两组间 WOMAC 骨关节炎指数评分以 $\bar{x}\pm s$ 表示,并采用两样本 t 检验,以 $P<0.05$ 为差异有统计学意义。

3.结果

(1)采用随机数字表将纳入研究的患者随机分为治疗组和对照组,本研究共纳入 80 例。治疗组 40 例,男 14 例,女 26 例,病程为 9 个月至 15 年。每次注射细胞计数平均为$(38.2\pm12.3)\times10^6$,培养过程均无细菌感染,细胞流式测定细胞表型检测显示干细胞比例>95%,细胞级别为 A 型。对照组 40 例,男 12 例,女 28 例,年龄(55.1 ± 6.8)岁,病程 6 个月至 15 年。随访 12 个月，治疗组40例中1例失访，纳入统计人数为40例。对照组40例中2例失访，纳入统计人数为40例（表10-15）。

表10-15　两组膝骨性关节炎患者基本资料对比

组别	例数（男/女）	年龄（岁，$\bar{x}\pm s$）	病程（月，$\bar{x}\pm s$）	Kellgren-Lawrance 分级			（评分，$\bar{x}\pm s$）
				0级	Ⅰ级	Ⅱ级	
治疗组	14/26	55.9±8.1	6.9±3.4	10	19	11	71.1±18.6
对照组	13/27	55.1±6.8	7.1±3.5	9	22	9	69.7±3.3
P 值统计量	$\chi^2=0.228$	$t=0.478$	$t=0.087$	$\chi^2=0.472$			$t=0.340$
	0.633	0.634	0.931	0.790			0.844

（2）WOMAC骨关节炎指数评分：治疗前两组的WOMAC骨关节炎指数评分比较，差异无统计学意义（$P>0.05$）。术后WOMAC骨关节炎指数见表10-16。

表10-16　两组膝骨性关节炎患者治疗前后不同时间WOMAC骨关节评分（$\bar{x}\pm s$）

组别	术前	术后		
		3个月	6个月	12个月
治疗组	70.9±18.9	38.4±20.7	37.7±16.8	40.9±20.2
对照组	69.7±20.9	36.8±20.0	46.6±22.2	51.4±21.1
t 值	0.266	0.351	−2.031	−2.280
P 值	0.791	0.726	0.046	0.025

注　评分比较，差异有统计学意义（$P<0.05$）。

（3）临床疗效分析：随访1年，BMSC治疗组与对照组疗效比较，$P<0.05$，差异有统计学意义。其中治疗组总有效率为75%（表10-17）。

表10-17　两组膝骨性关节炎患者治疗后临床疗效对比（例）

组别	痊愈	显效	有效	无效
治疗组	1	14	15	10
对照组	0	5	21	14

注　$\chi^2=11.729$，$P=0.03$。

（4）Kellgren-Lawrance X线分级：治疗前后两组间的膝关节Kellgren-Lawrance X线分级未见明显改变（表10-18）。

表10-18　两组膝骨性关节炎患者治疗前后膝关节Kellgren-Lawrance X线分级（例）

时间	0级		Ⅰ级		Ⅱ级	
	治疗组	对照组	治疗组	对照组	治疗组	对照组
治疗前	10	9	19	20	11	11
治疗后	9	8	20	21	11	11

注　$\chi^2=0.083$，$P=0.959$。

(5)相关并发症和不良反应及安全性分析:治疗组在行关节腔注射后,移植后30分钟关节内均有明显的疼痛,查体下肢发生关节肿胀,局部疼痛明显,16例患者予以非甾体抗炎药予以镇痛,3～5天后疼痛肿胀消失,2例出现局部皮下瘀斑,1周后自行吸收。对照组1例出现局部皮肤丘疹,1例出现局部皮下瘀斑。随访期间,未见发热、免疫排斥反应、下肢静脉栓塞事件、死亡和癌变等。

(6)典型案例:患者女,46岁,双膝关节骨性关节炎4年,加重3个月。Kellgren-Lawrance分级Ⅰ级,WOMAC骨关节评分85分,术后34分。

4.讨论

膝关节骨性关节炎是中老年较常见的慢性进行性骨关节病,目前公认的机制为力学与生物学因素共同作用导致关节软骨的破坏。软骨细胞覆盖于关节表面,无神经血管淋巴分布,一旦受损,自我修复能力有限。早中期骨性关节的治疗单纯运用保守治疗(如非甾体抗炎药、营养软骨药物、物理疗法)只能延缓疾病进程,均无法对软骨细胞进行修复[6]。随着组织工程技术的发展,通过体内外诱导,使BMSC向软骨细胞分化,让骨性关节炎治疗有了新方法。

BMSC是具有多向分化潜能的成体干细胞,在特定的环境中与细胞因子作用,定向分化为其他细胞,促进受损组织修复。在体内外的诱导下分化为软骨细胞、脂肪细胞、肌细胞、心肌细胞和骨髓基质细胞[7]。Iwai等[8]利用MSC移植入猪软骨盘中培养3周,可见有软骨的再生与缺损软骨的修复,验证了干细胞具有修复关节软骨作用。现临床研究也证明了BMSC对于骨性关节炎治疗有效。Minutello等[9]报告了1例通过应用嵌有BMSC的胶原凝胶,修补股骨软骨缺损区域,手术7个月后,关节镜检查显示缺损区域被修复。Davatchi等[10]对4例膝关节骨性关节炎患者行BMSC关节注射治疗后发现其可以缓解疼痛,促进膝关节功能恢复。

BMSC分化成软骨细胞是一个复杂的过程,其中需要大量的因子,如成纤维细胞生长因子、胰岛素样生长因子、转化生长因子-β等诱导及稳定的微环境[11]。退行性的骨关节生理环境为低氧和酸性,其中含有很多大量炎性介质,如一氧化氮(NO)、金属蛋白酶(MMP)、白介素、肿瘤坏死因子等,可破坏软骨、抑制软骨细胞再生、抑制BMSC的增殖与分化。血小板裂解液中富含丰富的细胞因子(PDGF、TGF-β、FGF、EGF及分泌增强调节因子等)[12],研究表明,血小板裂解液具有促进BMSC的分化与增殖的作用[13];如TGF-β既可促进BMSC向软骨细胞分化,同时又可抑制白介素、肿瘤坏死因子的活性,促进基质金属蛋白酶抑制剂的表达。在BMSC移植前后,通过予以关节注射血小板裂解液以改善关节微环境,提供一个适宜BMSC着床、增殖和分化的微环境。研究[14-15]表明,植入后的BMSC与软骨细胞成共培养状态,软骨细胞也可通过旁分泌作用分泌细胞因子,共培养下的BMSC能产生更多的Ⅱ型胶原和蛋白聚糖等软骨基质。

目前对于BMSC移植后是否发生突变、致癌仍不明确。本研究随访6～32个月,治疗组与对照组中均无出现感染、免疫排斥反应、癌变等并发症,可见自体BMSC移植术安全性高。但值得注意的是,在移植术后30分钟患者表现为明显的疼痛肿胀,治疗组VAS评分高于对照组,18例(45%)患者需要予以药物(氯诺昔康、塞来昔布等)对症治疗。可能是由于大量的细胞因子释放导致的。血小板裂解液以及干细胞均不引起免疫排斥反应,但其中存在多种细胞因子,可以直接刺激滑膜,诱发滑膜炎症反应,使渗液增加,局部皮温增加,引发疼痛。

本研究对比结果表明，自体 BMSC 移植后可提高轻中度的膝骨性关节炎的 WOMAC 骨关节炎指数评分，缓解患者疼痛，改善患者临床症状。在治疗后 6 个月后症状可明显改善，术后有效率 75%，高于对照组的治疗效果。

由于临床条件限制，缺乏客观指标，不能直观地显示干细胞移植后的修复情况。本方法使用非支架移植术，在技术方面要求较低；对轻中度软骨缺损有较好的修复作用，但对于大面积的软骨缺损者，如重度的膝关节骨性关节炎效果有限。制取自体 BMSC 需要严格的实验室条件、精密的仪器、专业技术人员以及昂贵的治疗费，这些严重限制了自体 BMSC 的临床推广。自体 BMSC 是疾病治疗新手段，现在技术仍存在不完善之处，还有待进一步的研究。

参考文献

[1]韦益毅.不同生物材料复合支架对关节软骨缺损的修复评价[J].中国组织工程研究与临床康复，2011，15(25)：4723-4725.

[2]KEERTHI N，CHIMUTENGWENDE-GORDON M，SANGHANI A，et al.The potential of stem cell therapy for osteoarthritis and rheumatoid arthritis[J].Curr Stem Cell Res Ther，2013，8(6)：444-450.

[3]AL FAQEH H，NOR HAMDAN BM，CHEN HC，et al.The potential of intra-articular injection of chondrogenic-induced bone marrow stem cells to retard the progression of osteoarthritis in a sheep model[J].Exp Gerontol，2012，47(6)：458-464.

[4]KOH YG，JO SB，KWON OR，et al.Mesenchymal stem cell injections improve symptoms of knee osteoarthritis[J].Arthroscopy，2013，29(4)：748-755.

[5]谭勇海，姜苗苗，于海勇，等.关节镜清理联合自体骨髓间充质干细胞移植治疗膝骨关节炎的疗效观察[J].中医正骨，2013，25(10)：35-38.

[6]BIJLSMA JW，BERENBAUM F，LAFEBER FP.Osteoarthritis：an update with relevance for clinical practice[J].The Lancet，2011，377(9783)：2115-2126.

[7]NOMBELA-ARRIETA C，RITZ J，SILBERSTEIN LE.The elusive nature and function of mesenchymal stem cells[J].Nat Rev Mol Cell Biol，2011，12(2)：126-131.

[8]IWAI R，FUJIWARA M，WAKITANI S，et al.Ex vivo cartilage defect model for the evaluation of cartilage regeneration using mesenchymal stem cells[J].J Biosci Bioeng，2011，111(3)：357-364.

[9]MINUTELLO M，SENATORE F，CECCHINELLI G，et al.Safety and immunogenicity of an inactivated subunit influenza virus vaccine combined with MF59 adjuvant emulsion in elderly subjects，immunized for three consecutive influenza seasons[J].Vaccine，1999，17(2)：99-104.

[10]DAVATCHI F，ABDOLLAHI BS，MOHYEDDIN M，et al.Mesenchymal stem cell therapy for knee osteoarthritis.Preliminary report of four patients[J].Int J Rheum Dis，2011，14(2)：211-215.

[11]SOTIROPOULOU PA，PEREZ SA，SALAGIANNI M，et al.Characterization of the

optimal culture conditions for clinical scale production of human mesenchymal stem cells[J]. Stem Cells,2006,24(2):462-471.

[12]PHILIPPART P,MEULEMAN N,STAMATOPOULOS B,et al.In vivo production of mesenchymal stromal cells after injection of autologous platelet-rich plasma activated by recombinant human soluble tissue factor in the bone marrow of healthy volunteers[J]. Tissue Eng Part A,2014,20(1-2):160-170.

[13]ABRAMS GD,FRANK RM,FORTIER LA,et al.Platelet-rich plasma for articular cartilage repair[J].Sports Med Arthrosc,2013,21(4):213-219.

[14]HILDNER F,CONCARO S,PETERBAUER A,et al.Human adipose-derived stem cells contribute to chondrogenesis in coculture with human articular chondrocytes[J].Tissue Eng Part A,2009,15(12):3961-3969.

[15]CHANG Q,CUI WD,FAN WM.Co-culture of chondrocytes and bone marrow mesenchymal stem cells in vitro enhances the expression of cartilaginous extracellular matrix components[J].Braz J Med Biol Res,2011,44(4):303-310.

（原文发表于《中华细胞与干细胞杂志（电子版）》2015 年第 5 卷第 2 期，作者：吕晓霞，黄诚，尹 至，洪必根，姜红江，黄相杰）

二、膝关节炎中西医结合治法

（一）玻璃酸钠关节腔注射加小针刀剥离治疗膝关节骨性关节炎

膝关节骨性关节炎（OA）是中老年人的常见病、多发病，常导致关节肿胀、疼痛、积液、活动受限等，严重影响患者的正常生活和工作。以往我们对该病采用药物、理疗、中药外洗、针剥等治疗方法，疗效不甚满意。自 2002 年 4 月至 2004 年 1 月，我们应用玻璃酸钠关节腔注射的同时，根据不同病情予以小针刀剥离松解粘连治疗膝关节骨性关节炎 112 例，疗效满意。现报告如下。

1.临床资料

本组 112 例，男 38 例，女 74 例。年龄最大 78 岁，最小 46 岁，平均 53.5 岁。病程 8 个月至 20 年，平均 6.4 年。双膝 83 例，单膝 39 例。内侧副韧带止点压痛 106 例，外侧副韧带止点压痛 42 例，髌韧带附着点压痛 65 例。按美国风湿病学会推荐的 OA 诊断标准[1]，轻度 42 例，中度 64 例，重度 6 例。

2.治疗方法

患者膝部常规皮肤消毒，用 10mL 针管做关节腔穿刺，尽量抽尽关节积液，注入玻璃酸钠 2mL（山东正大福瑞达制药有限公司生产），注射后用创可贴覆盖针眼。令患者伸屈膝数次，以使药液分布均匀，1 周注射 1 次，连续 5 次为 1 个疗程。同时根据患者的压痛点行小针刀纵行剥离、横行疏通 3～5 下出针，针眼用创可贴外敷，并压迫 5 分钟。6～12 个月若症状复发，可进行第 2 个疗程治疗。

3.治疗结果

（1）疗效评定标准。显效：临床症状大部分消失，休息痛、压痛、肿胀、积液全部消失，活动时疼痛也消失，活动范围基本正常；有效：休息痛消失，压痛、肿胀、积液减轻，活动时疼痛改善；无效：病情无明显好转或加重。

(2)疗效评定结果。本组112例均行关节腔注射5次，108例行小针刀剥离松解2～3次。得到随访104例，随访时间6个月至2年，平均14个月。均于注射5次、小针刀剥离2次后按上述疗效评定标准，结果显效48例，占46.2%；有效51例，占49.0%；无效5例，占4.8%。

4.讨论

膝关节骨性关节炎是常见的骨关节疾病，女性较男性多。该病发病率高，病程长，疗效不确切，给患者带来很大痛苦。通常采用非肾上腺激素关节腔注射、理疗、药物等疗法，膝关节内部的关节软骨退化状态没有得到改善，疗效不确切。因此，寻求一种能解除病痛、疗效可靠且不良反应少的治疗方法非常重要。自我们应用玻璃酸钠关节腔内注射并配合小针刀剥离粘连软组织以来，发现该疗法可极大地缓解疼痛，改善关节功能，疗效持续时间长，且无不良反应，尤其对轻中度膝关节病的治疗效果更佳。

玻璃酸钠是关节滑液和软骨基质主要成分，在关节腔内起润滑、屏障功能，减少组织间摩擦，同时发挥弹性作用，缓冲应力对关节的作用。膝关节发生病理改变后，关节滑液中的玻璃酸钠的上述功能减弱或消失，注射外源性高分子量玻璃酸钠可改善关节腔内环境，抑制炎症反应，有利于关节软骨修复，并促进患者自身合成高分子量玻璃酸钠[2-3]，通过改善关节的润滑功能，从而缓解症状，阻止病情进一步发展，增加关节活动度，克服了应用激素后的多种不良反应。玻璃酸钠具有良好的黏弹性，在关节内滞留时间长，生物相容性好，疗效维持时间较久。

膝关节退变是受外在因素的影响而形成的：一是膝关节周围的软组织损伤引起粘连，牵拉、破坏了膝关节的力平衡，使关节内产生了高应力点；二是由于慢性损伤，破坏了关节周围的软组织，从而使关节内力平衡失调，出现骨刺。我们进行小针刀剥离，松解了粘连，减轻了软组织对膝关节的牵拉，从而从外部因素纠正了关节的力平衡。小针刀疗法既有针灸疏通经络气血镇痛的功能，又有闭合手术松解粘连之功效[4]，且具有操作简单、创伤小、见效快等优点，与玻璃酸钠关节腔内注射同时并用，以改善关节内滑膜营养状态，故疗效满意。

参考文献

[1]ALTMAN R,ASCH E,BLOCH D,et al.Delvelopment of criteria for the classification and reportiong of osteoarthritis[J].Arthritis Rheum,1986,29:1039.

[2]ARUFFO A,STAMEKOVIC I,MELINCK M,et al.CD44 is the principal cell surface receptor for hyaluronate[J].Cell,1900,61(7):1303.

[3]凌沛学，贺艳丽，张天民，等.玻璃酸钠及其在外科中的应用[M].北京：中国医药科技出版社，2003:33-36.

[4]朱汉章，柳百惠.针刀临床诊断与治疗[M].北京：人民卫生出版社，1999:203.

(原文发表于《中医正骨》2005年第12期，作者：谭训香，于晓丽，姜红江，刘荣新)

(二)正骨伸筋胶囊治疗膝关节骨性关节炎关节症状及功能改善分析

[摘要]目的：观察正骨伸筋胶囊治疗膝关节骨性关节炎关节症状及功能改善情况，评价其疗效。方法：选择符合诊断标准的膝关节骨性关节炎的早中期患者80例，随机分为观察组(40

例)和对照组(40 例)。观察组给予正骨伸筋胶囊口服,对照组选用口服西药塞来昔布治疗,治疗4 周后观察两组疗效及关节功能改善情况,采用国际公认的治疗膝关节骨性关节炎的 VAS 评分、WOMAC 指数作为临床观察指标。结果:观察组总有效率为 95%,对照组总有效率为 87.5%。观察组疗效及关节功能改善情况明显优于对照组。结论:正骨伸筋胶囊治疗膝关节骨性关节炎疗效确切、安全、不良反应少,值得临床推广使用。

[关键词]正骨伸筋胶囊;膝骨性关节炎;关节症状及功能

膝关节骨性关节炎(osteoarthritis,OA)是一种慢性退行性关节疾病,临床表现为反复发作的关节疼痛、肿胀、活动受限和关节畸形,可严重影响患者的生活质量。膝关节 OA 多发于中老年人,是老年人关节疼痛和致残的主要原因[1]。正骨伸筋胶囊为文登整骨医院院内制剂,广泛应用于关节炎的治疗,取得了良好的治疗效果。为了证明正骨伸筋胶囊能改善早中期膝关节骨性关节炎的关节功能,笔者开展本研究。现报告如下。

1.资料与方法

(1)一般资料:观察病例 80 例,均为我院门诊及住院部患者,诊断明确并符合纳入标准。病例采集时间为 2011 年 6 月至 2012 年 5 月。其中,男 32 例,女 48 例;年龄 45～70 岁,平均年龄 55.6 岁;病程 0.5～3 年。随机分为两组,治疗组 40 例,对照组 40 例,两组一般资料比较,差异无统计学意义($P>0.05$),具有可比性。

(2)诊断标准:诊断标准参照《中医病证诊断疗效标准》[2]:膝关节疼痛,一处或多处压痛,屈伸活动有不同程度的限制;膝关节肿胀,浮髌试验阳性;X 线摄片膝关节内某处有增生现象,或伴有关节间隙不对称,或变窄,或伴有软骨下囊性变者;排除膝关节其他病变。《中医病证诊断疗效标准》将本病证候分为 3 类。①肾虚髓亏:关节隐隐作痛,腰膝酸软,关节活动不利,伴头晕、耳鸣、耳聋、目眩;舌淡红,苔薄白,脉细。②阳虚寒凝:肢体疼痛,重著,屈伸不利,天气变化加重,昼轻夜重,遇寒痛增,得热稍减;舌淡,苔白,脉沉细缓。③瘀血阻滞:关节刺痛,痛处固定,关节畸形,活动不利,面色晦暗,脉沉或细涩。

(3)纳入标准:符合膝骨性关节炎诊断标准;年龄为 45～70 岁,性别不限;X 线影像显示处于 Kellgren 分级Ⅰ～Ⅲ;签署知情同意书,能按医生要求完成治疗者。

(4)排除标准:妊娠或哺乳期妇女,合并心血管、肝、肾和造血系统等严重原发性疾病者,精神病患者,类风湿、风湿、痛风、结核、肿瘤及感染引起的膝关节病变,未按规定治疗,无法判断疗效或资料不全,影响疗效判断者。

(5)治疗方法:观察组口服正骨伸筋胶囊(方剂组成:炒地龙、制马钱子、烫骨碎补、桑寄生、木瓜、制乳香、制没药、红花等,每粒 0.33g,山东省文登整骨医院院内制剂;批准文号:鲁药制字再 Z10080006)。口服,一次 3 粒,一天 3 次,饭后服用或遵医嘱。辅以功能锻炼,共治疗 4 周。对照组口服西乐葆(塞来昔布胶囊,每粒 100mg),由 Pfizerpharmaceuticals LLC 生产,辉瑞制药有限公司进口分包装,批号:BK060658。口服,一次 1 粒,一天 2 次,饭后服用或遵医嘱,治疗 4 周。

(6)观察指标及疗效评定标准:主要包括以下 3 个方面。

1)疗效评定标准:对疗效评定采用临床常用的尼莫地平评分法。临床症状改善率=(治疗前值－治疗后值)/治疗前值×100%。临床控制:临床症状改善率≥95%;显效:70%≤临床症状改善率<95%;有效:30%≤临床症状改善率<70%;无效:临床症状改善率<30%。

2) 膝关节 OA 疼痛评分:采用视觉模拟评分法(visual analogue scale,VAS)[3]作为测量受试者主观疼痛感觉的标准。无痛:VAS 评分 0~1 分(不包括 1 分);轻痛:VAS 评分 1~4 分(不包括 4 分);中痛:VAS 评分 4~7 分;很痛:VAS 评分>7 分。

3)膝关节功能评分标准:采用国际上较为通用的西安大略和麦克马斯特大学骨关节炎指数(WOMAC 评分)[4],该评分系统分为疼痛、僵硬、体力功能、社会和情感功能 5 个部分,共 36 个项目。在使用时可以使用整个系统或挑选其中的几个部分。患者应回答 48 小时内关节的以上情况,每项指标记录时使用 0~4 五级尺度:没有困难 0,轻微 1,中等 2,非常 3,极端 4。本研究的具体方案从疼痛、僵直及功能障碍 3 方面进行评分,选用 3 个疼痛亚类问题:平地行走时、上下楼时和夜间卧床休息时的疼痛或不适;2 个僵直问题:晨醒后第一次活动时、在以后时间内坐卧或休息之后晨僵的严重程度;4 个关节功能问题:上楼时、下楼时、平地行走时、蹲下或弯曲膝盖的困难程度。

(7)统计学处理方法:所有资料均采用 SPSS 13.0 统计软件进行处理,计量资料将采用均数±标准差进行统计并使用自身前后以及两样本比较 t 检验,计数资料采用 χ^2 检验,等级资料采用 Ridit 分析,$P<0.05$ 为差异有统计学意义。

2.结果

(1)观察组与对照组的临床疗效,见表 10-19。

表 10-19 两组临床疗效比较

组别	例数	控制(例)	显效(例)	有效(例)	无效(例)	控显率(%)	总有效率(%)
观察组	40	4	21	13	2	62.5*	95.0*
对照组	40	2	17	16	5	47.5*	87.5*

注 * 与对照组比较,差异有统计学意义($P<0.05$),说明观察组疗效优于对照组。

(2)两组患者治疗前后 VAS 和 WOMAC 评分比较(表 10-20):两组患者治疗前 VAS 和 WOMAC 评分比较,差异无统计学意义($P>0.05$),具有可比性。两组患者在治疗后 1 周、2 周、4 周,所有患者的 VAS 和 WOMAC 评分与治疗前比较均有明显下降,差异有统计学意义($P<0.05$)。

表 10-20 两组治疗前后 VAS、WOMAC 评分对比情况(分,$\bar{x}\pm s$)

时间	VAS 评分		WOMAC 评分	
	观察组	对照组	观察组	对照组
治疗前#	7.28±1.21	7.21±1.25	15.6±5.27	16.90±4.83
治疗 1 周*	4.64±1.01	5.12±1.15	9.67±2.50	12.45±3.78
治疗 2 周*	3.28±1.24	4.15±1.20	7.27±2.50	9.45±3.78
治疗 4 周*	2.28±1.15	3.17±1.08	4.50±2.31	6.20±3,09

注 # 与对照组比较,$P>0.05$;* 对治疗前比较,$P<0.05$;治疗后 1 周、2 周、4 周之间比较,$P<0.05$。

3.讨论

膝关节骨性关节炎的发病与生物化学改变、生物力学改变、免疫、增龄、骨内高压等多种因素相关。关节疼痛及肿胀是膝关节 OA 的主要临床症状，是影响关节功能活动及患者生活质量的主要因素。目前认为，膝关节 OA 的疼痛与膝关节周围，包括骨内静脉瘀滞、回流不畅引起的静脉压力增高，即骨内高压关系密切。关节肿胀多因滑膜充血水肿、炎性细胞或单核细胞浸润，使关节积液、滑膜绒毛增生，血管增生或局限性出血、渗出等。虽然尚无治疗膝关节 OA 的特效药，但通过内服药物可以缓解关节疼痛，改善关节活动功能。常用的止痛药和非甾体抗炎药由于远期疗效欠佳和不良反应多等缺陷，限制了其使用范围。

中医学认为，膝关节 OA 属于中医学之“骨痹”范围。《内经》指出，该病“病在骨，骨重不可举，骨髓酸痛，寒气至，名曰骨痹”。《证治准绳》亦云：“(膝痛)有风，有寒，有闪挫，有瘀血，有痰积，皆实也，肾虚其本也。”中医学虽将“骨痹”分为多种证型，但经脉阻滞、气血运行不畅、肝肾亏虚是其主要病机。中医各家均认为“瘀滞”与“痹痛”互为因果关系，即“不通则痛”。故而亦有将膝关节 OA 视为“黏液质疾病”，即体液性气质失调，指机体寒湿偏重，黏液分泌旺盛或血液出现异常的“黏、浓、凝、聚”，从而引起关节黏液湿滞或血液瘀滞[5]。

研究者从骨关节炎的中医理论出发，辨证论治，以文登整骨医院骨伤临床运用为基础，结合药理研究，研制出正骨伸筋胶囊。方中地龙清热、通络，马钱子消肿定痛，骨碎补具有补肾、活血、续伤的功效。再辅以祛风湿、强筋骨的桑寄生，舒筋通络的木瓜，活血通经、祛瘀止痛的红花，乳香、没药活血止痛和消肿生肌。全方共奏舒筋通络、活血祛瘀和消肿化湿的功效。

现代药理研究表明：地龙能够改善血液流变学，显著降低血液黏稠度，有促纤溶、抗血栓的作用。马钱子不仅镇痛效果好，同时具有调控细胞免疫和体液免疫作用，从而抑制滑膜炎症与清除机体内氧自由基。骨碎补既能起镇痛、镇静的作用，又可改善软骨细胞的功能，推迟细胞退行性变。红花具有抑制关节软骨退行性改变、关节内炎症反应以及降低关节滑液中的炎症因子的作用。乳香与没药均有较强的抑菌作用。桑寄生可使微循环再通，增加微血流，聚集白细胞，降低血小板聚集率，改变临床血瘀状态。

综上所述，正骨伸筋胶囊治疗膝关节 OA 的机制可能主要体现在调整全身血液循环、物质代谢及免疫系统功能，改善膝关节异常的血液流变的特征及膝关节骨内压力，加速膝关节 OA 患者炎性物质的转运和吸收，增加体内的镇痛物质的含量。本研究观察显示，正骨伸筋胶囊治疗膝关节 OA 有明显疗效，能较好地改善患者的临床症状与关节功能，并且不良反应少，服用方便，值得临床推广使用。

本研究仅对正骨伸筋胶囊治疗膝关节 OA 的临床疗效及关节功能改善情况进行观察，待今后条件许可时可增加相关客观指标的观察，如检测膝关节骨内压、关节滑液成分变化及关节附近骨内血液流变等，以期从更深的层次研究正骨伸筋胶囊治疗膝关节 OA 的作用机制。

参考文献

[1]施桂英.关节炎概要[M].北京：中国医药科技出版社，2000：331-336.

[2]中华人民共和国中医药行业标准.中医病证疗效标准[M].南京：南京大学出版社，1997：97-98.

[3]郝双林.临床疼痛的测定方法及其评价[J].国外医学·麻醉学与复苏分册，1993，14(4)：228-230.

[4]陈蔚,郭燕梅,李晓英,等.西安大略和麦克马斯特大学骨关节炎指数的重测信度[J].中国康复理论与实践,2010,16(1):23-24.

[5]王俊芳,夏仁云,李光辉.通滞苏润江胶囊治疗膝骨性关节炎89例[J].中国中医骨伤科杂志,2008,16(10):5-7.

(原文发表于《风湿病与关节炎》2012年第2期,作者:张翰中,黄相杰)

第三节　膝关节炎手术治疗

一、关节镜清理加胫骨高位截骨治疗老年人膝关节骨性关节炎

1996年1月至1998年10月,我科行膝关节骨性关节炎关节清理54例,其中60岁以上老年患者45例。同时行胫骨高位截骨术30例,现总结如下。

(一)临床资料

30例中,男14例,女16例;年龄60~72岁,平均66岁;左膝17例,右膝13例,根据吴海山等老年性退变膝临床分级,本组轻度4例,中度19例,重度7例。

1.手术指征

(1)负重正位X线摄片显示内侧胫股关节间隙狭窄(<3mm),胫股角>180°。

(2)外侧间隙软骨良好或接近正常。

(3)膝关节屈曲≥90°,伸≥10°。

(4)膝关节前后及侧方稳定性良好,前后及侧方无松弛。

2.手术方法

本组均采用连续硬膜外麻醉,采用髌前内下外下两个入孔,一孔进关节镜,另一孔进行器械操作。关节镜进入关节腔内,探查滑膜、软骨、半月板、关节内骨及交叉韧带的病理改变情况。用刨削器清理增生水肿的滑膜组织和软化的软骨,蓝钳修整损伤的半月板使其成形,摘除游离体;对内侧间隙狭窄者膝关节强力外翻,以利于关节镜器械的进入。用大量林格液冲洗关节腔,保持膝关节腔的清洁。以胫骨结节为中心纵行切开,剥离骨膜至胫骨内外侧缘,在胫骨结节上缘行弧形截骨,弧度向上,纠正胫骨力线,粗克氏针交叉周定或L钢板固定,术后石膏外固定。

(二)结果

术后2~3周去除石膏,行智能化下肢关节康复器被动功能锻炼及股四头肌收缩的主动功能锻炼,并逐渐负重行走,3个月达到正常行走。按临床分级标准将术前、术后评分差值作为疗效评价标准,改善大于6分为优,3~6分为良,1~3分为可。30例随访8~26个月,平均17个月。优23例(76.7%),良5例(16.7%),可2例(6.6%),优良率为93.4%。

(三)讨论

关节镜关节清理术可清除关节内致病的病损组织和炎症介质,改善关节内环境,治疗骨性关节炎疗效确切。我们采用关节清理加胫骨高位截骨术治疗膝关节骨性关节炎,取得了良好

的效果。通过关节清理，清理对关节软骨修复的不利因素，改善关节腔内环境，有利于关节软骨的修复。此外，大部分骨性关节炎并发膝内翻畸形，由于膝内翻，身体的大部分重力作用于内侧关节间隙，发生机械性的软骨损伤，通过胫骨截骨改变重力力线，将内侧间隙负重为主改为外侧间隔负重为主，减少了内侧间隙的应力，有利于软骨的修复，提高了疗效。

（原文发表于《中华老年医学杂志》2002 年第 2 期，作者：谭庆远，谭远超，黄相杰，姜红江，王友强，宋修刚）

二、关节镜清理联合自体骨髓间充质干细胞移植治疗膝关节骨性关节炎疗效观察

[摘要]目的：观察关节镜清理联合自体骨髓间充质干细胞移植修复膝关节骨性关节炎关节软骨缺损的临床疗效。方法：选取 2010 年 8 月至 2014 年 8 月行自体骨髓间充质干细胞移植治疗的膝关节骨性关节炎患者 53 例(61 膝)。男 36 例(41 膝)，女 17 例(20 膝)；年龄 39～69 岁，平均(57.7±1.68)岁；退行性关节炎 49 例(57 膝)，创伤性关节炎 4 例(4 膝)；Kellgren-Lawrence(K-L)分级Ⅰ级 35 例，Ⅱ级 18 例。随访 2～3 年，平均 2.4 年。治疗前及治疗后 3 个月、1 年、2 年对患者根据西安大略和麦克马斯特大学骨关节炎指数(WOMAC)、视觉模拟评分法(VAS)和软骨损伤评分系统(CaLs)对患者治疗前后的临床表现和 MRI 上骨异常信号和软骨损伤面积进行比较，对膝关节功能及磁共振结果进行评定。结果：随访期间，3 例(5 膝)患者行人工全膝关节置换术，终止随访，50 例(56 膝)获得随访。①治疗后 3 个月、1 年，膝关节功能较治疗前有明显好转，疼痛减轻，治疗后 WOMAC 评分及 VAS 评分呈下降趋势($P<0.05$)；治疗后 2 年，上述指标与治疗前比较，差异无统计学意义($P>0.05$)；②治疗后磁共振显示：治疗后 3 个月可见新生类软骨生长，受损关节软骨及软骨下骨有明显修复，软骨损伤评分系统(CaLs)降低，与治疗前比较，差异有统计学意义($P<0.05$)，治疗后 1 年及 2 年后软骨修复不明显，CaLs 评分较治疗前差异无统计学意义($P>0.05$)。结论：关节镜清理联合自体骨髓间充质干细胞移植能有效地促进早期膝关节骨性关节炎关节软骨的修复，延缓膝骨关节炎病程的发展。

[关键词]骨性关节炎，膝；自体骨髓间充质干细胞；移植；软骨修复

膝关节骨性关节炎(osteoarthfitis，OA)是一种多因素导致的慢性骨关节疾患，以膝关节疼痛、肿胀和活动受限为主要症状，是中老年人常见的关节疾病，严重影响人们的生活质量，为家庭及社会带来沉重负担。迄今为止，尚没有一种能够有效治愈膝关节 OA 的方法。自体骨髓间充质干细胞(BMSC)作为一类具有高度自我更新能力和多向分化潜能的成体干细胞，其具有在体外不同条件诱导下可分化为不同的组织的能力，为修复受损软骨提供了可能性，笔者采用自体 BMSC 移植治疗膝关节 OA 关节软骨缺损 53 例(61 膝)，进行系统的临床观察，现将结果报告如下。

(一)临床资料

1.一般资料

选取 2010 年 8 月至 2014 年 8 月于山东省文登整骨医院行自体 BMSC 移植治疗的膝关节

OA患者53例(61膝)。男36例(41膝),女17例(20膝);年龄39~69岁,平均(57.7±1.68)岁;退行性关节炎49例(57膝),创伤性关节炎4例(4膝)。Kellgren-Lawrence(K-L)分级Ⅰ级35例,Ⅱ级18例。本研究经山东省文登整骨医院伦理委员会批准。

2.诊断标准

根据美国风湿病学会修订的《膝关节骨关节炎分类标准》中膝关节OA诊断标准[1]。

3.纳入标准

(1)符合上述诊断标准。

(2)符合X线K-L分级评价标准[2] Ⅰ~Ⅱ级。

(3)患者身体状况良好,无手术禁忌,能够遵医嘱完成本治疗,且接受随访。

(4)患者签署知情同意书。

4.排除标准

(1)合并有肝、肾、心脑血管及造血系统严重疾病,以及精神病或不能耐受手术者。

(2)手术部位有严重皮肤疾病者。

(3)对多种药物过敏或过敏体质者。

(4)治疗过程中因各种因素未完成治疗及随访者。

(二)方法

1.治疗方法

(1)关节镜清理术前准备:所有患者常规完善血常规、血生化和凝血功能等检查,排除感染、凝血障碍等情况,评估手术可行性,完善膝关节站立位X线摄片及膝关节MRI,评估患膝软骨及软骨下骨的情况,完成软骨损伤评分系统(CaLs)评分[3]。术前进行膝关节西安大略和麦克马斯特大学骨关节炎指数(WOMAC)评分和视觉模拟评分法(VAS)评估,以了解患膝的功能状况。

(2)关节镜清理:所有患者在硬膜外麻醉下常规行膝关节清理手术,对受损膝关节进行全面探查,评价关节软骨磨损情况,刨削修整受损软骨面,清理炎性滑膜组织,冲洗关节腔,然后使用微骨折椎在磨损剥脱的软骨面进行垂直钻孔至创面有新鲜渗血[4-7]。

(3)血小板裂解液、BMSC的制备及培养:行关节镜手术前,抽取自体静脉血300mL用于制备血小板裂解液。离心机以每分钟1 048r离心20分钟(离心半径9cm),吸取上层血清液,-20℃冰箱过夜后保存于-80℃冰箱中。从-80℃冰箱中取出,置于37℃水浴锅中融化5分钟,将融化后的血清置于离心机,以每分钟3 054r离心6分钟(离心半径9cm),所获得的上清液即为血小板裂解液。在血小板裂解液中加入浓度为2.86mg/mL的氯化钙和浓度为28.56U/mL的凝血酶,混匀后在37℃培养6天后将样本置于离心机,以每分钟3 054r离心6分钟(离心半径9cm)激活,将激活的血小板裂解液在-80℃保存备用。

行关节镜手术的同时,消毒患者髂后上棘处,用30 000U低分子量肝素钠预处理的注射器穿刺抽取骨髓血60mL,用于制备、培养BMSC。利用密度梯度离心法将有核细胞从骨髓血中分离出来,在培养液(DMEM+10%血小板裂解液+8μg/mL强力霉素+6μg/mL低分子量肝素钠)中培养,2~3天换液1次。第8天用0.25%胰蛋白酶消化后进行传代培养、纯化,取第2代细胞分装,超低温冷冻储藏备用。

(4)BMSC 移植:BMSC 移植术于关节镜术后 1 个月进行。术前 3 天复苏冻存的第 2 代 BMSC,培养后于移植当天用 0.25%胰蛋白酶收集 BMSC,离心机以每分钟 2 340r(离心半径 9cm)离心 6 分钟,弃上清后以 3mL 激活的血小板裂解液重悬。患者仰卧位,膝关节常规关节腔穿刺,抽取关节积液,拔下注射器针管,留置针头,接入装有细胞生长因子或混合均匀的 BMSC 悬液的无菌针管,缓慢注入关节腔(施术第 1 天植入血小板裂解液 3mL,第 4 天植入 BMSC 悬液 3mL,第 7 天植入细胞生长因子 3mL)。拔出穿刺针头,无菌纱布按压针眼处 5 分钟,患者俯卧 30 分钟,每 5 分钟屈伸活动膝关节 10 次。上述注射 3 次为 1 个疗程,间隔 1 个月 1 次,共治疗 3 个疗程。

(5)术后处理:术后注意穿刺点的护理,治疗过程中,不负重情况下行膝关节屈伸功能锻炼及患肢肌肉舒缩功能锻炼,避免剧烈活动。定期复查血常规及肝肾功能,评估患者移植后的反应。若出现不良反应,立即停止治疗,并评估继续治疗的可行性。

2.评价指标

CaLs 评分:深度低于 50%的浅表缺损为 1 分(A),超过 50%为 2 分(B),全层的软骨缺损为3 分(C),深度最大的缺损部分不超过整个缺损直径的 50%为 0.5 分(D),超过 50%为 1 分(E)。

WOMAC 评分即通过患者回答 48 小时内的关节情况,包括疼痛、僵直、进行日常活动的难度等,没有困难为 0 分,轻微困难 1 分,中等困难 2 分,非常困难 3 分,极端困难 4 分。总分最小分值 0,最大分值 96。VAS 可作为评分尺评价患者主观疼痛,0 为没有疼痛,10 为极端疼痛。

3.统计学方法

采用 SPSS 18.0 软件进行统计分析。计量资料以 $\bar{x}\pm s$ 表示,采用配对 t 检验。以 $P<0.05$ 为差异有统计学意义。

(三)结果

随访期间,3 例(5 膝)患者行人工全膝关节置换术,终止随访,50 例(56 膝)获得随访,随访时间 2~3 年,平均 2.4 年。治疗后 3 个月与 1 年,WOMAC 评分、VAS 评分较治疗前均有明显改善($P<0.05$);治疗后 2 年,WOMAC 评分、VAS 评分与治疗前比较,差异无统计学意义($P>0.05$)。治疗后 3 个月,磁共振显示可见新生类软骨生长,受损关节软骨及软骨下骨有明显修复,CaLs 评分较治疗前均有明显改善($P<0.05$);治疗后 1 年及 2 年,CaLs 评分与治疗前比较,差异无统计学意义($P>0.05$)。治疗前后各评分比较见表 10-21。

表 10-21　治疗前后各评分比较($\bar{x}\pm s$)

时间	WOMAC 评分	VAS 评分	CaLs 深度评分	CaLs 形态评分
术前	33.60±10.10	6.60±1.60	2.00±0.75	0.67±0.25
术后 3 个月	21.30±8.68*	2.90±1.20*	1.40±0.63*	0.39±0.22*
术后 1 年	24.60±10.75*	4.50±1.60*	1.87±0.74	0.51±0.70
术后 2 年	29.71+14.29	5.80±1.50	2.13±0.51	0.60±0.45

注　与治疗前比较,* $P<0.05$。

（四）讨论

膝关节 OA 是一种多因素导致的慢性关节退行性病变，症状以膝关节疼痛、肿胀和活动受限为主，临床上以骨质增生、关节软骨损伤等为特点，是临床治疗的一个难题。关节软骨属于透明软骨，其内部无神经、血管及淋巴管的分布，未分化细胞无法进入损伤部位进行修复，而且软骨细胞包埋于致密的胶原-蛋白多糖基质中，限制了细胞的增殖和迁移能力，软骨细胞基质的合成能力有限，无法提供软骨修复所需要的营养。所以，软骨一旦损伤，无法生成透明软骨，只能由纤维软骨修复，但是纤维软骨的生物学、生物化学和生物力学特性与透明软骨有较大差别，在关节活动过程中很容易发生退变，进一步加速骨关节炎的进程。随着病程的进展，症状会逐渐加重，影响患者的工作和生活质量[1-2,8-9]。

及早的临床干预能延缓病情的发展，改善膝关节功能，提高患者的生活质量。目前治疗膝关节 OA 的原则是缓解关节疼痛，保持并改善膝关节及下肢的功能。临床治疗有药物保守治疗、物理治疗、膝关节置换手术等治疗方法，但疗效差、疗程长、不良反应多、手术创伤大，这些一直困扰着医患。随着细胞生物理论的进展和对膝骨性关节炎病因、病理研究的不断深入，许多临床医生采用细胞技术，进行膝关节 OA 的基础和临床研究，并取得了一定的效果[1-2,8,10]。

自体 BMSC 生物技术治疗广泛应用于膝关节 OA 关节软骨缺损治疗领域，具有取材方便、无免疫排异反应、能够快速增殖、多次传代不会丧失其干细胞的特性，具有多向分化潜能、不涉及社会伦理和法律问题等优势[11-12]。针对 BMSC，国内外学者已在骨与软组织损伤修复方面做了大量研究。ZHOU 等[13]用羟基磷灰石与自体 BMSC 在体外培养 72 小时，植入兔关节软骨缺损处，术后 16 周、32 周处死，行病理形态学检查和Ⅱ型胶原免疫组化染色，发现形成完整的透明软骨及软骨下骨。ABBAS 等[14]应用人 BMSC 与软骨细胞在体外共同培养形成成熟关节软骨，且与周围正常关节软骨结合良好。

本次研究首先行关节镜清理，清除损伤软骨面及炎性滑膜组织，可减轻关节炎性症状，阻止关节软骨面进一步磨损；磨损区软骨面钻孔提供良好的着床，同时刺激自体 BMSC 聚集。注射的血小板裂解液中含有血管内皮细胞生长因子，可促进局部血管形成，增加局部血液供应，促进 BMSC 向软骨细胞、成骨细胞转化。适当的关节轻柔不负重活动不仅不增加关节面的磨损，还有助于改善关节软骨的营养，舒展挛缩的关节周围软组织，促进修复。治疗后 3 个月与 1 年，平均 WOMAC 评分及 VAS 评分均有明显改善，提示自体 BMSC 促进了软骨缺损面的修复，缓解了症状。但治疗后 2 年，上述评分较治疗前差异不大，可能与骨关节炎持续发展，修复层进一步磨损有关，所以远期观察效果未确定，但 BMSC 的使用明显延缓了软骨缺损的发展进程。治疗后 3 个月，CaLs 评分较治疗前均有明显改善（$P<0.05$），治疗后 1 年及 2 年平均 CaLs 评分与治疗前相比，差异无统计学意义（$P>0.05$）。虽然患者症状改善明显，但是并无确切证据显示新生透明软骨能完全修复缺损，需要病理学进一步确认。

本研究表明，关节镜清理联合自体 BMSC 移植能有效地促进早期膝关节 OA 关节软骨的修复，从而改善膝关节功能，延缓膝关节 OA 病程的发展，但后期治疗疗效不明显，无法改变膝关节 OA 的结局。本次研究为回顾性研究，样本量少，评价指标缺乏组织病理学评价，结果存在偏倚，需要多中心大样本随机对照研究进一步验证。

参考文献

[1]戴尅戎.现代关节外科学[M].北京:科学出版社,2007:857-895.

[2]MURRAY IR,CORSELLI M,PETRIGLIANO FA,et al.Recent insights into the identity of mesenchymal stem cells[J].Bone Joint J,2014,96(3):291-298.

[3]ALIZAI H,VIRAYAVANICH W,JOSEPH GB,et al.Cartilage lesion score:comparison of a quantitative assessment score with established semiquantitative MR scoring systems[J].Radiology,2014,271(2):479-487.

[4]NEJADNIK H,HUI JH,FENG CHOONG EP,et al.Autologous bone marrow-derived mesenchymal stem cells versus autologous chondrocyte implantation:an observational cohort study[J].Am J Sports Med,2010,38(6):1110-1116.

[5]NAZEMPOUR A,VAN WIE BJ.Chondrocytes,mesenchymal stem cells,and their combination in articular cartilage regenerative medicine[J].Ann Biomed Eng,2016,44(5):1325-1354.

[6]FRISBIE DD,KISIDAY JD,KAWCAK CE,et al.Evaluation of adipose-derived stromal vascular fraction or bone marrow-derived mesenchymal stem cells for treatment of osteoarthritis[J].J Orthop Res,2009,27(12):1675-1680.

[7]VERDONK P,DHOLLANDER A,ALMQVIST KF,et al.Treatment of osteochondral lesions in the knee using a cell-free scaffold[J].Bone Joint J,2015,97-B(3):318-323.

[8]HOCHBERG MC,ALTMAN RD,BRANDT KD,et al.Guidelines for the medical management of osteoarthritis[J].Arthritis Rheum,1995,38(11):1535-1540.

[9]卫小春.关节软骨[M].北京:科学出版社,2007:108-127.

[10]田林,罗荣宇,蓝崇,等.软骨损伤修复中骨髓间充质干细胞载体的选择[J].风湿病与关节炎,2016,5(5):47-50.

[11]KOH YG,CHOI YJ.Infrapatellar fat pad-derived mesenchymal stem cell therapy for knee osteoarthritis[J].Knee,2012,19(6):902-907.

[12]SHI WJ,TJOUMAKARIS FP,LENDNER M,et al.Biologic injections for osteoarthritis and articular cartilage damage:can we modify disease?[J].Phys Sportsmed,2017,45(3):203-223.

[13]ZHOU XZ,LEUNG VY,DONG QR,et al.Mesenchymal stem cell-based repair of articular cartilage with polyglycolic acid-hydroxyapatite biphasic scaffold[J].Int J Artif Organs,2008,31(6):480-489.

[14]ABBAS M.Combination of bone marrow mesenchymal stem cells and cartilage fragments contribute to enhanced repair of osteochondral defects[J].Bioinformation,2017,13(6):196-201.

(原文发表于《风湿病与关节炎》2018年第7期,作者:张钟元,江和训,赵锦伟,焦明航)

三、关节镜清理配合中药烫洗治疗膝关节滑膜炎

自1997～2000年，我院采用关节镜清理术配合中药烫洗治疗膝关节滑膜炎24例，取得良好效果，现报告如下。

（一）临床资料

本组24例中，男14例，女10例。年龄12～62岁，平均36.4岁。右膝16例，左膝8例。病程2周至6个月。创伤性滑膜炎16例，骨关节病引起的滑膜炎7例，类风湿性滑膜炎1例。检查见膝关节均有不同程度肿胀，髌上囊饱满，浮髌试验阳性，关节功能障碍。镜下见滑膜有不同程度的充血、肿胀、绒毛肥厚、增生、排列紊乱、纤维化，同时发现有半月板损伤5例，软骨不同程度的破坏12例，滑膜皱襞4例。

（二）治疗方法

1.关节镜下滑膜清理术

患者取仰卧位，连续硬膜外麻醉，大腿扎气囊止血带，常规消毒铺巾和无菌隔水布。冲洗吊瓶通过粗胶管与镜鞘水开关连接，置手术部位上1.5m处。常规关节腔穿刺，做镜检、生化检查。关节腔内注射林格氏液80mL，屈膝90°，取髌前外侧进路作插镜口，即于外侧关节线上1cm、髌腱外缘1cm交界处取0.5cm切口，插入关节镜套管，安装关节镜，检查关节内病变，了解病变范围。取髌前内侧进路作刨削器入口，即位于内侧关节线上1cm、髌腱内缘1cm交界处，将刨削器插入关节腔内，刃口贴向滑膜，开动刨削器，旋转削切滑膜，边刨削边观察刨削情况，并随时冲洗保持视野清晰。刨削自髌上囊、髁间窝、内侧室、外侧室、后侧室的顺序依次清理，特别要彻底切除软骨边缘增生的及侵蚀软骨面的滑膜。刨削清理不完全时，则增加其他进路，并根据需要交换使用各进路。术中同时对有半月板损伤、关节软骨破坏及滑膜皱襞者分别给予修整或切除。滑膜清理完全后，用大量林格氏液冲洗关节腔，缝合切口，无菌加压包扎。

2.中药烫洗

术后12天拆线后开始中药烫洗，药用伸筋草30g、透骨草20g、威灵仙15g、红花12g、牛膝10g、川芎10g、木瓜10g、徐长卿10g，加水5 000mL，煎取药液4 000mL，进行浸泡、热敷患处，每天3次，每次30分钟，连续应用3～4周。

（三）治疗结果

1.疗效评定标准

治愈：关节肿胀、疼痛完全消失，浮髌试验（－），功能正常。好转：关节肿胀、疼痛明显减轻，浮髌试验（±），功能明显改善。未愈：症状、功能无明显改善。

2.疗效评定结果

本组24例，治疗时间最长6周，最短4周，经半年随访，按上述评定结果，治愈23例，好转1例。

（四）讨论

膝关节滑膜炎是由于关节的反复损伤、关节内出血及各种炎性因子刺激滑膜，使滑膜水肿、增生、肥厚所致。而滑膜水肿、增生、肥厚引起滑膜内血管扩张，血浆、红细胞、白细胞等渗

入关节内，进一步加重了滑膜的增生反应。传统治疗多采取打开关节清理滑膜，这种方法损伤重，恢复时间长，易发生关节粘连。利用关节镜治疗滑膜炎有以下优点。

(1)反复大量冲洗，带走了关节液中有害代谢物质，减少了对滑膜的刺激，减轻了增生反应，有利于正常滑膜的修复。

(2)关节镜下能够有效的清理关节内增生变性的滑膜，减少了有害物质的产生。

(3)关节镜下能治疗合并的半月板损伤、关节软骨退变或损伤，减少关节内不良刺激。

(4)切口小，创伤轻，能够早期进行膝关节功能锻炼，防止关节粘连，使关节功能迅速恢复。

中药烫洗也是关节功能得以恢复的重要措施。伸筋草、透骨草、徐长卿、木瓜、威灵仙能够舒筋通络，川芎、牛膝、红花具有活血化瘀之功。诸药合用能够增加关节周围的血液循环，增强关节液的代谢吸收，减少关节积液及积血的产生，促进滑膜的修复，加快关节功能的恢复。

(原文发表于《中医正骨》2002 年第 7 期，作者：王友强，焦明航，宋修刚)

四、氨甲环酸不同使用方法对人工膝关节置换术围手术期失血量的临床观察

[摘要]目的：探讨氨甲环酸 3 种不同应用方法对人工全膝关节置换术围手术期失血量的影响。方法：选取 2015 年 1～12 月我院收治的膝关节骨性关节炎拟行人工全膝关节置换且符合纳入标准的患者 300 例，随机分为四组：A 组不予止血类药物，设为对照组；B 组为关节腔注入组，50mL 生理盐水中溶入 2g 氨甲环酸，关闭切口后经引流管注入关节腔，夹闭引流管2 小时；C 组为静脉滴注组，氨甲环酸按照 10mg/kg 剂量溶于 100mL 生理盐水，于切皮前静脉滴注，术后 3 小时重复使用 1 次。D 组为关节腔注入＋静脉滴注联合应用组，按照静脉滴注法及关节腔注入法同时使用。各组术后常规应用抗生素预防感染，术后 12 小时常规应用抗凝药物防血栓，术后 24 小时拔除引流管。记录四组患者术中出血量、术后引流量及术前、术后 1 天、3 天、5 天血细胞比容，比较四组患者手术失血量。结果：术中出血量的差异无统计学意义。术后引流量 A 组同 B 组、C 组、D 组之间的差异有统计学意义($P<0.05$)，B 组与 C 组之间的差异无统计学意义($P>0.05$)，D 组同 B 组、C 组的差异有统计学意义($P<0.05$)。围手术期总失血量 A 组和 B 组、C 组、D 组之间的差异有统计学意义($P<0.05$)。隐性出血量的差异无统计学意义。术后下肢静脉血管彩超检查未见深静脉血栓形成。结论：氨甲环酸 3 种不同应用方法均能有效减少人工膝关节置换术围手术期失血量，且不增加深静脉血栓和肺栓塞发生的风险，其中关节腔灌注＋静脉滴注联合应用对减少围手术期失血效果最佳。

[关键词]膝关节置换；氨甲环酸；围手术期；失血

对膝骨性关节炎患者而言，人工关节置换术是终极的有效治疗方法。该治疗方法手术创伤大，围手术期出血多，围手术期的输血比例高，存在输血反应等并发症。围手术期失血的减少一方面能够降低围手术期出血，减轻术后肢体肿胀，促进患者康复；另一方面能够降低患者输血率。有研究表明，围手术期应用氨甲环酸能安全有效止血，并不会增加术后深静脉血栓形成的风险[1-2]。本研究旨在探讨氨甲环酸 3 种不同应用方法对人工膝关节置换围手术期失血的影响。

（一）资料与方法

1.一般资料

选取 2015 年 1～12 月我院收治的符合纳入标准的膝骨性关节炎患者 300 例，性别不限。采用随机数方法随机分为四组，每组 75 例。

纳入标准：符合膝骨性关节炎诊断标准；人工膝关节单侧置换；术前血常规以及凝血功能正常；下肢静脉彩超检查正常。

排除标准：人工膝关节双侧置换；人工膝关节第二侧置换；假体翻修患者；术前凝血功能异常；既往有明确发生 DVT、PE 或有明显动脉狭窄；既往有脑梗死、脑出血、心房颤动、心肌梗死等心脑血管意外者；合并有其他脏器功能不全，有出血倾向及术前双下肢静脉超声异常等。

2.治疗方法

手术由同一主刀医师完成，所有患者均采用膝前纵行切口、髌旁内侧入路，常规切口止血，应用大腿止血带，假体均为同一生产厂商提供，均未进行髌骨置换，仅给予髌骨修整及周围去神经化处理。A 组不予止血类药物，设为对照组；B 组为关节腔注入组，50mL 生理盐水中溶入 2g 氨甲环酸，关闭切口后经引流管注入关节腔，夹闭引流管 2 小时；C 组为静脉滴注组，氨甲环酸按照 10mg/kg 剂量溶于 100mL 生理盐水于切皮前静脉滴注，术后 3 小时重复使用 1 次。D 组为关节腔注入＋静脉滴注联合应用组，按照静脉滴注法及关节腔注入法同时使用。各组术后常规应用抗生素预防感染，术后 12 小时常规应用抗凝药物防血栓，术后 24 小时引流管拔除。

3.观测指标

（1）记录术中出血量以及术后引流量。

（2）记录术前及术后 1 天、3 天、5 天血细胞比容，应用 Nadler 方程计算患者血容量，根据手术前后血细胞比容的变化，通过 Gross 方程计算围手术期总失血量[3-4]。

4.统计学分析

采用 SPSS 16.0 统计软件进行数据分析，数据以均数±标准差（$\bar{x}\pm s$）表示，组间比较进行配对样本 t 检验，$P<0.05$ 表示差异具有统计学意义。

（二）结果

1.一般资料比较

四组患者一般资料比较，差异无统计学意义（$P>0.05$），见表 10-22。

表 10-22 一般资料比较（$n=75$，$\bar{x}\pm s$）

组别	例数（男/女）	年龄（岁）	体重（kg）	BMI（kg/m²）	术前血细胞比容（%）
A	39/36	63.00±8.89	57.25±11.28	22.07±3.71	37.7±2.8
B	37/38	58.00±9.26	56.70±8.19	21.11±2.67	37.2±3.1
C	37/38	60.40±11.11	65.65±6.11	24.00±2.35	39.4±3.4
D	35/40	62.00±10.83	60.00±6.60	22.78±1.82	38.9±3.1
P 值	>0.05	>0.05	>0.05	>0.05	>0.05

2.术中出血量、术后引流量、隐性出血量及总出血量的比较

术中出血量的差异无统计学意义。术后引流量A组(327.8±92.8)mL,大于B组(103.8±56.1)mL、C组(102.1±67.6)mL和D组(87.8±42.1)mL,A组同B组、C组、D组之间的差异有统计学意义($P<0.05$),B组与C组之间的差异无统计学意义($P>0.05$),D组同B组、C组的差异有统计学意义($P<0.05$)。围手术期总失血量A组(682.7±107.8)mL,大于B组(503.8±91.1)mL、C组(486.3±87.6)mL和D组(463.3±82.1)mL,差异有统计学意义($P<0.05$)。隐性出血量的差异无统计学意义。四组出血量比较见表10-23。

表 10-23 四组出血量比较($\bar{x}\pm s$)

组别	例数	术中出血量(mL)	术后引流量(mL)	隐性出血量(mL)	总失血量(mL)
A组	75	150.0±65.8	327.8±92.8	222.30±57.55	682.7±107.8
B组	75	143.2±62.6	103.8±56.1	216.40±62.46	503.8±91.1
C组	75	138.4±67.7	102.1±67.6	210.90±64.63	486.3±87.6
D组	75	147.7±68.5	87.8±42.1	219.50±55.24	463.3±82.1
P值		>0.05	<0.05	>0.05	<0.05

3.术后血管彩超检查结果

术后彩超检查未见下肢深静脉血栓形成,术后随访无深静脉血栓形成症状发生。

(三)讨论

人工膝关节置换术能够矫正膝关节畸形、缓解疼痛、改善功能,使患者的生活质量显著提高,为膝关节骨性关节炎患者带来福音,但是该手术创伤大,膝关节软组织的损伤以及术中截骨、关节面修整等手术创面有较多的渗血。分析表明,手术出血可能由以下因素所决定:①手术创伤;②激活纤维蛋白溶解反应[5];③术中止血带的应用使患肢缺血、缺氧,引起患肢微循环障碍和各种有害代谢产物堆积,造成肢体远端缺血再灌注损伤,加重纤维蛋白溶解反应[6]。

深静脉血栓形成及肺栓塞是术后最为严重的并发症之一,根据《中国骨科大手术静脉血栓栓塞症预防指南》等推荐[7-8],我们于术后12小时常规应用抗凝药物,以预防下肢深静脉血栓形成。

本研究表明,氨甲环酸3种不同的使用方法均能够减少全膝关节置换术失血量,手术切口前滴注氨甲环酸,能充分发挥止血作用,有效的减少应用大腿止血带时间,最大限度地减少松开止血带后肢体远端发生缺血再灌注损伤,可避免加重纤维蛋白溶解反应。我们在术中对软组织明显出血点予常规电凝止血,减少软组织出血,同时常规应用下肢止血带,故本研究对于于术中出血量无明显影响。本研究对于术后隐性出血量的作用不明显,可能与氨甲环酸半衰期短有关,具体原因有待研究。静脉滴注与关节腔注入联合应用方式止血效果最佳,氨甲环酸可有效发挥止血作用,同时关节腔灌注增加关节腔内压力,起到压迫止血的目的,能有效阻止骨面渗血,两者相互结合,能最大限度地发挥止血作用,减少围手术期失血。

参考文献

[1]胡旭栋,周宗科,裴福兴,等.全膝关节置换围手术期氨甲环酸不同使用方法的有效性和安全性[J].中华骨科杂志,2014,34(6):599-604.

[2]中华医学会骨科学分会.中国骨科大手术静脉血栓栓塞症预防指南[J].中华骨科杂志,2009,29(6):(602).

[3]KHOKHAR A,CHARI A,MURRY D,et al.Venous thromboembolism and its prophylaxis in elective knee arthroplasty: An international perspective[J]. Hip International, 2013, 20(3): 170-176.

[4]MCCORMACK PL.Tranexamic acid:a review of its use in the treatment of hyperfibrinolysis[J]. Drugs,2012,72(5):585-617.

[5] SIRIWATTANASAKUL P, CHAROENCHOLVANICH K. Tranexamic acid reduces blood loss and blood transfusion after TKA: a prospective randomized controlled trial[J]. Clin Orthop Relat R,2011,469(10):2874-2880.

[6]AGLIETTI P,BALDINI A,VENA L M,et al.Effect of Tourniquet Use on Activation of Coagulation in Total Knee Replacement[J].Clinical Orthopaedics and Related Research, 2000,371:169-177.

[7]GROSS JB.Estimating allowable blood loss: corrected for dilution[J].Anesthesiology, 1983,58(3):277-288.

[8]NADLER SB,JHIDALGO JH,BLOCH T,et al.Prediction of blood volume in normal human adults[J].Su1962,51(2):224-232.

(原文发表于《中国伤残医学》2018 年第 26 卷第 12 期,作者:张钟元,徐梓耀,江和训,焦明航,杨军港)

第四节　膝关节损伤微创治疗

一、强生 Fastin RC 锚钉治疗Ⅲ度膝关节内侧副韧带损伤的临床疗效观察

[摘要]目的:评价应用强生 Fastin RC 锚钉治疗Ⅲ度膝关节内侧副韧带损伤的临床疗效。方法:2006 年 6 月至 2008 年 6 月,对 76 例Ⅲ度膝关节内侧副韧带损伤患者应用强生 Fastin RC 锚钉进行原位修复手术。结果:术后随访 75 例,随访 4～24 个月,优良率为 92.11%。结论:强生 Fastin RC 锚钉固定治疗膝关节内侧副韧带损伤能恢复韧带的原有解剖结构,且能提供足够的生物力学支持,是治疗Ⅲ度膝关节内侧副韧带损伤的一种有效方法。

[关键词]内侧副韧带;锚钉;膝损伤;修补术

膝关节内侧副韧带(medial collateral ligament,MCL)损伤是膝关节常见损伤之一。膝 MCL 损伤后,其对关节的限制作用遭到破坏,如不采取积极有效的治疗,可造成膝关节内侧松弛或不稳定,继发性关节内结构损害,远期还可继发骨性关节炎,导致疼痛和关节功能障碍。对膝关节内侧副韧带的断裂损伤应进行手术治疗,现已取得共识。但手术方法报告较多,且都必须进行长期石膏固定,早期不能进行关节康复训练,易造成关节粘连。本院 2006 年 6 月至 2008 年 6 月,对 76 例膝关节内侧副韧带损伤患者进行强生锚钉原位修复手术,收到良好效果,现将结果报告如下。

(一)资料与方法

1.一般资料

共有 76 例膝关节创伤患者,年龄 20～65 岁,平均 40 岁。伤后 3～15 天内手术者 61 例,伤后 1 个月、2 个月手术者各 6 例,伤后 3 个月手术者 3 例。膝关节应力位 X 线平片关节面分离移位 5～15mm,平均 7mm,均有膝关节结构的损伤。MRI 检查示单纯内侧副韧带损伤 30 例,合并半月板损伤 20 例,合并前交叉韧带损伤 10 例,合并前后交叉韧带损伤 5 例,半月板损伤并前交叉韧带和(或)后交叉韧带损伤 11 例。

2.病例选择标准

所有患者进行膝关节 MRI 和膝关节应力位 X 线平片检查。选择标准:MRI 检查示膝关节内侧副韧带损伤,应力位 X 线平片关节面分离移位≥5mm。

3.治疗方法

(1)手术方法。

1)关节镜诊断与治疗:对 MRI 检查示伴有半月板损伤或前后交叉韧带损伤的患者先常规进行关节镜检查。患者呈仰卧位,蛛网膜下腔麻醉后上止血带,膝前内外侧标准入路进行关节镜检。先冲洗关节内积血,冲洗干净后全面探查关节内软骨、滑膜、半月板及韧带损伤情况。若合并有半月板、滑膜损伤者,在关节镜监视下用蓝钳、刨削器视半月板损伤情况行半月板成形术,滑膜刨削、修整。若合并有前后交叉韧带损伤者,用异体骨-髌腱-骨韧带在关节镜下Ⅰ期移植重建。关节镜诊疗术后进行膝关节内侧副韧带损伤锚钉原位修复术。

2)锚钉原位修复术:手术切口自内收肌结节近侧 2cm 处开始做内侧正中切口,略成弧形,向下经内收肌结节,平行走行于髌骨和髌腱的内侧约 3cm,再沿胫骨前内向远端延伸止于关节线下方 5～6cm 处,切口的长短视损伤的部位有所伸缩变化。切开皮肤、皮下组织及深筋膜,注意保护大隐静脉及隐神经。在直视下进行膝关节应力试验,再次明确内侧副韧带及关节囊损伤的部位及平面。根据具体的损伤情况,在股骨或胫骨内侧副韧带附着部钻已准备好的锚钉,并用钉尾的编织线进行编织修补。对于深浅层韧带分别在股骨及胫骨处断裂的患者,分别在股骨及胫骨韧带附着处各用 1 枚锚钉,再用编织线修补韧带。术毕,进行被动膝关节外翻试验,检查内侧副韧带修复后的稳定情况。最后逐层缝合切口。

(2)术后处理:术后佩带铰链式膝关节支具,屈膝 15°～30°位固定,术后第 2 天开始行股四头肌和腘绳肌功能训练,3 周后进行膝关节屈伸功能训练。

4.疗效标准

采用改良 Lysholm Scale 评分标准,分为优、良、可、差 4 级。优:95～100 分,膝关节症状消失,活动恢复正常;良:84～94 分,体育活动后有不适症状;可:74～83 分,日常活动后有不适症状;差:73 分以下,膝关节活动受限,走路不稳,体力劳动和运动困难。

(二)结果

本组 76 例患者随访 75 例,失访 1 例。随访 4～24 个月,平均 17 个月。结果:优 50 例,良 20 例,可 4 例,差 1 例,优良率为 92.11%。本组 75 例患者刀口均甲级愈合,均未出现膝关节纤维性僵直。

(三)讨论

膝关节内侧副韧带损伤按损伤程度可以分为 3 度。Ⅰ度损伤:少量韧带的撕裂,伴有局部压痛，但无关节不稳；Ⅱ度损伤：有更多韧带纤维的撕裂，并伴有更重要的功能丧失和关节反应；Ⅲ度损伤：韧带完全断裂，并由此产生显著的关节不稳。Ⅲ度损伤根据韧带断裂后应力试验测定的关节面移位程度又分为轻度不稳定（＜5mm）、中度不稳定（5～10mm）和重度不稳（＞10mm）[1]。

对于膝关节内侧副韧带损伤，目前学者多主张Ⅰ度、Ⅱ度行保守治疗，Ⅲ度行手术治疗。Ⅲ度损伤治疗的关键是准确判断损伤程度并及时修补，术后配合早期功能锻炼。手术治疗视不同的损伤类型，治疗方法各异。MCL中部断裂者，断端重叠缝合修补。上、下止点撕脱者钻孔丝线缝合或“U”形钉等固定。对于损伤严重、修复后欠牢固的患者，在直接缝合的基础上，利用膝关节附近软组织如半腱肌腱、股薄肌腱或阔筋膜等[2-3]，对损伤的韧带及缺损进行修补（静力修复法），或将正常肌腱移位，利用肌肉拉力，达到稳定膝关节的目的（动力修复法）。一般术后用石膏或支具固定4～6周。6周时，正在愈合的韧带中不成熟的胶原纤维张力强度很小，在未来几个月内不能达到最大张力强度。静力修复法的再造韧带时间长了其弹性降低而逐渐松弛，拉力达到稳定膝关节的目的。经动力修复法手术后需要经过一定的训练和适应才能较好地发挥作用，但韧带松弛的体征仍然存在。故以往的手术方法都很难达到恢复解剖结构和正常张力的韧带修复目的。

本组76例患者均采用强生Fastin RC锚钉治疗，优良率为92.11%，差的1例为伴有前交叉韧带损伤者，术后第9个月出现膝关节侧向和前后不稳。Fastin RC锚钉是钛合金成分材料，具有T-Hex孔眼设计、双重缝线、自钻孔等优点。笔者先在内侧副韧带的止点位置垂直于骨面钻入锚钉，再用带在钉尾的涤纶线收紧并编织内侧副韧带。这种锚钉固定法手术简单，切口小，断裂的韧带固定在原位，不会改变正常的内侧副韧带的生物力学，从而恢复内侧副韧带的功能。由于锚钉钻入骨皮质后其深螺纹具有较强的把持力，钉尾的编织缝合线为高强度涤纶线，编织在肌腱内恢复和增加韧带的力量，早期就能替代韧带承受张力的作用，为韧带胶原纤维早期恢复提供充足的时间，所以术后可不用外固定。早期可康复训练避免了膝关节僵硬的发生。综上所述，锚钉固定治疗膝关节内侧副韧带损伤在临床上有其特有的优势。

参考文献

[1]邱贵兴，戴尅戎.骨科手术学[M].3版.北京：人民卫生出版社，2005：610.

[2]刘煜阳.膝关节半月板损伤的诊治[J].中国现代医生，2007，45(22)：158-159.

[3]王鸿雁，李凤新，韩立新.自体半腱肌肌腱在治疗膝关节后外侧结构损伤中的体会[J].中国现代医生，2007，45(18)：32-33.

（原文发表于《中国医药导报》2008年12月第5卷第35期，作者：秦立武，江和训，王　凤，黄相杰，姜红江，王友强，刘德忠，宋修刚）

二、可吸收螺钉治疗膝交叉韧带损伤

交叉韧带是膝关节屈曲及旋转活动的主要稳定结构，损伤后易引起膝关节失稳及载荷传导紊乱，进而膝关节功能丧失。自1999年3月，我科采用国产可吸收螺钉内固定治疗膝关节交叉韧带损伤58例，取得满意疗效，现报告如下。

（一）临床资料

(1)一般资料:本组共58例,男35例,女23例;年龄14～63岁,平均29岁。左膝24例,右膝34例,其中后交叉韧带断裂20例,后交叉韧带胫骨附着区撕脱骨折15例,前交叉韧带胫骨髁间隆起撕脱骨折23例。本组58例均为闭合性损伤,有明确的外伤史。伤后1周内手术者38例,伤后2～4周手术者13例,伤后4周以上手术者7例。

(2)膝关节检查前抽屉试验23例(+),后抽屉试验35例(+),侧方应力试验4例(+)。本组58例均行患膝正、侧位CT、MRI检查。24例术前行膝关节镜检查。

(3)内固定材料采用国产PDDLA可吸收螺钉(由成都迪康中科生物医学材料有限公司提供),为松质骨螺钉。规格有两种:①螺钉外径4.5mm,内径3.5mm,长度25～55mm;②螺钉外径3.5mm,内径2.5mm,长度25～35mm。均采用环氧乙烷消毒,无菌包装。

(4)手术方法。

1)后交叉韧带断裂髌韧带重建术:在硬膜外麻醉下取患膝前内侧弧形切口,切取髌韧带中1/3,宽度约10mm,上端带髌骨骨块,下端带胫骨结节骨块的游离移植物,并将其精确修整。再取患膝后正中切口,逐层分离,切开关节囊,切除后交叉韧带断裂的残端。按髌韧带骨块的大小在后交叉韧带胫骨附着处用骨凿凿一骨槽,将髌韧带的骨块嵌入其内。根据交叉韧带重建术遵循的等长原则,按照Clancy等[1]描述的PCL等长点确定胫骨固定钻孔点和股骨骨隧道的关节内出口。采用3.5mm的钻头钻孔,选用内径3.5mm的PDL-LA可吸收螺钉、丝锥攻丝,用“—”字形螺丝刀将其拧入固定。然后屈膝90°将移植物另一端分两束,10号线Bunnell分别缝合,从股骨内髁外侧面经骨隧道引出,打结固定。

2)带胫骨骨块的撕脱骨折:如为前交叉韧带撕脱骨折,采用膝前内侧弧形切口;如为后交叉韧带撕脱骨折,采用膝后正中切口。逐层分离,切开关节囊,找到撕脱骨折块后将其解剖复位,根据骨折块的大小选用合适的PDLLA可吸收螺钉,钻孔、攻丝、拧入。

3)术后常规静脉滴注抗生素以预防感染。患膝长腿石膏夹外固定于功能位4～6周。3天后即行股四头肌等长收缩功能锻炼。拆除石膏后逐步加强膝关节屈伸功能锻炼,并逐渐下床活动。

（二）结果

治疗结果以随访患肢局部功能恢复情况和影像学检查结果综合评价。全部病例均获得至少2次随访。随访时间6～24个月,手术疗效按Lysholm膝关节评分标准[2]评价。至末次随访时,本组病例的膝关节功能评分达68～100分,平均89分。其中优(90分以上)42例,良(75～89分)13例。均取得了较好的疗效,无切口感染、关节积液和非特异性炎症反应病例。

（三）讨论

1.可吸收螺钉的生物学特点

国产可吸收螺钉的材料是聚-DL-乳酸(PDLLA)。PDLLA是一种全部非结晶的聚合物,组织相容性好,可完全降解为水和二氧化碳,被人体完全吸收,对骨组织生长无不良影响[3]。PDLLA可吸收螺钉的弯曲强度>130Mpa,是松质骨强度的20～30倍;伸拉强度为48Mpa。植入体内2小时后开始发生径向膨胀,纵向收缩,产生自动加压作用,使固定更加牢固[4],足以有效地维持骨折块的稳定。PDLLA内植物的初始强度可以保持3个月不变。随后聚合物的强度逐渐下降,至6个月左右才完全丧失其强度。在此期间可完全满足松质骨骨折的愈合要求。随着聚合物的降解，应力逐渐转移到愈合的骨折面上，有利于骨折愈合，骨密度增加，减少和消除了应力遮挡效应，防止骨质疏松。

2.临床应用优点

通过临床应用，我们体会到与金属螺钉相比，可吸收螺钉有以下几方面优点。

(1)患者不用经受取出内固定物的二次手术，降低了手术感染的机会，减轻了患者生理、心理上的痛苦，减少了住院时间及费用。

(2)生物可吸收材料无金属腐蚀作用，且有利于患者进行全面的CT、MRI检查。

(3)由于PDLLA的弹性模量与松质骨弹性模量近似，允许骨折端局部产生微小的活动，有利于骨折愈合。

(4)无菌包装，无须消毒，使用方便。

3.术中注意事项及术后处理

(1)骨折块需解剖复位，钻孔与骨折块垂直。

(2)螺钉抗扭转力差，术中一定要攻丝，拧入螺钉时用力要适度，以防螺钉扭断。

(3)术中不宜将可吸收内固定物与需手术取出的金属内固定物混用，以免造成不必要的浪费。可吸收螺钉的强度低于金属螺钉，对于术后是否需要外固定目前尚有争议。

本组病倒的骨折块均是韧带附着处，术后均辅以长腿石膏夹外固定4～6周，早期功能锻炼，全部病例膝关节功能均恢复良好。

参考文献

[1]CLANICY WG Jr, SHELBOUME KD, ZOELLNER GB, et al. Treatment of knee joint instability secondary to rupture of posterior cruciate ligament, report of a new procedure[J]. Bone Joint Sum(Am), 1983, 65: 310.

[2]ROKKANEN P, BOSTMAN O, VAINIONPAA S et al. Absorbable devices in the fixation of fractures[J]. J Trauma, 1996, 40(3): 123.

[3]PAIVARINTA U, BOSTMAN O, MAJOLA A, et al. Intraosseous cellular response to biodegradable fracture fixation screws made of poglycolide[J]. Arch Orthop Trauma Surg, 1993, 112(2): 71.

[4]段宏，宋跃明，谭伦，等.国产可吸收螺钉临床应用初步报告[J].中国矫形外科杂志，2002，9(1)：83.

(原文发表于《骨与关节损伤杂志》2004年3月第19卷第3期，作者：谭庆远，黄相杰，姜红江，王　正，王友强，姜洪洋)

三、关节镜下外侧支持带松解、内侧髌股韧带重建结合Fulkerson截骨治疗复发性髌骨脱位15例

[摘要]目的：观察并研究关节镜下外侧支持带松解、MPEL重建结合Fulkerson截骨治疗复发性髌骨脱位的临床疗效。方法：回顾2014年1月至2015年7月因复发性髌骨脱位在山东省文登整骨医院关节三科行关节镜下外侧支持带松解、MPEL重建结合Fulkerson截骨术治疗的患者15例，观察其术前、术后12个月的患膝“恐惧试验”、髌骨倾斜试验阳性率、髌骨内

移度、Q角、髌骨指数、髌骨适合角(CA)、Insall评价和膝关节Lyshlom评分。结果:15例患者均完成随访,术后6个月胫骨结节骨块均已骨性愈合,术后12个月患膝恐惧试验(－),髌骨倾斜试验(＋),髌骨内移Ⅰ°～Ⅱ°,Q角男8°～10°、女10°～18°,髌骨指数均＜1∶1.6,CA＜16°,Insall评价优12例、良2例、可1例,优良率93.33%。患膝关节Lshlom评分均明显提高。结论:关节镜下行外侧支持带松解、MPEL重建结合Fulkerson截骨能有效治疗复发性髌骨脱位,临床疗效满意。

[关键词]:复发性髌骨脱位;外侧支持带松解;内侧髌股韧带重建;胫骨结节内移术

复发性髌骨脱位多由创伤性髌骨脱位后,内侧髌股韧带损伤,进而导致伸膝装置的生物力学异常导致。本病主要好发于15～17岁的青少年,女性居多。临床表现为髌骨周围钝痛,患者多有自觉髌骨不稳的感觉,如打软腿,突然活动不利等,来诊时查体可见患膝轨道试验阳性,严重者髌股关节和髌骨内外侧支持带止点处压痛。回顾山东省文登整骨医院关节三科自2014年1月至2015年7月因复发性髌骨脱位行关节镜下外侧支持带松解、MPEL重建结合Fulkerson截骨术治疗的患者15例,现报告如下。

(一)临床资料

1.病例选取标准

选取复发性髌骨脱位的患者15例,排除习惯性髌骨脱位、持久性髌骨脱位及半脱位、髌骨髁间移位患者。

2.一般资料

男3例,女12例,年龄16～25岁,病史1.5～10年,期间脱位复发3～10次,左膝6例,右膝9例,按Dejour股骨滑车发育不良分型标准,A型6例,B型5例,C型4例,D型1例。所有患者均因不同程度外伤史而导致初次髌骨脱位,检查示无骨折,后经过系统保守治疗后无明显好转。术前查体:患膝“恐惧试验”及髌骨倾斜试验阳性(＋),髌骨内移Ⅱ°～Ⅳ°,Q角男15°～26°、女15°～28°,髌骨指数＞1∶1.6,髌骨适合角(CA):21.25±4.62,Insall评价可14例、差1例,膝关节Lyshlom评分76.2±6.0。

(二)方法

1.手术指征

术前进行综合评估,均已进行系统保守治疗无效,髌骨周围肌力均正常,膝关节主被动屈伸活动度正常,骨骺线均闭合,未合并神经血管损伤,无骨折、半月板等其他损伤。患膝关节站立正、侧位X线摄片,髌骨轴侧位X线摄片,CT、MRI检查及查体示15例患者均髌骨外侧高压,TT-TG间距＞15mm,Q角大于正常值,股四头肌力线正常,髌股关节面无明显变性。

2.手术方法

手术皆由同一医疗小组完成。麻醉成功后,患者取仰卧位,常规消毒、铺无菌巾,患肢上气囊止血带。

(1)探查:沿患膝髌韧带内外侧分别做1cm关节镜切口,连接关节镜设备,探查膝关节腔。

(2)松解:镜下松解股外侧肌远端1/3至胫骨结节的支持带,完成髌股外侧与髌韧带的松解。

(3)截骨:自胫骨结节切4cm刀口,依次分开,完成截骨后,根据TT-TG间距决定内移距离,并且内移目标为将TT-TG纠正为5～10mm,根据Insall指数进行胫骨结节近侧或远侧移位。满意后2枚螺钉固定。

(4)重建:取自体半健肌或异体韧带编织髌股韧带重建备用。于髌骨最宽部内侧切 1cm 纵向切口,钝性分离显露,建立髌骨隧道。在体表触摸股骨内上髁和内收肌结节,于其体表位置做 2cm 切口,分离显露出内收肌结节、股骨内上髁和腓肠肌结节,在此 3 个结节的凹陷处,斜向近前外侧钻股骨侧隧道。两个隧道的直径分别略粗于单股和双股肌腱直径。引入韧带,关节镜下观察关节髌骨轨迹,屈膝 30°,一手拉住肌腱尾端韧带线,一手向外推移髌骨,确认无髌骨外向不稳,用挤压螺钉固定髌股韧带下止点。满意后冲洗。清点器械、纱布无误后,留置引流管 1 条,关闭切口,无菌敷料包扎。支具伸膝 0°位固定。

3.术后康复

术后第一天复查 X 线片,指导进行股四头肌等长收缩及踝泵练习,轻度内外侧推动髌骨,防止粘连。1 周后行 0°～20°膝关节被动屈伸训练,在支具的保护下不负重行走。2 周后行 0°～45°主动屈伸运动,4 周后行 0°～90°屈伸运动并开始部分负重行走,8 周后逐渐达到正常运动范围并完全负重。

4.统计学方法

对比术前及术后 1 年患膝 Q 角、髌骨指数、CA、膝关节 Lyshlom 评分,使用 SPSS 20.0 做配对 t 检验;“恐惧试验”、髌骨倾斜试验阳性率、髌骨内移度和 Insall 评价做秩和检验,检验水准 $\alpha=0.05$。

(三)结果

所有患者均完成随访,无感染、DVT 等并发症,术后 6 个月均已骨性愈合。术后 12 个月患膝“恐惧试验”(—),髌骨倾斜试验(—),髌骨内移Ⅰ°～Ⅱ°,Q 角男 8°～10°、女 10°～18°,髌骨指数均<1∶1.6,CA<16°,Insall 评价优 12 例、良 2 例、可 1 例,优良率 93.33%。患膝关节 Lyshlom 评分均明显提高(表 10-24、表 10-25)。典型病例见图 10-13。

表 10-24 术前及术后比较

项目	术前	术后 1 年	P 值
髌骨内移度	Ⅱ°～Ⅳ°	Ⅰ°～Ⅱ°	<0.05
Q 角	男:15°～26°	男:8°～10°	<0.05
	女:15°～28°	女:10°～18°	<0.05
髌骨指数	>1∶1.6	<1∶1.6	<0.05
CA(°, $\bar{x}\pm s$)	21.25±4.62	11.02±2.14	<0.05
Insall 评价(优良率,%)	0	93.33	
Lyshlom 评分	63.42±5.68	93.35±3.21	<0.05

表 10-25 Lyshlom 评分($\bar{x}\pm s$)

组别	Q 角(°)	髌骨指数	CA(°)	Lyshlom 评分
术前	男:20.4±0.82 女:21.4±1.05	0.518±0.01	21.67±0.90	63.42±5.68
术后	男:8.87±0.26 女:11.67±0.50	0.872±0.03	13.13±0.62	93.35±3.21

续表

组别	Q 角(°)	髌骨指数	CA(°)	Lyshlom 评分
t 值	男:16.410 女:10.917	7.648	7.394	20.187
P 值	男:0.001 女:0.001	<0.001	0.000	<0.001

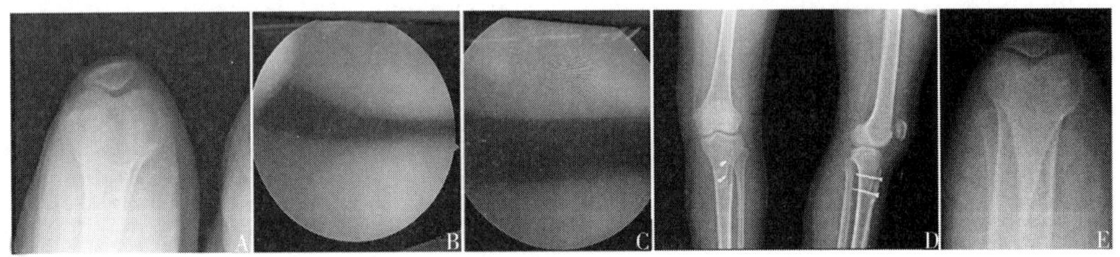

图 10-13　典型病例

注　患者,女,31 岁,左膝髌骨复发性脱位病史 10 余年。图 A:术前髌骨轨迹;图 B:镜下髌骨轨迹;图 C:术后即刻髌骨轨迹;图 D:术后复查 X 线摄片;图 E:1 年后复查。

(四)讨论

复发性髌骨脱位主要病理基础就是膝关节解剖结构的异常,包括骨结构和软组织结构的异常。前者包含高位髌骨、髌骨形态异常(如 Wiberg Ⅲ型)、胫骨结节偏外、Q 角>15°、股骨滑车发育异常、胫骨外旋等,后者包含外伤所致或先天性的髌股内侧支持带松弛、外侧支持带紧张,股内侧肌萎缩、外侧肌肥大,髌腱下止点偏内等。在本病的临床检查中,Q 角具有重要的诊断意义。Q 角由 Brattstrom 提出,即股四头肌牵拉力线与髌腱的延长线在髌骨中点的交角,正常男性为 8°～10°,女性为 15°±5°,大于此区间均易导致髌骨向外侧脱位。

已采用适当的保守治疗后髌骨仍反复脱位者,应考虑手术治疗,否则会导致或加重已经发生的髌股关节软骨软化、骨软骨游离体、半月板损伤、股四头肌异常牵拉等。目前尚无一种适用于所有髌骨脱位患者的手术,考虑到患者个体的差异性是制订正确手术方式的前提。目前医学界公认的几种手术方案为:①外侧松解,此法适用于髌股外侧高压综合征及外侧支持带过度紧张;②MPEL 紧缩或重建,适用于股骨滑车发育不良及 MPEL 功能异常;③远端重排;④胫骨结节斜行截骨。

在本组病例的治疗上,我们结合术前查体及影像学检查,通过关节镜下松解外侧支持带、重建 MPEL 和胫骨结节内移抬高,增强了髌骨内侧的牵拉力,恢复髌骨力线,从而达到治疗复发性髌骨脱位的目的。本术式相对于传统手术方法的优势在于,通过镜下操作并观察髌股轨迹,随时调整至满意状态,防止矫枉过正;从骨性及软组织两方面综合调整异常解剖结构;还可减少创伤、便于术后早期功能锻炼。其不足为因涉及截骨,故不适用于骨骺未闭合患者,且愈合时间较长,胫骨近端在术后很长一段时间内有较大骨折风险。本次研究随访时间较短,对于此术式的长期疗效尚不明确,需进一步跟踪观察。

(原文发表于《中国中医骨伤科杂志》2017 年第 25 卷第 5 期,作者:余　昕,侯　燕,严　伟,秦立武,姜红江)

四、关节镜下同种异体髌韧带同时重建前后交叉韧带18例疗效观察

前后交叉韧带同时损伤是膝关节的严重损伤，常引起关节不稳定，需要及时治疗。我院自2005年6月到2007年1月，在关节镜下利用同种异体髌韧带同时重建前后交叉韧带18例，取得良好的效果。现报告如下。

（一）临床资料

本组18例患者皆为男性，年龄17～51岁，平均28.7岁。其中合并内侧副韧带损伤11例，半月板损伤5例。受伤时间最短1天，最长6个月。

（二）治疗方法

1.材料

我们采用的同种异体髌韧带为中国人民解放军骨科研究所组织库提供的经过深度冷冻及辐照灭菌处理的同种腱移植材料。术前用4mL丁胺卡那霉素加入100mL生理盐水的抗生素溶液浸泡30分钟。

2.手术方法

先将同种异体髌骨-髌腱-胫骨制成骨-髌腱-骨复合体，近端保持直径9mm，长1cm，远端保持直径10mm的全长。用可吸收线缝合末端作引线，备用。关节镜下进行髁间窝清理成形，清理损伤的前、后交叉韧带，同时部分切除成形损伤的半月板。定位后交叉韧带上止点，制作股骨内髁侧骨道。由内侧关节镜入口放入后交叉韧带上止点定位器，在股骨内髁原后交叉韧带上止点中心稍偏前上处(距髁软骨缘8cm)定位，经定位导向器钻入导针，再经导针钻入空心钻，钻制股骨内侧髁骨道9mm，上骨道的前缘要在内髁软骨缘以内，不能损伤软骨。重建后交叉韧带下止点，中心点定位在胫骨平台后缘下部原后交叉韧带下止点附着处(1.0～1.5cm的部位)。从胫骨结节旁内侧内下方3cm处，由前下斜向后上经定位器钻入导针，再经导针用空心钻钻制骨道10mm，定位时导向器的仰角尽量大，并事先保留钻前交叉韧带的骨道的地方，避免与前交叉韧带的骨道相交叉。重建前交叉韧带下止点中心点，位于前交叉韧带残端中心处偏后、内2mm处，从胫骨结节旁内侧后交叉韧带下止点骨道上方1cm，经定位器钻入导针，再经导针用空心钻钻制骨道10mm。两骨道相距约0.5cm，经胫骨导向器在股骨外髁髁间侧面按照左膝1点、右膝11点(髁间窝后顶为12点)定位，通过胫骨骨道在股骨外髁髁间侧面钻导针引导制作深度为1.5cm的9mm骨道。将重建后交叉韧带的移植物利用细钢丝引入骨道，再将重建前交叉韧带的移植物引入骨道。用挤压螺钉固定后交叉韧带的上骨块及前交叉韧带的上骨块。然后在屈膝30°拉紧前交叉韧带移植物，固定其下骨块。最后在屈膝60°拉紧后交叉韧带移植物，固定其下骨块。冲洗关节腔，缝合切口。本组11例合并内侧副韧带损伤均行修补术。

3.术后处理

术后3天在膝关节活动性支具保护下行功能锻炼。6周后部分负重，12周后全负重。3个月后关节活动范围正常。合并内侧副韧带损伤行修补术者，石膏固定6周后，在膝关节活动支具下开始行伸屈功能锻炼，3个月后活动范围正常。

（三）结果

患者随访1年以上，根据 Lysholm 膝关节评分标准评定。18 例患者中，16 例达 90 分以上，为优；2 例达 70 分以上，为良好。

（四）讨论

交叉韧带是膝关节稳定的重要结构。当前后交叉韧带损伤部位位于韧带中间时，韧带撕裂失去了原有的弹性和韧性，只做断端修复，往往后期仍然发生松弛。在手术方案的选择上，韧带重建的效果优于韧带修补。因为髌韧带的生物力学性能好，所以常取髌韧带作为重建材料，目前镜下髌韧带中 1/3 骨-髌腱-骨结构已成为前十字韧带重建的“金标准”，并在治疗后交叉韧带损伤中取得良好疗效。而取患者自身的髌韧带，不仅加重了患者的损伤，而且减弱了髌韧带的力量，改变了髌骨轨迹，容易造成髌骨软骨软化，引起疼痛。孙康等[1-2]通过自体与同种异体组织重建膝关节前交叉韧带的临床对比研究认为，自体与异体韧带在移植重建的各项指标差异均无统计学意义。因此，同种异体髌韧带是自体组织良好的替代物。蒋青等[3]认为，同种异体移植患者的康复速度与术后效果要比自体髌腱移植患者更好。分析原因，主要是同种异体移植重建手术对伸膝装置的损伤明显小于自体髌腱移植重建。所以，我们采用同种异体髌韧带来重建前后交叉韧带，不仅很好地保留了原髌韧带的生物力学性能，而且 18 例患者未发现有排异反应。同时，由于保护了患者髌韧带的正常功能，患者关节功能得以很快恢复。由于在愈合过程中移植物的生物力学性质变化较大，由初期移植物坏死、强度明显下降，到以后细胞长入和胶原重建而强度增加。而且各项研究表明，异体移植物的愈合时间长于自体移植物[4]。因此在临床上移植术后康复要求也不一样，利用同种异体髌韧带重建交叉韧带不能过早完全负重。应用同种异体髌韧带移植修复膝关节交叉切带损伤，不仅减少了自体取材造成的膝关节周围组织再损伤及并发症，解决自体移植不利因素，而且简化了手术步骤，创伤小，通过术后积极的康复训练，有效地恢复了膝关节的功能。

参考文献

[1]孙康，汤继文，徐强，等.自体与同种异体组织重建膝关节前交叉韧带的临床对比研究[J].中华外科杂志，2004，42(16)：989-992.

[2]孙康，汤继文，徐强，等.同种异体组织重建关节韧带临床疗效的初步观察[J].中华创伤杂志，2004，20(10)：585-588.

[3]蒋青，陈东阳，徐志宏，等.膝关节内侧副韧带、前交叉韧带、后交叉韧带联合损伤的手术治疗[J].中华创伤杂志，2005，21(5)：332.

[4]MALININ TI，LEVITT RL，BASHORE C，et al.A study of retrieved allografts used to replace anterior cruciate ligaments[J].Arth roseopy，2002，18(2)：163-170.

（原文发表于《中国中医骨伤科杂志》2008 年第 7 期，作者：王友强，张启光，黄相杰，宋修刚，相关研究获 2012 年山东省科技进步三等奖）

五、髋关节后脱位并膝后交叉韧带损伤 38 例诊疗体会

我院自 2001 年 6 月至 2003 年 6 月共收治髋关节后脱位并膝后交叉韧带损伤 38 例，通过闭合复位牵引、手术等方法治疗，取得良好效果，现总结报告如下。

（一）临床资料

本组38例，男35例，女3例。年龄20～48岁，平均31岁。髋关节后脱位按Epstein分型Ⅰ型29例，Ⅱ型5例，Ⅲ型2例，Ⅳ型2例，均在6小时内手法复位。11例行手术摘除关节内游离骨块，8例切开复位可吸收钉固定。膝后交叉韧带损伤中，韧带中间断裂23例，韧带附着处剥脱或有撕脱骨块者15例，均7天内手术治疗。

（二）治疗方法

本组38例髋关节后脱位患者采用手法复位，复位后行股骨髁上牵引，4周后去牵引。关节内有游离骨块者，手术给予摘除。髋臼骨折块影响关节稳定者，取髋关节后外侧切口，将骨折块复位，可吸收钉固定治疗。

膝关节后交叉韧带损伤中，附着点撕脱及有撕脱骨折者，根据损伤附着点的不同，分别采用膝前内侧切口和后正中切口。用10号丝线缝合韧带断端作引线，通过骨髓道拉紧韧带，结扎固定于原位，有撕脱骨块者，将骨块复位，用可吸收钉固定。韧带于中间撕脱无法保留者，用髌韧带中1/3作后交叉韧带重建。取膝前内侧和后正中2个切口。打开关节，清理损伤韧带附着点，取两端各带有1.5cm×1.0cm骨块髌韧带中1/3作为重建材料。在胫骨上端后唇正中开凿1cm宽骨槽。将重建材料的一端用可吸收钉固定在骨槽内，另一端拉于关节前方，分2束，缝合10号丝线作引线，在股骨内髁外侧向后交叉韧带附着点钻2个相距1cm平行骨髓道，通过骨髓道拉出引线。向前提胫骨近端，拉紧韧带结扎固定。用1枚钢针固定膝关节。术后石膏固定6周，去石膏，拔除钢针，进行关节活动，3个月后部分负重，6个月后完全负重。

（三）治疗结果

1.疗效评定标准

优：髋膝关节功能正常，不痛，无跛行，生活自理。良：髋膝关节功能轻度受限，劳累后疼痛，轻度跛行。差：髋关节活动疼痛，膝关节松弛，跛行明显。

2.疗效评定结果

本组38例均得到随访，随访时间6个月至2年，平均19个月。按上述疗效评定标准评定，优34例，占89.5%；良3例，占7.9%；差1例，占2.6%。

（四）讨论

髋关节后脱位并膝关节后交叉韧带损伤临床上少见。当髋关节和膝关节同时处于屈曲位时，强烈的暴力自前方作用于胫骨上端，损伤后交叉韧带后，暴力沿股骨干继续作用于髋关节，导致髋关节后脱位，髋关节后脱位应予以早期急症复位。Epstein等[1]认为，脱位必须24小时内治疗，预后较好，及早复位有利于股骨头血液供应的恢复，减少股骨头坏死的发生概率。复位后要及时做CT检查。孙俊英[2]认为，CT在检查髋关节内游离骨块，股骨头骨折和脱位方面明显优越于X线摄片。本组有10例是在复位后的CT检查中发现游离骨块，给予手术摘除，防止了创伤性关节炎的发生。影响关节稳定的骨块给予切开复位固定，恢复关节稳定，防止再次脱位。术后牵引，减轻关节内压力，防止关节囊血管痉挛，减少股骨头坏死的发生，有利于关节功能的恢复。膝关节后交叉韧带损伤应及早行手术探查修复。没有关节镜时，给予切开修复后交叉韧带。当韧带中间撕裂时，韧带已失去了原有的韧性和弹性，如果断端缝合，后期往往发生松弛。所以需要重建后交叉韧带。而髌韧带的强度足以代替交叉韧带，且就地取材，操作方便，效果满意。术中取下的髌韧带的一端固定于胫骨后唇骨槽内，另一端拉紧固定时，必须用力向前提胫骨上端，保证胫骨上端不后沉。否则，在胫骨上端后沉的位置上修复的韧带已经是松弛的，关节不可能保持稳定。为了防止换药时发生胫骨上端后沉牵拉韧带，术中用1枚钢针固定膝关节。术后6周去石膏，拔除钢针，进行膝关节屈伸活动。3个月部分负重，6个月完全负重。过早完全负重，容易使重建的韧带受牵拉而慢慢松弛，使股骨头受压而发生塌陷。

参考文献

[1]EPSTEIN HC，WISS DA.Posterior disslocation of the hip with fracture of the fempral head[J]. Clin Ortho，1985，201：9.

[2]孙俊英.CT扫描和X线检查对髋臼骨折诊断价值的比较研究[J].江苏医药，1993，19(10)：648.

（原文发表于《中医正骨》2005年第7期，作者：王友强，谭庆远，黄相杰，姜红江）

六、前交叉韧带替代腱重建技术的新进展

随着现代社会经济的发展，膝关节外伤越来越多，前交叉韧带(anterior curiae ligament，ACL)的损伤及其修复越来越受到重视。对于ACL修复的手术，生物学重建已成常规。ACL重建的目的是尽可能使膝关节的运动功能恢复到未受损状态，从而使载荷可以均匀地被所有软组织结构分担，并且不超过其载荷极限。就目前的外科水平来说，还不足以保证手术能达到上述目的，科研工作者为此做了大量的研究，从寻找移植物、固定方式到重建方法都取得了较大的发展。现就这些方面做如下综述。

（一）ACL解剖学及其功能

ACL是位于关节内滑膜外、外周有滑膜包绕的纤维结构，长为35～38mm，宽约11mm。由前内束和后外束组成，呈向外旋转排列。起于股骨外侧髁内侧面的半卵圆形凹陷处，呈扇形斜向前下方行于髁间顶和横韧带之间，止于胫骨髁间隆起的前方，与外侧半月板的前中部相连。前交叉韧带主要由膝中动脉供血，一小部分由膝下动脉供应。其中下1/3交界处血供减少，在胫骨和股骨起止点处为一无血供区，由一层较厚的软骨样组织构成，使韧带与骨分开。前交叉韧带是膝关节稳定的主要结构，可防止股骨在胫骨平台上的前移，它还在限制胫骨内旋和防止内外翻过程中起一定作用。这种特殊解剖形态结构使其损伤后自愈率极低，故重建前交叉韧带作为恢复其重要功能是最为有效的治疗方法。

（二）移植物的选择

1.自体移植物

自体移植物多采用自体带骨瓣的髌腱中1/3(B-PT-B)、腘绳肌腱(HT)、股四头肌腱-髌骨(QT-PB)、阔筋膜张肌、跟腱等。一直以来B-PT-B被认为是ACL重建的标准移植物。自体B-PT-B具有良好的生物力学特性，端骨块在骨隧道内可形成可靠的骨-骨愈合界面，长期随访显示了良好的效果，从而被广泛使用。随着生物力学研究进展和固定技术的改进，多股HT可以获得简便而可靠的固定，生物力学性能甚至超过了B-PT-B，这使得HT被更多的医生所接受并迅速流行。自体腱组织相容最好，无免疫排斥反应，但创伤大，可供取材较局限，会导致诸多并发症，所以很多学者不断地进行实验研究，寻求其他替代腱，并在该领域取得了可喜的进展。

2.同种异体移植物

同种异体移植物的使用争议较多。异体腱取材相对较广，对患者不造成额外创伤，并发症少，生物力学研究表明并不劣于自体腱。此类型替代腱以同种异体 B-PT-B 最为常用，现国内多家医院已将此类腱作为首选腱。张辉等[1]对 36 例 ACL 损伤病例进行了同种异体 B-PT-B 移植重建。平均随访 23.6 个月，术后 IKDC 评分总体优良率达到 91.7%。王庆锋等[2]应用经深低温冷冻异体跟腱重建方法修复 13 例膝关节交叉韧带损伤患者，采用 Lysholm 膝关节功能评分法，术后随访 5～24 个月，优良率为 83%。但异体腱的缺点也较多，可能造成疾病传播，对取材的处理要求严格，处理方法可对生物力学性能产生影响，可有免疫排斥反应，成本也较高，故目前也有很多学者不赞同选择此型腱。

3.人工韧带供体

人们对自体腱和异体腱弊端的顾虑促使人工韧带的出现，人工材料具有无须特殊处理、不损伤自身组织、无疾病传播风险和手术简化的优点，早期使用的人工韧带术后短期疗效良好，但远期随访发现有韧带松弛、断裂和严重的滑膜炎等并发症，运用较少。近年来，随着生物聚酯材料的人工韧带出现，表现出良好的生物力学特性，人工韧带重新受到重视，它的优势得到充分的发挥。徐又佳等[3]用法国 LARS 膝关节前交叉韧带治疗急性前交叉韧带断裂 15 例，经平均 18 个月随访，术后 Lysholm 评分，近期优良率达 86.6%。现已有数种组织工程韧带将要应用于临床。

（三）固定方法

替代腱的固定方法有很多种，临床上采用较多的主要有以下几种。

1.无植入物的嵌压固定

无植入物的嵌压固定可分为自体骨栓和结嵌压固定。Dargel 等[4]采用 B-PT-B 和股四头肌腱-髌骨（QT-PB）作为替代腱，生物力学测试表明嵌压固定，安全可靠，关节稳定性良好；同时发现替代腱骨块的宽度和深度对嵌压固定的可靠性也具有重要影响。Jagodzinski 等[5]运用骨栓嵌压固定配合外侧肌腱结固定 HT 腱重建 ACL，经生物力学测试表明固定安全可靠。Halder 等[6]采用嵌压固定重建 ACL，取得了良好效果，避免了采用界面螺钉固定导致的不适当的螺钉插入而减少关节的稳定性，或损害股骨后侧骨皮质，或使金属物移植于关节，翻修时，移除螺钉困难，且可导致骨缺损等并发症。结嵌压固定则是将 HT 腱打结，在股骨侧钻出瓶颈样隧道，其狭窄的末端指向髁间窝，此处可紧密包容肌腱结，在远端肌腱襻固定于胫骨骨桥。

2.界面螺钉固定

界面螺钉固定方法在加强移植腱固定强度方面比其他方法有许多优点，所以被广泛推广应用。界面螺钉有钛合金螺钉和生物可吸收螺钉 2 种，金属界面螺钉有很好的固定能力，但手术时有可能锥出原隧道或损伤移植腱，骨质疏松患者固定强度反而下降，翻修手术时取螺钉难度大，术后结果判定时不能做 MRI 检查等。为克服金属螺钉的上述缺点，出现了可吸收界面螺钉固定方法。可吸收界面螺钉被广泛运用于临床，并被认为是固定的金标准。岳德波等[7]采用 Mitek 可吸收钉固定自体 HT 腱重建前交叉韧带 21 例，结果 21 例全部获得随访，Lysholm 功能评分和 SF-36 评分较术前明显提高。Drogset 等[8]分别采用金属界面螺钉和生物可吸收螺钉固定重建 41 例 ACL，均取得良好的临床疗效，但在术后并发症方面，生物可吸收螺钉明显优于金属螺钉。Piltz 等[9]运用可吸收聚交酯膨胀螺钉，经生物力学测试固定力量可靠,固定强度优于生物可吸收螺钉。Piltz 等认为聚交酯膨胀螺钉固定与生物可吸收螺钉固定观念相同,力量相当,与生物可吸收螺钉相比,能减少对替代腱的切割。螺钉的几何形状在ACL 重建术中的抗拉力也被关注。方镇洙等[10]采用可吸收界面螺钉和金属界面螺钉固定自体 B-PT-B 重建膝前交叉韧带,发现单用可吸收界面螺钉有轻度弛缓症状,提倡股骨用可吸收界面螺钉、胫骨用金属界面螺钉。

3.横钉固定

横钉固定其固定强度大,固定牢固可靠,不会造成股骨隧道后壁的崩裂,愈合率高。杨惠光等[11]分别采用 DePuymitek 的 Rigidfix 系统(股骨端)和 Intrafix 系统(胫骨端)固定股骨侧和胫骨侧肌腱重建 ACL 40 例,结果显示,术后所有患者均无膝关节不稳的主观症状。按照Lysholm 膝关节评分标准:平均评分从(40.3±4.2)分提高至(90.4±3.6)分,差异有统计学意义($P<0.01$)。

4.钮扣式钢板固定

肖祥池等[12]应用钮扣式钢板固定四股自体 HT 腱重建前交叉韧带,将 HT 腱用钮扣式钢板固定于股骨干骺端外侧皮质,肌腱另一端的缝合线在胫骨隧道外紧贴外侧皮质套上钛质钮扣钢板。认为此固定效果可靠,患者可以进行早期的关节康复锻炼。此固定方式对骨质疏松患者以及股骨隧道后壁破裂的病例尤为适用。

5.联合固定

为了使固定更为牢固,重建后膝关节更稳定,有研究者采用了联合固定法,即用不同固定方法联合固定替代腱。敖英芳等[13]将骨-髌腱-髌前骨膜-股四头肌腱条骨块移植腱条不带有骨块的一端经由胫骨侧骨道引入关节内,并将其打入嵌插在骨道内,用双门型钉在股骨外髁侧固定另一端,取得满意疗效。Berg 等[14]采用 HT 腱在股骨运用双皮质螺钉横行式固定,在胫骨应用界面螺钉联合横钉固定重建 ACL,取得了满意疗效。Hill 等[15]认为,采用互补的固定方法能防止术后肌腱在骨隧道中的滑动,能增加术后关节的稳定性,但也增加术后膝部疼痛的风险。王岩等[16]采用 HT 腱横杆悬挂固定法重建膝关节前交叉韧带,即移植物股骨端行横杆悬挂法固定,胫骨端齿压钉固定,获得佳效。刘雪峰等[17]应用同种异体肌腱重建 ACL,股骨髁侧椭圆形隧道,应用横钉固定肌腱法固定;胫骨侧建立前内束和后外束双隧道,嵌压钉固定,认为同种异体肌腱可以满足韧带受区的要求,双束 ACL 重建符合膝关节韧带 4 连杆曲率生物运动模式,膝关节回旋稳定度高。

(四)重建方法

移植物重建的方法对重建后疗效有重要影响,包括移植物选择、移植物植入位置、固定方式等。宋光虎[18]采用自体骨栓肌腱结嵌压固定保留胫骨止点的 HT 腱重建膝前交叉韧带断裂取得较好疗效。是否解剖位重建以及单双束重建对移植后的生物力学特性有着显著影响。胡勇等[19]应用自体双股 HT 腱经单股骨双胫骨隧道解剖重建膝前交叉韧带,移植体股、胫骨端均采用近 ACL 解剖止点之 Press-fit 技术固定,他们主张 ACL 应行前内侧束和后外侧束同时的双束重建。白伦浩等[20]将采用异体 HT 腱胫骨股骨双隧道双束重建 ACL,按照Lysholm、Irrgang 评分及 IKDC 膝关节评分标准进行疗效评价,Lachman 试验对重建后膝关节前向稳定性进行评价,轴移试验对重建后膝关节旋转稳定性进行评价,认为此法可以明显提高重建后膝关节旋转及内翻稳定性。陈志伟等[21]则认为双束重建理论上比单束重建具有更为持久的稳定性。但双束重建对重建韧带的定位要求更高,骨质劈裂等风险更高,主张如果患者没有过高功能需要,单束重建即可满足功能要求。

(五)各移植腱的疗效对比

Aglietti 等[22]对 2 种移植物(B-PT-B 和 HT)研究随访结果显示,B-PT-B 组的关节稳定性趋势更好,但两组的关节动度计测量与轴移实验结果没有显著性差异,恢复伤前运动水平比例则 B-PT-B 组更高。徐志宏等[23]对自体同侧 B-PT-B 移植和同种异体 B-PT-B 移植重建 ACL 的观察,对患者进行术前、术后体格检查、膝关节 IKDC 评定、Lysholm-Tegner 评分、VAS 疼痛评分及 KT-2000 检测,得出同种异体与自体髌腱移植物重建 ACL 临床疗效相近的结论。Nau 等[24]随机对照研究自体 B-PT-B 和 LARS 韧带重建 ACL,随访 6 个月、12 个月时 LARS 组的运动评分及生活量评分 LARS 韧带组优于 B-PT-B 组,24 个月时两组功能评价的差异则均无统计学意义。

(六)展望

关节镜下 ACL 重建术已成为常规手术。移植物的选择、重建方法,以及替代腱的固定临床研究较多,目前尚未形成统一的术式。但随着科研工作者的努力,生物工程学、生物力学的深入研究,ACL 重建技术将会得到飞速发展,重建效果会不断接近我们想要达到的目的。正如 Eriksson[25]所说的“我们期待有一天向 ACL 损伤的患者保证:他们在治疗后有 95%～100%的可能性获得一个稳定的、有完全运动功能的膝关节,从而保证让他们以受伤前的良好状态重新回到过去所从事的体育运动中去。”

参考文献

[1]张辉,王雪松,冯华,等.同种异体骨-髌腱-骨组织移植重建前交叉韧带 36 例临床分析[J].中国运动医学杂志,2008,27(3):275-279.

[2]王庆锋,温鹏,杨晓宇,等.关节镜下应用同种异体跟腱重建膝关节交叉韧带的疗效观察[J].宁夏医学杂志,2007(9):776-778.

[3]徐又佳,董启榕,周海滨,等.关节镜下运用 LARS 人工韧带重建膝前交叉韧带[J].中国矫形外科杂志,2008(24):1841-1844.

[4]DARGEL J, SCHMIDT-WIETHOFF R, SCHNEIDER T, et al. Biomechanical testing of quadriceps tendon patellar bone grafts an alternative graft source for press fit anterior cruciate ligament reconstruction[J]. Arch Orthop Trauma Surg, 2006(4):265-270.

[5]JAGODZINSKI M, BEHFAR V, HURSCHLER C, et al. Femoral press fit fixation of the hamstring tendons for anterior cruciate ligament reconstruction[J]. Am J Sports Med, 2004(7):1723-1730.

[6]HALDER AM, LUDWIG S, NEUMANN W. Arthroscopic anterior cruciate ligament reconstruction using the double pressfit technique an alternative to interference screw fixation[J]. Arthroscopy, 2002, 9:974-982.

[7]岳德波,王卫国,陈赢,等.Mitek 可吸收钉固定自体四股绳肌肌腱重建前交叉韧带 21 例[J].中国骨与关节损伤杂志,2008,10:843-844.

[8]DROGSET JO, GRONTVEDT T, JESSEN V, et al. Comparison of invitro and in vivo

complement a ctivation by metal and bioabsorbable screws used in anterior cruciate ligament reconstruction[J].Arthroscopy,2006,5:489-496.

[9]PILTZ S,STEINBAUER T,MEYER L.Bioabsorbable expansion bolt fixation In anterior cruciate ligament reconstruction[J].Clin Orthop Relat Res,2004,418:225-230.

[10]方镇洙,柳硕柱.关节镜下可吸收螺钉与金属螺钉重建ACL术后比较[J].实用骨科杂志,2007,13(9):513-516.

[11]杨惠光,孙惠清,姜雪峰,等.关节镜下应用Rigidfix和Intrafix系统固定重建前交叉韧带[J].临床骨科杂志,2008(6):505-507.

[12]肖祥池,周英祝,杨文斌,等.关节镜下应用钮扣式钢板固定四股自体股腘绳肌腱重建前交叉韧带[J].中国微创外科杂志,2007(8):801-802.

[13]敖英芳,曲绵域,田得祥,等.骨-髌腱-髌前骨膜-股四头肌腱条骨块嵌入法重建前交叉韧带[J].中华外科杂志,1997(12):725-727.

[14]BERG TL,PaulosL E.Endoscopic ACL reconstruction using strykerbi osteon crosspin femoral fixation and interlock crosspin tibial fixation[J].Surg Technol Int,2004,12:239-244.

[15]HILL PF,RUSSELL VJ,SALMON LJ,et al.The influence of supplementarytibial fixation on laxity measurements afte ranterior cruciate ligament reconstruction with hamstring tendons infemale patients[J].Am J Sports Med,2005,1:94-101.

[16]王岩,陈颖,吕伟,等.半腱肌股薄肌腱横杆悬挂固定法重建膝关节前交叉韧带[J].黑龙江医学,2007(3):179-181.

[17]刘雪峰,孙贵才,赵承斌,等.关节镜下同种异体肌腱双束法重建前交叉韧带[J].临床骨科杂志,2008(5):431-434.

[18]宋光虎.肌腱结嵌压固定保留胫骨止点的腘绳肌腱重建前交叉韧带[J].中国骨伤,2008(10):783-784.

[19]胡勇,刘剑伟,陈经勇,等.关节镜下双股半腱及股薄肌腱经双胫骨隧道解剖重建膝前交叉韧带[J].中国矫形外科杂志,2005(8):571-573.

[20]白伦浩,王勇,吕大鹏,等.双束重建前交叉韧带及其临床疗效观察[J].中国现代医学杂志,2008(24):3651-3655.

[21]陈志伟,戴祝,谭扬帆,等.关节镜下自体四股腘绳肌腱单束重建前交叉韧带[J].南华大学学报医学版,2008(6):813-815.

[22]AGLIETTI P,BUZZI R,ZACCHEROTTI G,et al.Patellar tendon versus doubled semitendinosus and gracilis tendons for an terior cruciate ligamentre construction[J].Am J Sports Med,1994,22:211-217.

[23]徐志宏,陈东阳,蒋青,等.自体与深低温冷冻异体髌腱重建前交叉韧带临床疗效比较研究[J].中国运动医学杂志,2008(3):280-282,293.

[24]NAU T,LAVOIE P,DUVAL N.A new generation of artificial ligaments in reconstruction of the anterior cruciate ligament.Two year follow up of a randomized trial[J].J Bone Joint Surg B,2002,3:356-360.

[25]ERIKSSON E.How good are the results of ACL reconstruction[J].Knee Surg,Sports Traumatol,Arthrosc,1997,5:137.

(原文发表于《中国矫形外科杂志》2010 年第 8 卷第 14 期,作者:桑宝权,黄相杰,相关研究获 2012 年山东省科技进步三等奖)

七、关节镜下异体髌韧带重建前交叉韧带 46 例

前交叉韧带是维持膝关节前向稳定性的基本结构,具有特定的解剖学和生理学特性,损伤后如果得不到正确的治疗,将导致膝关节疼痛和功能障碍,严重影响日常生活。笔者自 2005 年 10 月至 2007 年 10 月采用关节镜下挤压螺钉固定同种异体骨-髌腱-骨治疗前交叉韧带损伤患者 46 例,疗效满意,现报告如下。

(一)临床资料

本组 46 例,男 28 例,女 18 例。年龄 21～42 岁。左侧 29 例,右侧 17 例。损伤原因:运动 34 例,交通事故伤 12 例。病程 1～18 个月,平均 11 个月。所有患者均有膝关节疼痛、跛行、打“软腿”等症状。18 例存在股四头肌萎缩,15 例伴膝关节屈伸受限,17 例合并半月板破裂。19 例麦氏征阳性,42 例前抽屉试验阳性,Lachman 试验均阳性,38 例轴移试验阳性。

(二)治疗方法

1.术前准备

先将同种异体髌骨-髌腱-胫骨(中国人民解放军骨科研究所组织库提供)制成骨-髌腱-骨复合体,近端骨块修剪成直径 9mm、长 2cm 的骨柱,远端骨修剪成保持直径 10mm 的全长骨柱。再分别在两端骨柱上间隔 5mm 钻 2 个直径 1.5mm 的骨孔,用肌腱线编织缝合髌腱,并从骨孔引出。在用 4mL 丁胺卡那霉素和 100mL 生理盐水配成的抗生素溶液中浸泡 30 分钟,然后在工作台上进行预张,备用。

2.手术方法

采用硬膜外麻醉或全身麻醉,患者仰卧位,患肢下垂,健侧下肢放在支腿架上,患肢大腿根部扎气囊止血带。常规消毒铺单,经膝前内、外侧入路,检查关节内情况,关节镜下进行髁间窝清理成形术,刨除断裂的前交叉韧带,胫骨止点用刨刀清理,同时部分切除损伤的半月板。再经外侧入路,关节镜下确定胫骨隧道出口(位于后交叉韧带前 7mm、在原止点中心后内侧),放入胫骨定位器(骨道取向呈 45°～55°),钻取胫骨隧道。于髁间窝外侧(右膝应位于髁间窝的 10 点或 11 点钟位置,左膝 1 点或 2 点钟位置)距髁间窝后缘 7mm 处向股骨髁外上方打入末端带针孔的导针,然后沿此方向钻股骨隧道,深约 2cm。将移植物经胫骨隧道引入关节腔,再引至股骨隧道内,用挤压螺钉(施乐辉钛合金挤压螺钉)固定股骨端骨块。于 15°位拉紧移植物,若前、后抽屉试验及 Lachman 试验为阴性,且关节活动正常,无膝关节撞击征,则将膝关节屈曲 15°,后抽屉状态下用挤压螺钉固定胫骨端骨块。最后冲洗关节腔,缝合小切口。合并内外侧副韧带损伤的患者行切开修复或重建术。

3.术后处理

术后静脉滴注抗生素 3～5 天,预防感染。72 小时后开始在 CPM 机辅助下进行功能锻炼,1 周后开始主动伸膝锻炼。12～14 天拆线,拆线后即可拄双拐在支具保护下部分负重。3～4周内膝关节活动控制在 10°～90°,5～6 周时增至 0°～110°,7～8 周接近正常,开始过伸及

下蹲训练。8 周后弃拐，恢复正常行走，6～8 个月后可恢复竞技性体育运动。

（三）结果

本组患者均获随访，时间 12～36 个月，平均 16 个月。未出现关节内感染、下肢深静脉血栓形成和血管神经损伤等并发症。术后 6 个月按照 Lysholm[1] 膝关节功能评分标准评定，本组优 36 例，良 6 例，一般 4 例，优良率 91.3%。

（四）讨论

因为髌韧带的生物力学性能好，所以经常作为重建材料。重建前交叉韧带时如果取患者自身的髌韧带，不仅加重患者的损伤，而且会减弱髌韧带的力量，改变髌骨轨迹，容易造成髌骨软骨软化，引起疼痛。切取同种异体的骨-髌腱-骨，经过消毒和深低温冷冻保存作为前交叉韧带的重建材料，可以取得与自体移植物重建同样的疗效。临床研究证实，异体移植物用于重建前交叉韧带后移植物在患者体内可以重新血管化并成活[2]。临床随访表明，早期异体移植可取得与自体移植相当的效果[3]。

股骨和胫骨附着点的精确定位是确保前交叉韧带重建疗效的关键。前交叉韧带股骨附着点在髁间窝外侧壁后侧，呈新月形；胫骨附着点在髁间隆突前部及外侧半月板前角，呈三角形，分前内侧束和后外侧束。移植物理想的安置位置是尽可能接近正常解剖位置，这样可避免移植物被拉伸发生松弛、移植物与髁间窝发生撞击、过度限制膝关节的活动范围而导致膝关节运动能力下降及移植重建失败等。Miller 等[4]研究认为，前交叉韧带胫骨止点位置的中心在矢状位上位于后交叉韧带前缘前方 7mm，采用这一标志进行定位，可以避免发生移植物与髁间窝发生撞击，并可获得满意的临床效果。股骨侧止点位于髁间窝外侧（右膝应位于髁间窝 10 点或 11 点钟位置，左膝 1 点或 2 点钟位置）且距髁间窝后缘 7mm 处。

髁间窝或窝顶成形术有利于术者看清髁间窝后侧部分，同时也能使术者在膝关节伸直状态下看清移植物。然而过多的成形会导致股骨侧止点外移，最终造成膝关节运动异常。LaPrade 等[5]的研究表明：髁间窝过度成形术后 6 个月关节软骨出现早期退行性关节炎的组织病理改变。髁间窝成形并不能改善短期疗效，而减少髁间窝成形却可以减少术后出血、疼痛、肿胀及潜在的骨赘生长。所以髁间窝成形术只有在术中证实确实有必要时才进行。

在使用骨-髌腱-骨与挤压螺钉重建前交叉韧带时应注意以下几点。①若采用单切口技术，则股骨侧靠近关节腔侧固定，胫骨侧远离关节腔侧固定；②固定时，股骨侧挤压螺钉与骨瓣之间的分歧角＞15°会大幅降低固定的把持强度。为了减少挤压螺钉与骨瓣之间的分歧角，可以采用小刮匙在股骨骨隧道前方作一小凹，屈膝 100°～120°，可以使挤压螺钉的方向更接近股骨骨隧道[6]；另一方法就是通过胫骨骨隧道拧紧螺钉；③胫骨侧骨块固定时，应在膝关节稍微屈曲角度下固定，我们一般将患膝屈曲 10°～30°，使移植物获得最佳张力。

关节镜下异体骨-髌腱-骨重建前交叉韧带与传统的开放性自体移植重建相比，具有操作简单、创伤小、术后并发症少的特点，值得临床推广。

参考文献

[1]LYSHOLM J，GILLQUIST J.Evaluation of knee ligament surgery results with special emphasis on use of a scoring scale[J].Am J Sports Med，1982，10(3)：150-154.

[2]JACKSON DW，GROOD ES，GOLDSTEIN JD，et al. A comparison of patellar tendon

autograft and allograft used for anterior cruciate ligament reconstruction in the goat model[J].Am J Sports Med,1993,21(2):176-185.

[3]CHANG SK,EGAMI DK,SHAIEB MD,et al.Anterior cruciate ligament reconstruction: allograft versus autograft[J].Arthroscopy,2003,19(5):453-462.

[4] MILLER MD, OISZEWSKI AD. Posterior tibial tunnel placement to avoid anterior cruciate ligament graft impingement by thein tercondylar roof. An in vitro and in vivo study[J].Am J Sports Med,1997,25(6):818-822.

[5]LAPRADE RF,TERRY GC,MONTGOMERY RD,et al.Winner of the Albert Trillat Young Investigator Award.The effects of aggres sive notchplasty on the normal knee in dogs[J].Am J Sports Med,1998,26(2):193-200.

[6]HAMER CD,MARKS PH,FU FH,et al. Anterior cruciate ligament reconstruction: endoscopic versus two-incision technique[J].Arthroscopy,1994,10(5):502-512.

（原文发表于《中医正骨》2009 年第 21 卷第 10 期，作者：王华禹，黄相杰，相关研究获 2012 年山东省科技进步三等奖）

八、自体间充质干细胞移植异体韧带重建治疗膝交叉韧带损伤

[摘要]目的：探讨运用自体骨髓间充质干细胞移植配合同种异体髌腱重建前交叉韧带的临床疗效。方法：选取 2009 年 10 月至 2010 年 10 月 57 例 ACL 损伤患者作为研究对象，随机分为试验组($n=31$)及对照组($n=26$)，移植物均采用同种异体骨-髌腱-骨。试验组在手术时配合运用骨髓间充质干细胞移植，于术后 3 个月、6 个月、12 个月进行随访，共 52 例患者完成随访，其中试验组 28 例，对照组 24 例。测量患者双膝关节活动度，并计算二者之差（健侧-患侧），运用国际膝关节文献委员会(IKDC)评分及 Lysholm 评分测评患者主观感觉状况。结果：术前上述数据在两组之间均没有统计学差异；术后两组患者一般情况均恢复良好，未发生严重并发症。在术后每个时间点，两组患者的双膝活动度之差、IKDC 评分及 Lysholm 评分均较手术前明显好转，差异有统计学意义；试验组的 IKDC 评分及 Lysholm 评分在每个时间点较对照组的差异表现出统计学意义($P<0.05$)，但这种差异似乎有缩小的迹象；两组关节活动度之差在术后 3 个月、6 个月时表现出了明显差异，但在术后 12 个月时差异消失。结论：骨髓间充质干细胞移植配合同种异体骨-髌腱-骨移植重建 ACL 的临床早期效果明显优于单纯腱重建，说明骨髓间充质干细胞移植能在早期缩短移植物塑形改造时间，但其远期疗效仍有待研究。

[关键词]骨髓间充质干细胞；前交叉韧带

前交叉韧带(anterior curiae ligament,ACL)在体育活动中极易损伤，其断裂后一般不能自发愈合，目前临床治疗的金标准是韧带重建术，但不管用什么移植材料只是起到模板作用，韧带移植物大致都要经历缺血坏死炎症期、再血管化过程、成纤维细胞增殖和植入期及韧带的塑形改造期这 4 个相连续的过程。移植物重塑改造的时间很长，有必要采取措施来加快这一进程。我院自 2009 年 10 月至 2010 年 10 月间运用自体骨髓间充质干细胞(bone mesenchymal stem cell,BMSC)复合同种异体骨-髌腱-骨移植物重建受损的前交叉韧带，取得了满意的临床疗效，现报告如下。

(一)临床资料

本组均为经过MRI检查、临床理学检查及关节镜检查证实为前交叉韧带完全断裂,同时排除了后交叉韧带损伤及内侧副韧带完全断裂的患者,且不伴有同侧肢体骨折、骨性关节炎等。2009年9月至2010年10月间,共57例患者按照随机数字分别纳入试验组和对照组进行手术治疗,出院后继续进行随访。

1.试验组

共31例,其中男18例,女13例;年龄19~52岁,中位年龄32.3岁;体重51~87kg,平均63.4kg;身高160~187cm,平均167.9cm;受伤原因:运动损伤11例,交通事故15例,高处摔伤5例;伤后到手术时间为3天至22个月,中位病程10.8个月。

2.对照组

共26例,其中男15例,女11例;年龄18~55岁,中位年龄33.4岁;体重53~86kg,平均65.1kg;身高159~188cm,平均168.7cm;受伤原因:运动损伤8例,车辆撞伤13例,高处坠落伤5例;伤后到手术时间为7天至23个月,中位病程11.2个月。

两组患者在性别、年龄、体重、身高、致伤原因等一般情况方面的差异均无统计学意义。所有患者均有患膝关节不稳、疼痛、跛行、股四头肌萎缩致“打软腿”等症状。术前对患膝关节功能分别运用国际膝关节文献委员会(IKDC)评分及Lysholm评分进行评估,结果显示,两组患膝关节功能评分差异均无统计学意义(表10-26、表10-27)。

表10-26 两组患者术前术后各时间点IKDC评分

组别	例数	术前	术后3个月	术后6个月	术后12个月	F值	P值
试验组	28	59.70±2.23	78.27±3.03*	85.67±3.48*	88.78±4.04*	557.976	0.000
对照组	24	60.30±2.12	75.21±2.56*	81.87±3.31*	85.21±3.67*	507.323	0.000
t值		−0.705	3.303	2.409	2.401		
P值		0.413	0.002	0.034	0.045		

注 与术前比较,$P<0.05$。

表10-27 两组患者术前及术后各时间点LYSHOLM评分

组别	例数	术前	术后3个月	术后6个月	术后12个月	F值	P值
试验组	28	60.89±2.46	87.27±3.21*	90.63±3.86*	91.43±4.23*	1 326.343	0.000
对照组	24	60.78±2.38	84.41±2.67*	87.57±3.21*	85.01±3.36*	2 302.246	0.000
t值		−0.625	3.234	2.239	2.005		
P值		0.376	0.009	0.038	0.047		

注 *与术前比较,$P<0.05$。

(二)治疗方法

1.自体间充质干细胞培养

试验组无菌条件下在局部麻醉下于两侧髂后上棘抽取骨髓60mL,在200g的条件下离心骨髓6分钟,取上清液,加入等量PBS,在1 000g的条件下离心6分钟,获取有核细胞。每平方厘米接种(0.8~1.2)×10^6个有核细胞,在37℃、含20%自体PRP、5% CO_2浓度下进行细胞培养，每隔3天换液，细胞长满后，消化，冻存细胞备用(图10-14、图10-15)。

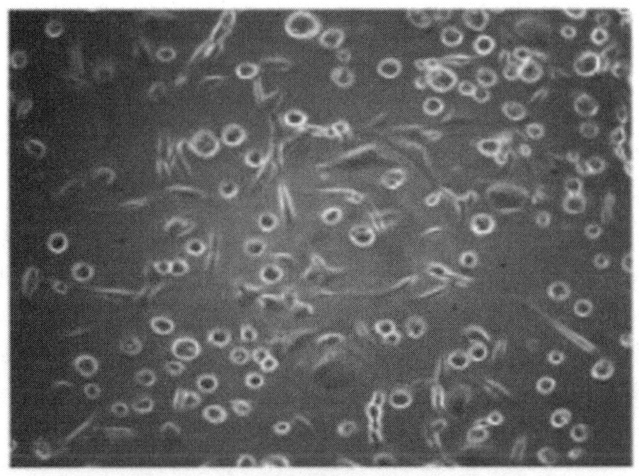

图10-14 骨髓间充质干细胞原代培养

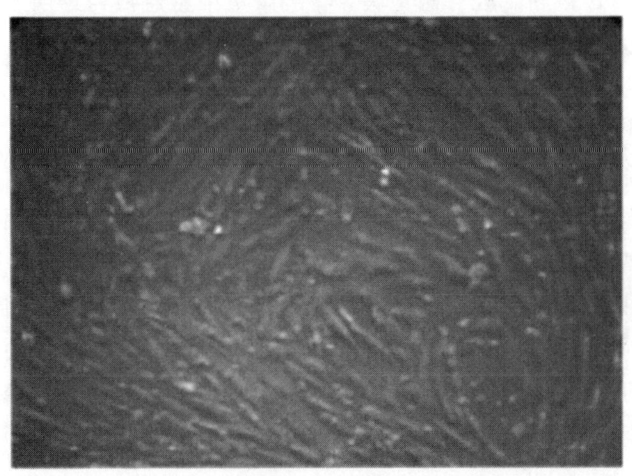

图10-15 骨髓间充质干细胞传代培养

2.移植物准备

先将同种异体髌骨-髌腱-胫骨(中国人民解放军骨科研究所组织库提供)制成骨-髌腱-骨复合体，近端骨块修剪成直径9mm、长2cm的骨柱，远端骨修剪成直径10mm的全长骨柱。再分别在两端骨柱上间隔5mm钻2个直径1.5mm的骨孔，用肌腱线编织缝合髌腱并从骨孔引出。将干细胞悬液与透明质酸钠(山东博士伦福瑞达制药有限公司生产)以1∶1的浓度混匀备用。将移植物和肌腱线在干细胞悬液中浸泡30分钟；按每点0.1mL多点均匀注入移植物内，再用肌腱线对移植物体部进行编织，最后在移植物表面均匀喷涂干细胞悬液与透明质酸钠混合物，透明质酸钠会逐渐固化附着于移植物表面，然后在工作台上进行预张，备用。

3.手术方法

采用硬膜外麻醉或全身麻醉，患者仰卧位，患肢下垂，健侧下肢放在支腿架上，患肢大腿根部扎气囊止血带。常规消毒铺单，前外侧入路进镜，关节镜下常规探查ACL、后交叉韧带、半月板和软骨损伤情况。采用前内侧入路，处理合并伤，半月板损伤视情况行全切或次全切成形术，软骨损伤者行软骨成形术，用篮钳及刨削器清除原 ACL 及滑膜。

首先制备胫骨隧道：将胫骨导向器固定于 55°位置上，经髌下内侧入口置入关节腔。将瞄准点定于原韧带胫骨残端中心位置，使胫骨隧道外口中心距关节面约 3cm。沿导向器钻入一根2mm 导针，分别用空心钻头和套筒钻做直径 20mm 隧道，保留所获松质骨，供胫骨隧道植骨用。最后修整打磨隧道以适应移植物胫骨附着点的解剖外形。后制备股骨隧道：膝关节屈曲 45°，推开后侧骨皮质的骨膜，通过胫骨隧道放入股骨导向器。再继续屈膝至 60°～90°，检查胫骨隧道后缘是否有碰撞。沿导向器钻入一根 2mm 导针。用空心钻头经导针在股骨钻孔，直径 20mm，深 1.5cm。刮匙和伞形刨削器打磨修整隧道，以适应移植物股骨附着解剖外形。保持屈膝 60°～90°，从胫骨隧道置入带槽导针，导针在隧道内的位置偏于胫骨隧道前内侧，并钻穿股骨穿出皮肤。将股骨端肌腱线系于带槽导针尾孔中，牵拉带槽导针，从大腿侧皮肤拉出，使移植物通过胫骨和股骨隧道。

在关节镜下用大小合适的生物界面可吸收螺钉挤压骨块固定，后在关节屈曲 30°～40°位，然后压胫骨结节，拉紧胫骨端骨块牵引线，再根据患者骨质情况选用一枚与胫骨隧道直径相同或大 1mm 的生物界面螺钉固定胫骨侧骨块。将剩余干细胞悬液与透明质酸钠混液在关节镜下注入股骨与胫骨隧道内。再次检查重建 ACL 的位置、张力和固定稳定性以及与髁间窝有无撞击。最后冲洗关节腔，缝合切口。对照组在术中使用透明质酸钠时不混入干细胞悬液，其余处理均与试验组相同，以保证两组数据在逻辑上具有可比性。

4.术后处理

术后卧床 1 天，静脉注射抗生素 3～5 天。麻醉清醒后即进行股四头肌等长收缩，踝关节背伸、跖屈及直腿抬高锻炼。术后第 2 天开始患膝 CMP 锻炼（0°～90°）1 小时，每天 2 次。术后 2 周拆线，可拄双拐在支具保护下部分负重。3～4 周内膝关节活动控制在 10°～90°，5～6 周时增至 0°～110°，7～8 周接近正常，开始过伸及下蹲训练。术后 12 周去拐仗在支具保护下行走，强化股四头肌肌力，进行关节活动度锻炼。6 个月内支具保护并严禁重体力活动。术后 12 个月内避免患膝剧烈剪切、旋转运动。

5.膝关节功能评估

（1）理学查体标准。膝关节活动度（ROM）测量方法：做滑板运动的动作，即患者靠近滑板墙仰卧，臀部距离滑板墙约一脚的长度，双下肢分别放于滑板墙上缓慢向下滑动，直至双下肢各自都不可以继续下滑。此时，用关节活动度测量仪分别测量健侧膝和患侧膝的最大下滑角度，计算健侧及患侧关节活动范围之差（表 10-28）。

表 10-28　两组患者术前术后健侧与患侧膝关节活动范围之差（°，健侧-患侧）

组别	例数	术前	术后 3 个月	术后 6 个月	术后 12 个月	F 值	P 值
试验组	28	95.3±9.4	71.2±6.7*	49.8±4.5*	29.9±4.0*	347.576	0.000
对照组	24	93.5±9.8	76.3±8.7*	55.3±5.3*	30.7±4.6*	432.359	0.000
t 值		−0.905	3.274	2.109	2.896		
P 值		0.642	0.001	0.034	0.069		

注　* 与术前比较，$P<0.05$。

（2）患者主观感觉指标：包括 IKDC 评分及 Lysholm 膝关节评分表，包括跛行、负重、绞锁、关节不稳定疼痛、肿胀、爬楼梯、下蹲,满分 100 分。

6.统计学方法

采用 SPSS 17.0 统计软件进行分析。计量资料采用均数±标准差表示,试验组与对照组内部手术前后的评分运用重复测量方差分析,两两比较采用 SNK 检验;组间采用独立样本 t 检验。检验水准设为 $\alpha=0.05$。

(三)结果

两组患者术后均恢复良好,刀口均Ⅰ期愈合,未发生骨折、感染、关节积血、血栓形成等并发症,且均未出现免疫排斥反应。试验组 31 例患者中有 3 例失访,对照组 26 例患者中有 2 例失访,即共 52 例患者获得全程随访(现仍在随访中),本文截取每例患者 12 个月的随访情况进行论述。两组术后各个时间点的 IKDC 及 Lysholm 评分、关节活动度均明显优于术前评测情况($P<0.01$)。在术后 3 个月、6 个月及 12 个月时试验组与对照组患者的 IKDC 及 Lysholm 评分均出现较明显的统计学差异,但是从数据上还显示这种差异在逐渐缩小而非增加。两组患者健肢与患肢膝关节活动度之差在术后 3 个月、6 个月时显示出统计学差异,但这种差异在术后 12 个月消失。

(四)讨论

目前 ACL 重建的手术方法主要有自体或同种异体腱性组织移植以及人工材料等。自体组织移植难以满足临床需要,且存在供区并发症。人工韧带由于没有较好地解决疲劳断裂和强度衰减问题,其应用受限。现认为,理想的韧带供体移植条件应包括[1]:①容易获取,有足够的直径和长度;②生物学特性与欲替代的韧带相似;③获取后不影响正常的组织结构;④能够保留和提供新的血供。近年来,由于同种异体深低温冻存移植物重建膝关节 ACL 具有操作简便、创伤小、可避免自体肌腱移植术后出现的一系列供区并发症等优点,故其在临床上的应用逐渐增多。

尽管自体与同种异体移植物的组织学与生物力学特性各有不同,但目前认为,无论应用哪种移植物,其在关节腔内的组织学演化过程相同,都要经过移植物的坏死、再血管化、细胞增殖和胶原纤维重建 4 个阶段,通过爬行替代达到移植物的"复活"[2]。无论是自体还是同种异体移植物,都只是起到支架作用。虽然同种异体肌腱重建 ACL 可以得到良好的效果,但有几个先天矛盾的问题是我们无法逾越的:一般为了去除异体移植物的抗原性和防止感染,现在最好的做法就是深低温冻干法和钴 60 γ 射线照射法,上述方法难以避免地会对移植物的生物力学强度产生负面影响,灾难性后果就是移植物在术后发生断裂。文献[3]报告,同种异体肌腱移植术后再断裂的发生率为 6.5%~15%,明显高于自体肌腱移植(0~4.8%)。早期生物力学强度不足是同种异体肌腱移植再断裂的重要原因,同时同种异体移植物血管化和塑形速度较自体移植物慢是再断裂的另一个重要因素。由于自身组织长入需要一段时间,在这段时间内移植物必须保持一定的张力,才能保证形成的韧带有力学功能。如何使这个替代过程尽可能在较短时间内完成是手术成败的关键所在。在现阶段要求患者延迟负重与参加体育运动的时间成为临床医师和患者的无奈之举。因此,促进同种异体肌腱移植物尽快"浴火重生",加速实现胶原纤维的重建,成为该领域的研究热点。

近年来,随着细胞工程和组织化学等技术的发展使得细胞移植成为可能。骨髓间充质干细胞(bone marrow mesenchymal stem cell,BMSC)是一类具有很强的自我复制和多向分化潜能的干细胞。研究[4]证实,体内外微环境及各种活性细胞因子的作用下,同样可以向多个细胞系分化,如骨、软骨、肌肉、韧带、肌腱及其他结缔组织。肌腱和韧带一样都是特殊形态发生变化的成纤维细胞,该细胞在创伤组织修复过程中起到很大作用。North 等证实 BMSC 可向韧带样成纤维细胞分化。Watanabe 等将转基因小鼠的骨髓间充质干细胞移植入野生型小鼠的侧交叉韧带处,注入的细胞数为 1×10^6,28 天后应用原位杂交方法发现,植入的细胞分化为韧带成纤维细胞。

另外,BMSC 移植可以促进血管新生在诸多研究中已经得到证实,BMSC 移植可以增加缺血脏器的毛细血管密度,改善缺血器官血流量,目前认为其主要机制可能包括以下几个方面。①BMSC 在局部微环境诱导下,向内皮谱系定向分化,自身形成新生血管,增加缺血区血管数量。但是有研究通过用乳酸乙醇酸支架组合成骨样细胞与 BMSC 比较成血管能力时发现,虽含小鼠支架材料的血管密度较空白对照组明显增多,但成骨样细胞组与 BMSC 组分泌的血管内皮生长因子(VEGF)水平相差无几,血管密度基本一致,且成骨样细胞是 BMSC 分化后的细胞,故认为 BMSC 促进血管再生细胞旁分泌成血管因子是主要作用,与分化的方向相关性不大。②被移植的 BMSC 通过旁分泌的形式分泌血管生成诱导因子和调制内皮细胞迁移的蛋白质,诱导原先存在的血管内皮细胞激活、增殖、迁移、出芽、搭桥,形成新的毛细血管丛,原有的血窦扩张、伸展,血管重塑。其中 BMSC 在缺氧环境和二价金属离子途径等诱导下产生的 VEGF 被认为是其促进血管再生的主要细胞因子。

ACL 的内部结构与一般的肌腱和韧带不同,它除了具备致密结缔组织的特性外,还有一个重要的特性就是具有一定的纤维软骨特性。ACL 经组织化学甲苯胺蓝染色呈现异染阳性已被既往学者所证实,因此,其刚性应大于一般的韧带或肌腱组织。它的这种类软骨特性在缓冲外力方面发挥着重要作用。当应用异体移植物进行重建时,如果新形成的组织不具备类软骨的特性,必然会影响膝关节的运动功能。因此,可以把完成胶原纤维重建的移植物是否具有类软骨特性作为组织成熟的标志之一。在本研究中,将具有多向分化能力的 BMSC 移植到移植物表面,除了促进成纤维细胞生长、加快移植物塑形改造过程外,考虑应该还有促进移植物体部向具有类软骨特性方向改造的作用。

另外,本研究采用的是同种异体骨-髌腱-骨作为移植物,所以在愈合过程中并不存在腱-骨愈合的因素。但是我们在手术过程中同样对止点进行了干细胞移植。其思路在于,虽然本研究采用了带骨块移植物固定的金标准-挤压螺钉(挤压理论),这虽然可以提供坚固的孔内挤压,增加膝关节稳定性和移植物的等长,避免移植物-骨道的运动,但作为异物骨块,其实这完全就是用植骨治疗骨缺损的翻版。研究人员将兔骨髓间充质干细胞与纳米羟基磷灰石/壳聚糖复合后植入人为制造的股骨骨缺损中,结果发现,仅 12 周植入体与骨缺损处即骨性愈合,明显见新生骨生成,骨缺损能够完全修复,而单纯植入壳聚糖的对照组骨缺损处仅部分修复,且部分骨皮质不连续。这说明骨髓间充质干细胞移植能够促进骨缺损的尽快骨性愈合。

在本研究中,我们选择了廉价易得且容易操控固化时间的透明质酸钠作为干细胞的载体。一般认为理想的细胞载体应具备的特点:①良好的生物相容性及降解性;②骨传导性及诱导性;③满意的机械强度;④可塑形性;⑤可与其他活性分子复合,共同诱导骨发生;⑥支持细胞生长和功能分化的表面化学性质与微结构。透明质酸钠作为广泛存在于人体内的生理活性物质,是由葡萄糖醛酸和乙酰氨基已糖组成双糖单位聚合而成的一种高分子黏多糖。我们用其作为干细胞的载体，主要是因为本品为生物可降解性高分子聚糖类生物材料制成的高浓度凝胶，无菌、无热源、无抗原性及致炎性，具有良好的生物相容性及生物学活性，其所形成的高分子网状结构具有特有的流变学特性。一般6周左右透明质酸钠即可完全吸收降解，细胞也已实现了增殖和黏附。另外，我们还出于另外一种考虑，采用透明质酸钠作为BMSC的载体。经体外诱导分化构建的软骨细胞移植物一旦脱离严格控制的体外培养环境进入关节腔内，能否适应关节腔内的理化成分，国内外仍无文献报告。但研究同样发现，BMSC在外源性透明质酸钠中生长状况良好，由于关节液中同样存在透明质酸成分，因此，我们用透明质酸钠作为缓冲，防止细胞过早暴露于关节液中，但在一定程度上又算是对关节液环境的提前适应。

参考文献

[1]SIEBOLD R,BUELOW JU,BOS L,et al.Primary ACL reconstruction with fresh-frozen patellar versus Achilles tendon allografts[J].Arch Orthop Trauma Surg,2003,4:180-185.

[2]LAWHORN KW,HOWELL SM.Scientific justification and technique for anterior cruciate ligament reconstruction using autogenous and allogeneic soft-tissue grafts[J].Orthop Clin North(Am),2003,1:19-30.

[3]CHANG SK,EGAMI DK,SHAIEB MD,et al.Anterior cruciate ligament reconstruction: allograft versus autograft[J].Arthroscopy,2003,19:453-462.

[4]ABDALLAH BM,KASSEM M.Human mesenchymal stem cells:from basic biology to clinical applications[J].Gene Ther,2008,2:109-116.

（原文发表于《中国实用医药》2011年12月第6卷第36期，作者：黄相杰，姜红江，孟 鹏，相关研究获2012年山东省科技进步三等奖）

第十一章　髋关节研究

第一节　人工髋关节置换术的现状与热点

人工髋关节置换术近年来在许多方面都取得了长足的进展，也出现了一些备受关注的热点问题。在髋关节负重界面方面，高交联聚乙烯材料的改进使陶瓷对高交联聚乙烯成为具有优异表现的负重面组合，陶瓷对陶瓷界面的碎裂风险随着新型复合陶瓷的出现也得到了最大限度地降低，成为年轻患者负重界面的优选方案。金属对金属界面因存在不良软组织反应等潜在风险而引起了极大的关注，而金属锥部腐蚀这一问题更是成为近期瞩目的焦点，值得进一步深入研究。

快速通道关节外科的迅速发展使各种微创入路全髋关节置换手术再次赢得重视，但必须看到不可避免的学习曲线问题和微创技术本身可能存在的技术上的风险。在髋关节假体周围感染方面，目前的研究热点主要集中在感染的及时正确诊断和感染的积极预防上，多种新的诊断方法和具有抗菌或抑菌作用的新材料正被尝试用于感染的诊断和预防。各种高度多孔金属材料的临床应用改变了以往对于严重骨缺损的重建方法，为髋关节翻修带来了极大的便利。

人工髋关节置换术是治疗股骨头坏死、髋关节发育不良、退变性髋骨关节炎、类风湿性关节炎等疾病终末期病变的最重要和最有效的手术之一。美国现有总人口中的0.83%接受过人工髋关节置换术。我国的人工髋关节置换术经历了数十年的发展，特别是近20年成规模、规范化的发展，取得了巨大的进步。2014年，我国人工关节置换术总量已近40万例，其中近60%为人工髋关节置换，而且，随着规范化手术技术的推广与普及、患者对手术接受度的提高及医疗保障制度的完善，髋关节置换的手术量仍将以较快的速度不断增长。

国内外近年来在髋关节假体设计、新材料的应用、手术操作技术及并发症预防等方面都取得了长足的进展。同时，一些新的问题也逐渐受到重视，成为临床和基础研究的热点。下面将针对人工髋关节置换外科近年来的发展现状及备受关注的一些热点问题进行探讨。

一、髋关节负重界面的发展现状与热点

理想的负重界面材料应当具有的特点包括低摩擦系数、产生的磨损颗粒少、磨损颗粒引发的组织反应小、耐第三体磨损以及允许充分的液膜润滑。过去近20年里，第二代金属材料、高交联聚乙烯及新型生物陶瓷的出现，极大地促进了关节外科的整体治疗效果。目前已有的承重界面可以分成两大类：第一类是“硬对软”的组合，材料为金属或陶瓷对聚乙烯；第二类是“硬

对硬”的组合,相同的硬质材料互相作用,包括陶瓷对陶瓷、金属对金属。

根据美国 174 家医院 2001～2012 年 105 000 例全髋关节置换术(THA)的抽样统计显示,2012 年,59%的 THA 使用金属对高交联聚乙烯,同时,陶瓷对聚乙烯/高交联聚乙烯的比例持续上升,从 2001 年的 6%上升到 2012 年的 38%,陶瓷对陶瓷的使用比例从 2004 年的 11%降至 2012 年的 1%,而金属对金属的使用比例从 2007 年的 31%到 2012 年已降至 1%。这些数据的变化,反映出临床使用过程中关节外科医师发现和关注的一些问题。我国目前尚无负重面材料使用比例方面的完整统计数据,但总体趋势是,在年轻或活动量大的患者中,陶瓷对陶瓷或陶瓷对高交联聚乙烯的组合正受到越来越多医生的认可。

(一)金属或陶瓷对高交联聚乙烯

20 世纪 70 年代后期出现的高交联聚乙烯(high cross-linked polyethylene,HXLPE)相较于传统的高分子聚乙烯具有更好的耐磨损特性,已成为髋关节置换的常用负重面材料。交联能改善对接触磨损和腐蚀磨损的抵抗能力,且交联程度越高,耐磨性能越好。HXLPE 的磨损率与传统聚乙烯相比降低了 60%～90%,内衬磨损率约为每年 0.01mm,其优势不言而喻,临床研究同样支持这一观点。然而,交联对韧度、延展性以及抵抗疲劳裂纹形成有负面影响,交联过程中会产生自由基,可引起氧化降解。第二代 HXLPE 使用了很多新技术,连续多循环辐射退火可有效维持最佳结晶粒度和机械特性,减少自由基和氧化而不需要复熔。在生产过程中,加入抗氧化剂维生素 E 的第二代 HXLPE 能在材料氧化水平改善磨损特性,其磨损颗粒诱发的骨溶解反应显著小于未复合维生素 E 的传统高交联聚乙烯颗粒。

一项髋关节模拟研究显示,稳定掺入维生素 E 的高交联聚乙烯磨损率相比传统高分子聚乙烯降低 4～10 倍,其极限强度、屈服强度、延展性和疲劳抗性显著优于复熔高交联聚乙烯。

陶瓷股骨头的表面光滑度要显著优于金属股骨头。与金属-高交联聚乙烯的组合相比,陶瓷-高交联聚乙烯的容积磨损率可以降低约 50%。黑晶是表面陶瓷化的锆铌合金,具有陶瓷的优异表面性能,同时又避免了陶瓷碎裂的风险,黑晶与高交联聚乙烯的组合也是一种良好的负重界面选择。

目前为止,文献中尚缺乏关于高交联聚乙烯界面磨损造成骨溶解而需要翻修的大宗病例报告,失败的病例主要原因为高交联聚乙烯内衬的机械断裂。由于高交联聚乙烯对抗粗糙表面或第三体磨损的能力较传统聚乙烯有所下降,金属、陶瓷或黑晶对高交联聚乙烯组合的远期临床结果仍需进一步长时间的随访观察。

(二)陶瓷对陶瓷(CoC)

陶瓷对陶瓷负重界面已在临床使用 40 余年。陶瓷对陶瓷负重界面具有诸多优势,包括:①硬度高,耐磨性能好;②亲水性好,能改善假体表面湿性,使陶瓷界面间保持润滑,减少黏着性磨损;③陶瓷材料为生物惰性材料,陶瓷磨损颗粒生物学特性稳定,致炎作用显著降低。低磨损率和稳定的生物学特性使 CoC 假体骨溶解发生率大幅降低。脆性高是陶瓷材料的先天缺陷,因此,假体破裂成为 CoC 假体的一个严重并发症。第三代陶瓷(高纯氧化铝陶瓷)内衬的碎裂发生率为 0.032%,陶瓷头的碎裂发生率为 0.021%。第四代陶瓷是在氧化铝基质内加入一定量的氧化锆等材料形成的复合陶瓷(Delta 陶瓷),相比于上一代陶瓷,Delta 陶瓷的强度和韧性均有较大程度的改善,可以制成薄壁的陶瓷内衬,便于大直径股骨头的使用;同时股骨头厚度可以减低,可以在股骨头内部增加金属转换锥,解决了翻修手术保留股骨假体时不能使用 CoC 界面的问题。Delta 陶瓷股骨头的碎裂发生率为 0.002%,约为上一代陶瓷的 1/10,但是 Delta 陶瓷内衬的碎裂发生率仍有 0.028%,并无显著降低。目前国内已有 Delta 陶瓷碎裂的病例报告。

CoC 界面的另一个潜在问题是异响。国外文献荟萃分析(Meta 分析)显示,CoC 界面全髋置换术后关节异响的发生率平均为 2.4%(0.7%~20.0%),这种异响出现时间较晚,而且常为持续性,无法自行缓解,可能需要通过翻修手术更换界面材料才能得到解决。国内也有少数病例报告,华西医院观察到 CoC 全髋术后关节异响发生率在 1%左右,多发生在髋关节屈曲过程中,而且绝大多数患者异响感在术后 3~6 个月内逐渐消失,与国外文献报告有所不同。液膜润滑不理想导致的摩擦力增加被认为是产生异响的根本原因,而假体安装角度不合理造成边缘负荷增加、第三体进入以及半脱位都可能造成上述情况,另外,体重指数过高以及某些特定假体设计也是造成异响的原因。尽管陶瓷材料存在上述缺陷,但由于其优异的摩擦学性能、磨损颗粒组织反应小、可以使用大直径股骨头从而增加稳定性等显著优势,再加上 Delta 陶瓷的出现使陶瓷碎裂概率显著降低,我国目前 CoC 负重界面的使用逐年增加,但具体占 THA 患者多大比例尚无准确数据。然而,CoC 负重界面 THA 对术者技术要求也较高,对假体安放角度的精确性要求也较高,手术医生应当对可能出现的问题给予足够的关注。

(三)金属磨损与腐蚀

金属对金属(MoM)负重界面假体早在 40 多年前就被提出,早期由于材料配伍、制作工艺等方面的原因,松动、脱位、金属离子污染等并发症发生率高,因而被弃用。随着新材料、设计、制作工艺以及植入技术的提高,金属对金属负重面之间的摩擦系数显著降低。同时,由于其磨损不产生聚乙烯磨损颗粒,使骨溶解发生率显著降低,而且大直径球头金属对金属假体的使用能显著降低脱位率,提高患者的髋关节活动度。上述优势使得金属对金属负重界面假体在 10 余年前曾经在美国等国家风靡一时,我国部分大型医院也逐渐较大规模地针对年轻患者开展了表面置换和大直径球头金属对金属 THA 手术,取得了较好的临床效果。

但是,随着随访时间的延长,MoM 假体存在的一些问题也逐渐受到关注。来自澳大利亚人工关节登记中心的数据显示,MoM 负重界面全髋关节假体的 5 年翻修率为 96.0%,10 年的翻修率为 15.5%;而来自英国登记中心的数据提示,MoM 负重界面全髋假体 5 年和 9 年的翻修率分别为 7.7%和 17.7%,以翻修率为指标的临床结果显著差于其他负重界面组合。而新西兰人工关节登记中心的数据显示,球头直径≤28mm 的 MoM 假体的翻修率显著低于陶瓷对陶瓷、陶瓷对聚乙烯以及金属对聚乙烯组合的假体,而球头直径≥36mm 的 MoM 假体临床效果不满意。同样,对澳大利亚登记中心的数据进一步分层分析提示,球头直径≤28mm 的 MoM 假体的 5 年和 10 年翻修率分别为 3.7%和 5.7%,这一结果优于传统聚乙烯界面。因此,球头直径对于 MoM 假体的翻修率存在明确影响。除了球头直径以外,MoM 假体的设计缺陷(低轮廓非半球形臼杯设计、过大或过小的公差带)、术中假体安装角度不理想等都会增加翻修的风险。2010 年美国强生公司 ASR 金属-金属假体的撤市对 MoM 界面人工髋关节的使用造成了很大的影响,MoM 可能存在的其他风险还包括局部软组织反应、假体周围骨坏死以及潜在的金属离子毒性。MoM 引起局部软组织反应的机制尚不完全清楚,有学者根据对炎性假瘤的分析研究结果提出假说，认为引起局部软组织反应的并不是金属离子本身，而是大量纳米级大小的金属磨损颗粒，这些磨损颗粒被巨噬细胞吞噬后，在其吞噬小体的酸性环境下，钴离子大量溶解，直至巨噬细胞凋亡时，细胞内的大量钴离子释放出来形成钴离子波，其局部浓度远远超过血清或滑液内的钴离子浓度，造成其周围的成纤维细胞大量坏死，形成炎性假瘤等软组织反应。

正因为 MoM 存在的这些问题，目前其在国内外的使用比例已逐年显著下降。对于使用 MoM 假体进行过 THA 的患者，应当加强临床随访，采用的随访监测手段可以包括血清钴、铬离子浓度监测、超声检查以及减金属伪影磁共振检查等。在 MoM 相关问题产生的原因尚未完全研究清楚、材料和假体设计未获得满意的改进以及大样本长期随访结果没有证明其安全性之前，避免 MoM 潜在并发症的最佳办法就是严格谨慎地使用 MoM 假体或者选择其他的负重界面。如果要使用 MoM 假体行 THA，在患者选择时需要更加谨慎，必须避免选择严重骨质疏松、有金属过敏史、育龄期妇女以及肾功能不全的患者。手术技术上应当更注重髋臼假体的安装准确性，避免出现过度外展和前倾安装。在假体的选择上，应当尽可能选择具有良好设计和临床结果的假体。

组配式假体颈-柄结合锥部或头-颈结合锥部的金属腐蚀也可能造成局部软组织反应，形成炎性假瘤，造成软组织破坏。其组织学表现特点为假体周围软组织内以淋巴细胞为主的慢性炎症反应。血清学检查可以发现血清金属离子浓度升高，其中钴离子的浓度升高程度显著超过铬离子。这些表现与 MoM 负重界面引起的反应相似。

锥部腐蚀是个陈旧的问题，但近年来因多种原因而重获临床关注。这些原因中首先是大直径球头金属-金属假体的设计，其次是柄-颈组配式假体，而即便在现代，使用金属-聚乙烯关节面的某些病例也出现了这一问题。大量取出物研究显示，微动腐蚀（fretting corrosion）和裂纹腐蚀（crevice corrosion）是甚为普遍的现象。影响锥部腐蚀的因素包括锥部的设计、股骨头假体的材料和直径、头颈结合部不同金属材料的使用、偏距增大、股骨假体内翻放置等。大直径球头增加了头颈结合部的扭力，取出物研究显示，36mm 以上的股骨头造成的锥部腐蚀严重程度超过 28mm 及以下直径的股骨头。并且，头颈结合部的腐蚀主要发生在球头内锥，在金属对聚乙烯界面的假体中，大部分金属释放（90%）来自于球头内锥，而非柄锥。临床研究提示，使用陶瓷球头时，金属释出会比使用金属球头时减少 90%。在体外试验条件下，球头植入时的打击力度会影响到连接处的微动与腐蚀，锥部腐蚀性损伤的程度与锥部连接的强度成反比。锥部腐蚀不仅会造成不良软组织反应，还会造成假体颈部腐蚀断裂和金属离子释放相关的问题。

作为目前人工髋关节外科领域备受关注的热点之一，锥部腐蚀还有许多问题尚未被完全认识清楚。未来的研究内容包括金属腐蚀导致软组织反应的机制、如何改进头-颈、颈-柄及其他连接部位的锥部设计以提高锥部连接的稳定性、如何改进与腐蚀相关的假体金属物理和化学参数等。在现有的认识基础上，临床能够降低锥部金属腐蚀的措施包括使用陶瓷股骨头、正确组装部件减少微动以及严格避免锥部污染和误配。

二、快速通道关节外科与微创入路 THA

快速通道外科（fast-track surgery）的概念于 20 世纪 90 年代由丹麦医生 Henrik Kehlet

提出并应用于腹部外科领域，其目的是系统地应用围手术期多学科技术，减少手术后患者的创伤应激，减少并发症发生，缩短住院时间，促进术后早期康复，也称为加速康复计划或快速康复计划。快速通道关节外科是快速康复理念在关节外科的应用，近年来在国内外受到了广泛的关注。FTA 的主要内容涉及患者术前教育、营养支持、血液管理、麻醉方案优化、微创手术技术及理念、多模式镇痛、深静脉血栓的预防、围手术期康复锻炼计划等，贯穿术前、术中、术后的整个治疗过程。

FTA 的理念正被越来越多的关节外科医生接受，类似于止血与抗凝序贯平衡治疗这样新的治疗方案也正在迅速得到推广。国内许多大的临床医学中心目前都在积极推广 FTA 的理念，诸多患者将从中受益。

伴随着快速康复理念的逐步推广，一度沉寂多时的各种微创入路全髋置换术式再度成为热点话题。微创可分为两类：第一类是将传统入路切口微型化，深层操作和传统入路相同，又称小切口入路；第二类采用新的手术入路，该类手术切口和深层操作与传统入路不同，强调从肌间隙进入，减少软组织的损伤，减少术中出血，对机体内环境干扰、影响较小，术后康复比常规关节置换手术更早，减少患者痛苦和经济负担。目前国内关节外科医生关注较多的微创入路为直接前侧入路（DAA）和 SuperPath 入路。在美国，超过 20％的髋关节外科医生已经或正在准备尝试进行 DAA 入路的 THA。

SuperPath 入路是一种经臀小肌和梨状肌间隙的后上方髋关节入路。与传统迷你后入路相比，不切断后方的外旋肌群，不切断后方的关节囊，术后不需要限制髋关节的活动，包括内旋内收的活动，因此，可以使患者得到快速康复的功能锻炼，同时，在使用 SuperPath 遇到困难时，只要向远端延长切口，即可转换为标准后入路。这对于原来使用后入路 THA 的医生来说，学习的压力可以大幅降低。因此，SuperPath 入路也受到了国内外众多医生的追捧。

但是，由于微创手术视野小，神经血管损伤的概率可能增大，安放假体位置发生偏差的概率也会增加。以 DAA 为例，相比于传统的后外侧入路手术，DAA 的 THA 可以使患者疼痛减轻并较早恢复关节功能，但超过 3 个月以后，二者在功能上并无显著差异；与此同时，DAA 全髋置换发生术中并发症的风险会增高，包括股骨穿孔、大小转子骨折等。一篇较大宗的病例系列报告发现，有 6.7％的患者因为术中并发症而需要短期内再次手术。因此，在对待这类新技术的态度上，医生们需要做到保持冷静的头脑，既要有勇于尝试的进取心，又要充分认识到学习曲线的客观存在，在努力学习的基础上，选择合适的患者，选择适合自己的术式，循序渐进，始终确保把患者的利益放在第一位。

三、髋关节假体周围感染诊治的进展与热点

髋假体关节感染（PJI）是 THA 后的一个灾难性的并发症，初次置换术后感染率约为 1％，而翻修术后感染率增至 3％。尽管围手术期抗生素使用和无菌技术在不断改进，但每年关节置换手术需求不断增加，感染的发病率也持续上升，因此，针对髋假体感染的基础和临床问题研究已成为关节外科当前的热点方向。

2013 年 7～8 月，包括中国在内的全世界 52 个国家和地区的 400 多名著名专家齐聚美国

费城，就假体周围感染的相关问题召开了国际共识会议，针对围手术期抗生素使用、手术环境、血液保护、假体选择、假体周围感染的诊断、伤口处理、占位器、清创冲洗、抗生素治疗与假体再植入时机、一期翻修与二期翻修的比较、真菌感染或非典型病原体感染的处理、口服抗生素治疗以及晚期假体周围感染的预防等方面的问题形成了国际专家共识，为 PJI 的诊断、治疗和预防提供了指引性的参考。这一共识已被翻译成中文并在中国出版发行，将会给国内广大从事关节外科的医生在日常诊疗和科研工作中提供很大的帮助。

PJI 目前的研究热点主要集中在感染的及时正确诊断和感染的积极预防方面。髋关节 PJI 的诊断目前仍是一个挑战，诊断方面首先需要解决的是如何正确鉴别感染与无菌性松动以及如何识别早期感染，其次是如何快速、高效地获得感染的病原诊断。现有的主要诊断方式包括组织培养、血清标记物、关节内术中表现、组织病理和滑液穿刺分析等。

传统的血清 C 反应蛋白（CRP）和血红细胞沉降率（ESR）检查应当作为 PJI 的初筛指标，具有良好的阴性预测值，另一个重要的意义在于随访治疗过程中，检测感染是否控制、抗生素是否有效等。在提高组织培养阳性率的方法上，新的进展包括广泛的培养方法、用超声裂解假体生物膜组织以及延长培养时间，这些改进使关节假体感染的培养阳性率大幅提高。一些用于鉴别感染和无菌性松动的新方法正在被深入观察和研究，特别是在滑液炎症指标的检测方面，包括滑液的白介素-6（IL-6）、CRP 以及白细胞酯酶。以滑液 IL-6 为例，将截断值设为 13 350pg/mL时，其诊断 PJI 的敏感性和特异性均可以达到 100%。而超声裂解液的 16sRNA 基因测序分析以及采用聚合酶链式反应-电喷雾质谱法（PCR-ESI/MS）的病原诊断方法都还处于初探阶段。

在 PJI 的预防方面，已有通过术前被动免疫接种金葡菌特异性疫苗来预防 PJI 的研究报告，但距离临床应用还有较长的距离。关节材料的表面处理是目前假体感染预防的研究热点。目前表面的处理研究集中于各种纳米银颗粒涂层、氧化钛纳米管被覆、抗菌肽的涂层以及抗生素的共价连接等。

四、髋关节翻修技术与材料的现状与热点

随着组织工程学、材料工程学以及生物力学的不断发展和进步，髋关节重建技术和假体材料的不断推陈出新，更新的理念和假体设计也相继问世。实现初期紧密的压配稳定及远期长久的生物固定成为现代髋关节翻修技术追求的目标和原则。

实用的骨缺损分型系统的建立和推广为髋关节翻修手术技术的规范化提供了依据。对于多数髋臼骨缺损，超大臼杯（jumbo cup）的合理有效使用使手术技术得到简化，受到越来越多医师的推崇。而对于更加严重的髋臼骨缺损，传统的髋臼加强环等方法临床效果不够满意，且手术复杂，风险高。随着高度多孔性金属材料制成的髋臼假体和垫块的有效性得到验证，以臼杯与金属垫块组合形成的组配式髋臼重建大大简化了复杂髋臼翻修的手术操作，逐渐成为新趋势，初期临床随访结果满意，但远期结果仍需更长时间随访。重度髋臼缺损和骨盆连续性中断的重建仍然充满挑战，传统的髋臼加强环结合异体骨植骨以及钢板内固定技术在处理骨盆不连续的翻修病例时，随访结果均不够满意。

Paprosky 等报告了利用骨小梁金属(TM)超大臼杯结合髋臼牵开技术处理翻修术中骨盆不连续的技术,20 例病例平均随访 6.5 年,尽管有 4 例出现脱位、感染、血管损伤等并发症,但仅有 1 例出现临床失败而需要再次翻修。打压植骨技术具有能够重建骨量的独特优势,是严重骨缺损重建的最佳选择,在处理严重髋臼及股骨骨缺损时处于不可或缺的地位。尽管其手术难度大、风险高,目前在我国少数高水平医院仍有少数医师在坚持开展,值得肯定。股骨侧翻修假体的使用方面,组配式、锥形、远端固定股骨柄渐成主流。

高度多孔性金属(HPM)的研发和临床应用是目前髋关节翻修领域的热点话题。这些 HPM 材料的开孔结构由于其具有较高的孔隙率、理想的孔径及较低的弹性模量,因此也被称为“类骨样材料”或“亲骨材料”。这些特性提供了更好的骨整合和生物学固定潜能,可增加骨长入的速度和深度以及改善初始稳定性。加之这些材料具有较高的表面粗糙度等特点,因此非常适合翻修病例。

目前许多大的关节厂商纷纷推出了各自的 HPM 材料,包括 Trabecular Metal(TM,Zimmer),Gription(DePuy)等。其中以 TM 最具代表性,其优越的类骨结构特征,不仅可以轻松胜任轻中度髋臼骨缺损的重建,而且使面积较大的包容性骨缺损的重建也成为可能。对 1959 例采用 TM 臼杯进行翻修的病例的荟萃分析显示,在平均 3.7 年的随访时间内,髋臼假体的松动率仅为 1.9%,显著优于其他方法。TM 材料不仅具有良好的骨整合能力,在降低翻修手术感染风险方面也可能具有一定的作用。体外研究显示,金黄色葡萄球菌在纯钽金属表面的黏附要显著低于钛合金等其他金属材料;TM 材料能够激活与其接触的白细胞,使其释放 IL-1ra、IL-6、IL-8 等多种细胞因子,增强全血的杀菌能力。Parvizi 等回顾了 966 例翻修病例,在 144 例因感染进行髋翻修的病例中,使用钛合金臼杯组的再感染率为 17.5%,而 TM 臼杯组的再感染率仅为 3.1%,显著低于前者,提示 TM 材料在临床实际使用当中可能具有一定的降低感染风险的作用。

我国人工 THA 逐渐普及,早期接受手术患者的人工关节使用时间逐渐增加,不可避免地出现了越来越多需要接受翻修手术的患者,翻修手术的比重加大。随着国际学术交流的日益密切,我国人工髋关节翻修水平显著提高。虽然部分一线城市大医院的医生翻修手术水平已经接近或者达到国际先进水平,但许多中小城市的专科医生对于翻修的基础知识和规范化技术尚未全面掌握,需要多方努力,加大规范化培训力度,使更多的患者受益。

第二节　股骨头坏死的阶梯治疗

一、股骨头缺血性坏死的髓芯减压及其相关研究进展

髓芯减压术治疗早期股骨头缺血性坏死疗效确切,已被广大临床骨科医生所认可。近年来,随着显微外科和生物活性材料技术的发展,股骨头缺血性坏死的治疗效果有了很大提高。现就近年来的相关研究进展综述如下。

(一)单纯髓芯减压术

髓芯减压术最初是股骨头坏死的一种诊断方法,由于取骨后降低了骨内压力,使疼痛立即

缓解，钻孔还能刺激股骨头修复反应，造成新的血管增生，促进骨修复的爬行替代，对股骨头坏死有治疗效果，而且操作简单。1964年，Ficat和Arlet采用髓芯减压术治疗股骨头坏死，明显减轻了患髋的疼痛，从此髓芯减压术风靡一时。Aigner等[1]回顾研究了45髋股骨头坏死的患者，平均年龄41(21～68)岁，治疗后平均随访68.9(31～20)个月，Ⅰ期30髋，其中29髋X线摄片显示股骨头坏死没有加重，1髋MRI随访证实完全愈合。Ⅱ期9髋，其中4髋行全髋置换术，有1髋发展为Ⅳ期，其余4髋仍为Ⅱ期。Ⅲ期6髋，有3髋行全髋关节置换术，另3髋病变发展为Ⅳ期。说明Ⅰ期髓芯减压效果好，Ⅱ期治疗应慎重，Ⅲ期中心减压治疗效果差。Bozic等[2]回顾了34例54髋股骨头坏死患者，髓芯减压治疗后平均随访120(24～196)个月，他们认为髓芯减压对Ⅰ期或ⅡA期硬化性损伤的股骨头坏死的治疗是安全有效的，而对ⅡA期囊变性的股骨头坏死的治疗作用是有限的。1985年，Wang[3]采用放射性微球技术证实髓芯减压术能改善股骨头的血液循环，为髓芯减压术治疗股骨头坏死提供了有力的依据。但随着髓芯减压术的推广应用，其弊病逐渐暴露出来，产生许多争议。Camp等[4]提出髓芯减压术是一种无效而且有明显缺陷的方法，这使骨科医生不得不重新审视髓芯减压术，并在此基础上进行了新的尝试。

（二）髓芯减压加单纯植骨

不带血管的骨移植术通过去除死骨，应用自体皮质骨或松质骨填充，起到钻孔减压、支撑和骨诱导作用。植骨材料的来源有自体胫骨、腓骨、髂骨和异种骨。植骨的形式也不同，有股骨颈皮质开窗、经中心减压隧道植骨，有在软骨破裂处填塞植骨等。Rosenwasse等[5]报告，采用股骨头坏死区死骨彻底清除后取同侧髂骨紧密植入，经过10～15年随访，优良率达87%。Mont等[6]应用髓芯减压加植骨术治疗30例Stenberg Ⅲ期患者，并进行平均4年的随访后发现，坏死范围小于1/3者效果较好，成功率为86%，而病变范围超过1/3者，成功率仅为44%，认为其疗效与坏死区的范围大小有关。Delloye等[7]采用髓芯减压加冷冻干燥异种皮质骨移植治疗股骨头缺血性坏死，也取得了良好的疗效。认为皮质骨提供了一定的机械支撑，患者可早期下地负重。但也有学者[8]认为，其所植骨无血液供应，只有极少数靠近受区的骨小梁或骨皮质表面能从受区获得营养而成活，绝大部分植入骨将坏死。

（三）髓芯减压加血管束植入或带血管蒂的骨移植术

随着显微外科的发展，髓芯减压加血管束或带血管蒂的骨移植术治疗股骨头缺血性坏死的报告日益增多，也取得了较好的疗效。赵德伟等[9]报告，在关节镜监视下采用带血管蒂大转子骨瓣转移治疗股骨头缺血性坏死26例(33髋)，随访1～3年后，其疼痛、行走、髋关节活动度、X线摄片均较术前明显好转。张念非等[10]采用股骨头髓芯减压带旋髂深血管蒂髂骨骨瓣移植治疗股骨头缺血性坏死16例(23髋)，平均随访31.5个月，Harris评分由术前平均61.7分改善为随访时的76分，其中13髋(56%)随访时Harris评分大于80分，并指出该术式适合于ARCO分型系统中ⅠA中央型、ⅠB内侧型、ⅡA中央型、ⅡB内侧型，并且有良好的近中期疗效。贾全章等[11]在髓芯减压彻底清除死骨的基础上对46例(54髋)分为三组，分别采用带缝匠肌蒂、带旋股外侧动脉升支血管蒂、带旋髂深血管蒂髂骨植入术进行治疗，结果显示，三组疗效无明显差异，总优良率为66.6%。王岩等[12-13]设计采用金属镍钛合金网球植入坏死塌陷的股骨头内，取同侧髂骨松质骨植入网球内并顶起塌陷股骨头，并取带旋髂深动静脉的髂骨块植入，这样既重建了股骨头的血液供应，又可重建支撑股骨头并防止其塌陷。林斌等[14]对该方法进行了生物力学测试，为临床应用提供了实验依据。带血管蒂的骨瓣移植阻断了骨内高压和缺血的恶性循环，去除阻碍股骨头再血管化的坏死骨，以新鲜松质骨充填缺损，起到骨诱导作用，填入有活力的皮质骨柱，以支撑软骨下骨面和加速再血管化进程，同时术后一段时间内的限制负重也保护了正在愈合的骨结构[15]。

（四）髓芯减压植骨加骨诱导生长因子

现代骨折愈合的观点是骨诱导和骨传导，骨诱导在骨折愈合中发挥了非常重要的作用。骨诱导离不开骨诱导生长因子的中介。如转化生长因子-β（TGF-β）、骨形态发生蛋白（BMPS）、成纤维细胞生长因子（FGFS）、胰岛素样生长因子（IGFS）等[16]。近年来出现的用骨诱导性成分复合载体移植的方法，可加速骨的愈合，从而使不带血管蒂的骨移植的应用有着广阔的前景[17]。胡彤宁等[18]通过动物实验证实骨诱导蛋白（BMP）对坏死股骨头有骨诱导作用，能刺激新生骨的形成，爬行替代坏死骨小梁，而且能刺激新生血管形成，其髓芯减压加BMP骨泥组远较髓芯减压植骨组疗效好。蔡彬等[19]用闭合钻孔骨必肽介入治疗股骨头坏死15例（20髋），取得了较理想的疗效。Mont等[20]认为，促进骨愈合的细胞因子的应用将会使手术治疗效果大为改善。

（五）总结与展望

成人股骨头缺血性坏死的发病率高，其理想的治疗应在早期阶段。Ficat报告骨髓芯减压术治疗早期股骨头坏死有效率高达80%，但其他有关报告无法达到如此高的疗效，并指出该手术可加速股骨头塌陷，可使本已薄弱的软骨下骨的机械支撑力进一步减弱，导致应力集中，引起股骨头塌陷，因此，目前单纯髓芯减压术已较少采用。但多数学者认为，髓芯减压对于缓解髋关节疼痛效果肯定，对FicatⅠ、Ⅱ期疗效满意，能够延缓全髋置换术时间。髓芯减压植骨或带血管蒂的骨移植不仅清除了死骨，降低了骨内压，同时提供了一定的机械强度和血液供应，使疗效有了很大提高，对FicatⅡ期或Ⅲ期病例可采用。但此术式复杂，手术时间长，创伤大，出血多，供区并发症多，对术者手术技巧的熟练程度要求较高。这些因素也会影响到手术的疗效。另外，对合并患有SLE或类风湿关节炎的患者，其手术疗效差。

近年来，骨替代材料的研究与应用得到快速发展，股骨头坏死的患者在髓芯减压后可将生物活性材料（如生物活性玻璃、羟基磷灰石）及生物可降解材料（如乳酸、磷酸三钙）植入，使塌陷的软骨面复位，重建股骨头的轮廓。这些材料具有良好的生物相容性，能够满足生物力学要求，可以降解，且降解过程中不会发生塌陷。另外这些材料可以作为具有骨诱导和成骨作用的"种植物"（如BMP）的载体。因此，有学者认为，促进骨折愈合的细胞因子以骨替代材料为载体的复合物植入，可能会成为治疗股骨头缺血性坏死的一种发展趋势。

参考文献

[1]AIGNER N,SCHNIDER W,EBERL V,et al.Core decompression in early stages of femoral head Osteonecrosis-an MRI-controlled study[J].Int Orthop,2002,26(1):31.

[2]BOZIC KJ,ZURAKOWSKI D,THORMHILL TS,et al.Survivorship analysis of hip treated with core decompression for montraumatic osteonecrosis of the femoral head[J].

J Bone Joint Surg(Am),1999,81(2):200.

[3]WANG GJ, DUGHMAN SS, REGER SI, et al. The effect of core decompression on femoral head blood low in steriod-induced avascular necrosis of the femoral head[J]. Journal of Bone and Joint Surgery,1985,67(1):121-124.

[4]CAMP JF,COLWELL CW Jr.Core decompression of the femoral head for osteonecrosis[J]. J Bone Joint Surg(Am),1986,68:1313.

[5]ROSENWASSE MP,GARINO JP,KIEMA HA,et al.Long term follow up of through debridement and cancellous bone grafting of the femoral head for avascular necrosis[J]. Clin Orthop,1994,306:17-27.

[6]MONT MA,EINHOM TA ,SPONSILLER PD,et al.The trapdoor procedure using autogenous cortical and cancellous bone graftsforosteonecrosis of the femoral head[J].J Bone Joint Surg(Br),1998,80:56.

[7]DELLOYE C,CORNU O.Cortical bone allografting in femoral head mecrosis[J].Acta Orthopo Belg,1999,65:57.

[8]FRIEDLANDER GE.Bone graft:the basic science rationle for clinical application[J].J Bone Joint Surg(Am),1987,69:786.

[9]赵德伟,王卫明,崔旭.关节镜监视下带血管蒂大转子骨瓣转移治疗股骨头缺血性坏死[J].中华显微外科杂志,2001,24(4):244.

[10]张念非,李子荣,张雪哲,等.股骨头髓芯减压带旋髂深血管蒂髂骨骨瓣植骨治疗股骨头缺血性坏死[J].中华外科杂志,2003,41(2):125.

[11]贾全章,姜洪和,王长纯,等.三种带血运髂骨移植术治疗成人股骨头坏死[J].中华显微外科杂志,2001,24(2):146.

[12]王岩,赵德伟,王继芳,等.镍-钛记忆合金网球治疗成人股骨头缺血性坏死初步报告[J].中华外科杂志,1998,36(10):578.

[13]王岩,卢世璧,王继芳,等.网球支架置入治疗成人股骨头缺血性坏死[J].中华骨科杂志,2000,38(5):295.

[14]林斌,王岩,赵卫东,等.记忆合金网球支架治疗成人股骨头缺血性坏死的生物力学研究[J].中国临床解剖学杂志,2002,20(2):150-152.

[15]李军伟,翁习生,邱贵兴.股骨头缺血性坏死的外科治疗进展[J].中华骨科杂志,2002,22(7):437.

[16]BOSTROM MPG,SALEH KJ,EINHORN TA.Osteoinductive growth factors in preclinical fracture and long bone defects models[J].Othop Clin Norht(Am),1999,30:647.

[17]MONT MA,JONES LC,EINHORN TA ,et al.Osteonecrosis of the femoral head:potential treatment with growth and differentiation factors[J].Clin Orthop,1998,(355 Suppl):314.

[18]胡彤宁,扈文海,李建衡,等.髓芯减压BMP植入治疗股骨头坏死的血流量及病理改变[J].中国矫形外科杂志,2002,9(4):370.

[19]蔡彬,李章华,刘许峰,等.闭合钻孔减压骨必肽介入治疗股骨头坏死[J].中国中医骨伤科杂志,2000,8(6):34.

[20]MONT MA,HUNGERFORD DS.Non-traumatic avascular necrosis of femoral head[J]. J Bone Joint Surg(Am),1995,77:459.

(原文发表于《中医正骨》2006 年 10 月第 18 卷第 10 期,作者:王　正,黄相杰,姜红江,相关研究获山东中医药科学技术奖二等奖)

二、保髋治疗股骨头缺血性坏死概述

[关键词]保髋;治疗;股骨头坏死

股骨头坏死(ONFH)是由于多种病因致股骨头血供被破坏,使骨的活性成分(包括骨细胞、骨髓造血细胞和脂肪细胞)死亡的一种病理过程。主要好发于 30～50 岁的中青年。目前股骨头坏死的治疗一般分为保髋治疗和髋关节置换术治疗,由于髋关节置换存在一定的使用寿命问题,对于中青年患者来说可能要面临二次甚至三次翻修手术,因此,保留患者自身关节,延缓或避免行关节置换术,具有现实的意义。现就股骨头坏死的保髋治疗研究状况综述如下。

(一)保守治疗

1.中医药治疗

股骨头坏死就其病因病机和临床表现特点来说,当归属于"骨蚀""骨痿""骨痹""髋骨痹"范畴,《灵枢・刺节真邪篇》记载:"虚邪之入于身也深,寒与热相搏,久留而内著。寒胜其热,则骨疼肉枯。热胜其寒,则烂肉腐肌为脓,内伤骨为骨蚀。"本病的病因有内因、外因两方面,其病机以肝肾亏虚为本,血瘀痰阻为标。该病其病机可概括为两点:一是血瘀,二是肾虚[1]。不论什么原因引起的股骨头坏死,其病机核心是瘀血阻络,筋骨失养,血瘀证贯穿疾病的全过程。中医药治疗该病以保留骨结构完整性及其功能为目的。从中医学整体观念出发,辨证论治,以动静结合为原则,内外兼治,筋骨并重。王进等[2]依据中医藏象学说,提出从心论治,以五脏为纲,调理脏腑,令气血调达、络通阳和,促进骨骼之血液循环和有效供血是防治股骨头缺血性坏死的关键。魏敬成等[3]以传统中医疗法为主,对 60 例股骨头坏死患者进行了治疗,取得了明显疗效。廖宏伟等[4]采用复阳活骨丸配合髓芯减压术治疗早期股骨头坏死 68 例,取得了较好疗效。黄相杰等[5]在清除死骨的基础上,采用磷酸钙骨水泥(CPC)/丹参缓释体局部植入治疗股骨头缺血性坏死,效果满意。宋萌等[6]运用小针刀加牵引、按摩治疗无菌性股骨头坏死患者 42 例,总有效率 85.7%,收到较好的疗效。

2.内科保守治疗

股骨头缺血性坏死(AFH)与股骨头微血管密度(MVD)有关,因股骨头包裹在关节囊内,由关节囊动脉环发出的数支骺动脉供给血运,若微循环交换面积不足,使股骨头各细胞长期处于缺血、缺氧状态,则可发生脂肪性变导致坏死[7]。通过内科保守治疗重塑股骨头坏死区微循环功能,最大可能地挽救患肢,为坏死股骨头再生并最终康复打下基础。肖平[8]对近年确诊的

17 例股骨头坏死患者进行内科保守治疗，取得良好效果。Nishii 等[9]和 Lai 等[10]进行了对股骨头坏死患者给予阿伦膦酸钠（抗骨质疏松药）的临床试验，结果显示，阿伦特罗有明显的抑制骨吸收和防止股骨头塌陷的作用。

3.其他

在股骨头坏死早期采取积极治疗措施，可缓解或治愈疾病，最终达到保留患者股骨头或延缓行人工关节置换的目的。常志刚等[11]采用放射介入疗法配合汤池天然甲级温泉水浴疗、按摩、微波等物理疗法治疗股骨头缺血性坏死患者 249 例，随访 6～18 个月，249 例患者中显效 142 例，明显缓解 74 例，减轻 19 例，无效 14 例，总有效率 94.4%。杨妍想等[12]将同期住院的无菌性股骨头坏死患者 60 例，在常规治疗的基础上加用高压氧治疗，治愈 29 例（占 48.4%），显效 11 例（占 18.3%），好转 10 例（占 16.7%），有效 8 例（占 13.3%），无效 2 例（占 3.3%）。郑晓等[13]对门诊收治的 60 例股骨头缺血性坏死患者采用电针治疗，观察治疗前后 Harris 评分改变，经过电针治疗，总的优良率为 82.7%，患者的 Harris 总分提高，特别是在疼痛和关节功能方面改善明显，差异均有统计学意义（$P<0.01$）。

（二）手术治疗

1.髓芯钻孔减压术

采用股骨头钻孔及植骨术可以使股骨头坏死区得到减压，利于坏死骨区的修复。同时有研究证明，髓芯钻孔减压术可以刺激减压钉道周围的微血管形成，增强坏死骨的爬行替代作用，有利于坏死骨的修复与改造。Song 等[14]5 年的随访结果认为，髓芯减压的疗效与坏死的部位和范围有关，髓芯减压对坏死范围小（<25%）的有效率为 100%，中等范围坏死（25%～50%）有效率为 84%，而对大范围和外侧方的坏死疗效较差。目前单纯的股骨头髓芯减压术已较少采用，许多学者开始致力于髓芯减压的同时强化股骨头力学结构的研究，防止发生塌陷。早期多进行各种形式的骨移植、注入骨水泥、植入记忆金属网球支架、金属支撑架、同种异体骨支撑架、钽棒等。林志炯等[15]报告股骨头髓芯减压加异体腓骨移植术治疗ⅠA～ⅢB 期股骨头缺血性坏死 25 例（32 髋），采用 Harris 评分，总有效率为 84.4%。黄相杰等[16]在髓芯减压、死骨清除的基础上，使用磷酸钙骨水泥或丹参缓释系统植入治疗 OFNH，平均随访 42.5 个月，取得优良率 92.6%的效果。

2.带肌蒂骨瓣移植

股骨头缺血坏死治疗的关键在于清除股骨头内坏死骨质、改善股骨头的血液循环、使股骨头坏死区域的再骨化和股骨头塌陷关节软骨面的支撑。通过带血管蒂骨瓣植入，向坏死骨组织内带入具有成骨潜能的细胞成分（效应细胞）及具有活性的骨结构、骨诱导生长因子、骨形态发生蛋白（BMP）等。王义生等[17]报告，采用带肌蒂骨瓣移植术治疗股骨头坏死，结果患者术后的髋关节疼痛明显缓解或消失，股骨头高度有不同程度的增加，关节活动度明显改善。张晓文等[18]采用带阔筋膜张肌髂骨瓣移植治疗股骨头缺血性坏死患者 37 例，男 24 例，女 13 例；年龄 17～51 岁，平均 37 岁；所有病例随访 1～10 年，平均 3.4 年；髋关节 Harris 评分，优 24 例，患髋无疼痛，良 8 例，患髋活动时疼痛明显减轻，偶服用止痛药，可 3 例，症状有所缓解，但仍需服用止痛药，后期行人工关节置换术后恢复正常活动。许军等[19]采用带旋髂深血管蒂髂骨瓣和 BMP 人工骨移植治疗股骨头缺血性坏死 25 例(29 髋)，左髋 18 例，右髋 11 例，术后平均随访 37.6(24～60)个月，按 Harris 评分，优 15 例(16 髋)，良 7 例(10 髋)，可 3 例(3 髋)，优良率为 89.7%。

3.截骨术

股骨头缺血性坏死的病变常位于股骨头前上部，而股骨头后部常常仍保留有完整的外形、正常的软骨面及带有血液供应的软骨下骨。通过截骨改变股骨头的负重力线，从而使股骨头的坏死区离开负重区，股骨头后方正常软骨转到负重区并承受关节负重力，为其修复创造条件。另外，截骨本身使髓腔开放，具有降低骨内压、改善股骨头血供的作用。史振满等[20]报告，采用转子间外翻截骨治疗股骨头坏死塌陷，对 96 例(96 髋)股骨头缺血坏死塌陷患者(ⅠB 型 45 例和Ⅱ型 51 例)行转子间外翻 25°～30°截骨，解剖钢板固定。术后水平皮肤牵引 3 周后持拐行走。评价结果：优 89 髋(92.71%)，良 6 髋(6.25%)，可 1 髋(1.04%)，优良率 98.96%。

(三)组织工程学技术

治疗股骨头坏死的难点在于恢复坏死区血供和刺激新骨生长。股骨头坏死早期可无明显症状，临床发现时大多已有局部骨吸收或形成空洞，此时不仅需要恢复坏死区血供，更重要的是诱导新骨生长，以往多采用带血管蒂的骨移植等方法，但疗效多不确切。随着非生物材料和组织工程技术的发展，有望提高股骨头坏死的治疗水平。李瑞琦等[21]将液态纳米组织工程骨注入兔股骨头缺血坏死区，观察其对股骨头缺血坏死的修复作用，并探讨其临床应用的可行性，结果显示，液态纳米组织工程骨有较强的诱导成骨能力，能有效的提高骨坏死病理条件下股骨头的骨修复能力。据文献[22]报告，骨髓间充质干细胞(BMSC)在骨修复和骨形成、软骨修复、肌腱和韧带组织的修复、复合组织结构的修复中取得了显著的进展。王红梅等[23]对 52 例激素性股骨头缺血性坏死(SANFH)患者进行了经股动脉自体骨髓干细胞移植治疗，并将移植后的临床效果进行分析，52 例患者随访 12 个月，髋关节疼痛有不同程度缓解者占 67%，关节功能改善者占 29.7%，行走间距延长者占 32.5%。干细胞移植术后 6 个月，10 例患者行股骨头供血动脉数字减影血管造影检查，均显示旋股内动脉、旋股外动脉及闭孔动脉管径增粗，新生血管增多，血流速度增快，与移植前血管造影相比较，股骨头血液供应明显改善，治疗中均未发生严重的并发症和不良反应。孙伟等[24]回顾性分析经股骨头颈交界处开窗、灯泡状病灶清除、打压植骨术结合纳米晶胶原基骨和自体骨移植治疗早期股骨头坏死患者 26 例(35 髋)，ARCO 分期：ⅡB 期 6 髋，ⅡC 期 16 髋，ⅢA 期 9 髋，ⅢB 期 3 髋，ⅢC 期 1 髋，Harris 评分为(62.2±7.5)分。患者均获随访，随访时间 2～7 年，平均 3.5 年。术后 Harris 评分为(85.1±16.2)分，与术前比较，差异有统计学意义(P<0.001)。

总之，虽然 ONFH 治疗方法很多，但尚未有统一的治疗方案，在治疗前进行精确的影像学评估，根据患者的年龄、坏死部位及范围、坏死分期及塌陷危险性等进行个体化综合性治疗，对股骨头坏死患者早期干预，大多可得到满意的疗效。同时，患者可采取扶拐等方式长期避免负重，卧床并行患肢牵引，以缓解症状和改善关节功能，尽可能地保留股骨头，避免和延缓关节置换。

参考文献

[1]周正新,刘安平,王峰,等.丁锷论治股骨头缺血坏死的学术特点[J].中医药临床杂志,2007,19(3):209-210.

[2]王进,张翀,邱少波.从藏像理论论股骨头缺血性坏死之防治[J].辽宁中医药大学学报,2008,10(11):35-37.

[3]魏敬成,都全荣,李国平,等.中医药修复治疗股骨头坏死 60 例[J].中国中医药,2010,8(1):27.

[4]廖宏伟,张建福.复阳活骨丸配合髓芯减压术治疗早期股骨头坏死 68 例[J].中医研究,2010,23(5):42-43.

[5]黄相杰,姜红江,谭远超,等.CPC/丹参缓释体植入治疗早中期股骨头缺血性坏死临床观察[J].中医正骨,2007,19(1):1-4.

[6]宋萌,时素华,郑光华.针刀加牵引治疗无菌性股骨头坏死 42 例[J].陕西中医,2009,30(2):204-205.

[7]胡长根,陈君长,刘强,等.激素对股骨头微血管及组织细胞的影响[J].中华骨科杂志,2004,24(6):359-363.

[8]肖平.股骨头坏死内科保守治疗 17 例分析[J].中国全科医学,2008(16):1503-1504.

[9]NISHII T,SUGANO N,MIKI H,et al.Does alendronate prevent collapse in osteonecrosis of the femoral head ? [J].Clin Orthop Relat Res,2006,443:273-279.

[10]LAI KA,SHEN WJ,Yang C Y,et al.The use of alendronate to prevent early collapse of the femoral head in patients with nontraumatic osteonecrosis-a randomized clinical study[J]. The Journal of Bone and Joint Surgery,2005,87(10):2155-2159.

[11]常志刚,董祥莲.放射介入疗法配合理疗治疗股骨头坏死[J].中国康复,2009,24(4):265-265.

[12]杨妍想,张月敏,崔晓霞.高压氧治疗无菌性股骨头坏死患者的疗效观察[J].中国实用医药,2010,5(15):104-105.

[13]郑晓,李岩峰,忻志平,等.电针治疗股骨头缺血性坏死临床观察[J].上海针灸杂志,2010,29(4):235-236.

[14]SONG WS,YOO JJ,KIM YM,et al.Results of multiple drilling compared with those of conventional methods of core decompression[J].Clinical Orthopaedics & Related Research,2007,454:139.

[15]林志炯,苏培基,伍庆,等.股骨头髓心减压加异体腓骨移植术治疗股骨头缺血性坏死[J].中国骨伤,2009,22(8):628-630.

[16]黄相杰,姜红江,刘德忠,等.磷酸钙骨水泥/丹参缓释系统植入治疗股骨头缺血性坏死[J].中国修复重建外科杂志,2008(3):307-310.

[17]王义生,殷力,吴学建,等.带肌蒂骨瓣移植术治疗股骨头坏死[J].中华关节外科杂志,2008,2(1):3-6.

[18]张晓文,张春,郭峭峰,等.带阔筋膜张肌髂骨瓣移植治疗股骨头缺血性坏死[J].中国骨伤,

2007,20(8):525-526.
[19]许军,赵玉驰,黄仁辉,等.带旋髂深血管蒂髂骨瓣和BMP人工骨移植治疗股骨头缺血性坏死[J].中国现代手术学杂志,2009,13(4):281-283.
[20]史振满,史疆,王鑫,等.转子间外翻截骨治疗股骨头坏死塌陷[J].临床骨科杂志,2010,13(2):124-126.
[21]李瑞琦,张国平,任立中,等.液态纳米组织工程骨对兔实验性股骨头缺血性坏死的修复作用[J].河北医药,2008,30(8):1105-1107.
[22]何川,杨庆铭.骨髓源性间充质干细胞的基本概念和在骨科的相关应用研究[J].中国矫形外科杂志,2005,13(5):389-392.
[23]王红梅,杨晓凤,张轶斌,等.自体骨髓干细胞移植治疗激素性股骨头坏死[J].临床骨科杂志,2007,10(6):528-530.
[24]孙伟,李子荣,史振才,等.纳米晶胶原基骨加自体骨移植治疗早期股骨头坏死的临床疗效分析[J].中国修复重建外科杂志,2008,22(10):1153.

(原文发表于《中国中医骨伤科杂志》2012年第2期,作者:张钟元,黄相杰)

三、富血小板血浆联合头颈开窗髂骨植骨治疗股骨头坏死的临床研究

[摘要]目的:探讨富血小板血浆联合头颈开窗髂骨植骨治疗股骨头坏死的临床疗效。方法:2015年9月至2017年2月,采取前瞻临床随机对照研究,对44例ARCO Ⅱ～Ⅲ期股骨头坏死患者进行研究。其中观察组22例,采用经股骨头颈部开窗髂骨植骨术,配合术后髋关节PRP注射治疗。对照组22例,仅给予经股骨头颈部开窗髂骨植骨术。记录两组患者术前VAS评分、Harris评分。术后定期随访,记录两组患者术后1年VAS评分、Harris评分,并根据术后1年影像学进展情况计算改善率。结果:所有44例髋术后均未发生感染、神经血管损伤等术后并发症,所有病例均获得随访。两组患者术后1年的VAS评分、Harris评分与术前比较,差异有统计学意义($P<0.05$)。术后1年VAS评分两组间比较,差异无统计学意义($P>0.05$)。术后1年Harris评分,观察组优于对照组,差异有统计学意义($P<0.05$)。术后1年,观察组股骨头坏死改善率90.90%,高于对照组的63.64%。结论:富血小板血浆联合头颈开窗髂骨植骨治疗股骨头坏死疗效确切,髋关节功能改善明显,是一种较好的保髋治疗手段。

[关键词]股骨头坏死;富血小板血浆;治疗

股骨头坏死(osteonecrosis of the femoral head,ONFH)是临床常见的难治性疾病,主要是由于髋部外伤、饮酒、皮质类固醇的应用等,导致股骨头部血供受损或血供中断,细胞及骨髓成分因缺血而凋亡,继而引起股骨头软骨受损、股骨头塌陷等股骨头结构的改变[1]。对于中青年患者及中早期股骨头坏死患者,采用有效的保髋治疗手段来延迟甚至避免髋关节置换是股骨头坏死治疗领域的研究热点,具有重要的研究意义。减压植骨术是ONFH保髋治疗的有效

方法之一，通过对塌陷区域的植骨，能够起到有效的支撑作用，促进新骨形成[2]。富血小板血浆(platelet-rich plasma，PRP)中含有大量的能够促进血管新生、骨再生的细胞生长因子[3]。本实验观察头颈开窗髂骨植骨术，配合术后髋关节 PRP 注射治疗 ONFH 的临床疗效，现报告如下。

(一)研究对象与方法

1.研究对象

2015 年 9 月至 2017 年 2 月，来我院就诊的 44 例 ARCO Ⅱ～Ⅲ期股骨头坏死患者。按入院先后顺序，依次分入观察组和对照组，观察组 22 例采用经股骨头颈部开窗髂骨植骨术，配合术后髋关节 PRP 注射治疗，对照组 22 例仅给予经股骨头颈部开窗髂骨植骨术。本研究经医院伦理委员会批准，所有患者均知情并签署知情同意书。

2.诊断标准

参照《成人股骨头坏死诊疗标准专家共识》(2012 年版)中成人股骨头坏死诊断标准[4]。

3.纳入标准

(1)符合诊断标准，按 ARCO 分期[5]为 ARCOⅡ～Ⅲ期。

(2)无髋部外伤史及髋部手术史。

(3)年龄＜60 周岁。

(4)髋部无炎症、肿瘤等其他病变。

(5)术后随访≥1 年。

4.排除标准

(1)髋关节严重畸形患者。

(2)有严重的心肺功能不全、脑血管疾病等其他疾病。

5.方法

(1)手术方法：采用经股骨头颈部开窗病灶清除髂骨植骨术，麻醉成功后，患者取仰卧位，术区消毒铺巾。取 Smith-Petersen 入路的上半部分作为入路，做一个 4cm 左右切口，依次切开皮肤、皮下组织和筋膜，暴露阔筋膜张肌和股直肌。用两把甲状腺拉钩沿阔筋膜张肌与股直肌肌间隙插入，向两侧拉开，显露髋关节囊的前方。之后，再顺着股骨颈方向做一倒“T”形切口，切开关节囊。此时，将两把 Hohmann 拉钩置于股骨颈上端两侧，拉开关节囊及其周围肌肉，充分暴露股骨头颈交界处，并紧贴头颈交界处凿开一 6mm×6mm 左右骨窗。直视下，先使用球磨钻对对股骨头坏死区域的死骨打磨。再使用克氏针对股骨头进行减压处理。然后，用刮匙清除所有死骨，修补受损的关节软骨。根据术中判断植骨所需的骨量，取同侧髂骨，取出植骨所需足够的松质骨块。剪除松质骨块上的软组织残留，将松质块修剪成 3mm×3mm 左右的骨粒，填入缺损的股骨头内，用特制的植骨器械，一边填入一边打压。最后，再用一块比开窗口稍大的骨块封盖并夯实。术中 C 型臂 X 线机透视确认植骨成功、关节面平整光滑。活动髋关节确认髋关节活动正常后，冲洗术区，依次缝合，敷贴覆盖(图 11-1～图 11-5)。

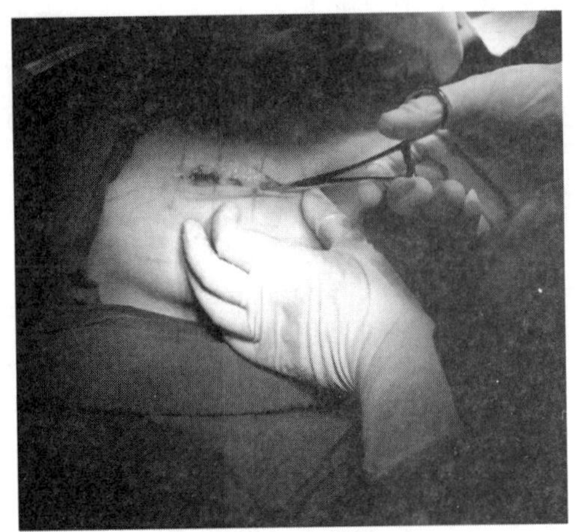

图 11-1　手术切口

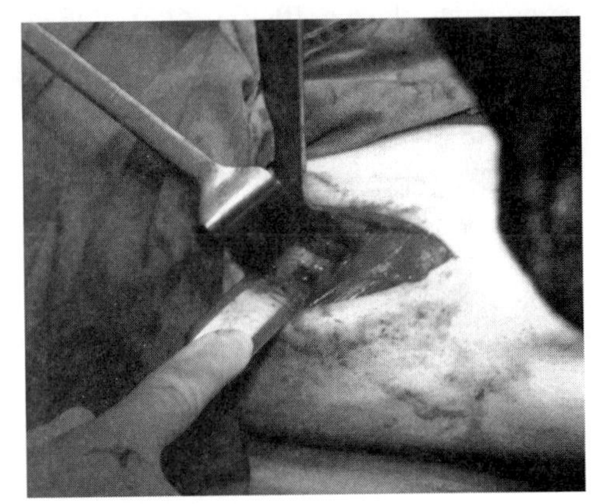

图 11-2　显露股骨头颈交界部并开窗

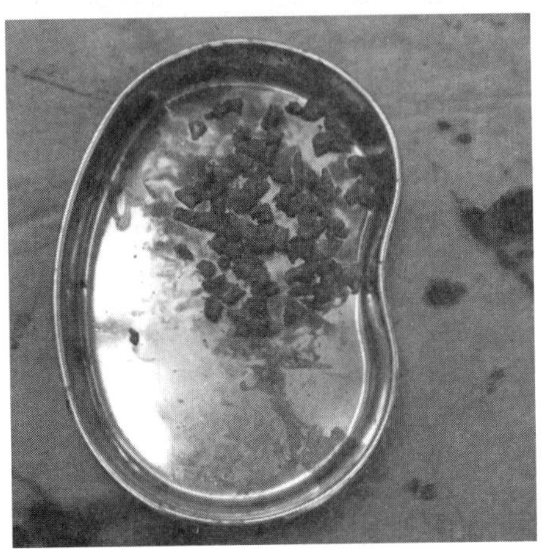

图 11-3　髂骨骨粒

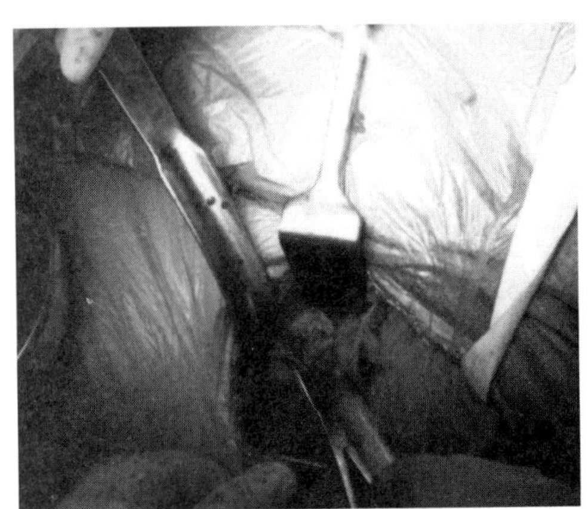

图 11-4　植入髂骨骨粒

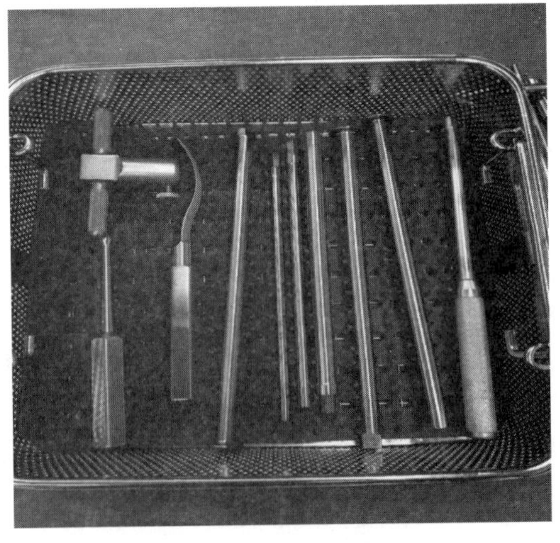

图 11-5　打压植骨器械

(2)术后处理:术后给予抗感染、防血栓、指导功能锻炼等治疗措施。术后第 1 天,开始行踝关节背伸及股四头肌锻炼,指导患者不负重扶拐下床。术后 3 个月内,患侧禁止负重,术后 3 个月后,逐步开始扶拐负重训练。观察组术后 1 个半月后,配合髋关节 PRP 注射治疗,对照组术后不给予其他治疗。

(3)PRP 制备:术后 1 个半月后,观察组抽取患者 100mL 外周静脉血制备成富含血小板血清血浆备用,具体制备方法与我院秦立武等[6]制备 PRP 的方法相同。

(4)PRP 治疗:术后 1 个半月后,观察组开始患侧髋关节 PRP 注射治疗,1 次 4～5mL,1 周注射 1 次,共注射 5 次。在 C 型臂 X 线机的辅助下行髋关节 PRP 注射治疗,具体方法:患者取仰卧位,沿髂前上棘向下做一垂直线,再沿股骨大转子顶点做一与该线垂直的线,两线交点处为进针点。局部消毒,用长穿刺针从进针点略倾斜逐渐刺入,在 C 型臂 X 线机的辅助下调整穿刺角度,直至刺入髋关节囊,出现落空感。回抽无血后,用注射器注入制备好的 PRP。注射完毕,进针点按压 1 分钟,敷料覆盖。见图 11-6～图 11-8。

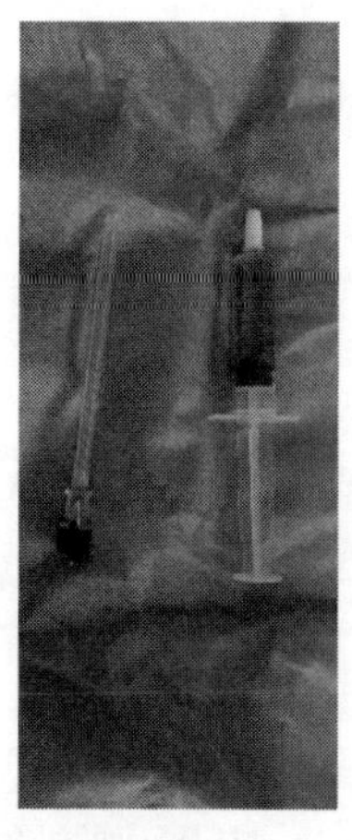

图 11-6　制备好的 PRP 及穿刺针

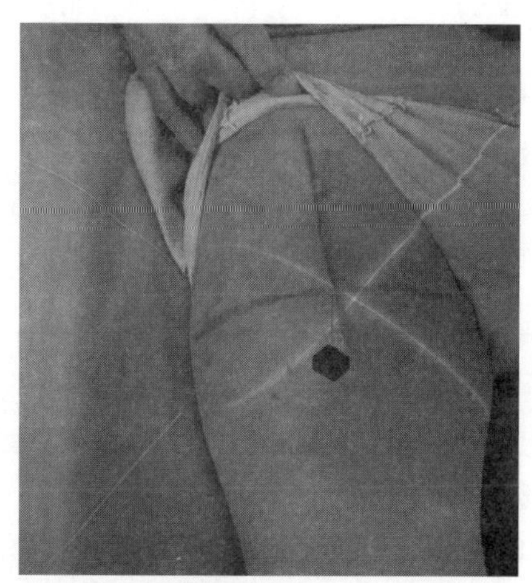

图 11-7　髋关节 PRP 注射进针点

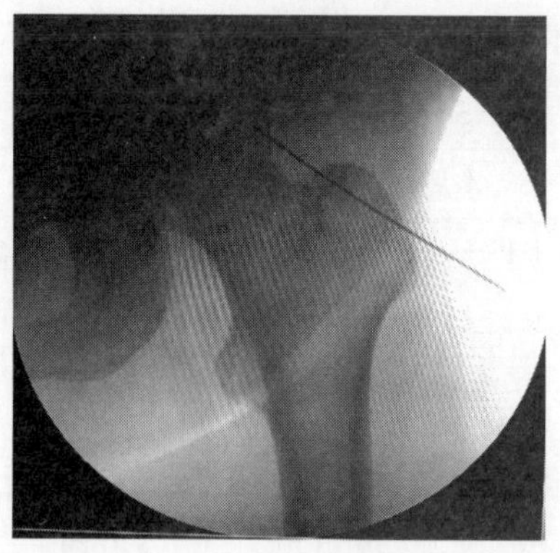

图 11-8　C 型臂 X 线机透视辅助定位进针点的位置

(5)术后随访:术后定期随访患者。术后 1 年,记录患者 VAS 评分、Harris 评分,并拍X线摄片和 CT 观察术后影像学进展情况。

(6)疗效评价标准：VAS 评分、Harris 评分评价临床疗效。观察术后影像学变化情况，将术后 1 年的 X 线摄片和 CT 表现分为 3 个等级[7]，改善：死骨被新生骨代替，坏死、塌陷面积变小，关节面得到有效支撑；不变：坏死、塌陷面积变化不大，植入新骨硬化；恶化：关节坏死、塌陷面积较术前扩大。改善率＝改善髋/总髋。

6.统计学分析

采用 SPSS 23.0 统计软件对所得数据进行统计分析。计量资料以 $\bar{x}\pm s$ 表示，组间及组内比较采用 t 检验。计数资料组间采用 χ^2 检验，检验水准 $\alpha=0.05$。

(二)结果

1.一般资料

44 例 ONFH 患者，男 23 例，女 21 例，年龄 34～53 岁，左髋 19，右髋 25，ONFH 分型：ARCOⅡc 12 髋，ARCOⅢa 21 髋，ARCOⅢb 11 髋。所有病例术后均未发生感染、神经血管损伤等术后并发症，术后 1 年均获得有效随访。两组患者一般资料比较，差异无统计学意义($P>0.05$)。见表 11-1。

表 11-1　两组患者一般情况比较

组别	例数	性别(男/女)	年龄(岁，$\bar{x}\pm s$)	侧别		ARCO 分型		
				左	右	Ⅱc	Ⅲa	Ⅲb
观察组	22	12/10	43.23±7.01	10	12	7	10	5
对照组	22	11/11	44.14±5.67	9	13	5	11	6
检验值		$\chi^2=0.091$	$t=0.823$	$\chi^2=0.093$		$\chi^2=0.472$		
P 值		0.763	0.639	0.761		0.790		

2.VAS 评分、Harris 评分比较

组内比较，治疗前后的 VAS 评分和 Harris 评分比较，差异有统计学意义($P<0.05$)。两组组间比较，术后 1 年 VAS 评分无差异($P>0.05$)，术后 1 年 Harris 评分，观察组优于对照组，差异有统计学意义($P<0.05$)。见表 11-2。

表 11-2　术前与术后 1 年 VAS 评分、Harris 评分比较($\bar{x}\pm s$)

组别	例数	VAS 评分				Harris 评分			
		术前	术后	t 值	P 值	术前	术后	t 值	P 值
观察组	22	4.07±0.81	1.15±0.52	22.134	0.000	45.91±5.14	82.55±4.01	−35.535	0.000
对照组	22	4.03±0.78	1.45±0.49	13.505	0.000	46.14±5.66	75.63±3.67	−20.979	0.000
t 值		0.189	−1.946			−0.139	5.961		
P 值		0.851	0.058			0.890	0.000		

3.术后股骨头坏死变化情况

将患者术后 1 年的影像学资料与术前对比，根据影像学资料判断股骨头坏死变化情况。结果发现：观察组股骨头坏死改善率为 90.90%，高于对照组的 63.64%，两组股骨头改善率比较，差异无统计学意义($P>0.05$)。见表 11-3，图 11-9。

表 11-3　股骨头坏死变化情况

组别	例数	股骨头变化(例)			改善率(%)
		改善	不变	恶化	
观察组	22	20	1	1	90.90
对照组	22	14	5	3	63.64
χ^2 值					3.235
P 值					0.072

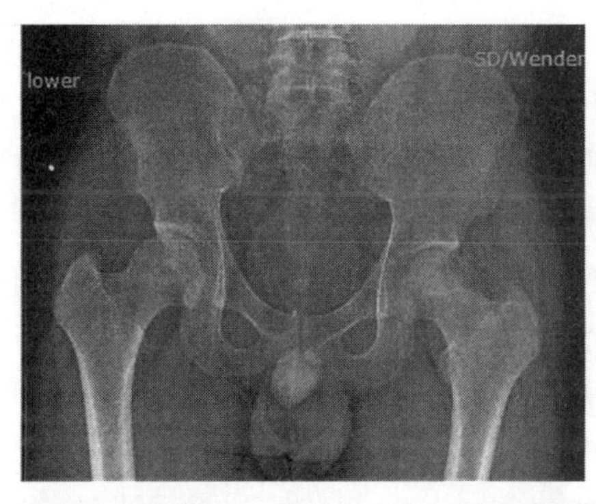

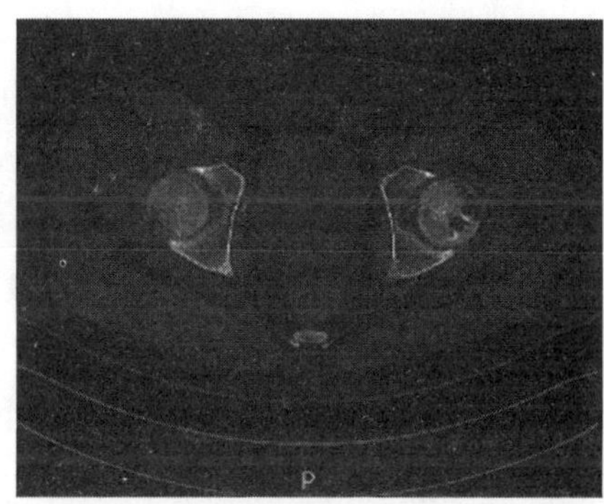

术前

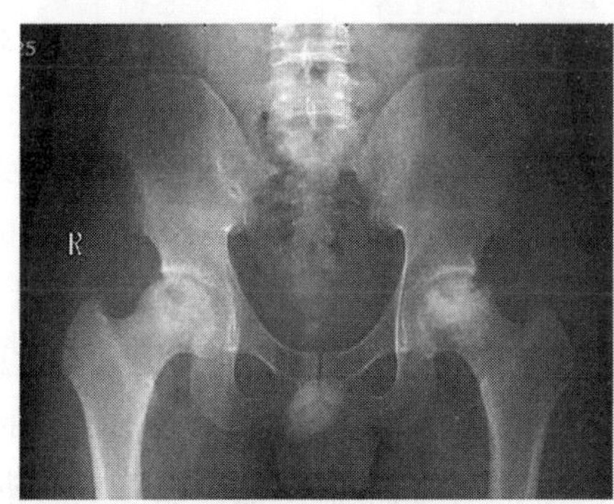

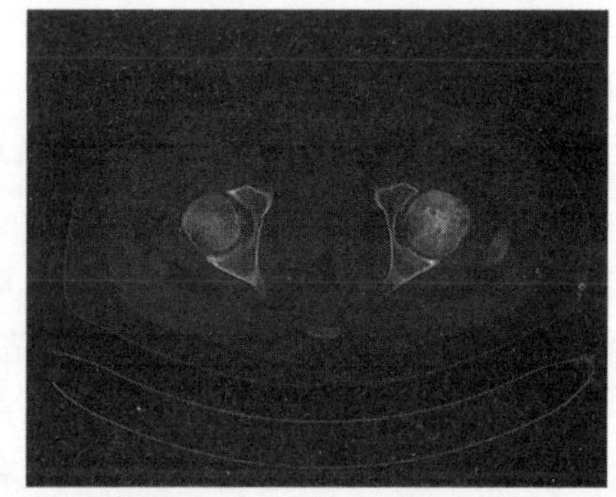

术后

图 11-9　双侧股骨头坏死

注　双侧股骨头坏死，左侧较重。左侧股骨头行头颈开窗髂骨植骨，配合术后 PRP 注射治疗。术前 X 线摄片、CT：左侧股骨头上缘部分骨质碎裂，股骨头、颈内示片状不规则硬化及囊性变。术后 X 线摄片、CT：左侧股骨头关节面下可见高密度植骨。与术前比较，术后股骨头坏死、塌陷情况明显改善。

（三）讨论

股骨头坏死是一种常见且难治的骨科疾病，其致病因素众多，发病机制尚不明确，病程进展较快，单纯采取非手术治疗往往效果不佳，常需手术治疗。手术治疗主要有保髋治疗和关节置换治疗两大类。髋关节置换疗效肯定，适用于年龄较大且疼痛严重的晚期股骨头坏死患者，但其创伤较大，费用高，并发症较多，且存在二次置换风险[8-9]。因此，需要我们探索合理有效的保髋治疗方式来延缓或阻止股骨头坏死进程，提高股骨头的生存率。本次研究中，对 22 例 ONFH 行经股骨头颈开窗髂骨植骨术，术后 1 个半月，给予患者髋关节 PRP 注射治疗，取得了较好的临床效果。治疗后,患者疼痛明显减轻,VAS 评分较术前显著降低,Harris 评分较术前显著提升,且优于对照组($P<0.05$),股骨头改善率为 90.90%,高于单纯行股骨头颈开窗髂骨植骨术的对照组。

病灶清除打压植骨术治疗 ONFH 具有较好的临床疗效,能够在一定程度上恢复患者髋关节功能,减轻患者疼痛[10]。本次研究中,我们行经股骨头颈部开窗病灶清除髂骨植骨术,该手术入路能够充分地显露股骨头颈部,手术视野清晰,能够在直视下彻底清除死骨。术中,根据股骨头骨坏死的程度,取出足量的髂骨进行打压植骨,将自体髂骨颗粒均匀地打压夯实,填充于病灶内。自体骨与股骨头周围骨结构相似,通过均匀地打压之后,能够较快地实现骨愈合,为股骨头关节面提供有效均匀的力学支撑[11]。而且,该入路不破坏股骨转子间的结构,能够极大地降低发生股骨转子间骨折的风险[12]。谢林等[13]对 46 例(51 髋)早期股骨头坏死患者行经皮头颈开窗人工骨支撑植骨术,疗效满意,髋关节优良率由术前的 32.65%提高至末次随访时的 87.75%,认为该术式具有创伤小、恢复好和并发症少等优势。

PRP 是通过抽取自体全血,经过不同梯度的离心而获得的含有高浓度血小板的血浆,经过激活后能够释放大量的生长因子,主要有转化生长因子-β(TGF-β)、成纤维生长因子(FGF)和血管内皮生长因子(VEGF)等[14]。PRP 在骨科疾病中的应用十分广泛,已经被证明能够修复受损的关节软骨及软组织,促进骨组织的新生及骨愈合,参与损伤血管的修复及新生血管的形成[15-17]。杜刚等[18]通过研究 PRP 对兔股骨头坏死的影响,发现 PRP 可以促使骨细胞增殖,抑制脂肪细胞的表达,减少股骨头骨陷窝空缺率,促进股骨头的修复。刘松等[19]将经 PRP 浸泡过的松质骨通过髋关节外科脱位头颈开窗打压植入坏死的股骨头内,短期疗效显著。PRP 取材较为简便、安全,取自自体,不存在排异反应。髋关节 PRP 注射治疗较为安全可靠,本组患者尚未见任何不良反应。

本研究采取经股骨头颈部开窗髂骨植骨,配合术后 1 个疗程的 PRP 髋关节注射治疗。经股骨头颈部开窗髂骨植骨能够清除死骨,修整关节面软骨,为坏死股骨头提供有效的力学支撑。术后 1 个疗程的 PRP 髋关节注射治疗是在减压植骨的基础上来诱导受损血管的修复、血管新生、关节软骨及骨组织的修复与再生。两种治疗干预配合,以期达到改善股骨头血供,修复骨组织,延缓甚至逆转股骨头坏死进程的目的。同时,本研究还存在一些不足之处,未能对髋关节 PRP 注射治疗 ONFH 的作用机制进行研究,并且,还存在着研究样本量较少、临床随访时间较短、观察指标不够细化等问题,还有待进一步深入研究。

综上所述,经股骨头颈开窗髂骨植骨术,配合术后髋关节 PRP 注射治疗 ONFH 疗效满意。该治疗方式能够改善患者髋关节功能,并发症及不良反应较少,是一种可以尝试的保髋治疗手段。

参考文献

[1]中国医师协会骨科医师分会显微修复工作委员会.成人股骨头坏死临床诊疗指南(2016)[J].中华骨科杂志,2016,36(15):945-954.

[2]潘鑫戊,谢兴文,黄晋,等.股骨头坏死保髋治疗的研究进展[J].中国中医骨伤科杂志,2016(12):74-78.

[3]LIU X,TIAN LJ,DENG ZG.Platelet rich plasma combined with cancellous bone graft in the treatment of scaphoid nonunion effect[J].Journal of Medical Research,2017.

[4]中华医学会骨科分会显微修复学组及中国修复重建外科专业委员会.成人股骨头坏死诊疗标准专家共识(2012 年版)[J].中国骨与关节外科,2012,5(2):188-195.

[5]GARDENIERS JWM.The arco perspective for reaching one uniform staging system of osteonecrosis[M].Springer US:Bone Circulation and Vascularization in Normal and Pathological Conditions,1993:375-380.

[6]秦立武,姜红江,黄相杰,等.富血小板血浆联合空心钉治疗股骨颈骨折的疗效观察[J].中国骨与关节损伤杂志,2014,29(12):1250-1251.

[7]张长青,曾炳芳,徐铮宇,等.吻合血管腓骨游离移植在股骨头缺血性坏死中的应用[J].中国修复重建外科杂志,2004,18(5):367-369.

[8]ASSI C,KHEIR N,SAMAHA C,et al.Early results of total hip arthroplasty using dual-mobility cup in patients with osteonecrosis of the femoral head[J].SICOT-J,2018,4(8):4.

[9]谭小龙,梁柱天,蒙跃冲,等.高龄患者人工髋关节置换术的疗效及并发症分析[J].西北国防医学杂志,2017(11):722-725.

[10]朱旭日,杜斌,孙光权,等.髓芯减压打压植骨腓骨支撑术与头颈部开窗打压植骨术治疗早中期股骨头坏死疗效比较[J].中国骨与关节损伤杂志,2015,30(4):343-345.

[11]沙广钊,颜连启,宋良玉,等.微创减压打压植骨治疗早中期股骨头坏死[J].实用骨科杂志,2016,22(10):934-936.

[12]李东海,康鹏德,沈彬,等.经皮头颈开窗治疗早期股骨头坏死研究[J].中国矫形外科杂志,2016,24(7):577-581.

[13]谢林,马俊,邓立庆,等.经皮头颈开窗人工骨支撑植骨术治疗早期股骨头坏死[J].中国矫形外科杂志,2017,25(9):769-774.

[14]MARQUES LF,STESSUK T,CAMARGO I C,et al.Platelet-rich plasma(PRP):methodological aspects and clinical applications[J].Platelets,2015,26(2):101-13.

[15]PEREIRA DR,SILVA-CCORREIA J,KON E,et al.Hyaluronic acid,PRP/growth factors,and stem cells in the treatment of osteochondral lesions[M].Springer Berlin Heidelberg:Injuries and Health Problems in Football,2017.

[16]NAKATANI Y,AGATA H,SUMITA Y,et al.Efficacy of freeze-dried platelet-rich plasma in bone engineering[J].Archives of Oral Biology,2017,44:172-178.

[17]TONG S,YIN J,LIU J.Platelet-rich plasma has beneficial effects in mice with osteonecrosis of the femoral head by promoting angiogenesis[J].Experimental & Therapeutic Medicine,2018,15(2):1781-1788.

[18]杜刚,李林,张波,等.富血小板血浆联合骨髓间充质干细胞对兔股骨头坏死的影响[J].中国实验方剂学杂志,2013,19(16):213-216.

[19]刘松，韦标方，郭霞霞，等.富血小板血浆联合髋关节外科脱位头颈开窗植骨术治疗围塌陷期股骨头坏死的临床疗效[J].医学研究生学报，2018(1)：48-51.

（原文发表于《中国中医骨伤科杂志》2018 年第 10 期，作者：朱晓龙，邹德宝，鞠昌军，严伟，李 磊，余 昕，张亚霖，金 鑫，姜红江，相关研究获山东省科技进步奖二等奖）

四、股骨颈骨折闭合复位空心钉内固定术后股骨头坏死相关因素分析

［摘要］目的：探讨影响股骨颈骨折术后导致股骨头坏死的各相关因素。方法：对行闭合复位经皮空心钉固定术且随访资料完整的 86 例患者的年龄、性别、骨折类型、复位时间、复位质量、完全负重时间等资料进行统计学分析。结果：随访 12～24 个月，15 例出现股骨头坏死，坏死率为 17.44%，发生坏死的时间为术后 8～24 个月。影响股骨头坏死的独立危险因素为年龄（$\chi^2=4.59$，$P=0.039$）、骨折类型（$\chi^2=6.391$，$P=0.011$）、复位质量（$\chi^2=4.143$，$P=0.041$），通过对各因素进行 Logistic 分析，结果显示，年龄 $OR=8.977$，$P=0.01$，复位质量 $OR=0.026$，$P=0.02$。结论：患者年龄、骨折类型、复位质量均可影响股骨颈骨折空心钉内固定术后坏死率，而年龄及复位质量影响最大。

［关键词］股骨颈骨折；股骨头坏死；空心钉；相关因素

股骨头坏死为股骨颈骨折术后的并发症之一，为了解影响股骨颈骨折术后股骨头坏死的各相关因素，我们对行闭合复位经皮空心钉固定术并得到随访的 86 例患者的临床资料进行了回顾性分析，现总结报告如下。

（一）临床资料

本组患者 86 例，男 34 例，女 52 例；年龄 18～75 岁，平均（50.14±1.25）岁，其中<40 岁 18 例，41～65 岁 36 例，>65 岁 32 例；Garden 分型：Ⅰ型 12 例，Ⅱ型 28 例，Ⅲ型 27 例，Ⅳ型 19 例；受伤至手术时间<3 天 21 例，3～7 天 32 例，8～14 天 20 例，>14 天 13 例。

（二）方法

1.术后随访和疗效评定方法

本组 86 例患者均获得随访，随访时间 12～24 个月，平均 18.6 个月。每 3～6 个月复查髋部正、侧位 X 线摄片，判断骨折复位质量和骨折愈合情况。根据术后 X 线摄片 Garden 对线指数判断骨折复位质量，分为解剖复位（Ⅰ、Ⅱ级复位）49 例，非解剖复位（Ⅲ、Ⅳ级复位）37 例。骨折不愈合评定标准为：术后 12 个月或超过 12 个月，X 线摄片仍可见到清晰骨折线。

2.随访方法

采用病案室病史复习、信访、电话随访及门诊随访的方式，对患者年龄、性别、骨折类型（Garden 分型）、骨折移位情况、受伤至手术时间、复位质量、负重时间进行术后随访调查。

3.统计学方法

采用 SPSS 17.0 软件，分别就患者年龄、性别、Garden 分型、受伤至手术时间和复位质量这 5 项因素对骨折术后股骨头坏死的影响进行统计分析，采用 χ^2 检验，以 $P<0.05$ 为差异有统计学意义。

（三）结果

1.ONFH 发生率单因素分析

通过对收集的数据行单因素 χ^2 检验后，年龄、Garden 分型、复位质量组间单因素分析差异有统计学意义（$P<0.05$），而性别、受伤至手术时间、完全负重时间差异无统计学意义（$P>0.05$），见表 11-4。

表 11-4　ONFH 发生率单因素分析

项目	年龄			性别		Garden 分型			
	<40 岁	41～65 岁	>65 岁	男	女	Ⅰ型	Ⅱ型	Ⅲ型	Ⅳ型
总例数	18	36	32	34	52	5	28	30	23
ONFH 例数	7	4	4	4	10	1	2	5	7
χ^2 值	4.59			0.292		4.394			
P 值	0.039			0.407		0.036			

项目	受伤至术时间				复位质量		完全负重时间	
	<3 天	3～7 天	8～14 天	>14 天	解剖复位	非解剖复位	3～6 个月	>6 个月
总例数	21	32	20	13	49	37	57	29
ONFH 例数	4	5	3	3	5	10	9	6
χ^2 值	0.033				1.143		0.324	
P 值	0.856				0.041		0.388	

2.Logistic 回归分析

年龄和复位质量为股骨颈骨折闭合复位空心钉内固定术后股骨头坏死的危险因素，年龄越大，复位质量越差，股骨头坏死率越高，见表 11-5。

表 11-5　Logistic 回归分析

影响因素	回归系数	标准误	*WALD* 值	自由度	*P* 值	*OR* 值
年龄	2.195	0.663	10.944	1	0.01	8.977
复位质量	−3.657	10.168	9.807	1	0.02	0.026

（四）讨论

由于股骨头的血运特点，股骨颈骨折后可致支持带动脉痉挛、扭曲甚至断裂，股骨颈骨折多数属囊内骨折，骨折后的“填塞效应”致囊内压增加，进一步阻碍了股骨头血液供应，增加了骨折不愈合率及股骨头坏死率，许多因素被认为可影响股骨颈骨折的愈合，其中部分因素还存在争议。

1.年龄

在<40 岁的患者中，股骨头坏死率最高，这可能与骨折受伤时的暴力大小以及骨质情况有关，老年人只需较小的暴力便可骨折，而年轻人骨质较坚强，造成骨折需较强的暴力，而较强暴力的血运破坏更严重，青壮年组伤后以 Garden Ⅲ、Ⅳ型多见[1]。

2.骨折移位程度

在本研究中,随着骨折移位程度的增大,坏死率也在增加,股骨颈骨折后骨折的移位程度、骨折移位情况直接影响血管损伤程度。有人通过血管造影技术对股骨颈骨折血运研究分析认为,在移位的股骨颈骨折患者中,支持带动脉及旋股内、外侧动脉均明显遭到破坏[2]。Sugamoto 等[3]采用激光多普勒设备测量股骨头的血流动力学,发现移位型股骨颈骨折患者股骨头的血流量降低。临床研究[4-8]证实,骨折移位是影响骨折预后最主要的因素,按照 Garden 分型,Garden Ⅲ、Ⅳ型最易致股骨头坏死。周靖等[9]通过对 60 岁以下股骨颈骨折手术治疗术后功能及影响因素分析认为,Garden 分型是 60 岁以下股骨颈骨折术后预后最主要的影响因素,也有研究者认为股骨颈骨折术后骨折愈合也可能与移位程度有关[10]。

3.骨折复位情况

复位为股骨颈骨折术后是否发生股骨头坏死的重要影响因素。Beris 等[11]认为,复位质量是影响股骨颈骨折术后疗效的首要因素。韩纲等[12]认为,股骨颈骨折应尽可能解剖复位、坚强内固定,以降低术后并发症。胡安文等[13]报告,股骨颈骨折术后并发症发生率高与未达到 Garden 复位标准有关。

参考文献

[1]周靖,党育,张培训,等.219 例股骨颈骨折患者的临床特点分析[J].中华外科杂志,2011,49(8):729-732.

[2]BRUNNER S,CHRISTIANSEN J,KRISTENSEN J.Arteriographic prediction of femoral head viability in medial femoral neck fractures[J].Actachirurgica Scandinavica,1967,133(6):449-454.

[3]SUGAMOTO K,OCHI T,TAKAHASHI Y,et al.Hemodynamic measurement in the femoral head using laser Doppler[J].Clinical Orthopaedics and Related Research,1998,353:138-147.

[4]毛玉江,危杰,周力,等.股骨颈骨折空心钉内固定后股骨头缺血坏死的相关因素分析[J].中华医学杂志,2005,85(46):3256-3259.

[5]危杰,周力,王满宜.股骨颈骨折术后股骨头缺血性坏死的发生及转归[J].中华骨科杂志,2005,25(1):1-6.

[6]勘武生,黄方敏,郑琼,等.影响股骨颈骨折术后股骨头缺血性坏死的多因素分析[J].中华创伤骨科杂志,2006,8(6):520-523.

[7]曹立,沈惠良,雍宜民,等.空心钉治疗老年股骨颈骨折中远期疗效观察[J].中国骨与关节损伤杂志,2005,20(10):658-660.

[8]阿尖措,王喜民,张建宁,等.高海拔地区加压空心钉治疗新鲜老年股骨颈骨折术后骨不愈合与股骨头坏死影响因素的研究[J].青海医药杂志,2012,42(2):10-13.

[9]周靖,党育,张培训,等.60 岁以下股骨颈骨折手术治疗术后功能及影响因素分析[J].北京

大学学报:医学版,2011,43(5):703-706.

[10]许斌,刘月驹,李智勇,等.股骨颈骨折不愈合高危因素的回顾性研究[J].中华创伤杂志,2012,28(12):1083-1087.

[11]BERIS AE,PAYTAKES AH,KOSTO POULOS VK,et al.Non-union of femoral neck fractures with Osteonecrosis of the femoral head: treatment with combined free vascularized fibular grafting and sub-troehanteric valgue osteotomy[J].Orthop Clin North Am,2004,35(3):335-343.

[12]韩纲,王岩,梁面田,等.空心钉治疗股骨颈骨折术后并发症的分析[J].中华创伤骨科杂志,2006,85(7):622-625.

[13]胡安文,曹盛俊,廖英.AO螺钉经皮内固定治疗股骨颈骨折失败原因分析及对策[J].中国骨与关节损伤杂志,2005,20(1):24-26.

(原文发表于《风湿病与关节炎》2013年第2卷第10期,作者:姚五平,姜红江,相关研究获山东中医药科学技术奖二等奖)

五、微创打压植骨治疗早中期股骨头坏死疗效分析

[摘要]目的探讨经股骨头颈部开窗自体髂骨打压植骨治疗早中期股骨头坏死的临床疗效。方法:自2010年4月至2012年2月,共治疗早中期股骨头坏死26例(35髋)。男22例,女4例;年龄22~52岁,平均35.7岁。单侧坏死17例,双侧坏死9例。根据ARCO分期,属于ⅡB~ⅢC。平均随访时间为54.6个月(46~68个月)。结果:所有数据经过统计学分析,术前和术后评估显示,平均Harris髋关节评分自60.81~88.96分。89.5%Ⅱ期患者X线摄片显示有改善,100%Ⅲ期患者X线摄片显示有改善。根据Harris髋关节评分,92.3%的患者为优良。随访期间无患者行人工全髋关节置换。结论:此方法清除死骨彻底,植骨支撑充分,手术创伤小,患者功能恢复快,对于防止或延迟年轻患者行人工全髋关节置换是有效的。

[关键词]打压植骨;股骨头坏死;临床疗效

股骨头坏死(osteo necrosis Femoral Head,ONFH)是骨科临床上的多发病和常见病,是一种对髋关节具有特殊破坏性的病变。股骨头坏死多见于青壮年患者,多数在30~50岁[1]。尽管人工全髋关节置换技术有了长足的进步,但对于活动量大的青壮年患者来说,仍然存在因骨溶解导致多次行人工全髋关节翻修的风险[2]。对于青壮年患者,应首选保存股骨头手术。因为保存股骨头手术可以减少或延迟行人工关节置换[3-4]。Rosenwasser等[5]介绍的Lightbulb手术是经股骨头颈部开窗,在直视下清除位于股骨头内的病灶,采用自体骨打压植骨,使坏死病灶得到修复,取得了较好的临床疗效。为提高早中期股骨头坏死的临床疗效,自2010年4月至2012年2月,我们采用经股骨头颈部开窗打压植骨治疗早中期股骨头坏死26例(35髋),对髋关节术后功能情况进行随访,随访时间最短46个月,最长68个月,平均54.6个月,现将结果报告如下。

(一)临床资料

1.一般资料

自2010年4月至2012年12月,我科对符合纳入标准的26例(35髋)股骨头坏死患者实

施了经股骨头颈部开窗打压植骨结合间充质干细胞移植治疗。本组男22例，女4例；年龄22～52岁，平均35.7岁。单侧坏死17例，双侧坏死9例。左侧19髋，右侧16髋。ONFH病因：酒精性13例(17髋)，激素性11例(15髋)，特发性2例(3髋)。ARCO分期：Ⅱ期19髋，其中ⅡB期4髋，ⅡC期15髋；Ⅲ期16髋，其中ⅢA期3髋，ⅢB期9髋，ⅢC期3髋。术前Harris评分为(60.81±7.32)分。本研究纳入标准为：①ARCOⅡ期患者，CT扫描或X线摄片示股骨头有囊性变或坏死灶分界清楚，有硬化带形成，坏死体积>15%，年龄在55岁以下伴髋部疼痛；②ARCOⅢ期患者，坏死体积<50%，年龄在50岁以下。而对于ARCOⅠ期患者，尤其是坏死体积<15%的患者，建议行创伤更小的髓芯减压间充质干细胞移植术。

2.手术方法

硬膜外麻醉，在髂前上棘下5cm处向下纵切口，长为5～7cm。依次切开皮肤、皮下组织和深筋膜，沿阔筋膜张肌内侧缘及股直肌外侧缘进入，切断结扎旋股外动、静脉的升支，牵开股直肌和阔筋膜张肌，显露髋关节前外侧关节囊，纵行切开关节囊。切开时应注意关节液及滑膜有无异常。常见炎性关节液及滑膜。用特制拉钩牵开关节囊，切除炎性滑膜，显露股骨头颈交接区前部(患肢处于中立或稍内旋位)，于其头颈交界区向股骨头坏死方向钻入1枚克氏针，术中透视定位股骨头坏死区。定位准确后，于股骨头颈交界区做1.0cm×1.5cm骨窗。先用小弯刮匙伸入骨窗内，反复刮除死骨。再于X线透视引导下，用磨钻及刮匙交替自开窗处指向股骨头外上前侧清除死骨，清除范围应包括负重区的坏死骨及部分硬化骨，直达软骨下骨，使病灶清除后呈灯泡状。残存的硬化带用2.5mm粗的克氏针多处钻孔，直至有新鲜血液渗出，以利于重建股骨头坏死区血运。根据股骨头内空腔大小于同侧髂骨取骨，空腔小者可取半板髂骨，空腔大者需取全板髂骨。用骨刀于髂前上棘后方凿取全板髂骨时，要注意保留髂骨嵴表面的薄层骨皮质，取骨后再将髂骨嵴复位，可避免取骨区出现凹陷畸形。将自体髂骨剪成小颗粒状，充分打压植入股骨头内坏死区。打压植骨需在X线透视下完成，避免遗留未植骨的空腔，特别是软骨下骨坏死区。再将修整后的髂骨块打压填充于股骨头颈交界处。冲洗清理关节，吸净关节内外骨屑及液体。缝合关节囊。逐层缝合切口。

3.术后处理

患者术后3天可扶双拐不负重站立及行走，无须制动及牵引。患者行不负重髋关节屈伸、内收外展、内外旋功能锻炼。术后3个月扶拐部分负重，4～6个月后完全负重。术后1年内避免剧烈活动。术后1年采用Harris评分标准进行临床疗效评定，Harris评分<70分为差，70～80分为可，80～90分为良，90～100分为优。行X线摄片及CT检查。

4.统计学方法

采用SPSS 16.0统计软件进行分析，数据以均数±标准差($\bar{x} \pm s$)表示，组间比较进行配对t检验，$P<0.05$表示差异有统计学意义。

5.结果

患者手术切口均Ⅰ期愈合。股外侧皮神经牵拉伤2例，患者感大腿前侧麻木，皮肤感觉减退，未行特殊处理，术后6个月自行缓解。本组所有患者均获随访，随访时间24～44个月，平均 31.6 个月。术后 Harris 评分为(88.96±5.60)分,与术前比较,差异有统计学意义($P=0.009$),见表 11-6。本组优 9 例,良 15 例,可 2 例。随访期间无行人工全髋关节置换患者;术后随访 X 线摄片及 CT 显示,19 髋 ARCO Ⅱ 期患者中,17 髋无塌陷,股骨头植骨区有明显骨修复表现,密度增高;2 髋由术前Ⅱ期进展至Ⅲ期,出现轻度塌陷;16 髋Ⅲ期患者,股骨头高度较术前均有改善,患者股骨头植骨区有明显骨修复表现,密度增高,无坏死分期进展,见图 11-10、图 11-11。

表 11-6　术前术后 Harris 评分(分,$\bar{x}\pm s$)

项目	术前	术后
Harris 评分	60.81±7.32	88.96±5.60

注　术前术后 Harris 评分比较,$P=0.009$,具有统计学意义。

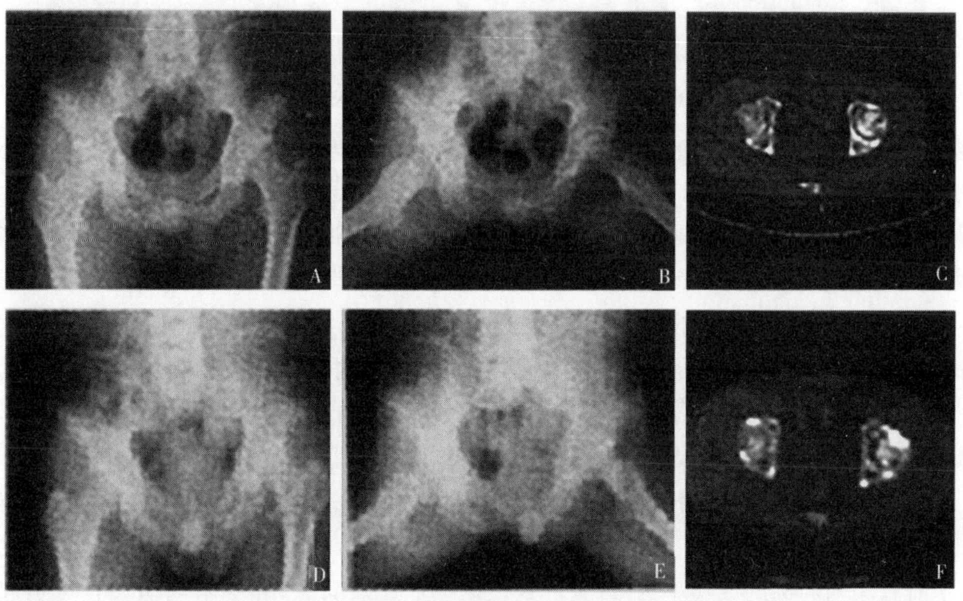

图 11-10　酒精性左侧股骨头坏死(ARCO ⅢC)

注　图 A:术前骨盆正位 X 线摄片;图 B:术前双髋蛙位 X 线摄片;图 C:术前双髋 CT 检查;图 D:术后 5 年骨盆正位 X 线摄片;图 E:术后5 年双髋蛙位 X 线摄片;图 F:术后 1 年双髋 CT 检查。

(二)讨论

股骨头缺血性坏死是由于不同病因破坏了股骨头的血液供应所造成的最终结果,是临床常见的疾病之一。由于股骨头塌陷造成髋关节和病残较重,治疗上较为困难。如果不行及时、有效的预防治疗,大多数患者病情将进行性发展,发生严重的骨性关节炎,继而需行人工关节置换。对于年龄较轻、发病较早的患者,现多主张行保存股骨头治疗。股骨头坏死后周围骨组织通过爬行替代对死骨区进行修复,但所需时间较长,修复期骨质松软,可因负重发生塌陷,逐渐发生股骨头变形及软骨破坏。

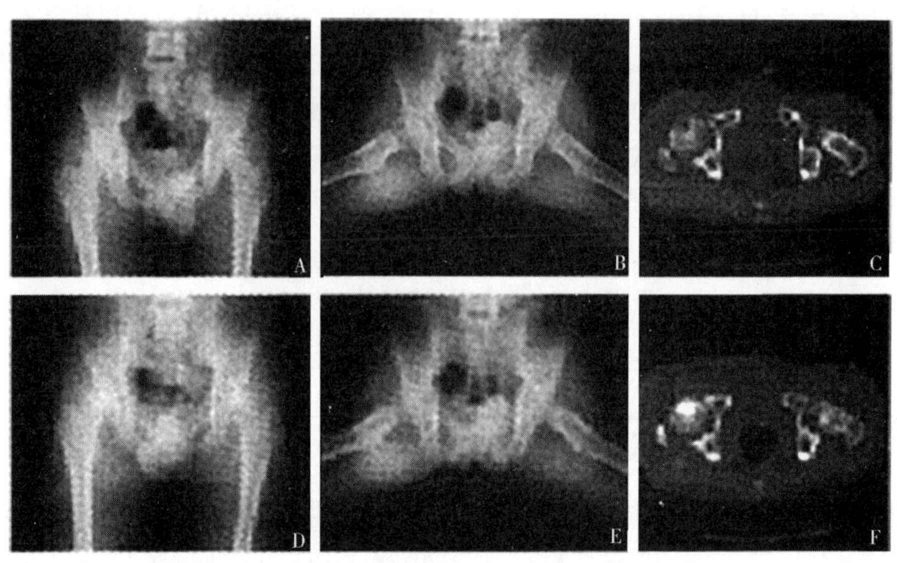

图 11-11 激素性双侧股骨头坏死(ARCOⅡC)

注 图 A:术前骨盆正位 X 线摄片;图 B:术前双髋蛙位 X 线摄片;图 C:术前双髋 CT 检查;图 D:术后 4 年骨盆正位 X 线摄片;图 E:术后4 年双髋蛙位 X 线摄片;图 F:术后 4 个月双髋 CT 检查。

保存股骨头的手术方法很多,如髓芯减压、带血管蒂的腓骨移植、死骨刮除打压植骨等,均有其优缺点。髓芯减压可以降低坏死股骨头的骨内压,但传统的髓芯减压术,减压孔道过宽。Camp 等[6]报告,在髓芯减压的部位表现为松散的纤维性瘢痕组织而无新骨形成,所以这种传统的髓芯减压术虽然能有效的降低股骨头骨内压力,但同时也使本已薄弱的软骨下骨的机械支撑力进一步减弱,从而加速了塌陷的进程,因此,现多倾向于多方向细孔道的钻孔减压,但多孔道的髓芯减压由于其入路限制,不可能将坏死骨刮除,因此,现多主张适用于 ARCO 分期0～ⅡA期患者。Urbaniak 等报告,用带血管的游离腓骨移植治疗股骨头坏死患者 103 例,经过 7 年随访,37 髋需行全髋关节置换。回顾 1 523 髋的治疗结果,术前无塌陷病例的成功率为91%,术前有塌陷病例的成功率为 85%。尽管该手术疗效满意,但手术创伤大且可引起去除腓骨后的并发症,包括运动无力、下肢感觉异常等。踝关节和下肢疼痛随随访时间延长愈来愈普遍,带血管的腓骨移植术使股骨颈和股骨距区域的骨质结构发生了改变,如果未能阻止疾病的进展,会使后来进行的全髋关节置换手术扩髓和截骨的难度加大。股骨头缺血性坏死病变常位于股骨头的前上部。于股骨头颈交界处开窗、灯泡状病灶清除、自体骨打压植骨术由 Rosenwasser 等[5]提出,通过 Watson-Jones 或 Smith-Petersen 手术入路显露前侧股骨颈,然后在股骨头颈交界处开窗。在 X 线监视下,应用电钻、骨锉、刮匙彻底清除硬化骨。自同侧的髂骨处取松质骨并将其坚强打压于股骨头软骨下层。该手术入路可以在直视下彻底清除死骨和硬化骨。移植骨愈合后可以为股骨头软骨下骨提供强有力的支撑。随访 10～15 年(平均 12 年),2 例(13%)后来行人工全髋关节置换术,其余患者(87%)取得了较好的临床疗效,无骨关节炎加重症状。彻底清除死骨打压植骨治疗青壮年股骨头缺血性坏死 FicatⅡ期、Ⅲ期患者,是一种行之有效的方法,可以延缓关节置换手术。Wang 等[3]通过在股骨头颈交界处开窗、灯泡状病灶清除、打压植骨术结合纳米晶胶原基骨和自体骨移植治疗早期股骨头坏死 110

例，平均随访时间为25.37个月(7～42个月)。术前和术后评估显示，平均Harris髋关节评分自62分升至79分。临床最后1次随访显示，68%(94/138)的髋关节是成功的。ARCO ⅡA的所有患者在X线上显示有改善，76.67% ⅡB的患者在X线上显示有改善，50.96% ⅡC和ⅢA的患者在X线上显示有改善。根据Harris髋关节评分，ⅡA的所有患者为优良，93.33% ⅡB的患者为优良，59.62% ⅡCand ⅢA的患者为优良，ⅡA和ⅡB患者的关节生存率为85%，ⅡC和ⅢA患者的关节生存率为60%。Cox风险模型分析显示，临床疗效与术前股骨头坏死分期和股骨头坏死面积有关。这种方法对于防止或预防年轻的早中期股骨头坏死患者行人工全髋关节置换可能是有效的。

我们开展的经股骨头颈部开窗打压植骨治疗早中期股骨头坏死的手术原理如下。①在直视下清除阻碍股骨头再血管化的坏死骨及部分硬化骨。在清除死骨的同时也对坏死的股骨头进行减压，中断股骨头内高压和缺血的恶性循环；②采用自体骨打压植骨充填骨腔且对股骨头关节软骨和软骨下骨提供强有力支撑，增强了股骨头内的稳定性，防止股骨头塌陷并能诱导成骨，尽快恢复股骨头负重功能；③直接切开前侧关节囊，清除关节腔内积液和炎性滑膜组织，减低了关节囊内压力，有利于改善股骨头血运。随访结果表明，本组26例(35髋)治疗后自觉症状均明显好转，疼痛消失或明显减轻，患肢活动度增加。髋关节Harris评分升高明显，92.3%达到优良标准。沿阔筋膜张肌内缘及股直肌外缘进入，不切断肌肉，手术损伤小；经股骨头颈部开窗，可在直视下进行死骨清除、打压植骨，死骨清除彻底，打压植骨充分，这是预防股骨头塌陷和改善股骨头高度的关键；不影响股骨颈和股骨距区域的骨质结构，如果治疗失败，不加大全髋关节置换的手术难度。术后随访X线摄片显示，股骨头植骨区有明显骨修复表现，密度增高，Ⅲ期患者股骨头高度较术前均有改善，无坏死分期进展；2髋由术前Ⅱ期进展至Ⅲ期，出现轻度塌陷，分析原因可能与患者过早负重及打压植骨不甚坚实有关。

经股骨头颈部开窗打压植骨治疗早中期股骨头坏死安全、有效，可以作为早、中期股骨头坏死的治疗选择之一。我科室在这方面做了一些探讨和研究，但是病例数较少，随访时间较短，还需要我们在今后继续进行深入细致的工作。

参考文献

[1]LIEBERMAN JR，ENGSTROM SM，MENEGHINI RM，et al.Which factors influence preservation of the osteonecrotic femoral head? [J].Clinical Orthopaedics and Related Research，2012，470(2)：525-534.

[2]HUO MH，KNIGHT JR，MONT MA，et al.What's new in total hip arthroplasty[J].Bone Joint Surg Am，2011，93(20)：1944-1950.

[3]WANG BL，SUN W，SHI ZC，et al.Treatment of nontraumatic osteonecrosis of the femoral head using bone impaction grafting through a femoral neck window[J].International Orthopaedics，2010，34(5)：635-639.

[4]JONES LC，MONT MA，HUNGERFORD DS.Nontraumatic osteonecrosis of the femoral head：ten years later[J].JBJS，2006，88(5)：1117-1132.

[5]ROSENWASSER MP，GARINO JP，KIERMAN HA，et al.Long term followup of through

debridement and cancellous bone grafting of the femoral head for avascular necrosis[J]. Clinical Orthopaedics and Related Research,1994,306:17-27.

[6]Camp JF.Core decompression of the femoral head for osteonecrosis[J].1986,68.

(原文发表于《中国伤残医学》2017 年第 25 卷第 3 期,作者:高广凌,黄相杰,张钟元,张贵华,徐梓耀,相关研究获山东中医药科学技术奖二等奖)

六、股骨头坏死误诊 27 例分析

[摘要]目的:分析股骨头坏死的误诊原因。方法:收集有明确误诊经历的患者 27 例,并分析相关资料。结果:股骨头坏死误诊为腰椎间盘突出症 17 例,并发腰椎间盘突出症漏诊股骨头坏死 2 例,误诊为骨质疏松症 2 例,髋关节骨性关节炎 2 例,髋关节滑膜炎 2 例,膝关节滑膜炎 1 例及膝关节骨性关节炎 1 例。结论:临床经验不足,对病史了解不详,缺乏高质量的 X 线摄片,读片不细致,忽视临床检查,过分依赖 CT、MRI 检查结果,这些是误诊的关键因素。

[关键词]股骨头坏死/诊断;误诊

股骨头坏死(ONFH)是由于创伤或其他致病原因导致股骨头血供障碍,使部分或全部股骨头出现缺血性坏死所引起的综合病症。早诊断、早治疗,是最大限度保留髋关节功能的关键。2002～2006 年收治的 ONFH 住院患者 325 例,收治前有明确误诊与漏诊病史并有完整临床资料的 27 例,分析如下。

(一)临床资料

本组男 17 例,女 10 例。ONFH 误诊为腰椎间盘突出症 17 例,并发腰椎间盘突出症漏诊 ONFH 的 2 例,误诊为骨质疏松症 2 例,髋关节骨性关节炎 2 例,髋关节滑膜炎 2 例,膝关节滑膜炎 1 例及膝关节骨性关节炎 1 例。

(二)结果

本组病因分类:乙醇中毒 12 例,激素 6 例,不明原因 9 例。本组误诊和漏诊为腰椎间盘突出症的患者中,曾行骨盆牵引 12 例(3 例疼痛减轻,下地活动后加重),曾行腰椎间盘摘除术 7 例(2 例神经症状缓解),再次行摘除术 1 例("症状"未缓解);误诊为骨质疏松症 2 例,服用药物后症状未缓解;误诊为髋关节骨性关节炎、髋关节滑膜炎、膝关节滑膜炎及膝关节骨性关节炎患者共 6 例,服用药物后,早期疼痛减轻,后又加重。

(三)讨论

1.误诊原因分析

(1)临床经验不足,警惕性不高,对病史了解不详:本组 27 例患者,有嗜酒史者 12 例,占 44.4%,有激素使用史者 6 例,占 22.2%,有 2 例被误诊为膝关节滑膜炎及骨性关节炎。分析发现,在诊治过程中,其相关病史资料未被问及或对 ONFH 发病的相关致病因素认识不够。因为闭孔神经同时支配髋关节及膝关节,所以患有髋关节病变者易产生膝痛。

(2)缺乏高质量的 X 线摄片,读片不细致:股骨头缺血性坏死 FicatⅡ期患者,在质量好的 X 线摄片上,可以见到股骨头负重区关节软骨下骨板的细微骨折、点状密度减低区、新月形的透亮区或股骨头上方稍有扁平而无塌陷。来我科就诊的许多 ONFH 患者中,由于其 X 线摄片清晰度不好，投照位置及洗片技术不佳，只有正位片，无侧位片及蛙式位片等原因，很难作出诊断，易造成漏诊；读片不细致，对软骨下骨板的细微变化如点状密度减低区、半月形透亮区没有及时发现；对有疑点的片子，未能在强光灯及放大镜下认真观察；对只有正位片又有疑点的片子，未能加拍侧位、蛙式位和极度内、外旋位片。本组有 2 例 ONFH 误诊为骨质疏松症，2 例ONFH 误诊为髋关节骨性关节炎，主要诊断依据是 X 线报告。

(3)过分依赖 CT、MRI 检查结果：分析 19 例 ONFH 误诊或漏诊为腰椎间盘突出症病例，均做过腰椎 CT 或 MRI 检查，有 16 例腰椎间盘突出，3 例腰椎间盘膨出。无症状人群做 CT 或 MRI 检查时，有近 30%可被诊断腰椎间盘突出。不能正确认识 CT 和 MRI 检查的局限性，过分依赖其检查结果，将“腰椎间盘突出”等同于“腰椎间盘突出症”，成为误诊的关键因素。

(4)临床检查不仔细：ONFH 常见髋关节各项活动功能异常，最先出现旋转功能障碍，尤以内旋受限最早出现。在本组 27 例中，有 25 例存在旋转功能障碍。忽视最基本的物理学检查是出现误诊的重要方面。

2.预防措施

(1)详细询问病史：包括外伤、抢救手段、使用药物(如皮质类固醇药物等)、原始疾病(如系统性红斑狼疮、类风湿性关节炎等)、潜水等职业特点、生活习惯(如嗜酒、吸烟)等。

(2)临床表现：主症为髋部和腹股沟区疼痛、膝部疼痛，行走跛行，体征有髋关节 4 字试验(＋)、髋关节外展和内旋受限，尤以内旋受限更为明显。

(3)X 线摄片：质地优良的 X 线摄片是最普及、最简便、最实用经济的检查手段，要拍摄双髋正位及蛙式位片。

(4)MRI 的敏感性很高，假阴性率低，越来越多实践证明，MRI 是诊断早期股骨头无菌性坏死最有效的检查方法之一[1-2]。

(5)ECT 与 X 线、CT 相比，能提前 3～6 个月发现股骨头坏死。与 MRI 灵敏度相似，特异性差，但比 MRI 低廉。ECT 对早期诊断股骨头缺血性坏死有重要意义。对于临床症状、体征高度可疑而 X 线摄片无阳性发现者，应进一步行 MRI 或 ECT 检查以明确诊断。

参考文献

[1]仲斌峰.成人股骨头缺血坏死影像学诊断与鉴别[J].中国误诊学杂志，2004，4(1)：63-64.
[2]孙浩杰，袁晓梅，李胜利.核素骨显像对股骨头缺血性坏死 42 例诊断分析[J].中国误诊学杂志，2007，7(3)：580-581.

(原文发表于《中国误诊学杂志》2007 年第 7 卷第 24 期，作者：高广凌，王　亮，黄相杰，相关研究获威海市科学技术一等奖)

七、生骨散治疗早期股骨头缺血性坏死 127 例疗效观察

[关键词]股骨头缺血性坏死/中医药疗法；生骨散/治疗应用；临床研究

自 1993～1999 年，我们运用中药生骨散治疗股骨头缺血性坏死 127 例，临床观察疗效满意，现将结果报告如下。

（一）临床资料

1.一般资料

本组127例，共173髋。其中双髋46例，单髋81例。男81例，女46例，男女比接近2∶1。年龄最大75岁，最小13岁，平均43.6岁。

2.临床表现及分期

本组127例均有髋部疼痛，其中104例表现为行走及活动时疼痛加重，髋关节活动轻度或中度受限，轻度跛行，休息后无明显改善，且有加重的趋势；23例为突发性髋部疼痛，于腹股沟区向下放射到大腿、臀部、膝部，夜间尤甚，间歇性跛行；6例严重者不能下地活动。查体内、外旋展受限明显，Thomas征阳性，“4”字试验阳性者109例；余18例以疼痛为主，内、外旋活动轻微受限，经X线确诊93例，CT确诊34例。按Ficat分期标准[1]分为Ⅰ期21例（34髋），Ⅱ期49例（65髋），Ⅲ期38例（47髋），Ⅳ期19例（27髋）。按病因分为创伤类25例，激素类（药物类）37例，酒精类41例，其他24例。

3.治疗前评价

参照董天华等[2]的百分评分法评价，本组127例治疗前优3例（4髋），良25例（36髋），可51例（74髋），差48例（59髋）。

（二）治疗方法

丹参10g、川芎10g、鹿角胶10g、白芷10g、白芥子10g、牛膝15g、骨碎补15g、黄芪20g、血竭5g、淫羊藿15g、黄精30g，共研成粉末，每次6g，每天2次，用温开水冲服，3剂药为1个疗程。每疗程间隔1周，治疗期间嘱患者减少负重，停用激素类药物，忌酒。

（三）治疗结果

本组127例均获得6～38个月的随诊，按上述百分评价标准评价，结果显示，优40髋，良99髋，可23髋，差11髋，其中有2例单髋和1例双髋症状有所减轻，继续服药治疗；有2例双髋患者因有一侧髋关节症状缓解而另一侧效果不明显，按治疗效果差评价。总有效率为93.64%，显效为80.34%。术后X线检查显示有明显好转者79髋，表现为股骨头囊变区变小甚至消失，密度均匀，骨小梁粗大、清楚；无明显变化者87髋；继续加重者7髋。其中Ⅲ期47髋，Ⅳ期27髋，治疗前X线摄片显示软骨下骨板有轻度塌陷，虽经治疗X线摄片无明显变化，但临床症状、功能得到明显改善。

（四）讨论

股骨头缺血性坏死的发病原因主要有外伤、肾上腺皮质激素过量应用[3]、酒精中毒、骨质疏松等，在我们的统计资料中，与长期过度饮酒有关的病例最多（41例），占本组病例的32.28%。目前西医在非手术治疗上一般是卧床休息，避免负重和肢体牵引，配合解热、镇痛、抗凝药治疗。其短期止痛效果尚可，长期效果不肯定。手术治疗方法较多，但由于创伤大，经济负担重，风险大，术后并发症较多，患者难以接受，而中药治疗股骨头坏死虽有着确切的疗效，但由于多以煎剂为主，患者服用起来很麻烦，不能长期坚持，影响治疗效果，为此，我们研制成生骨散，经临床应用，有服用方便、疗效确切的特点，值得推广使用。

中国传统医学认为，股骨头缺血性坏死属于“骨蚀”范畴，治疗上主张活血化瘀、益气通络，使瘀去新生；补养肝肾以濡养筋骨。生骨散中以具有活血化瘀、舒筋通络功能的川芎、丹参为君药，以发挥其改善血液流变性，降低血液黏稠度，加速血液循环，使股骨头瘀滞的血液流通加快，缓解股骨头内高压的作用，以骨碎补、牛膝、淫羊藿[4]为臣药，以补肝肾、壮筋骨。再配以黄芪补气升阳，益卫固表。重用黄精，以滋阴生津，治疗因酒精、糖皮质激素等辛热燥烈之品所致的津伤痰聚。诸药共用，研成粉末，服用方便，有利于长期治疗，减少了煎剂的麻烦和西药较强的不良反应。经过本组127例患者的治疗观察表明，生骨散对股骨头缺血性坏死具有明显的治疗作用，且早期应用效果更好，可有效阻止股骨头坏死的进程，防止股骨头骨小梁断裂、软骨下骨板塌陷及骨性髋关节炎的发生。本组173髋中，治疗后有79髋X线摄片显示股骨头密度变得均匀，骨小梁清晰增粗，新月征消失。Ⅰ、Ⅱ期患者的股骨头内此时虽已有骨髓、骨小梁坏死发生，骨髓纤维化增厚，但骨小梁尚未断裂，经过药物治疗，可使股骨头内的血液循环重新建立，成骨细胞在原骨小梁所构筑的框架上形成类骨质，骨盐沉积，使骨小梁变得牢固，软骨下骨板不至于塌陷。但经骨形态学研究发现，此时的骨小梁骨质结构紊乱，排列无序，没有足够的强度来支撑人体正常活动所带来的压力，所以此时尚需充分休息，减少负重，可拄拐或使用轮椅，以减轻患髋的压应力，防止塌陷的发生，使骨细胞有充分的爬行替代空间和时间。一旦X线摄片显示股骨头坏死已出现明显的软骨下骨板塌陷（FicatⅢ、Ⅳ期），就很难再恢复其原有的形态结构，仅能使病情不继续进展，临床症状得到缓解，肢体功能得到改善。

参考文献

[1]FICAT RP.Idiopathic bone necrosis of femoral head[J].J Bone Join Surger Br，1995，67：3.

[2]董天华，唐天驷，郑洪根，等.髋关节外科[M].南京：江苏科学技术出版社，1992：96-99.

[3]王坤正，毛履镇，胡长根，等.激素性股骨头缺血性坏死发病机制的实验研究[J].中华外科杂志，1994，32(9)：515.

[4]牛锐.淫羊藿炮制前后对小鼠血浆睾酮及附性器官的影响[J].中国中药杂志，1989(9)：28.

（原文发表于《中医正骨》2000年第10期，作者：焦明航，于兰先，黄相杰，周志高，胡年宏，刘德忠）

八、磷酸钙骨水泥/丹参缓释系统植入治疗股骨头缺血性坏死

［摘要］目的：探讨应用磷酸钙骨水泥/丹参缓释系统治疗早、中期股骨头缺血性坏死的效果。方法：2000年5月至2005年6月，对48例(54髋)股骨头缺血性坏死患者行病灶清除、磷酸钙骨水泥/丹参缓释系统植入治疗。男32例(36髋)，女16例(18髋)；年龄26～62岁，平均38.7岁。有烟酒史21例，接受激素治疗史15例，髋关节轻微扭伤史2例，余患者无明显诱因。病程2～32个月。按世界骨循环研究学会国际骨坏死分期标准，Ⅰ期9髋，Ⅱ期31髋，Ⅲ期14髋。采用成人股骨头缺血性坏死疗效评价标准进行评分，Ⅰ期患者平均76.94分，Ⅱ期平均62.38分，Ⅲ期平均55.64分。均经X线、CT或MRI检查，证实为股骨头缺血性坏死。术后随访观察疗效。结果：患者术后均未发生下肢深静脉血栓、异物排斥反应等并发症，切口Ⅰ期愈合。48例均获随访22～73个月，平均42.5个月。采用上述疗效评价标准进行评分，Ⅰ期患者平均96.89分，Ⅱ期平均92.54分，Ⅲ期平均78.46分。优33髋，良17髋，可3髋，差1髋，优良

率为92.6%。结论：磷酸钙骨水泥/丹参缓释系统植入治疗股骨头缺血性坏死，在髓芯减压、死骨清除的基础上，提供了骨修复的力学支撑，避免了股骨头塌陷，同时通过中药的局部释放，改善股骨头微循环，有利于股骨头的修复重建，手术创伤小，操作简便，适合于治疗早、中期股骨头缺血性坏死患者。

[关键词]磷酸钙骨水泥；丹参；药物缓释系统；股骨头缺血性坏死

目前股骨头缺血性坏死的治疗仍是骨科棘手问题，保髋治疗的手术方法多种多样，如髓芯减压、打压植骨、带血管蒂骨移植、粗隆间截骨及旋转截骨等，但均不能完全满足早、中期股骨头缺血性坏死治疗的需要，难以取得理想的临床效果[1-9]。针对股骨头缺血性坏死的根本原因(局部微循环障碍)及其基本病理变化(骨坏死、股骨头塌陷)，2000年5月至2005年6月，我们在髓芯减压、病灶清除的基础上，采用磷酸钙骨水泥/丹参缓释系统植入治疗48例(54髋)早、中期股骨头缺血性坏死患者，在发挥支撑、防止股骨头塌陷的同时，运用中药局部缓释，改善重建局部微循环，促进坏死股骨头的修复，临床效果满意，现报告如下。

(一)临床资料

1.一般资料

本组男32例(36髋)，女16例(18髋)。年龄26～62岁，平均38.7岁。单侧42例，双侧6例。其中3例双侧坏死，1侧行人工全髋关节置换，按单侧统计。有烟酒史21例，接受激素治疗史15例，髋关节轻微扭伤史2例，余患者无明显诱因。病程2～32个月。患者均有髋关节胀痛、刺痛及功能障碍。16髋后伸<5°，屈曲<90°，外旋<10°，内旋<10°，外展<15°，内收<10°；28髋后伸<10°，屈曲<110°，外旋<20°，内旋<20°，外展<20°，内收<15°；10髋后伸、屈曲、内外旋、内收及外展无明显影响。术前均经X线、CT或MRI检查，证实为股骨头缺血性坏死。其中7例行血管造影检查，可见上支持带动脉中断，股骨头血管网稀疏，股骨头动脉细小、闭塞。按世界骨循环研究学会(association research circulation osseous，ARCO)国际骨坏死分期标准[10]分期：Ⅰ期9髋，Ⅱ期31髋，Ⅲ期14髋。采用成人股骨头缺血性坏死疗效评价标准[11]进行评分，临床60分，X线摄片40分。本组Ⅰ期患者平均76.94分，Ⅱ期平均62.38分，Ⅲ期平均55.64分。

2.手术方法

采用硬膜外麻醉，患者仰卧位，双下肢各外展30°，患肢内旋15°。取患髋外侧长约1.5cm切口，自大粗隆下2cm，逐层切开。以1枚直径2.5mm克氏针为导针，在G型臂X线机透视下，于大粗隆下缘1cm经股骨颈钻入股骨头直至囊变区或硬化区。采用直径8mm空心环钻顺导针拧入至股骨头缺血性坏死区，距软骨下0.5cm处，取出空心环钻。根据术前影像学表现，按坏死所占弧度、比例及位置预测坏死范围[12-13]，用偏心钻、刮匙刮出股骨头内囊变组织及硬化死骨至正常骨质，保留软骨下薄层骨质0.5cm。尽可能顶起塌陷的关节软骨，以恢复股骨头外形。冲洗后用负压吸引器吸净髓腔内渗血，根据囊腔大小，将5～10g磷酸钙骨水泥按每2g加复方丹参注射液0.1mL的比例混合、搅拌，待固化如糊状时，注入囊变区和骨隧道，固化15～20分钟后，充分冲洗，避免骨水泥软组织残留引起排斥反应，逐层缝合。

3.术后处理

术后常规抗生素治疗3天，预防感染，定期换药。术后患肢不负重，24小时后于病床上患肢行功能锻炼，促进下肢静脉回流，防止深静脉血栓形成。6 周扶拐活动，12 周弃拐行走。

4.结果

本组患者术后均未发生下肢深静脉血栓、异物排斥反应等并发症，切口Ⅰ期愈合。患者均获随访 22～73 个月，平均 42.5 个月。术后 3 髋后伸＜10°，屈曲＜110°，外旋＜25°，内旋＜30°，外展＜30°，内收＜15°；15 髋后伸＜15°，屈曲＜120°，外旋＜30°，内旋＜40°，外展＜40°，内收＜25°；36 髋后伸、屈曲、内外旋、内收及外展恢复正常。X 线摄片检查见植入物与周围骨组织融合良好。其中 7 例于术后 2 周行血管造影检查，股骨头供血动脉及分支较术前明显增多、增粗。采用 1995 年中华骨科学会骨坏死学组制定的成人股骨头缺血性坏死疗效评价标准进行评分，Ⅰ期患者平均 96.89 分，Ⅱ期平均 92.54 分，Ⅲ期平均 78.46 分。优：总分＞90 分，良：75～89 分，可：60～74 分，差：＜60 分；本组优 33 髋，良 17 髋，可 3 髋，差 1 髋，优良率为 92.6%。

（二）典型病例

患者男，42 岁。1 年前无明显诱因出现双髋疼痛，逐渐加重，左下肢跛行入院。检查：腹股沟中点处压痛（＋），双髋关节活动受限，右髋后伸 10°，屈曲 80°，内旋 15°，外旋 25°，内收 25°，外展 20°；左髋后伸 5°，屈曲 60°，内旋 5°，外旋 15°，内收 20°，外展 15°。左髋按 ARCO 标准分期Ⅲ期，按成人股骨头缺血性坏死疗效评价标准评分 35 分；右髋Ⅱ期，评分 55 分。X 线及 MRI 检查诊断为双侧股骨头缺血性坏死。X 线摄片可见右侧股骨头骨质密度不均匀，局部囊变、硬化，左侧股骨头软骨下骨折、部分塌陷。MRI 示股骨头骨髓水肿，呈长 T1 长 T2 信号，抑脂序列呈高信号。血管造影示股骨头动脉细小、中断，血管稀少。入院后左侧行人工全髋关节置换术，右侧行病灶清除、磷酸钙骨水泥/丹参缓释系统植入术。术后 2 周，右髋疼痛基本消失，活动基本正常，后伸 15°，屈曲 125°，内旋 25°，外旋 35°，内收 25°，外展 25°。术后 2 周血管造影示，股骨头供血动脉及分支较术前明显增多、增粗。患者获随访 29 个月，双髋无不适，工作生活无影响。X 线摄片示右股骨头形态完整，植入物与周围骨组织融合良好(图 11-12)。疗效评分为 92 分，评价为优。

（三）讨论

股骨头缺血性坏死病因较多，发病机制尚未完全明了，但股骨头坏死的根本原因是局部微循环障碍，基本病理变化包括骨坏死、局部囊变、硬化及股骨头塌陷。因此，股骨头缺血性坏死的治疗目标为：①改善和重建股骨头局部微循环；②清除局部坏死硬化骨；③保持股骨头受力的稳定性，提供股骨头缺血性坏死修复的适时、适度局部力学环境，在促进坏死修复的同时，防止塌陷。

股骨头缺血性坏死是一种渐进性疾病，一旦发生，体内修复机制使髓内血管逐渐进入坏死区，使坏死得到修复。但自身修复能力有限，在缺血情况下，药物难达局部发挥修复作用，最终在坏死区边缘形成硬化带。一旦硬化带形成，自身修复停止，形成囊性变，使负重区软骨下骨难以得到骨性修复。此时如无手术或其他侵入手段的干预，坏死区则不可能修复。基于上述认识，股骨头缺血性坏死的局部治疗日益受到重视，包括：①采用手术或其他侵入手段清除坏死病灶；②药物、细胞因子、干细胞的局部应用，促进血液循环重建、病灶修复；③自体骨或骨替代品等局部植入，恢复坏死区的正常力学环境，防止修复过程中股骨头的塌陷。髓芯减压术是基于股骨头髓内压增高为病理基础设计的局部治疗股骨头缺血性坏死的手术治疗方法，具有操作简便、损伤小、术后卧床时间短等优点。有研究[14-15]表明，髓芯减压术可刺激减压针道周围血管形成，增强坏死骨的爬行替代，使坏死灶消除。Plenk 等[16]通过组织学观察，发现髓芯减压术可减轻股骨头髓腔水肿，延缓骨坏死的进展。但髓芯减压术使软骨下骨机械支撑力进一步减弱，导致应力集中，引起股骨头塌陷。Schneider 等[17]认为，髓芯减压术对缓解疼痛症状有效，但对阻止病理过程持续发展无更大价值。因此，目前临床已较少采用单纯髓芯减压术，但肯定其对缓解髋关节疼痛效果，且具有创伤轻、适应证选择适宜可获较佳效果、患者易于接受等优点。许多学者仍致力于该方法的改良工作，特别是髓芯减压复合植入物增加支撑力和改善成骨能力的临床研究。

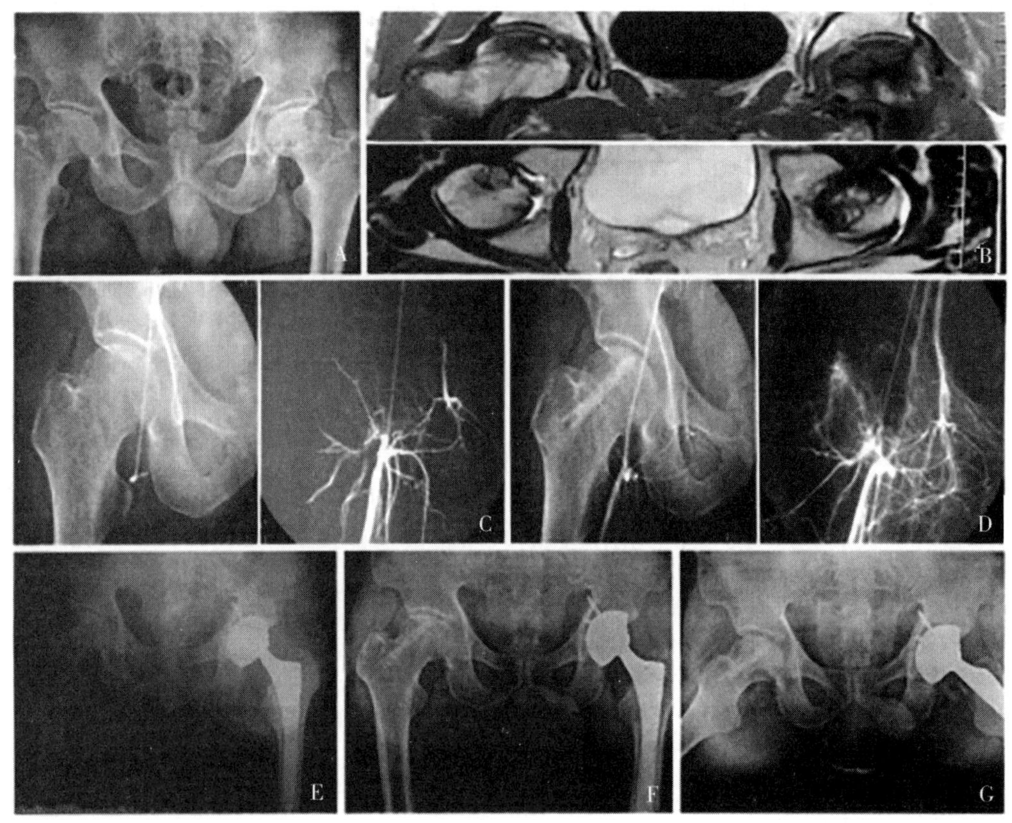

图 11-12　典型病例

注　图 A：术前 X 线摄片；图 B：术前 MRI；图 C：术前血管造影；图 D：术后 2 周血管造影；图 E：术后 2 周 X 线摄片；图 F：术后 29 个月正位 X 线摄片；图 G：术后 29 个月蛙式位 X 线摄片。

目前，临床治疗股骨头缺血性坏死常用自体髂骨骨柱移植、骨代用品羟基磷灰石、骨水泥、钛合金等[18-21]植入支撑，上述植入物均存在不同缺陷。磷酸钙骨水泥是一种具有生物学活性的新型非陶瓷型羟基磷灰石类人工骨材料，在体内可生物降解，能被新生骨以爬行方式代替。最大抗压强度为 50MPa，机械强度强于松质骨，弹性模量接近于皮质骨，可提供骨修复的力学强度。磷酸钙骨水泥既可填充骨缺损，又可将药物加载其中，使药物在局部长期缓慢释放，以保持局部高水平的药物浓度，起到修复和治疗双重功效。复方丹参具有活血化瘀、降低血液黏稠度、扩张血管、改善微循环、使血流速度增快、保护血管内皮细胞、改善组织缺氧状态等功效，可促进血管再生及股骨头的修复[22-25]。磷酸钙骨水泥/丹参缓释系统填充股骨头缺损部位，使植入物和骨组织紧密结合，修复重建股骨头力学性能，防止塌陷；在填补缺损的同时，通过缓释药物，改善重建局部微循环，最终恢复股骨头的正常血液循环及骨性结构。同时通过中药局部缓释，使局部组织充分吸收，更好地发挥药效，解决了因缺血而使药物无法达到局部发挥作用的难题，保证药物的局部长期稳定释放，有效改善股骨头局部微循环，促进股骨头缺血性坏死的修复。磷酸钙骨水泥/丹参缓释系统植入术较简便，不打开关节腔，关节功能恢复快，近、中期效果满意，远期疗效尚待进一步观察。

参考文献

[1]STEINBERG ME，LARCOM PG，STRAFFORD B，et al.Core decompression with bone grafting for osteonecrosis of the femoral head[J].Clin Orthop Relat Res，2001(386)：71-78.

[2]WANG CJ，WANG FS，HUANG CC，et al.Treatment for osteonecrosis of the femoral head：comparison of extracorporeal shock waves with core decompression and bone-grafting[J].J Bone Joint Surg(Am)，2005，87(11)：2380-2387.

[3]RIJNEN WH，GARDENIER JW，BUMA P，et al.Treatment of femoral head osteonecrosis using bone impactiong rafting[J].Clin Orthop Relat Res，2003(417)：74-83.

[4]WOOD ML，MCDOWELL CM，Kelley SS，et al.Cementation for femoral head osteonecrosis：apreliminary clinic study[J].Clin Orthop Relat Res，2003(412)：94-102.

[5]DEAN GS，KIME RC，FITCH RD，et al.Treatment of osteonecrosis in the hip of pediatric patients by free vascularized fibular graft[J].Clin Orthop Relat Res，2001(386)：106-113.

[6]EISENSCHENK A，LAUTENBACH M，SCHWETLICK G，et al.Treatment of femoral head necrosis with vascularized iliac crest transplants[J].Clin Orthop Relat Res，2001(386)：100-105.

[7]JUDET H，Gilbert A.Long-term results of free vascularized fibular grafting for femoral head necrosis[J].Clin Orthop Relat Res，2001(386)：114-119.

[8]ZHAO D，XU D，WANG W，et al.Ililac graft vascularization for femoral head osteonecrosis[J].Clin Orthop Relat Res，2006，442：171-179.

[9]GALLINARO P，MASSE A.Flexion osteotomy in the treatment of avascular necrosis of the hip[J].Clin Orthop Relat Res，2001(386)：79-84.

[10]罗先正，邱贵兴.人工髋关节学[M].北京：中国协和医科大学出版社，2003：1262-1264.

[11]王岩，朱盛修.成人股骨头缺血性坏死的治疗与疗效评价法[J].解放军医学杂志，1998，23(1)：77-79.

[12]PHILIPPE H，OLIVIER M，ALEXANDRE P，et al.Core decompression with marrow stem cells[J].Operative Techniquesin Orthopaedics，2004，14(2)：68-74.

[13]GANGJI V，HAUZEUR JP，MATOS C，et al.Treatment of osteonecrosis of the femoral head with implantation of autologous bone-marrow cells.A pilot study[J].J Bone Joint

Surg(Am),2004,86A(6):1153-1160.

[14]ISRAELITE C,NELSON CL,ZIARANI CF,et al.Bilateral core decompression for osteonecrosis of the femoral head[J].Clin Orthop Relat Res,2005,441:285-290.

[15]MONT MA,RAGLAND PS,ETIENNE G.Core decompression of the femoral head for osteonecrosis using percutaneous multiple small-diameter drilling[J].Clin Orthop Relat Res,2004(429):131-138.

[16]PLENK H Jr,GSTETTNER M,GROSSSCHMIDT K,et al.Magnetic resonance imaging and histology of repair in femoral head osteonecrosis[J].Clin Orthop Relat Res,2001(386):42-53.

[17]SCHNEIDER W,BREITENSEHER M,ENGEL A,et al.The value of core decompression in treatment of femur head necrosis[J].Orthopade,2000,29(5):420-429.

[18]MARCINIAK D,FUREY C,SHAFFER JW.Osteonecrosis of the femoral head.A study of 101 hips treated with vascularized fibular grafting[J].J Bone Joint Surg,2005,87(4):742-747.

[19]董天华,刘松,朱国梁,等.羟基磷灰石骨水泥植入治疗股骨头缺血性坏死的中期疗效观察[J].中华骨科杂志,2002,22(2):84-87.

[20]王岩,王继芳,卢世璧,等.网球支架置入治疗成人股骨头缺血性坏死[J].中华骨科杂志,2000,20(5):295-298.

[21]王义生,殷力,卢中道,等.双支撑骨柱移植术治疗股骨头坏死的远期疗效分析[J].中华骨科杂志,2007,27(1):59-63.

[22]万小明,肖锐,孙小波,等.丹参液配合同种异体冻干骨移植治疗激素性股骨头缺血性坏死机理研究[J].实用中西医结合临床,2004,4(6):1-2.

[23]赵万军,周辉,潘浩,等.复方丹参对兔激素性股骨头坏死内皮细胞分泌一氧化氮、内皮素、血管紧张素的影响[J].中国中医骨伤科杂志,2003,11(3):15-18.

[24]周辉,赵万军,韩勇,等.激素性股骨头坏死 NO、ET 的变化及丹参的影响[J].中国中医骨伤科杂志,2003,11(3):26-28.

[25]童培建,吴云刚,肖鲁伟,等.股动脉药物灌注治疗激素性股骨头缺血性坏死的实验研究[J].中华骨科杂志,2001,21(12):749-754.

(原文发表于《中国修复重建外科杂志》2008 年第 22 卷第 3 期,作者:黄相杰,姜红江,刘德忠,周志高,王　亮,相关研究获山东省科技进步奖二等奖、山东中医药科学技术二等奖、威海市科学技术一等奖)

九、CPC/丹参缓释体植入治疗早中期股骨头缺血性坏死临床观察

[摘要]为科学评价磷酸钙骨水泥(calcium phodphate cement,CPC)/丹参缓释体局部植入治疗早中期股骨头缺血性坏死(avascular necrosis of the femoral head,ANFH)的近中期疗

效，将符合纳入标准的120例（135髋）ANFH患者，按手术内植物的不同，随机分成金世植骨灵（RBX）组、CPC组和CPC/丹参组，进行临床观察。结果表明，三组患髋评分术前、术后均具有显著性差异或非常显著性差异（$P<0.05$，$P<0.01$）。术后ARCO Ⅰ期三组间患髋评分无显著性差异（$P>0.05$），而Ⅱ、Ⅲ期各组间则有非常显著性差异（$P<0.01$，$P<0.001$）。说明三种方法对早中期ANFH均有明显疗效，CPC/丹参组疗效明显优于其他两组。

[关键词]股骨头缺血性坏死/治疗植入术；金世植骨灵

股骨头缺血性坏死是骨科常见病和疑难病，目前尚无理想的治疗方法。我们在死骨清除的基础上，采用CPC/丹参缓体局部植入治疗股骨头缺血性坏死，效果满意，为进一步评价其临床效果，以金世植骨灵（RBX）、磷酸钙骨水泥（CPC）为对照，进行了临床观察，现将观察结果报告如下。

（一）临床资料

1.诊断标准

（1）病症诊断标准根据国家中医药管理局中医病证诊断疗效标准[1]制订：①有药物长期使用史（如皮质类固醇），生活习惯（如饮酒、吸烟）等；②早期有跛行、髋膝酸痛、僵硬感，休息后好转；③髋部活动受限，早期为旋转受限，以后涉及屈曲、外展和内收受限，患肢肌肉萎缩；④X线、CT示局部硬化、囊性变等坏死征象。

（2）分期标准采用国际骨循环研究协会推荐的国际分期标准（ARCO）。

2.病例选择标准

（1）病例纳入标准：①年龄18～65岁，男女不限；②符合本病诊断标准者；③X线、CT表现为Ⅰ～Ⅲ期者。

（2）病例排除标准：①不符合上述纳入标准者；②年龄在18以下或65岁以上的患者；③某些特殊人群，如孕妇、病情危急、过敏体质者；④ANFH同时合并有其他脏器严重病变，影响手术治疗者；⑤Ⅳ期股骨头坏死，头扁平塌陷、髋臼已硬化者；⑥ANFH已接受其他方法治疗者。

3.病例分组情况

自2000年11月至2005年12月，共收治120例（135髋）ANFH患者。其中男72例（85髋），女48例（50髋）；年龄21～68岁，平均34.7岁。烟酒嗜好者41例，有激素治疗史者48例，髋关节轻微扭伤史者8例，其余患者无明显诱因。按ARCO分期，Ⅰ期15髋，Ⅱ期78髋，Ⅲ期42髋（表11-7）。按手术内植物的不同，将135髋随机分成RBX组40例（45髋），CPC组38例（45髋）和CPC/丹参组42例（45髋）。如表11-8所示，三组间在性别、年龄、工作性质、文化程度、烟酒史、激素史及分期之间经χ^2检验分析无显著性差异（$P>0.05$）。

表11-7 三组患者股骨头坏死分期情况（例）

组别	例数	髋数	Ⅰ期			Ⅱ期			Ⅲ期		
			A	B	C	A	B	C	A	B	C
RBX组	40	45	1	3	2	8	9	11	3	5	3
CPC组	38	45	1	2	2	7	9	9	5	5	5
CPC/丹参组	42	45	1	1	2	8	9	8	3	6	6

表 11-8　三组在性别、年龄、工作性质、文化程度、烟酒史、激素史及分期例数比较(例)

组别	性别		年龄(岁)		工作性质			文化程度			烟酒史		激素史		分期		
	男	女	20～30	≥30	轻	中	重	小学	中学	大学	是	否	是	否	Ⅰ	Ⅱ	Ⅲ
RBX 组	24	16	16	24	12	13	15	8	22	10	14	26	15	25	6	58	11
CPC 组	23	15	14	24	12	12	14	9	21	8	13	25	16	22	5	25	15
CPC/丹参组	25	17	12	30	14	12	16	9	23	10	14	28	17	25	4	25	16
χ^2 值	0.008△		1.259△		0.193△			0.261△			0.025△		0.178△		1.450△		

注　△$P>0.05$。

(二)观察方法

1.材料

(1)金世植骨灵(RBX),由天津中津药业股份有限公司生物材料科技分公司提供(批号:国药管械(准)字 2000 第 310025 号)。

(2)瑞邦骨泰(CPC),上海瑞邦生物材料有限公司产品(编号:B01-0076)。

(3)复方丹参注射液,由上海中西药业股份有限公司生产,每安瓿 2mL,相当于丹参、降香各 2g。

2.手术方法

硬膜外麻醉生效后,患者仰卧于骨科牵引床上,双下肢各外展 30°,患肢内旋 15°,消毒铺巾,取患髋外侧切口,起自大转子下 2cm,长约 1.5cm,逐层切开,然后取 1 枚直径 2.5mm 克氏针为导针,在 C 型臂 X 线机透视下于大转子下缘 1cm 经股骨颈钻入股骨头直至囊变区或硬化区。然后用直径 8mm 的空心环钻顺导针拧入至股骨头坏死区,距软骨下 0.5cm 处,取出空心环钻,留取其内股骨头坏死骨质做病检。根据术前影像学表现,按坏死所占弧度、比例及位置进行预测坏死范围,用偏心钻、刮匙刮出股骨头内囊变组织及硬化死骨至正常骨质,但需保留软骨下薄层骨质 0.5cm。尽可能顶起塌陷的关节软骨,以恢复股骨头外形。然后用负压吸引器吸净髓腔内渗血,根据囊腔大小及治疗组别的不同填充内植物。RBX 组取 RBX 1～2g,植入坏死区及减压隧道,填满压紧,C 型臂 X 线机透视示囊变坏死区已填实或轻微塌陷的股骨头软骨面已恢复平整光滑后,冲洗,逐层缝合。CPC 组取粉末与液相按规定比例混合,填塞坏死区及减压隧道,C 型臂 X 线机透视示囊变坏死区已填实,冲洗,逐层缝合。CPC/丹参组将 CPC 5～10g 按 CPC 每 2g 加复方丹参注射液 0.1mL 的比例混合配比。搅拌,待固化成形如糊状时,将其倒入骨水泥枪内,然后注入囊变区和骨隧道,C 型臂 X 线机透视示填注满意后,冲洗,逐层缝合。

3.术后处理及随访

术后常规用抗生素治疗 3 天,预防切口感染,切口定期换药。术后患肢不负重,在病床上做股四头肌等长收缩功能锻炼,促进下肢静脉回流,防止下肢深静脉血栓形成。术后 6 周扶拐床边活动,12 周弃拐行走,出院后定期随访。

4.观察指标

(1)安全性指标:①一般体检项目,包括脉搏、呼吸、心率、血压、体重等;②三大常规,治疗前及术后2周内各检查1次;③心、肝、肾功能监测,治疗前及术后2周内各检查1次。

(2)疗效观察指标:①观察患者术后基本情况,采用丹东成人股骨头缺血性坏死疗效评价标准,对术前及术后3个月、6个月、12个月、18个月、24个月、30个月的髋关节功能进行评分并记录;②对患者术前及末次随访时髋关节功能的临床评分及X线摄片评分分别统计并进行比较。

(3)疗效评价标准:采用丹东成人股骨头缺血性坏死疗效评价标准进行评分。优:>90分,良:75～89分,可:60～74分,差:<60分。

(4)统计学处理:对临床疗效的评分采用方差分析、t检验、Ridit分析以及SNK-q检验;对X线摄片评分采用方差分析及SNK-q检验。

(三)结果

1.安全性指标

(1)三组治疗前后血常规变化比较:如表11-9所示,三组间治疗前后血常规各项检查均在正常范围内,经F检验,三组治疗前后差异无统计学意义($P>0.05$)。

(2)三组治疗前后肝功能变化比较:如表11-10所示,三组治疗前后肝功能各项检查均在正常范围内,经F检验,三组治疗前后肝功能差异无统计学意义($P>0.05$)。

(3)三组治疗前后肾功能变化比较:如表11-11所示,三组治疗前后肾功能各项检查均在正常范围内,经F检验,三组治疗前后肾功能差异无统计学意义($P>0.05$)(表11-12)。

表11-9　三组治疗前后血常规的变化($\bar{x}\pm s$)

组别	例数	时间	红细胞(10^{12}/L)	白细胞(10^9/L)
RBX组	40	治疗前	4.74±0.543	6.29±1.362
		治疗后	4.71±0.492	6.47±1.369
CPC组	38	治疗前	4.54±0.527	6.23±1.093
		治疗后	4.56±0.468	6.37±1.275
CPC/丹参组	42	治疗前	4.82±0.673	6.52±1.182
		治疗后	4.78±0.589	6.48±1.125

表11-10　三组治疗前后肝功能变化比较($\bar{x}\pm s$)

组别	例数	时间	ALT(U/L)	AST(U/L)
RBX组	40	治疗前	20.88±7.325	22.35±6.316
		治疗后	21.56±7.028	23.16±6.232
CPC组	38	治疗前	20.68±7.195	22.91±6.664
		治疗后	21.44±7.107	22.296±6.137
CPC/丹参组	42	治疗前	20.19±7.563	22.56±6.783
		治疗后	21.50±7.204	23.24±6.255

表 11-11　三组治疗前后肾功能变化比较($\bar{x}\pm s$)

组别	例数	时间	BUN(mmol/L)	Cr(mmol/L)
RBX 组	40	治疗前	4.95±1.045	74.85±16.793
		治疗后	5.03±0.987	75.36±17.234
CPC 组	38	治疗前	4.86±1.065	73.97±16.743
		治疗后	5.07±0.946	76.88±17.928
CPC/丹参组	42	治疗前	4.75±1.152	75.15±16.873
		治疗后	4.98±0.853	77.41±17.654

表 11-12　三组患者术前及末次随访各期患髋评分比较($\bar{x}\pm s$)

组别	术前			末次随访		
	Ⅰ	Ⅱ	Ⅲ	Ⅰ	Ⅱ	Ⅲ
RBX 组	93.00±2.098	67.86±1.727	52.09±1.284	96.17±1.472	70.32±1.877	62.91±1.346
CPC 组	92.00±2.739	67.08±1.066	55.47±1.567	96.80±1.304	79.44±1.330*	75.60±1.968*
CPC/丹参组	92.00±2.160	65.52±1.752	56.69±1.140	96.25±1.708	87.74±1.978**☆	82.75±1.557**☆
F 值	0.327△	1.201△	1.771△	0.273△	7.356△△	25.074△△△

注　三组间比较,△$P>0.05$,△△$P<0.01$,△△△$P<0.001$;与 RBX 组比较,*$P<0.05$,**$P<0.01$;与 CPC 组比较,☆$P<0.05$。

2.疗效观察指标

(1)患髋临床疗效评分:三组患髋术前及术后评分经方差分析,结果表明,术前各期三组间患髋评分无显著性差异($P>0.05$),具有可比性。术后Ⅰ期三组间患髋评分亦无显著性差异($P>0.05$),而Ⅱ、Ⅲ期各组间则有非常显著性差异($P<0.01$,$P<0.001$)。进一步对Ⅱ、Ⅲ期三组间患髋评分行两两比较,CPC 组与 RBX 组具有显著性差异($P<0.05$)。CPC/丹参缓释系统组与 RBX 组具有非常显著性差异($P<0.01$),CPC/丹参缓释系统组与 CPC 组有显著性差异($P<0.05$)。对三组患髋各期术前、术后评分进行配对资料 t 检验,统计结果表明,三组患髋评分术前、术后均具有显著性差异($P<0.05$)或非常显著性差异($P<0.01$),见表 11-13～表 11-15。

表 11-13　RBX 组各期患髋术前、末次随访评分比较($\bar{x}\pm s$)

分期	髋数(个)	术前	末次随访	差数	t 值
Ⅰ	6	98.00±2.098	96.17±1.472#	3.17±0.983	7.889
Ⅱ	28	67.86±1.727	70.32±1.877##	2.46±1.339	19.755
Ⅲ	11	52.09±1.284	62.91±1.346##	10.82±1.945	9.986

注　与术前比较,#$P<0.05$,##$P<0.01$。

表 11-14 CPC 组各期患髋术前、末次随访评分比较($\bar{x}\pm s$)

分期	髋数(个)	术前	末次随访	差数	t 值
Ⅰ	5	92.00±2.739	96.80±1.304#	4.80±1.643	6.532
Ⅱ	25	67.08±1.066	79.44±1.330##	12.36±2.760	22.334
Ⅲ	15	56.47±1.567	75.60±1.968##	20.13±1.758	20.748

注 与术前比较,# $P<0.05$,## $P<0.01$。

表 11-15 CPC/丹参缓释系统组各期患髋术前、末次随访评分比较($\bar{x}\pm s$)

分期	髋数(个)	术前	末次随访	差数	t 值
Ⅰ	4	92.00±2.160	96.25±1.708#	4.25±1.500	5.667
Ⅱ	25	65.52±1.752	84.74±1.978##	19.22±3.652	27.465
Ⅲ	15	56.69±1.140	82.75±1.557##	26.06±3.376	26.142

注 与术前比较,# $P<0.05$,## $P<0.01$。

(2)各组术后Ⅱ、Ⅲ期 X 线评分比较:对各组术后 ARCOⅡ、Ⅲ期患髋 X 线摄片评分进行方差分析。统计结果表明,术后Ⅱ期各组无显著性差异($P>0.05$),Ⅲ期各组有非常显著性差异($P<0.01$)。对Ⅲ期各组间行 SNK-q 检验两两比较。CPC/丹参组及 CPC 组与 RBX 组对比有显著性和非常显著性差异($P<0.01$,$P<0.05$),CPC/丹参组与 CPC 组对比也有显著性差异($P<0.05$)。

(3)术后各组患髋疗效等级比较:三组 ARCOⅠ期患髋手术前后均为优,故对术后Ⅱ期及Ⅲ期各组间患髋等级资料分别行 Ridit 分析,术后Ⅱ期各组无显著性差异($P>0.05$),Ⅲ期各组间有显著性差异($P<0.05$)。对Ⅲ期各组进行 SNK-q 检验两两比较,CPC/丹参和 RBX 相比,有非常显著性差异($P<0.01$),RBX 与 CPC 相比、CPC/丹参与 CPC 相比均有显著性差异($P<0.05$),见表 11-16~表 11-18。

表 11-16 各组术后Ⅱ、Ⅲ期 X 线评分($\bar{x}\pm s$)

组别	Ⅱ	Ⅲ
RBX 组	31.65±1.085	21.75±1.678
CPC 组	33.08±1.352	28.34±1.215*
CPC/丹参组	34.25±1.278	33.05±1.897☆☆*
F 值	2.159	13.555##

注 与 RBX 组比较,* $P<0.05$;与 CPC 组比较,☆☆$P<0.05$;三组间比较,## $P<0.01$。

表 11-17 术后各组患髋疗效等级统计[n(%)]

组别	例数	优	良	可	差	优良率(%)
RBX 组	45	9(20.0)	18(40.0)	12(26.7)	6(1.33)	60.0
CPC 组	45	10(22.2)	21(46.7)	10(22.2)	4(8.90)	68.9
CPC/丹参组	45	15(33.3)	24(53.3)	5(11.1)	1(2.30)	86.6

表 11-18　术后各组Ⅱ、Ⅲ期患髋疗效等级比较(例)

组别	Ⅱ				Ⅲ			
	优	良	可	差	优	良	可	差
RBX 组	3	18	5	2	0	0	7	4
CPC 组	4	16	4	1	1	5	6	3*
CPC/丹参组	7	16	2	0	4	8	3	1**☆
Ridit 值	0.0897	0.5 000	0.8910	0.8908	0.0595	0.2738	0.6190	0.9048
χ^2 值	3.403				12.615△			

注　与 RBX 组比较，* $P<0.05$，** $P<0.01$；与 CPC 组比较，☆$P<0.05$；三组间比较，$P>0.05$。

(四)讨论

本研究结果表明，术前各期三组间患髋评分无显著性差异($P>0.05$)，具有可比性。术后Ⅰ期三组间患髋评分亦无显著性差异($P>0.05$)，而Ⅱ、Ⅲ期各组组间则有非常显著性差异($P<0.01$，$P<0.001$)。进一步对Ⅱ、Ⅲ期三组间患髋评分行两两比较，CPC 组与 RBX 组具有显著性差异($P<0.05$)，CPC/丹参缓释系统组与 RBX 组具有非常显著性差异($P<0.01$)，而 CPC/丹参缓释系统组与 CPC 组也有显著性差异($P<0.05$)。对术后Ⅱ期及Ⅲ期各组间患髋等级资料分别行 *Ridit* 分析，术后Ⅱ期各组无显著性差异($P>0.05$)，Ⅲ期各组间有显著性差异($P<0.05$)。对Ⅲ期各组进行 SNK-q 检验两两比较，CPC/丹参和 RBX 相比有非常显著性差异($P>0.01$)，RBX 与 CPC 相比、CPC 与 CPC/丹参组相比均有显著性差异($P<0.05$)。对各组术后Ⅱ、Ⅲ期患髋 X 线评分进行方差分析，统计结果表明，术后Ⅱ期各组间无显著性差异($P>0.05$)，Ⅲ期各组间有非常显著性差异($P<0.01$)。研究[2]表明，在坏死病灶清除的基础上，采用 CPC/丹参缓释体局部植入，既可为股骨头坏死的修复提供长期的力学保护，避免了股骨头发生塌陷，又可通过中药的局部释放有效的改善了股骨头局部血液循环，促进了骨坏死的修复，是治疗早中期尤其是 ARCOⅡ、Ⅲ期 ANFH 的理想方法，其近中期效果满意，远期疗效尚待进一步观察。

参考文献

[1]国家中医药管理局.中医病证诊断标准[S].南京：南京大学出版社，1995：193.

[2]王岩，朱盛修.成人股骨头缺血性坏死的治疗与疗效评价法[J].解放军医学杂志，1998，23(1)：77-79.

(原文发表于《中医正骨》2007 年第 19 卷第 1 期，作者：黄相杰，姜红江，谭远超，刘德忠，周志高，相关研究获山东省科技进步奖二等奖、山东中医药科学技术二等奖、威海市科学技术一等奖)

十、滑膜切除带血管蒂髂骨移植治疗儿童股骨缺血头坏死

[摘要]报告 8 例儿童股骨头缺血坏死患者，采用滑膜切除、带旋股外侧血管束髂骨块移植于股骨头颈部，经 6～12 个月随访，症状明显改善，关节活动良好，头骺高度正常或接近正常。

[关键词]滑膜切除；股骨头缺血坏死；髂骨移植

我院自 1987 年 3 月至 1989 年 3 月，应用骶关节滑膜切除、带旋股外侧血管髂骨块移植于股骨头颈部，治疗儿童股骨头缺血性坏死 8 例，取得满意疗效，现报告如下。

（一）临床资料

本组 8 例，男 5 例，女 3 例。年龄 4～12 岁，平均 6.5 岁。病程最短半年，最长 2 年，平均 1 年。8 例均有骶部或膝部疼痛、跛行、骶关节活动受限。X 线摄片表现按 Catlerll 分类法[1]，Ⅱ期 3 例，Ⅲ期 5 例。随访时间均在半年以上，所有病例髋、膝部疼痛消失，7 例髋关节活动范围正常或接近正常，1 例年龄 12 岁，术后 3 个月拆除石膏裤后忽视了功能锻炼，随访9 个月，髋关节外展 15°，屈曲 90°。在随访中，X 线摄片发现：术后 2 个月，骨骺密度均有明显改善，5 例随访 1 年以上，X 线表现为股骨头弧度恢复良好，头骺高度正常或接近正常，头臼关系好，同心作用好。

（二）手术方法

硬膜外麻醉或静脉复合麻醉，取改良 Smith 切口，保护股外侧皮神经，在髂前上棘处切断缝匠肌起点，分开缝匠肌与阔筋膜张肌肌间隙，将两肌向内、外两侧牵开，必要时切断股直肌腱，透过筋膜即可见到旋股外侧血管升支主干，沿血管向髂骨方向解剖，可见到由升支发出的髂嵴支，沿其向上分离至穿入阔筋膜张肌起始处。为了更好地保护髂嵴支不致损伤，在距髂前上棘下 1.5～3.0cm 处宜保留阔筋膜张肌部分肌肉，在髂嵴内侧面行骨膜下剥离，用骨刀从髂骨内侧面向外切取 2.5cm×1.5cm 大小的全层骨块，清除骨块髂嵴部残留软骨，骨瓣用湿纱布保护备用。充分显露关节囊，在其前侧做十字形切开，在不脱位的情况下将关节囊的前、内、外侧滑膜切除，在股骨头颈部前方，沿纵轴用骨刀做 2.5cm×1.5cm×1.0cm 大小的骨槽，骨槽近端不能超过骨骺板，以免损伤。将带旋股外侧血管升支髂骨瓣移位镶嵌植入骨槽中，将骨块与残留关节囊缝合固定。术后用单骶人字石膏裤固定或水平位皮肤牵引 2～3 个月，半年内避免负重或做剧烈活动。

（三）讨论

儿童股骨头缺血性坏死的病因尚不十分清楚，一般认为是股骨头骨骺供血障碍所致[2]。儿童股骨头骨骺的血液供应随年龄而异，4 岁以前股骨头血运丰富，4 岁时圆韧带停止了血供，直到 8 岁时圆韧带血液供应重建，4～8 岁是血运贫弱时期，是股骨头缺血性坏死的好发时期，本组 8 例中就有 6 例是在此年龄期发病。

儿童股骨头缺血性坏死传统的治疗方法是避免负重，如长期卧床、牵引或石膏、支架固定等，治疗效果不理想。近年来不少学者采取手术治疗，归纳起来大致有下列三方面：①增加股骨头包容或改变负重力线，如 Salter 骨盆截骨术、粗隆下外展截骨术；②解除关节内压力改善局部微循环，如滑膜切除及血管束植入术[3]；③带旋髂深血管蒂髂骨块植骨术[4]。上述各种手术方法虽有一定疗效，但我们认为，解除关节腔及骨骺内静脉压力、改善局部微循环是治疗本病的重要环节，改善股骨头骨骺的血液供应是治疗本病的关键。因此，我们在滑膜切除减压的基础上，应用带旋股外侧血管升支髂骨瓣移位于股骨头、颈部，旨在使股骨头有良好的血液供应。

儿童股骨头缺血性坏死的病情与其缺血程度有关，缺血程度轻者往往可自行治愈。对于

Ⅰ期病变，若股骨头骨骺破坏轻，头骺高度改变不明显者，可暂不行手术治疗。但应避免负重，禁止弹跳和剧烈活动，并密切观察定期随访。X线表现为Ⅱ、Ⅲ期变化者，手术指征最强，对Ⅳ期病变者，单用本手术难以达到治疗目的。如有股骨头骨骺增宽、半脱位者，我们认为还应考虑做Salter骨盆截骨术。本手术的优点，除滑膜切除、可降低关节内高压、改善微循环外，主要还在于：①股骨头颈部作骨槽可降低股骨头、颈部静脉压力，股骨头颈部植入髂骨块又能支撑股骨头关节软骨，防止进一步塌陷；②植骨块带有动静脉血管蒂，可以迅速重建股骨头的血液供应，且供血丰富；③旋股外侧血管升支主干具有径粗、蒂长、位置恒定、表浅、易于解剖等优点，并且不必切断血管，不需作血管吻合，简化了手术程序；④改良Smith-Peterson切口是儿童股骨头缺血坏死滑膜切除的常用切口，在同一切口内即可完成两项手术，而不增加对病儿的损伤，并且该骨瓣向头颈部转位非常方便，不受任何肌肉阻挡，可保证血管蒂松弛，这些都是带旋髂深血管蒂骨块所不能比拟的。带旋股外侧血管蒂髂骨瓣植入股骨头颈部是否会因供血增加，刺激骨骺生长加速或局部植骨使这部分骨骺早闭，尚需长期随访观察。

参考文献

[1]CATTESALL A.The natural history of perthes disease.J Bone Joint Surg,1971,53B:3T.

[2]吉士俊.骨骺的生理解剖特点及临床意义[J].中华小儿外科杂志,1985,6(5):303-305.

[3]王菊芬.滑膜切除及血管束植入治疗儿童股骨头缺血性坏死108例报告[J].中华骨科杂志,1985,6(2):427.

[4]宣桂林，苏昌祺，陈中伟.带血管蒂髂骨植骨治疗儿童股骨头缺血性坏死[J].中华小儿外科杂志,1985(4):228.

（原文发表于《中国修复重建外科杂志》1990年第4期，作者：黄相杰，张　彬，王菊芬，孙忠信）

第三节　髋关节置换

一、人工股骨头置换治疗骨质疏松性高龄股骨粗隆间骨折78例临床观察

股骨粗隆间骨折是老年人常见损伤。老年患者常伴有不同程度的骨质疏松，因此，受伤后容易发生不稳定的粉碎性股骨粗隆间骨折，治疗较困难。近年来，内固定物的迅速发展，提高了此类骨折的治疗效果，但髋内翻、下肢短缩畸形及长期卧床并发症发生率仍然较高。我院自2003年9月至2011年9月采用人工股骨头置换治疗高龄股骨粗隆间骨折78例，取得了良好效果，现报告如下。

（一）临床资料

1.一般资料

2003年9月至2011年9月，采用人工股骨头置换治疗高龄股骨粗隆间骨折78例，男42

例，女 36 例；年龄 76～96 岁，平均 84 岁。参照 Evans-Jenson 分型：ⅡA 型骨折 19 例，ⅡB 型骨折 20 例，Ⅲ型 39 例。78 例均为新鲜骨折，均伴有骨质疏松，Singh 指数分级：Ⅰ级 20 例，Ⅱ级28 例，Ⅲ级 24 例。72 例患者有不同程度的内科疾病，如高血压、冠心病、糖尿病、脑血栓后遗症等，均需术前调整控制，其中 8 例为脑血管疾病所致偏身运动障碍摔伤造成的骨折。

2.治疗方法

(1)手术适应证：年龄＞75 岁；有严重骨质疏松，采用内固定方法极易造成松动者；股骨粗隆间粉碎骨折(ⅡA、ⅡB 及Ⅲ型骨折)内固定困难，要求尽早恢复活动者；可耐受手术。

(2)手术方法：选用骨水泥型长柄双极人工股骨头假体，使用配套的人工关节置换器械。采用硬膜外麻醉或全麻，患者侧卧于手术床，取髋关节后外侧切口入路显露髋关节。根据骨折粉碎程度选择不同的手术方法。大粗隆大部分完整时，于股骨颈中部将其锯断，取出股骨头，将股骨矩及小粗隆部的骨折块复位，用捆扎带固定，尽量恢复粗隆部解剖结构，然后扩髓并固定假体。当大粗隆也为粉碎骨折难以复位时，直接取出股骨头颈部，取出无软组织连接的骨折碎块，有软组织连接的骨折块推向四周，直接扩髓。屈髋、屈膝各 90°，极度内收、内旋下肢，使小腿垂直于地面，显露骨折远端股骨髓腔，直接进行扩髓，将大小合适的髓腔锉插入股骨髓腔，将股骨矩及小粗隆部的骨折块以髓腔锉为轴心复位，尽量恢复粗隆部的解剖结构，用捆扎带固定。如果股骨粗隆骨折过于粉碎，取出无软组织连接的碎骨块后有骨质缺损，可以用股骨头颈部骨块加以修补、加固。取出髓腔锉，置入髓腔栓子，反复冲洗髓腔，用骨水泥枪加压注入骨水泥，将插入的人工股骨假体在股骨髁平面向前旋转 10°～15°确定前倾角。应根据术中具体情况确定人工假体插入深度以及在粗隆部预留的长度。冲洗手术野，仔细止血，关节复位，放置引流管，逐层缝合手术切口，包扎。

(3)围手术期处理：术前对患者进行全面细致的检查，综合评价手术耐受力，请内科相关医师会诊，积极治疗合并症，如糖尿病患者血糖应控制在 8.0mmol/L 以内，高血压控制在150～165/82.5～90mmHg。如条件允许，应尽早手术。术前 2 小时给予抗生素预防感染，术前常规备血。手术后第 2 天开始皮下注射依诺肝素预防静脉血栓形成。术后第 2 天鼓励患者坐起活动，进行深呼吸，预防肺部感染，根据引流情况适时拔除引流管。术后第 3 天下床扶拐部分负重活动，预防卧床并发症形成。

3.结果

指标的观察和随访。对患者手术后负重行走的时间、手术后并发症(坠积性肺炎、局部疼痛、脱位、深部感染)、病死率等进行观察和随访，随访时间 12～78 个月，平均 42.6 个月。

(1)负重行走时间观察：78 例患者中，损伤前有 72 例能独立行走，6 例需扶拐行走，手术后损伤前能独立行走的 72 例中，术后 7 天均可下地部分负重行走，手术后损伤前需扶拐行走的 6 例，手术后均需陪护扶持行走。术后平均负重行走时间为 4.8 天(3～12 天)。到最后一次随访时，51 例能独立行走，19 例需扶单拐，4 例因身体太虚弱而不能行走。

(2)术后并发症观察随访情况：78 例中，有 5 例行走时感患髋轻度疼痛，1 例偏瘫患者于术后 40 天因患肢处于内收位造成人工股骨头脱位，经手法复位后无再发脱位。2 例死亡，1 例于术后 3 个月死于脑血管意外，1 例于术后 12 个月死于心力衰竭，2 例出现尿路感染。没有出现坠积性肺炎、深部感染病例。

(二)讨论

1.手术适应证的选择

治疗股骨粗隆间骨折的内固定器材很多，常见的有 Richards 钉、γ钉、AO/ASIFL 角钢板等，对稳定的股骨粗隆间骨折均可取得较好的效果，但对于老年骨质疏松患者发生粉碎性股骨粗隆间骨折，不容易固定，出现髋内翻畸形甚至骨折延迟愈合、不愈合的发生率达 36%～54%[1]，而且内固定后，在骨折愈合之前，不能下地负重，卧床时间长，容易发生坠积性肺炎、尿路感染、压疮等并发症，严重威胁患者的生命。采用人工双极股骨头置换治疗股骨粗隆间骨折是大胆的尝试和有益的探索。人工股骨头置换治疗老年骨质疏松患者不稳定的股骨粗隆间粉碎性骨折，能迅速恢复患肢功能到损伤前的水平，减少了患者卧床的时间，患肢能尽早下地负重行走，避免了髋内翻畸形、骨折延迟愈合、不愈合及因长期卧床导致的坠积性肺炎等并发症的发生。在治疗上应强调严格掌握人工股骨头置换治疗粗隆间骨折的病例选择标准，可考虑以下几点。

(1)高龄患者，年龄＞75 岁。

(2)不稳定、粉碎性的粗隆间骨折，Evans-Jenson ⅡA、ⅡB 及Ⅲ型骨折。

(3)伴有严重骨质疏松症(尤其是 Singh 分级 3 级以下)，估计内固定难以有效。

(4)伤前髋、膝关节无明显活动受限，可独立行走或可扶拐行走。

(5)全身情况可耐受手术。

(6)对于 90 岁以上超高龄的稳定型股骨粗隆间骨折患者，为了尽快使患者下地行走，可酌情考虑行人工股骨头置换。

2.骨水泥型人工双极股骨头置换的特点

人工双极股骨头是介于单极人工股骨头与全髋关节之间的一种假体，具有脱位少、磨损少、手术时间短、创伤小等优点。李子荣等[2]通过研究发现，双极股骨头置换术后当关节在 90°以内，外展在 40°以内时主要为内关节活动，其幅度在 12°～45°(平均 23°)；而当屈曲超过 90°，外展超过 40°，以及内外旋活动时，假体颈下部转子处顶住金属帽，引起金属帽沿髋臼软骨滑动，内关节基本无活动，外关节活动范围在 10°～50°(平均 20°)。从中可证实髋关节在中小范围运动时，活动主要由内关节来承担，这就明显减少了假体对髋臼的磨损。

3.术中注意事项

在手术过程中，由于粗隆间骨折较股骨颈骨折位置低，为了保持股骨的长度，如果使用原来为股骨颈骨折设计的标准人工股骨头假体，那么插入股骨髓腔的股骨柄相对较短，影响了假体的稳定性，因此，本组根据患者的假体情况，使用了长柄人工股骨头，使假体获得了良好的稳定性。此外，粗隆间粉碎性骨折后，作为人工股骨头置换过程中的有些重要骨性标志，如小粗隆、大粗隆因骨折而移位，因此，术中如何确定假体的前倾角及股骨的长度，成为手术成败的关键问题。本组的方法是在打入骨水泥前，尽可能恢复股骨粗隆部的解剖结构，并用钢丝及螺钉固定，使患肢屈髋、屈膝各 90°，极度内收、内旋下肢，使小腿垂直于地面。将插入的人工股骨假体在股骨髁平面向前旋转 10°～15°以确定股骨柄前倾角。再根据术前测量及术中具体情况确定人工假体插入深度以及在粗隆部预留的长度。

4.围手术期处理

几乎所有的股骨粗隆间骨折高龄患者都同时存在各种不同的内科疾病，但又不能在术前短暂的几天内把所有的内科疾病都治愈。对于新鲜股骨粗隆骨折的手术时间，大部分学者认为伤后24小时内手术可降低病死率及术后并发症[3]。然而，在实际工作中，绝大部分患者合并多系统疾病，受全身情况评估及内科情况处理等因素影响，很难在短时间内完成。有学者统计，老年髋部骨折患者，伤后4天内进行手术治疗在术后病死率和并发症发生率方面无明显差别[4]。术前必要的内科调整是必要的，但应尽量缩短间隔，以提高术后康复质量。患者的一般情况相对平稳后，应尽快手术。术后如患者一般情况允许，应在有人保护下尽早下床活动，这样将明显改善患者的生活质量，减少并发症。术后治疗要像术前一样高度重视，既要注意原有并发症的变化，又要防治深静脉血栓及其他并发症的出现。

人工股骨头置换联合接骨药治疗高龄股骨粗隆间骨折，可以使髋关节早期负重活动，既解决了一般内固定不牢的弊端，也避免了因内固定不良造成的畸形愈合、骨不连，以及因长期卧床造成的诸多并发症，但在治疗上应强调严格掌握人工股骨头置换治疗粗隆间骨折的病例选择标准。

参考文献

[1]PHO R，NATHER A，TONG GO，ct al.Endoprosthetic replacement of unstable，comminuted intertrochanteric fracture of the femur in the elderly，osteoporotic patient[J].Journal of Trauma，1981，21(9)：792.

[2]李子荣，张光铂.双极股骨头置换术及其关节活动的观察[J].中华骨科杂志，1995，15(3)：149-151.

[3] ROBERTS SE，GOLDACRE MJ. Time trends and demography of mortality after fractured neck of femur in an English population，1968-98：Database study[J].British Medical Journal，2003，327(7418)：771-775.

[4]MORAN CG，WENN RT，SIKAND M，et al.Early mortality after hip fracture：is delay before surgery important? [J].Journal of Bone & Joint Surgery American Volume，2005，87(3)：483-489.

（原文发表于《中国伤残医学》2013年第21卷第8期，作者：高广凌，黄相杰，王　亮，姜红江，焦明航，相关研究获山东中医药科学技术二等奖）

二、SuperPATH微创全髋关节置换术治疗老年股骨颈骨折的短期疗效观察

股骨颈骨折是临床常见的骨折，多发生于老年人，60岁以上老年人股骨颈骨折的发生率约占该年龄段所有骨折的10.6%[1]，在所有的髋部骨折中，股骨颈骨折的发生率约占56.03%[2]。对于移位性股骨颈骨折老年患者，髋关节置换依然是首选的手术治疗方式[3]。常规的后外侧入路全髋关节置换需要切断髋关节周围部分外旋肌群，大量分离软组织，创伤较大[4-5]。为了降低手术创伤，加快术后康复，需要我们对常规全髋关节置换术进行改良和改进。

SuperPATH 入路微创全髋关节置换是由美国的 James Chow 博士首创[6]，其最大的特点是由经皮穿刺辅助处理髋臼侧，无须切断外旋肌群就能打磨髋臼和置入臼杯，能够最大程度地保留髋关节周围肌肉的完整性。我科自 2016 年 9 月开展 SuperPATH 微创全髋关节置换，患者术后恢复快，临床效果满意。为进一步证明 SuperPATH 入路的优势，总结相关手术技巧及注意事项，促进 SuperPATH 微创技术在临床中得到更多的关注和应用，我们进行了回顾性分析及研究，现报告如下。

（一）研究对象与方法

1.研究对象

回顾性分析 2016 年 12 月至 2017 年 5 月在我院行人工全髋关节置换的老年股骨颈骨折患者 30 例。其中，行 SuperPATH 微创全髋关节置换术的 16 例，行常规后外侧全髋关节置换术的 14 例。本研究获得医院伦理委员会批准，所有患者均知情并签署知情同意书。两组患者手术及临床资料收集均由同一组关节外科医师完成。

2.纳入标准

（1）有明确的髋部外伤史。

（2）年龄＞65 岁。

（3）病程不超过 2 周。

（4）体重指数（body mass index，BMI）＜40kg/m^2。

（5）X 线摄片和 CT 检查确诊为 GardenⅢ、Ⅳ型股骨颈骨折。

（6）术前具有独立行走能力。

（7）髋部无炎症、肿瘤等其他病变。

（8）术后随访≥6 个月。

（9）初次行生物型全髋关节置换术。

3.排除标准

（1）有严重的心肺功能不全、脑血管疾病等其他疾病。

（2）髋关节严重畸形患者。

（3）合并神经或骨骼肌肉疾病。

4.手术方法

（1）SuperPATH 入路：使用上海微创骨科医疗科技有限公司提供的器械及假体，参考 Chow 等[7]报告的手术方法。所有患者行腰硬联合麻醉，患者取标准健侧卧位，用支架固定患者骶骨和耻骨联合，维持骨盆的相对稳定性，并保证患肢髋、膝关节能够在正常的关节活动范围内进行活动。术区消毒、铺巾后，髋关节屈曲约 45°，膝关节屈曲约 90°，自大转子尖端偏后 0.5～1.0cm 处沿股骨干纵轴向近端做一长 6～8cm 的切口，暴露臀大肌筋膜，用电刀切开臀大肌筋膜，止血钳沿臀大肌纤维方向钝性分离臀大肌。翼状撑开器（自动拉钩）撑开臀大肌，充分显露手术视野。Cobb 拉钩拉开臀中肌，分离臀小肌和梨状肌间隙，显露关节囊。此时，再用钝性 Hohmann 拉钩拉开臀小肌及梨状肌，纵形切开关节囊。助手按压膝关节，使髋关节保持屈曲、内收、内旋位，梨状窝外处扩髓，从小到大依次扩髓，直至大小合适。之后再截断股骨颈，取出股骨头，暂时不取出髓腔锉。随后再处理髋臼侧，将 SuperPATH 专用定位器置于髋臼中，调整到合适位置，在紧贴股骨后方做一小的横形切口，通过经皮穿刺辅助入路置入套管。使手柄通过套管与髋臼锉相连。调整前倾角(15±10)°、外展角(45±10)°，从小到大依次用髋臼锉锉磨髋臼，打入假体臼杯。在臼杯后外侧象限置入1枚螺钉固定。50mL针管水反复冲洗术区，使用打击器经皮穿刺打入内衬。然后再选择合适的股骨颈和股骨头试模，采取股骨颈对股骨头的方法复位髋关节。待复位成功、假体位置合适后，助手用大骨钩脱位髋关节。最后，取出假体试模和髓腔锉，再次冲洗术区，安装假体股骨柄和股骨颈，将假体股骨头置于内衬中，颈对头复位髋关节，复位成功后再次检查假体是否合适，逐层缝合关节囊、臀大肌筋膜、皮下组织和皮肤。

(2)常规后外侧入路：具体手术方法采用蒋晖等[8]报告的手术方法。术中充分止血，术后不放置引流。

5.术后处理

两组患者术后均给予抗感染、防血栓、指导功能锻炼等治疗措施。SuperPATH组术后当天即可不负重拄拐下地，无特殊体位限制。后外侧入路组术后当天行关节活动及肌肉收缩锻炼，根据患者自身情况，选择床边活动及下地锻炼的时间，术后告知患者外展患肢，禁内收、内旋患肢。两组患者均无须穿丁字鞋。

6.观察指标

观察比较两组患者手术切口长度、手术时间、术中出血量、术后并发症。术后1天摄骨盆正位及患肢髋关节侧位X线摄片，测量分析比较两组患者髋关节前倾角和外展角。在术后7天、1个月、3个月、6个月随访评价患肢髋关节Harris评分。

7.统计方法

采用SPSS 23.0统计软件对所得数据进行统计分析。计量资料以$\bar{x}\pm s$表示，组间比较采用t检验。计数资料组间采用χ^2，检验水准$\alpha=0.05$。

(二)结果

1.一般资料

SuperPATH微创组16例，男7例，女9例；年龄65～77岁，平均年龄69.2岁；右髋7例，左髋9例；GardenⅢ型骨折10例，GardenⅣ型骨折6例。常规后外侧入路组14例，男7例，女7例；年龄65～78岁，平均年龄69.3岁；右髋6例，左髋8例；GardenⅢ型骨折8例，GardenⅣ型骨折6例。两组患者一般情况比较，差异无统计学意义($P>0.05$)，具有可比性。

2.手术切口长度、手术时间、术中出血量

SuperPATH入路组与常规后外侧入路组相比较，两组手术时间的差异无统计学意义($P>0.05$)，SuperPATH微创全髋关节置换术的手术切口更小、术中出血量更少，差异有统计学意义($P<0.05$)，见表11-19。

表11-19　两组切口长度、手术时间、术中出血量比较($\bar{x}\pm s$)

组别	例数	切口长度(cm)	手术时间(分钟)	术中出血量(mL)
SuperPATH组	16	7.35±0.46	66.06±4.23	173.38±21.43
常规组	14	12.23±0.65	63.71±3.15	253.58±27.35

续表

组别	例数	切口长度(cm)	手术时间(分钟)	术中出血量(mL)
t 值		−23.770	1.700	−9.000
P 值		0.000	0.100	0.000

3.术后并发症

两组患者术后6个月随访期内均未发生脱位、感染和假体周围骨折等术后并发症。

4.髋关节 Harris 评分

SuperPATH 入路组术后7天、1个月和3个月，Harris 评分高于常规后外侧入路组，两组差异有统计学意义($P<0.05$)。但是，术后6个月髋关节功能 Harris 评分，两组比较，差异无统计学意义($P>0.05$)，见表11-20。

表11-20　两组髋关节 Harris 评分比较(分，$\bar{x}\pm s$)

组别	例数	术前	术后7天	术后1个月	术后3个月	术后6个月
SuperPATH 组	16	35.19±1.94	59.62±2.55	72.06±3.49	87.00±3.79	93.13±2.99
常规组	14	34.92±2.40	49.00±1.61	61.29±3.71	76.14±3.78	92.36±3.32
t 值		0.327	13.384	8.192	7.832	0.667
P 值		0.746	0.000	0.000	0.000	0.510

5.术后髋关节影像学评价

两组患者术后复查X线摄片均显示假体位置满意，两组假体角度比较，差异无统计学意义($P>0.05$)，见表11-21。

表11-21　两组前倾角和外展角比较(°，$\bar{x}\pm s$)

组别	例数	前倾角	外展角
SperPATH 组	16	15.31±0.66	44.91±3.39
常规组	14	1415.32±0.52	45.43±3.52
t 值		−0.069	−0.409
P 值		0.945	0.686

(三)讨论

目前，针对老年股骨颈骨折的治疗方案，越来越多的学者推荐行全髋关节置换术。全髋关节置换治疗老年股骨颈骨折具有术后恢复快，能够早期下床行功能锻炼，避免长期卧床所带来的并发症，并且，术后优良率高，几乎能够避免二次手术[9-10]。但是，与此同时，全髋关节置换术也存在着对组织破坏较多、创伤较大和手术风险较高等问题。近年来，随着微创理念以及微创手术技术的发展，越来越多的专家学者将减少手术创伤和促进术后恢复作为研究重点，不断改善手术技术，取得了一些重大的成果。2009年，美国的 James Chow 博士将经皮管道处理髋臼侧(superiorcapsulotomy，SuperCap)技术[11]与不脱位髋关节原位处理股骨侧(percutaneously assisted total hip，PATH)技术[12]相结合，发明了 SuperPATH 微创全髋关节置换技术。该技术无须脱位股骨头即可处理股骨侧，无须切开外旋肌群即可处理髋臼侧。

SuperPATH入路与常规后外侧入路相比，其最大的优势在于无须切断外旋肌群。常规后外侧入路全髋置换在处理髋臼侧时，为了获得合适的假体位置角度，需要较大的手术切口并切断外旋肌群来获得足够的手术空间。而SuperPATH入路巧妙地通过经皮穿刺，建立管道来处理髋臼侧，手术切口较小，术中无须切断外旋肌群。本研究结果显示，SuperPATH入路组的切口仅需7cm左右，术中出血量较少，手术时间及术后影像学评价与常规后外侧入路组并无明显差异，无术后并发症的发生，且SuperPATH入路组早期的Harris评分明显高于常规后外侧入路组。SuperPATH入路能够极大地保留髋关节周围肌肉的完整性，为患者术后的快速恢复提供了肌力保证。同时，术中出血量较少也可能与对软组织损伤较小有关。外旋肌群的保留在全髋关节置换中的意义重大，外旋肌群的保留能够提高术后髋关节的稳定性，防止脱位[13]。在SuperPATH入路手术中无须脱位股骨头即可处理股骨侧，能够减少下肢血管的扭曲，降低深静脉血栓形成的可能性[14]。同时，快速恢复、早期下地也被证明有利于减少深静脉血栓的形成以及长期卧床所带来的相关并发症[15]。SuperPATH入路手术还具有“进可攻，退可守”的优势，在遇到患者过度肥胖导致手术视野暴露不清、髋关节周围骨折严重以及初学者手术困难时，只需将手术切口向后延长，即可转为后外侧入路。

当然，笔者在研究过程中也发现，SuperPATH入路也有一些不足。①术中脱位困难，当我们需要脱位不合适的假体试模及假体时，即使使用大骨钩辅助脱位，也往往存在一些困难。②对软组织牵拉较大，术中对软组织的牵拉和挤压较多，不排除导致局部软组织水肿、脂肪液化以及皮肤愈合不良的风险。③手术视野小、术区暴露困难，术中需要借助手术器械充分暴露术区，主刀医生能够拥有较好的手术视野，但助手的手术视野较为有限，不利于缩短手术时间，提高手术质量。国外有研究[16]报告，SuperPATH入路容易造成假体臼杯安放角度不良，这可能也与切口较小、术区暴露不足有关。

行SuperPATH微创全髋关节置换，我们需要注意，手术前仔细查体、检查，严格掌握手术适应证，对于过于肥胖、髋部畸形严重和有髋部手术史等患者不宜行SuperPATH入路。手术中要合理正确使用SuperPATH微创器械，减少对软组织不必要的牵拉损伤。在锉磨髋臼时，要充分暴露术区，保证假体位置安放合适。手术后宜早期下床，早期嘱患者拄拐下床，但不宜过早的负重。

SuperPATH微创全髋关节置换这项新技术应用于临床的时间还较短，手术开展的普及程度还不够高。本研究中符合纳入标准的研究例数有限，随访时间还比较短，有待进一步的长期随访研究。

综上所述，SuperPATH微创全髋关节置换术是全髋关节置换术发展史上的巨大技术进步。它克服了传统后外侧入路全髋置换对软组织损伤较大的缺点，术后恢复快，安全可靠，值得在临床推广。但是，我们需要明白，它绝对不是微创髋关节置换技术发展的终点。未来，我们还可以将微创全髋关节置换的研究重点放到如何进一步减少骨量的损失，降低对骨组织的破坏上。相信，微创髋关节置换技术会得到更好的普及和发展。

参考文献

[1]ZHANG Y.Clinical Epidemiology of Orthopedic Trauma[M].Thieme,2012.

[2]翁蔚宗，李密，周启荣，等.髋部骨折流行病学分布特点：单中心2859例分析[J].第二军医大

学学报,2016,38(4):415-420.

[3]KYNASTON-PEARSON F, ASHMORE AM, MALAK TT, et al. Primary hip replacement prostheses and their evidence base: systematic review of literature[J].BMJ,2013:347.

[4]CHRISTENSEN CP, KARTHIKE YAN T, JACOBS CA. Greater prevalence of wound complications requiring reoperation with direct anterior approach total hip arthroplasty[J]. The Journal of Arthroplasty,2014,29(9):1839-1841.

[5]NING L, YU D, CHEN L. Comparison of complications in single-incision minimally invasive THA and conventional THA[J]. Orthopedics,2012,35(8):1152-1158.

[6]CHOW J, PENENBERG B, MURPHY S. Modified micro-superior percutaneously-assisted total hip: early experiences & case reports[J]. Current Reviews in Musculoskeletal Medicine, 2011,4(3):146.

[7]TORRE P, FITCH DA, CHOW JC. Supercapsular percutaneously-assisted total hip arthroplasty: radiographic outcomes and surgical technique[J]. Annals of Translational Medicine,2015, 3(13):180.

[8]蒋晖,李鉴轶,欧新发,等.关节外科人体解剖学系列讲解(二)髋关节后外侧入路[J].中华关节外科杂志(电子版),2011,5(4):492-493.

[9]蔡晓晞,杨丰建,梁承伟.全髋关节置换术与内固定术治疗糖尿病股骨颈骨折患者的疗效对比分析[J].创伤外科杂志,2017,12:10.

[10]徐辰,毛远青,朱振安.老年股骨颈骨折治疗进展[J].国际骨科学杂志,2015,36(2):109-113.

[11]MURPHY SB. Technique of tissue-preserving, minimally-invasive total hip arthroplasty using a superior capsulotomy[J]. Operative Techniques in Orthopaedics, 2004, 14(2): 94-101.

[12]PENENBERG LB, BOLLING WS, RILEY M. Percutaneously assisted total hip arthroplasty (PATH): a preliminary report[J]. The Journal of Bone & Joint Surgery,2008,90(Suppl 4): 209-220.

[13]黄文舟,高贵程,吴建雄,等.保留外旋肌群微创人工股骨头置换术治疗高龄股骨颈骨折[J].中国矫形外科杂志,2016,24(20):1912-1914.

[14]ABE K, YUDA S, YASUI K, et al. Soleal vein dilatation assessed by ultrasonography is an independent predictor for deep vein thrombosis after major orthopedic surgery[J]. J Candiol,2017,69(5):756.

[15]QURASHI S, CHINNAPPA J, ROSITANO P, et al. SuperPATH minimally invasive total hip arthroplasty-an Australian experience[J]. Reconstructive Review,2016,6(2):43.

[16]RASULI KJ, GOFTON W. Percutaneously assisted total hip(PATH) and supercapsular percutaneously assisted total hip(SuperPATH) arthroplasty: learning curves and early outcomes[J]. Annals of Translational Medicine,2015,3(13):179.

(原文发表于《蚌埠医学院学报》2019 年第 12 期,作者:朱晓龙,宋修刚,李　磊,鞠昌军,邹德宝,姜红江)

三、微创全髋关节置换治疗高位截肢后陈旧性股骨颈骨折1例

(一)临床资料

随着人类寿命的延长,股骨颈骨折的发病率日渐增高,尤其随着人口老龄化,已成为严重的社会问题。对于老年人股骨颈骨折,全髋关节置换术已经成为最有效的手段之一,这种治疗方式能够尽早恢复老年人的活动,最低限度地减少骨折的并发症。虽然全髋关节置换术被誉为20世纪最伟大的外科技术,技术方案已经相当成熟,但是当遇到高位截肢并严重骨质疏松的老年股骨颈骨折患者要求进行全髋关节置换手术时,还是面临许多问题需要解决。笔者曾采用经皮辅助保留关节囊全髋关节置换(supercapsular percutaneously assisted total hip,SuperPATH)成功治疗了1例高位截肢术后26年因外伤致陈旧股骨颈骨折的患者,现将该例患者治疗中遇到的问题和经验进行总结和分析。

患者男,60岁。因“行走摔伤致左髋部疼痛、活动障碍8个月”入院。入院体格检查:生命体征平稳,左下肢截肢后改变,左腹股沟中点压痛阳性,左髋关节活动无明显受限,髂前上棘到截肢残端长度约28cm(图11-13),皮肤完整,无明显红肿。右下肢肌力感觉正常,生理反射存在,病理反射未引出。既往史:26年前曾因左下肢化脓性感染在当地医院行左大腿截肢手术,术后可以在佩戴假肢的情况下行走,功能良好,日常生活无明显受限。辅助检查:左髋正位片提示:左股骨颈骨折,大粗隆尖以远长约18cm(图11-14A)。骨密度检查T=-5.69(图11-15)。入院诊断:①左股骨颈骨折;②左大腿截肢术后;③骨质疏松症。骨折后8个月患者为能够再次佩戴假肢行走要求手术治疗。

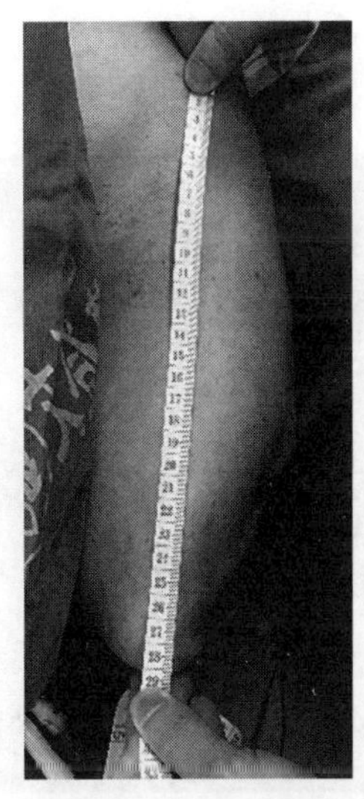

图11-13 髂前上棘到截肢残端长度约28cm

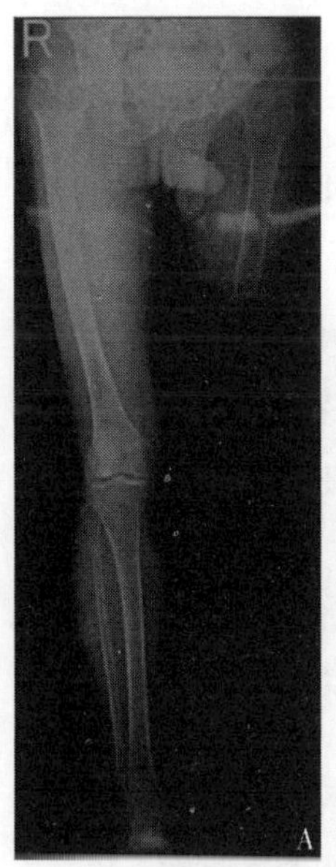

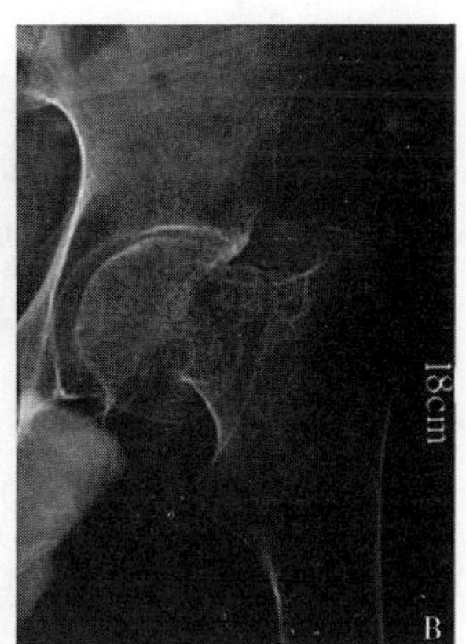

图11-14 左股骨颈骨折,大粗隆尖以远长约18cm

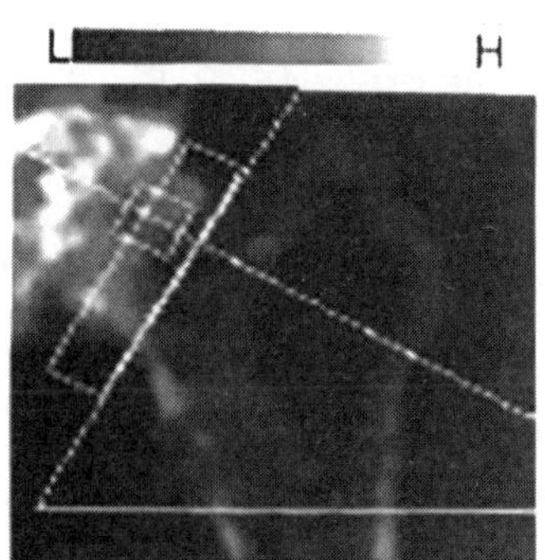

手工放置光标位置

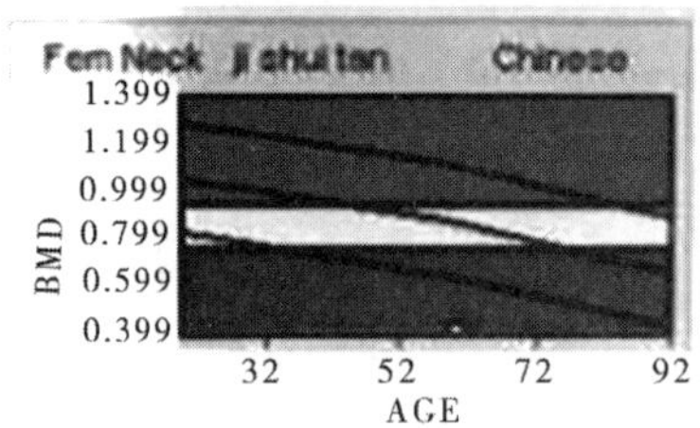

和年轻人相比(%) 36.2
T评分 -5.69
和同龄人相比(%) 44.3
Z评分 -4.06

图 11-15 骨密度检查 T=−5.69

入院后完善相关检查,无明显手术禁忌证后,于入院第 4 天在硬膜外麻醉下行左侧 SuperPATH 入路全髋关节置换手术,术中见左股骨颈骨折,骨折断端骨小梁清晰可见,术中股骨侧及髋臼侧均暴露充分(图 11-16～图 11-19),手术过程顺利,术中所用假体由上海微创骨科医疗科技有限公司提供,术后 X 线摄片显示假体位置满意(图 11-20)。术后第 2 天指导患者行髋关节屈伸、内收、外展功能锻炼,术后第 2 天同时开始坐起,服用利塞膦酸钠片(昆明积大制药股份有限公司生产),每次 5mg,每天 1 次,持续服药 6 个月进行抗骨质疏松治疗。术后第7 天髋关节周围肿胀消退后开始佩戴假肢适应性站立、行走,术后第 14 天出院,术后 1 个月患者可以扶单拐佩戴假肢行走。

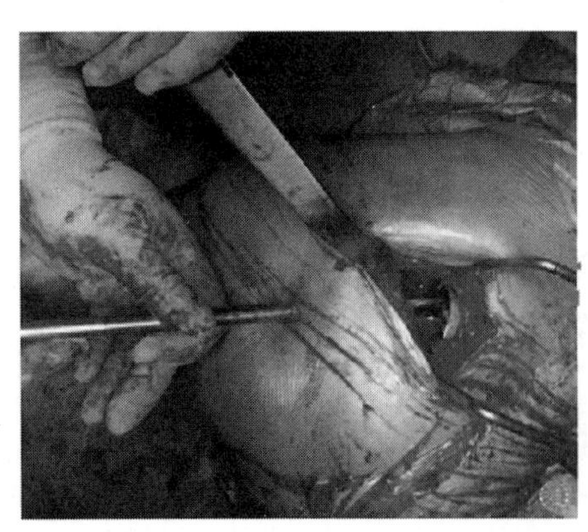

图 11-16 微创显露髋臼侧,保留全部短外旋肌群

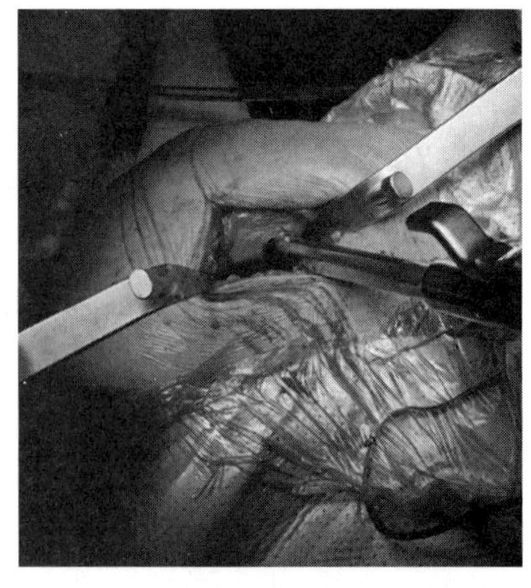

图 11-17 术中左侧股骨开髓,无须旋转股骨

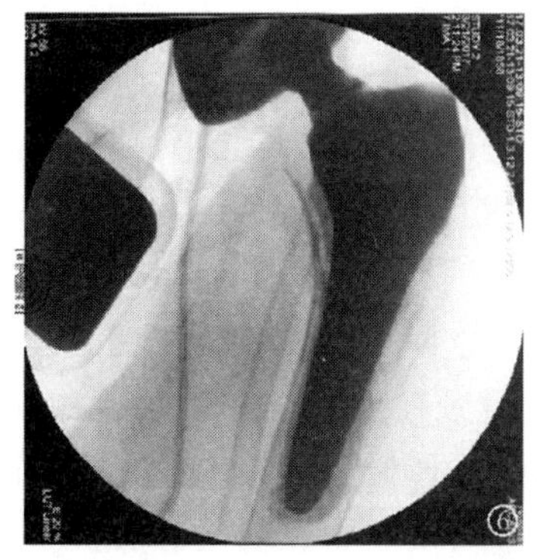

图 11-18　左髋术中透视，示假体位置满意

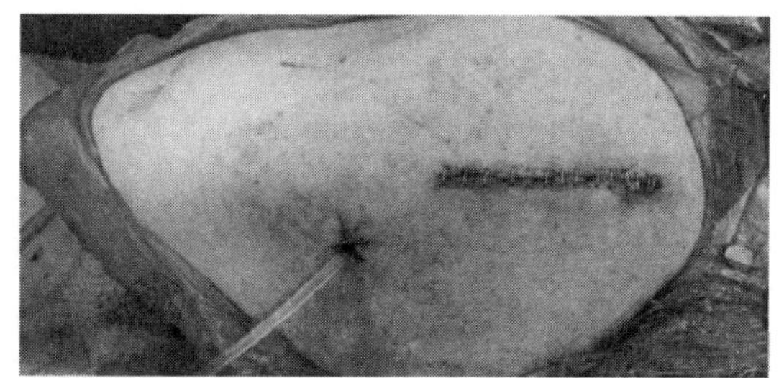

图 11-19　术后切口图，示手术切口长度 6cm

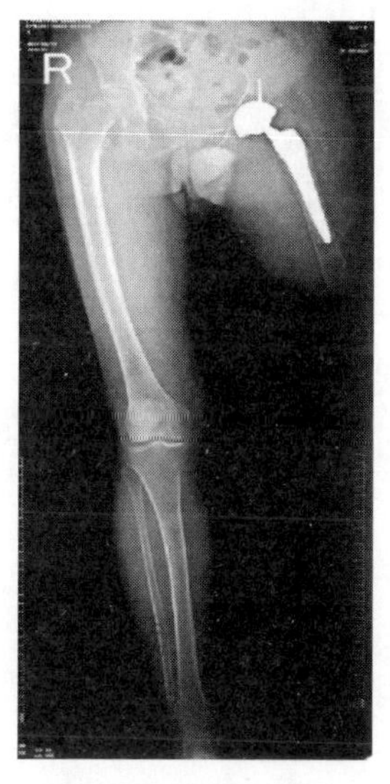

图 11-20　术后双下肢全长正位 X 线摄片

（二）讨论

目前国内外文献对于膝上高位截肢后发生股骨颈骨折的患者行全髋关节置换术的病例报告较少，这些病例报告的内容主要集中在术中手术方式的选择和术后随访结果两个方面，其中，术式的选择包括手术入路、术中假体的选择、术中截肢残端的把持方式三个方面。国外 Diamond 等[1]建议，在股骨残端少于 13cm 的情况下采用特制的短炳假体，Leonard 等[2]报告的病例随访时间长达 5 年，虽然术中技术难点突出，但最终取得了满意的结果；国内马春辉等[3]通过在大粗隆处横行打入 1 枚斯氏针来调整髋关节姿势，李晨等[4]报告的病例则在残肢远端穿入两枚斯氏针作为把持物。国内外学者总结的经验为临床工作中遇到此类患者时提供了较完善的治疗依据。但笔者遇到的这例患者对治疗提出了新的挑战。首先，该患者佩戴假肢行走 26 年，患侧骨质疏松本就非常严重，骨折后又未能及时治疗，扶拐行走 8 个月，这使本就疏松的残余骨质量进一步恶化，仅靠穿针很难稳定把持住股骨端；其次，无论大粗隆处或股骨远端穿针旋转股骨都会造成二次损伤，同时增加手术感染风险。最后，如此疏松的骨质，选择生物型还是水泥型假体，术前测量 X 线摄片，大粗隆尖以远残端总长度约 18cm，如果选择水泥型假体，则残端骨长度明显不足。

在没有条件使用特制短柄假体的条件下，笔者所在团队利用自身优势，首次采用SuperPATH入路技术[5]成功完成了这次手术。该技术由美国亚利桑那州凤凰城圣路加医学中心James Chow博士[5]首创，切口仅为6～8cm，不需切断髋部外旋肌群，几乎保存了髋关节周围所有的肌肉功能及完整的关节囊，解决了软组织层面的髋关节脱位问题；并且该技术在处理股骨侧时仅需要调整髋关节为屈曲50°、内收15°就可以完成股骨侧的解剖定位和开髓。我们应用该技术进行高位截肢术后髋关节置换的初衷在于3个方面。①在股骨扩髓过程中，仅需要助手按压股骨残端，将患肢轻微屈曲内收就可以暴露股骨颈鞍部，用开口铰刀通过转子窝进入股骨髓腔就可以进一步扩髓，无须常规方法的屈髋屈膝90°体位，省去了术中需要靠斯氏针控制患肢残端的麻烦；②软组织保留完整，对于本身髋关节周围肌力较弱的患者而言，能够更好地防止术后脱位的发生；③手术切口小，患者术后恢复快，能够更快地锻炼残端的肌肉力量和佩戴假肢，满足患者迫切恢复行走能力的需求。笔者团队按照SuperPATH技术的手术步骤进行操作，手术进行得很顺利。

本次手术的成功完成是高位截肢患者全髋关节置换术的一次技术创新，也是SuperPATH技术优势的一次体现。应用SuperPATH技术对截肢术后患者进行全髋关节置换术时是不错的选择，只要充分掌握了该技术的手术技巧，无须用斯氏针控制股骨旋转，也能够取得满意的手术效果。同时，该类患者因合并严重的骨质疏松，假体周围骨量明显减少，给手术的近期及远期效果带来负面影响，为了减少假体周围及其他部位再骨折风险，提高假体远期生存率，术后必须进行积极的抗骨质疏松治疗[6]。目前对于该患者的长期随访正在进行中，远期疗效需要进一步观察。

参考文献

[1]DIAMOND OJ.Total hip arthroplasty following an ipsilateral above knee amputation[J].HIP International,2018,23(1):104-107.

[2]LEONARD M,NICHOLSON P.Total hip arthroplasty in a patient with arthrogryphosis and an ipsilateral above knee amputation[J].Hip International the Journal of Clinical & Experimental Research on Hip Pathology & Therapy,2010,20(4):559.

[3]马春辉，朱力波，马金忠.全髋关节置换术(THA)治疗大腿截肢患者股骨颈骨折1例[J].复旦学报(医学版),2012,39(6):682-683.

[4]李晨，顾玉荣，骆浩峰，等.髋关节置换治疗截肢术后股骨颈骨折2例报道[J].中国现代医学杂志,2016,26(12):143-144.

[5]CHOW J,PENENBERG B,MURPHY S.Modified micro-superior percutaneously-assisted total hip:early experiences & case reports[J].Current Reviews in Musculoskeletal Medicine,2011,4(3):146.

[6]袁宏，钟惠琴，陆琳松，等.全髋关节置换术后联合抗骨质疏松治疗的价值[J/CD].中华关节外科杂志(电子版),2014,8(3):376-379.

(原文发表于《中华关节外科杂志(电子版)》2018年第4期，作者：鞠昌军，高广凌，姜红江，于文海，严　伟)

四、初次复杂全髋关节置换术旋转中心重建策略及临床疗效分析

全髋关节置换术目前是晚期髋关节疾病缓解疼痛和恢复功能的最有效治疗手段之一，随着假体设计水平及手术技术、手术器械不断进展和改良，得到越来越多的骨科医生和患者的选择。晚期髋关节疾病发生复杂的病理代偿，骨性髋臼解剖形态出现异常，髋关节解剖旋转中心出现异常。这给髋臼假体如何准确的安装重建理想的旋转中心带来一定难度。髋关节理想旋转中心的重建是恢复正常生物力学，保证假体长期生存率和良好功能的关键因素之一。我院关节外科 1995 年 10 月至 1999 年 8 月共实施各类全髋关节置换手术 823 例 1 069 髋。其中髋关节解剖旋转中心出现异常的患者 418 例 637 髋(不含失访病例)。本文采用病例对照研究，对 418 例患者进行回顾性分析，探讨复杂全髋置换术中(髋臼重建策略)尽最大可能重建髋臼解剖旋转中心的手术策略，分析髋臼假体旋转中心与解剖旋转中心符合率及术后假体旋转中心的误差对临床疗效的影响。

(一)资料与方法

1.一般资料

统计 418 例 637 髋全髋关节置换术，其中男 198 例，女 220 例；年龄 27～81 岁，平均 48 岁；病程 16～19 个月，平均 37.8 个月；随访时间 26～72 个月，平均 48 个月；髋关节发育不良继发骨性关节炎 120 例 213 髋，股骨头坏死 143 例 214 髋，陈旧性股骨颈骨折骨不连 89 例 89 髋，髋臼骨折并发创伤性关节炎 97 例 97 髋，结核性髋关节炎 10 例 10 髋，强直性脊柱炎 9 例 14 髋；髋臼外展角＞25° 200 髋，旋转中心外上移位 237 髋，内移位 36 髋，股骨头完全脱位 163 髋。

2.研究方法

(1)病例纳入标准：所有患者术前术后均拍摄骨盆正位片及包股骨中上段髋臼正、侧位片。部分患者进行髋臼 CT 及三维重建以了解髋臼发育情况。术前测量髋臼外展角，根据 Reman 三角方法测量髋关节术前旋转中心。术后测量髋臼假体与正常髋关节旋转中心在水平及垂直距离。全髋置换术前 X 线摄片示髋臼外展角＞25°或髋关节旋转中心内移或外移位者纳入本次研究中。

(2)手术技术要点：手术在全麻或硬膜外麻醉下实施，90°侧卧位，牢固固定骨盆，常规髋关节后外侧入路，显露至关节囊，充分暴露关节囊的上部、后部及下部，最大限度地切除关节囊髋臼盂唇。后脱位髋关节。最佳显露髋臼，完全切除盂唇及残留的关节囊，将悬于髋臼周缘的软组织牵入髋臼并紧贴臼缘将其切除，应时刻保持刀片在髋臼范围，避免损伤髋臼前后重要组织。用骨刀切除任何突出真性髋臼边缘以外的骨赘。切除股骨头圆韧带及髋臼切迹内的任何软组织。这一操作过程中一般会碰到闭孔动脉分支的活动性出血，需要电凝止血。如髋臼横韧带肥厚增生，自其骨性止点处由前向后部以髋臼切迹为标志，确定髋臼底，然后用最小号臼锉开始自髋臼切迹向内侧磨削，但确保不要穿透内侧壁。随后均使髋臼锉与髋臼开口方向保持一致，以 1～2mm 间隔逐步增大髋臼锉型号。反复冲洗髋臼，以判断磨削程度和方向，确保髋臼周围磨削均匀，直至有新鲜出血的软骨下骨床并尽可能保留软骨下骨。刮除软骨下囊肿

并用股骨头制成的碎屑填充压紧。最后外展 35°～45°、前倾 10°～20°置入比最后髋臼锉大 1～2mm 髋臼假体，如初始稳定不理想，可于髋臼后上向限用 2 枚螺钉辅助固定。

髋关节骨性关节炎、股骨头缺血性坏死等髋关节晚期疾病发生髋臼内外骨质增生，髋臼变形，关节面硬化，股骨头外移的病理变化，造成旋转中心移位。手术的关键其实就是去除以上病理改变，重置关节中心于解剖位置。技术要点：①脱位困难者，将关节囊上、下部分尽可能向前做充分松解，彻底切除髋臼后缘增生骨赘，如仍然脱位困难，可先用摆锯行股骨颈截骨，随后用取头器或将股骨头碎成几块取出；②髋臼切迹标志消失者，切除切迹内增生的骨赘，确定髋臼底或髋臼横韧带为标志定位髋臼切迹或 G 型臂 X 线透视下直接定位；③股骨头脱位者，是与关节内下方骨赘增生、髋臼外上方骨质破坏有关，需要加深髋臼以使髋臼假体获得充足的良性骨组织覆盖，同时必须去除骨赘，避免产生撞击、活动范围受限甚至脱位；④大粗隆异常增大或股骨颈变短者，行大粗隆前方或后方部分骨质切除，必要时行大粗隆截骨。

成人髋关节发育不良关节旋转中心重建的难度跟解剖异常程度有关。CroweⅠ型髋臼相对较少的骨性畸形，处理方法基本同骨性关节炎的处理。CroweⅡ、Ⅲ髋臼顶存在大量骨缺损，笔者采取真臼原位小号髋臼假体技术来处理，如果假体臼缘突出骨外 5mm 或骨组织覆盖面积少于 70%，采取自体股骨头坚实结构性植骨技术来加强。CroweⅣ股骨头高位脱位，髋臼发育不全，但上壁一般未被股骨头破坏，笔者采取真臼原位小号髋臼假体技术来重建髋关节旋转中心，其关键技术难点在于确定真臼位置及假体的安装。首先暴露假臼关节囊，分离并部分切除关节囊，循着关节囊向下有一骨脊(位于真臼与假臼之间)，其下是真臼卵圆窝的脂肪，顺着卵圆窝的脂肪可定位髋臼横韧带，如仍不能定位，可术中透视。髋臼假体安装笔者采取加深髋臼和髋臼假体内移技术来实现。

髋关节内陷症、化脓性关节炎、结核性关节炎、类风湿性关节炎、强直性脊柱炎及部分髋臼陈旧骨折等造成髋臼内陷疾病重建关节旋转中心的原则是：髋臼内壁缺损必须重建，髋臼假体应用完整的骨性髋臼壁支撑，解剖重建。此类患者髋臼内壁通常较薄，轻微磨锉制造粗糙面，大号臼锉磨锉臼周边，通过打压植骨来重建缺损，选择合适或略大臼假体来实现关节中心的重建。

(3)术后康复：术后当天即进行踝关节伸屈活动、下肢肌肉等长收缩练习，24～48 小时拔除引流管。低分子肝素常规预防深静脉血栓，预防性应用抗生素 7 天。术后第 3 天摄髋关节正、侧位 X 线摄片，判断假体位置，位置良好患者使用助行器或双拐辅助行走，患肢部分负重活动，逐渐完全负重。髋臼结构性植骨或骨骼截骨的患者需要 4～6 周后开始部分负重活动。

(4)随访方法及评估方法：所有患者均于术后 1 个月、3 个月、6 个月、12 个月及此后每年 1 次门诊随访。随访内容包括体格检查、骨盆正位片及髋关节正、侧位片检查。由同一名医生对 X 线摄片进行分析，评估假体磨损、移位、骨溶解及无菌松动情况。由同一名医生根据 Ranwant 三角测量术前髋关节旋转中心及术后假体旋转中心与解剖旋转中心在水平、垂直距离的差值。计算旋转中心符合率，并对所有患者进行术前术后临床评价，比较术后旋转中心符合患者与不符合患者临床疗效差异。临床评价采用 Harris 评分标准，指标包括关节疼痛程度、关节活动度及关节功能，Harris 评分≥90 分为优，80～89 分为良，70～79 分为中，<70 分为差。

3.统计学方法

使用 SPSS 16.0 统计学软件处理数据。计量资料数据以均数±标准差($\bar{x}\pm s$)表示,术前、术后 Harris 评分的比较采用配对设计 t 检验,两组计量资料的组间比较采用成组设计 t 检验。以 $P<0.05$ 为差异有统计学意义。

(二)结果

全部患者随访 15～61 个月,平均 36 个月。截至末次随访,未出现假体松动及翻修病例。Harris 评分由术前平均(43.5±5.3)分(28～62 分)增加至末次随访(87.4±3.2)分(78～99 分),差异有统计学意义($t=3.38$,$P=0.00$)。术后优 539 髋(84.6%),良 81 髋(12.8%),可 17 髋,优良率为 97.4%。某例某髋术后髋臼假体旋转中心 X 线摄片测量结果见表 11-22。将某例某髋全髋置换病例临床 Harris 评分资料分两组,其髋臼假体旋转中心恢复至理想旋转中心者(A 组)与未恢复者(B 组)比较,具体见表 11-23。

表 11-22　髋臼假体旋转中心 X 线摄片测量结果($n=637$,$\bar{x}\pm s$)

项目	移位距离(mm)	髋数	所占百分比(%)
旋转中心水平内移者	>10	100	15.7
旋转中心水平外移者	<10	77	12.0
旋转中心水平重叠者	0	460	72.2
旋转中心垂直上移者	>10	165	25.9
旋转中心垂直下移者	<10	84	13.1
旋转中心垂直重叠者	0	388	61.0

表 11-23　某例某髋全髋置换病例临床 Harris 评分资料比较($\bar{x}\pm s$)

项目	恢复至理想旋转中心者(A 组)	未恢复至理想旋转中心者(B 组)	t 值	P 值
术前 Harris 评分(分)	41.4±4.3	38.5±4.3	3.4264	0.0042
术后 Harris 评分(分)	96.4±3.2	80.2±5.1	2.5312	0.0038

(三)讨论

目前全髋关节置换术是骨关节医生治疗晚期髋关节疾病主要手术方式,但全髋置换之后的并发症,诸如假体松动、脱位、关节疼痛等一直困扰临床医生,也严重缩短关节假体的临床寿命,影响着关节置换后的临床效果。为此,在不断提高假体设计及制作工艺,同时在不断提高、摸索手术技巧。其中全髋关节置换手术中的重建髋臼假体旋转中心的位置引起大部分研究者的极大关注[1-3]。本研究采用病例对照研究,对 418 例患者进行回顾性分析,分析髋臼假体旋转中心与解剖旋转中心符合率及术后假体旋转中心的误差对临床疗效的影响。结果 Harris 评分由术前平均(43.5±5.3)分增加至末次随访(87.4±3.2)分。恢复至理想旋转中心者为(96.4±3.2)分,也充分证实了髋臼假体旋转中心是置换后临床疗效的重要影响因素之一。非解剖髋关节旋转中心严重影响了髋关节生物力学平衡,加重了关节面之间、假体骨界面之间应力磨损,直接导致术后肢体短缩,假体磨损松动,临床寿命缩短。研究者通过实验及临床研究均证实髋臼假体旋转中心外上移位后力学环境明显改变，远期的临床松动率明显高于假体旋转中心的解剖重建[4-5]。

通过回顾性分析，笔者认为髋臼重建的策略应遵循解剖重建的原则，根据晚期髋关节疾病的具体病理变化，采取具体的手术技巧及措施纠正相应的病理改变，找到真的旋转中心，原位重建。髋关节发育不良关节旋转中心重建的难度跟解剖异常程度明显相关，其关键技术难点在于确定真臼位置及假体的安装。髋臼内陷疾病重建关节旋转中心的原则是：髋臼内壁缺损必须重建，髋臼假体应用完整的骨性髋臼壁支撑，解剖重建。

参考文献

[1]KUEN TS, SANG JC, DAE WK. Comparison of preoperative templating with postoperative assessment in cementless total hip arthroplasty [J]. Acta Orthop Scand, 2004, 75: 40-44.

[2]DEARBORN JT, HARRIS WH. High placement of an acetabular component inserted without cement in a revision total hip arthroplasty. Results after a mean of ten years [J]. J Bone Joint Surg Am, 1999, 81(4): 469-480.

[3]DORR LD, TAWAKKOL S, MOORTHY M. Medial protrusio technique foplacement of porous-coated, hemispherical acetabular component without cement in a total hip arthroplasty in patients who have acetabular dysplasia[J]. J Bone Joint Surg (Am), 1999, 81(2): 83-92.

[4]ANDERSON MJ, HARRIS WH. Total hip arthroplasty with insertion of the acetabular component without cement in hips with total congenital dislocation or marked congenital dysplasia [J]. J Bone Joint Surg Am, 1999, 81: 347-354.

[5]DEVANE PA, BOURNE RB, RORABECC CH, et al. Measurement of polyethylene wear in metal-backed acetabular cups [J]. Clin Orthop, 1999, (319): 303-316.

（原文发表于《中国医药导报》2012 年第 27 期，作者：秦立武，黄相杰，姜红江）

五、人工全髋关节置换术治疗髋臼发育不良继发骨关节炎合并髋部骨折

髋臼发育不良是成人发生髋关节骨关节炎的主要原因，也是中年人长期髋关节疼痛的常见原因，严重影响患者的工作和日常生活[1]。2009 年 1 月至 2010 年 12 月，我们采用人工全髋关节置换术治疗髋臼发育不良继发骨关节炎合并髋部骨折患者 19 例，疗效满意，现报告如下。

（一）临床资料

本组 19 例，男 8 例，女 11 例。年龄 46～79 岁，中位数 59 岁。均为髋臼发育不良继发骨关节炎合并髋部骨折患者，其中合并股骨颈骨折 7 例，股骨转子间骨折 12 例。致伤原因：跌倒摔伤 13 例，车祸伤 6 例。

（二）方法

1.术前准备

应用消肿止痛药物减轻患肢的疼痛和肿胀；合并其他内科疾病者，先给予对症处理，待病情稳定后再手术。

2.手术方法

采用腰硬联合阻滞麻醉，患者取健侧卧位。取髋关节后外侧入路，以股骨大转子顶点为中心做一长 12～18cm 的纵形切口，依次切开皮肤、皮下组织、浅筋膜和深筋膜，显露并切除后关节囊，暴露髋臼盂唇和股骨头颈部。合并股骨颈骨折者，取出股骨头，用髋臼锉依次打磨髋臼至松质骨骨面均匀渗血，用髋臼试模测试髋臼深浅、大小与方向后，植入髋臼假体，保持其前倾 10°、外展 45°。然后于股骨小转子上方 1.5cm 处截骨，依次扩髓；70 岁以下且骨质较好者插入生物型假体柄；70 岁以上骨质疏松者冲洗髓腔，擦干骨面，注入骨水泥，插入骨水泥假体柄，待骨水泥硬固后，安装股骨头假体[2]。检查假体位置及髋关节松紧度满意后，冲洗切口，放置负压引流管，逐层缝合。合并股骨转子间骨折者，切开关节囊后先将股骨颈切断，再取出股骨头；股骨扩髓前先将股骨转子间骨折复位固定；其余操作同上。

3.术后处理

术后常规应用抗生素 3 天；术后 2 天拔除引流管；麻醉消退后行股四头肌等长收缩及踝、趾关节屈伸功能锻炼，术后 3～7 天开始不负重行走；术后 2 周弃拐行走。

（三）结果

本组患者均获得随访，随访时间 10～48 个月，中位数 34 个月。假体位置均良好，均无假体松动、下沉、断裂等并发症发生。髋关节活动均无明显受限，患侧髋关节均无疼痛，均无须使用行走辅助工具。按照改良髋关节 Harris 评分标准评定疗效，本组优 17 例，良 2 例。典型病例 X 线摄片见图 11-21。

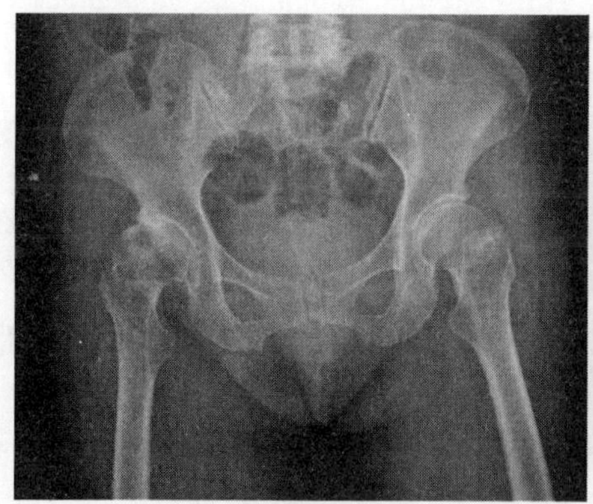

术前X线摄片

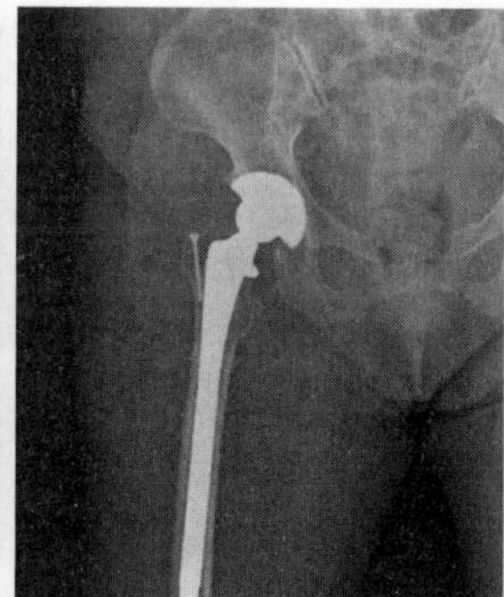

术后X线摄片

图 11-21　患者女，53 岁，双侧髋臼发育不良继发骨关节炎合并右侧股骨转子间骨折

（四）讨论

髋臼发育不良是髋臼的一种先天性发育缺陷，早期常因缺乏临床症状而使病情隐匿，晚期常继发骨关节炎而错过最佳治疗时机，因此，对于此病应及早发现、及早治疗。马永刚等[3]认为，对于早期髋臼发育不良患者可采用旋转截骨术治疗，而对于髋臼发育不良继发骨关节炎者，应采用人工全髋关节置换术治疗。

对于髋臼发育不良继发骨关节炎合并髋部骨折者，若采用切开复位内固定术治疗，则患者需长时间卧床，易出现压疮、下肢静脉血栓、肺栓塞、关节僵硬、肌肉萎缩、下肢短缩等并发症。而采用人工全髋关节置换术治疗，可以使患者早期下床进行功能锻炼，避免长期卧床引起的并发症，降低病死率；使髋关节功能尽快恢复，降低髋关节僵硬的发生概率；一次手术可以解除 2 种疾病，不仅可以减少患者的痛苦，还可以减轻其经济负担。

手术注意事项：①因髋臼发育不良，真臼变形，易出现髋臼脱位、假臼，因此，术中应找到真臼区，确定找到马蹄窝，将臼杯假体安放于真臼内，这样才能保持其稳定性[4]；②对于年龄较大者，术前应充分了解其全身情况，若合并有其他内科疾病，应先给予对症治疗，待病情稳定后再手术[5]；③髋臼发育不良患者平时活动量少，其骨质疏松较严重，安装髋臼假体时用力要适度，以免造成髋臼骨折；④行股骨扩髓时，动作也要轻柔，用力勿过猛，以免造成股骨劈裂；⑤股骨转子间骨折应用螺丝钉或钢丝固定；⑥股骨假体应使用加长柄[6]，以防止假体松动及周围骨折的发生。

本组患者治疗结果显示，采用人工全髋关节置换术治疗髋臼发育不良继发骨关节炎合并髋部骨折，可以恢复髋关节功能，提高患者的生活质量，并发症少，疗效满意，值得临床推广应用。

参考文献

[1]顾非，邱峙，史艳.髋臼发育不良继发髋关节骨关节炎及股骨头坏死的推拿手法治疗[J].颈腰痛杂志，2010，31(2)：153-154.

[2]HARRIS WH. Traumatic arthritis of the hip after dislocation and acetabular fractures: treatment by mold arthroplasty. An end-result study using a new method of result evaluation[J].J Bone Joint Surg Am，1969，1(4)：737-755.

[3]马永刚，刘世清，李亚明，等.全髋置换术治疗髋关节继发性骨关节炎 80 例分析[J].中国中医骨伤科杂志，2010，8(7)：38-40.

[4]王人彦，王国平，孙晓.全髋置换术治疗成人发育性髋臼发育不良[J].中医正骨，2003，15(7)：27.

[5]王伟东，姜滔，曹根洪，等.全髋关节置换术治疗股骨转子间骨折合并髋关节骨性关节炎[J].中医正骨，2011，23(2)：53-54.

[6]孙永强，王上增.股骨头缺血性坏死合并转子部骨折的人工全髋关节置换术[J].中国修复重建外科杂志，2008，22(7)：773-775.

（原文发表于《中医正骨》2014 年第 26 卷第 3 期，作者：王　亮，黄相杰，高广凌）

六、后外侧入路小切口微创人工全髋关节置换术初步报告

人工全髋关节置换（total hip arthroplasty，THA）已经成为一种成熟的外科技术，是治疗髋关节疾病有效的治疗手段。随着临床应用越来越广泛，对其要求也在不断增加。除要提高

植入物的使用寿命外，还要求减少手术的创伤性，缩短康复时间。21 世纪初，许多学者开始将微创技术应用于 THA 手术。目前，小切口微创 THA（mini incision surgery or mini invasive surgery THA，MIS-THA）分为后路单切口、前路单切口和双切口 3 种手术方式[1-3]。现报告后外侧入路 MIS-THA 的初步治疗效果。

（一）临床资料

1.一般资料

自 2003 年 4 月至 2004 年 4 月，共采用后外侧入路 MIS 技术为 68 例 72 髋实施人工全髋置换。其中股骨头缺血性坏死 34 例 37 髋；股骨颈骨折 25 例；髋关节骨性关节炎 9 例 10 髋。男 33 例 35 髋，女 35 例 37 髋。年龄 32～76 岁，平均 56.2 岁。在以往采用传统后外侧入路行人工全髋置换的病例中，选择病种、性别、年龄和术前 Harris 评分与微创组相一致的患者 68 例 72 髋作为对照组。

2.手术方法

手术由同一组手术医师完成，均采用小切口后外侧入路，选用假体为 Zimmer 公司产品（versys 非骨水泥型假体）。

术前常规检查患者，在 X 线摄片上用模板测量预计假体的大小、颈的长短及股骨矩截骨的位置等。

（1）切口：患者侧卧位，在髂骨后外侧缘与骶棘肌交会点处标记为骨盆最高点，该点在髋关节置换术通常可以触及。然后在骨盆最高点后方两指宽处标记为第 2 点，由此指向大粗隆顶点的中心方向画直线，之后标记大粗隆的最近点。做稍斜切口，长 7.5～11.0cm，70％的切口在大粗隆顶点的远端，30％切口在近端，该切口略向后斜，与髂后上棘成一直线。

（2）暴露：沿切口切开阔筋膜，钝性分离臀大肌，向远端切开阔筋膜超过皮肤切口，潜行分离筋膜 1～2cm，这样会显著扩大显露范围。沿梨状肌上方用剥离器向前分离臀小肌，使其从关节囊上分离。沿梨状肌窝切开梨状肌和联合腱，切开近侧 5mm 的股方肌，剥离关节囊周围脂肪组织显露关节囊。沿梨状肌上缘切开关节囊，用一长 Kocker 钳夹住后关节囊瓣的内侧面，用长柄手术刀从后向前切开上方关节囊。屈曲、内收、内旋髋关节使之后脱位，按照术前用模板测量的位置截断股骨颈，取出股骨头。切除髋臼盂唇和前方残余的关节囊，用髋臼挫打磨髋臼至合适水平。置入髋臼杯，呈外展 45°、前倾 20°左右。在髋臼的后上象限使用髋臼辅助固定螺钉，将患肢屈曲、内收、内旋，在股骨颈残端前侧置一个弯形撬板。抬高股骨近端并保护近端切口，开槽扩髓至合适大小，将股骨试模打入股骨腔。选择颈长合适的假体，装上股骨头，复位髋关节，检查下肢长度、臀中肌张力、髋关节活动和稳定性，满意后再装上髋臼内衬和股骨假体。复位髋关节，止血后放置引流管，逐层关闭切口。

3.术后康复

根据患者的年龄、骨的质量、假体的匹配程度和手术医生的判断，制订术后康复计划。本组病例均采用非骨水泥型假体，故建议患者在 1 周后用双拐或步行器辅助行走，患肢负重约为体重的 50％，术后 4～8 周再逐步弃拐行走。

（二）结果

手术切口长 7.5～11.0cm，平均 9.28cm；术中出血量 200～480mL，平均 280mL。手术时

间 60～98 分钟，平均 72 分钟。术后 24 小时引流量 15～300mL，平均 230mL。输血 49 例，其中3 例双侧股骨头缺血性坏死患者和 1 例双侧髋关节骨性关节炎患者，一次手术行双侧髋关节置换，术中输血 600mL，术后 3 天内再输血 200mL。本组病例术中及术后未发生全身及局部并发症。术后 X 线摄片测量髋臼外展角 40°～55°，平均 47°；前倾 16°～25°，平均 20°。随访 6～11 个月，平均 9.3 个月，所有患者在 4～6 周均可负重行走。术后 3 个月 Harris 评分平均为 93 分，术后 6 个月 Harris 评分平均为 94.6 分。所有患者均对切口瘢痕的大小与外观表示满意。传统组切口长 16～25cm，平均 19.67cm；术中出血量 380～760mL，平均 431mL；手术时间 70～116 分钟，平均 82 分钟。术后 24 小时引流量 180～420mL，平均 330mL。术后 3 个月 Harris 评分平均为 83.72 分，术后 6 个月 Harris 评分平均为 92.7 分。

应用 SPSS 11.0 统计软件进行统计分析（independent samples *t* Test），MIS 组切口明显短于传统组，术中出血量少于传统组，3 个月时的 Harris 评分高于传统组，差异有统计学意义（$P<0.001$），6 个月时的 Harris 评分两组间差异无统计学意义（$P>0.05$）。

（三）讨论

1.MIS-THA 的优点

有研究者[3]于 2001 年采用 MIS 双切口技术完成第 1 例全髋置换手术，MIS 全髋关节置换技术开始在世界各地开展。Higuchi 等[4]按手术切口的大小将患者分为三组：MIS 组（＜10cm），短切口组（在 10～15cm），传统切口组（＞15cm）。经统计分析后认为，手术时间和术中出血与切口的大小成正相关，术后出血和并发症的发生率在三组间的差异没有统计学意义。他还指出，切口的大小受体重指数和性别的影响，体重指数大的男性患者常需较长的切口。

有研究者[5]对比 MIS 组和传统手术组，MIS 组的切口平均 11.7(7.3～13.0)cm，传统组为 20.2(14.8～26.0)cm。术后 3 个月和 6 个月的随访结果显示，MIS 组在改善跛行、上下楼梯和行走能力方面均优于传统组。Wenz 等[6]对围手术期进行分析后认为，行 MIS 全髋置换术的患者输血量少，功能恢复快，早期的行走能力有显著提高。杨礼庆等[7]报告，通过后路小切口微创与常规切口全髋关节置换术相比，认为后路小切口微创全髋关节置换术具有创伤小、手术时间短等优点，手术切实可行。

MIS 组小样本的短期随访结果显示，切口平均 9.28cm（常规后路切口平均 19.67cm，Higuchi 等[4]报告平均为 22cm），切口短，术后伤口瘢痕小而美观；MIS 组术中出血较传统组平均少 151mL，术后 3 个月的 Harris 评分明显高于传统组。手术创伤小，出血量少，术后功能恢复快。MIS 组所有患者均对切口瘢痕的大小、功能的恢复表示满意。

手术野的缩小、组织剥离损伤的减少，是减少出血、减轻术后疼痛和术后关节功能恢复迅速的有效途径。

需要做髋关节置换手术的患者多为老年人，且有长时间活动量减少或卧床史。老年人自身器官存在不同程度的疾病和退化，如糖尿病、高血压、脑血管硬化、冠心病、心律失常、慢性支气管炎、肺功能减退等，加上手术较大的创伤，使髋关节置换手术具有较大的风险性，可能发生较凶险甚至危及生命的并发症，如心肌梗死、脑梗死、肺栓塞等。采用小切口 MIS 技术可有效的减少手术创伤及出血，且患肢可早期活动，可减少下肢深静脉血栓的形成，降低由手术创伤带来的上述并发症。和其他微创手术一样，小切口、小侵袭性，有减少手术感染的可能。Dellose 等[8]对后入路小切口 MIS 和常规后路切口全髋关节置换术进行研究，术后随访 1 年，结果证实采用小切口 MIS 技术安全，并且不增加术后并发症。患者可早期活动，早期恢复，本组无一例全身及局部并发症。虽然样本量较小，随访时间较短，但仍可说明后外侧入路小切口 MIS-THA 是安全可行的。

2.MIS 的技术要点

值得指出的是，采用小切口 MIS 技术置换全髋关节对于技术要求较高。小切口必然导致手术视野小，要求手术者有良好的髋关节置换经验和良好的手术技术和合适配套的手术器械。因手术视野小，使小的出血点不易确定，止血困难，需要通过术中控制性降低血压来减少手术中的出血，并尽量止血彻底。采用低腰侧缺型髋臼锉有利于髋臼锉通过手术野进入髋臼内。

开始行小切口全髋置换时，可逐步减小手术切口。最好从瘦小的患者开始，一般而言，女性患者较男性患者更为适合；颈干角小的患者适宜进行此手术，而颈干角较大的患者则较困难。由于小切口 MIS 技术暴露范围小，并不适合于髋关节畸形、僵硬、旋转受限严重的患者，并且要求使用特别的标准的手术器械（Zmmier7803 系列），勿用常规器械，以免造成手术困难及不必要的损伤。

采用小切口 MIS 技术进行人工全髋关节置换虽然有很多优点，但是不可因此而执意行小切口而忽视或牺牲治疗效果。采用 MIS 技术行人工全髋关节置换术，患者可早期活动，早期恢复，这一点是肯定的。但对于患者以后的关节功能与传统的关节置换术相比是否仍存在优势呢？有研究者[5]对比两组的关节功能、活动范围和疼痛，在术后 1 年时没有明显差别。有学者也得出了相近的结果，对比两组在术后 6 个月时的 Harris 评分，没有显著的差异。若一味追求小切口，反而会延长手术时间，增加创伤和失血量，因此，应严格掌握手术适应证。

毫无疑问，不是所有需做 THA 的患者都可以应用小切口 MIS 技术，同样，也不是所有的医师都能胜任 MIS 技术。只有对患者的选择和对医师技术的严格要求两者结合，才能使 MIS 关节置换术获得理想的效果。因应用时间较短，MIS 人工全髋关节置换术的长期疗效尚有待于今后长期随访。

参考文献

[1]HARTZBAND MA.Posterolateral minimal incision for total hip replacement：technique and early results[J].J Orthop Clin North Am，2004，35：119-129.

[2]KENNON RE，KEGGI JM，WETMORE RS，et al.Total hip arthroplasty through a minimally invasive anterior surgical approach[J].J Bone Joint Surg(Am)，2003，85(Supp14)：39-48.

[3]BERGER RA.Mini-incision：two for the price of one[J].J Orthopedics，2002，25：472-498.

[4]HIGUEHI F，GOTOH MI，YAMAGUCHI N，et al.Minimally invasive uncemented total hip arthroplasty through an anterolateral approach with a shorter skin incision[J].J Orthop Sci，2003，8(6)：812-817.

[5]III DG，PLAKSEYCHUK AY，LEVISON TJ，et al.Mini-incision technique for total hip arthroplasty with navigation[J].J Arthroplasty，2003，18(2)：123-128.

[6]WENZ JF,GURKAN I,JIBODH SR.Mini-incision total hip arthroplasty:a comparative assessment of perioperative outcomes [J].Orthopedics,2002,25(10):1031-1043.

[7]杨礼庆,付勤,原泉,等.小切口微创全髋关节置换术早期比较研究[J].中国矫形外科杂志,2005,13(8):583.

[8]DELLOSE SM,KMI AH,SINHA RK,et al.Minimial incision hip surgery for total hip replacement:a retrospective look[J].Pittsburgh Orthop T,2000,13(2):99-102.

（原文发表于《中国矫形外科杂志》2005 年第 13 卷第 21 期，作者：黄相杰，高广凌，谭远超，周志高，刘德忠，焦明航，相关研究获威海市科学技术一等奖）

七、人工全髋置换术中的软组织平衡

髋关节骨性关节炎、股骨头坏死、类风湿关节炎及强直性脊柱炎并髋关节强直等患者晚期常常需行人工全髋置换术，这类患者术前髋关节周围软组织均有不同程度的挛缩，对关节置换术后功能有一定的影响。因此，术前仔细评估髋关节周围软组织状况、术中进行良好的软组织平衡至关重要。自 1997 年 7 月至 2005 年 6 月，27 例 30 髋患者因上述原因行人工全髋置换时进行了恰当的软组织平衡技术，术后获得满意疗效。

（一）资料与方法

1.一般资料

本组 27 例 30 髋患者平均手术年龄 42.6 岁(26～63 岁)，男 20 例，女 7 例。原发疾病髋关节骨性关节炎 6 例；股骨头缺血性坏死 14 例；髋关节类风湿性关节炎 3 例，其中累及双侧 2 例；强直性脊柱炎并髋关节强直 4 例，累及双侧 1 例。患肢平均短缩 2.5cm(1～4cm)，髋关节屈曲挛缩畸形平均 25°(15°～45°)，内收畸形平均 15°(10°～25°)。

2.软组织平衡方法

(1)恢复股骨偏心距(offset)：术中根据术前 X 线摄片模板测量结果选择合适颈干角股骨假体，增加股骨颈长度，必要时行股骨大转子截骨下滑固定术来恢复股骨偏心距。

(2)松解髋关节周围挛缩软组织：①针对髋关节屈曲挛缩畸形所致髋关节不能伸直，术中可触摸到髂腰肌像琴弦样绷紧，这时须松解髂腰肌及前方紧张的关节囊直至有一定弹性为止；②针对髋关节内收、内旋畸形所致髋关节不能外展、外旋超过 20°或 Ober 征(＋)，这时术中须松解阔筋膜张肌，对内收肌群挛缩所致内收畸形者，术中可行内收肌部分切断松解；③如果阔筋膜张肌松解后，在髋关节伸直情况下，患侧膝关节屈曲仍不能超过 100°，须进一步松解股直肌。

(3)术中评估软组织平衡方法及效果：①术中对肢体长度及股骨偏心距的测量，术中应用 2 枚克氏针固定在两个恒定的参考点上，近端参考点在髂骨上，远端参考点在大转子外侧上；应用 jig 架在患侧髋关节未脱位之前测量两参考点之间的距离，然后根据术前 X 线模板测量患肢短缩来调节肢体长度和股骨偏心距；②Shuck 试验，即通过远端牵引患肢来观察髋关节的稳定性，试用不同类型颈的偏心距、颈的长度及髋臼的内衬来评估假体试模所提供的髋关节周围软组织最佳张力；③Dropkick 试验，即术中一手将髋关节伸直，同时另一手将膝关节屈曲到

90°，然后将膝关节这边手松开，如果膝关节有自动伸直趋势，说明髋关节周围软组织张力过大；④其他术中评估方法：髋关节外展外旋时，大转子顶点应离骨盆一横指宽；髋关节伸直外旋时，小转子应离坐骨一横指宽；髋关节屈曲 90°并内旋时，股骨颈前方应离骨盆一横指宽。

（二）疗效评价

患者术前、术后采用髋关节 Harris 评分。

（三）结果

27 例患者平均随访 18 个月（12～26 个月），无关节脱位，术前 Harris 评分平均 47.5 分，术后 Harris 评分平均 92.3 分。其中，双下肢不等长 2 例，异位骨化 1 例，下肢明显深静脉血栓 3 例。

（四）讨论

软组织平衡技术在膝关节置换中非常重要，而在全髋置换中则很少提及。事实上，在初次全髋置换失败和髋关节翻修术病例中，髋关节周围不合适的软组织平衡是主要且往往被低估的重要失败因素[1]。髋关节置换软组织平衡技术主要是松解髋周围挛缩的组织，临床上对于髋关节置换术前检查存在屈曲、外展、内收或外旋畸形＞20°，且 X 线摄片显示股骨头塌陷、向外上方移位、髋短缩及髋关节周围大量骨赘形成，提示术中可能需要行软组织松解。本组中有 20 例术中行不同程度的软组织松解，术后功能得到显著提高。Donald 等[2]认为术中行髋关节周围挛缩组织松解有利于患者术后功能康复、减少同侧膝部及腹股沟疼痛、增加髋关节活动范围和减少双下肢功能性不等长。同时认为大多数全髋置换术后髋部疼痛不是假体固定位置不良和假体松动，而是髋部周围软组织引起疼痛（主要是髋外展肌功能差及未达到软组织平衡）。

除了松解周围软组织外，术中恢复股骨偏心距是软组织平衡重要手段之一。在本组中，有 10 例增加股骨颈长度，1 例选用高偏心距假体，3 例行股骨大转子截骨下滑固定术。术后 2 例双下肢不等长均是术前患肢短缩＞3cm。理论上讲，髋关节置换术后至少有 3 方面功能受到股骨偏心距的影响，它们包括力量、运动及关节稳定性。大量文献证实了恢复偏心距的重要性，尤其认为不良的偏心距与髋关节外展肌功能差密切相关[3-4]，譬如当偏心距不能完全恢复时，临床上患者可出现跛行、患髋疲乏及依赖助步器行走。增加偏心距可增加外展肌力臂，从而降低维持正常步态所需的外展肌肌力，这样反过来减少通过髋关节的合力，进而减少聚乙烯髋臼内衬的磨损率[5-6]。增加偏心距的方法有增加股骨颈长度、降低颈干角、选用高偏心距假体，甚至行股骨大转子截骨下滑固定术，但过度地增加偏心距可致局部应力增高，从而导致假体金属疲劳断裂或骨水泥层断裂以及大转子滑囊炎[5]。

参考文献

[1]A LBERTON GM，HIGH WA，MORRY BF.Dislocation after revision total hip arthroplasty：an analysis of risk factors and treatment options[J].J Bone Joint Surg(Am)，2002，50：265-274.

[2]DONALD L，LDDOR R.Soft tissue balance of the hip[J].J Arthroplasty，1998，13(1)：97-100.

[3]LINDREN JU,RYSAVY J.Restoration of femoral offset during hip replacement[J].Acta Orthop Scand,1992,63:407-411.

[4]MCGRORY B,MORRY BF,CAHALAN TD.Effect of femoral offset on rang of motion and ab ductor muscle strength after total hip arthroplasty[J].J Bone Joint Surg(Br),1995,77:865-871.

[5]BOURNE RB,RORABECK CH.Soft tissue balance:the hip[J].J Arthroplasty,2002,17(4 suppl):17-22.

[6]CHARLES MN,BOURNE RB,DAVEY JK,et al.Soft-tissue balance of the hip:the role of femoral offset restoration[J].J Bone Joint Surg(Am),2004,86:1078-1088.

(原文发表于《中国中医骨伤科杂志》2007年第15卷第7期,作者:胡年宏,方 坚,黄相杰)

八、人工股骨头置换术治疗股骨颈骨折长期随访

自1988～1998年,我们应用京航生物医学工程中心生产的钴铬钼珍珠面单极人工股骨头行人工股骨头置换术治疗股骨颈骨折216例,现总结如下。

(一)临床资料

本组216例中,男100例,女116例;年龄45～93岁,60岁以下4例,60～70岁45例,70岁以上167例,平均为77.5岁。骨折类型:头下型82例,头颈型113例,经颈型15例,基底型6例;GardenⅠ型骨折7例,GardenⅡ型骨折119例,GardenⅣ型骨折90例。新鲜骨折191例,陈旧性骨折25例。合并症:患有高血压45例,冠心病162例,慢性支气管炎肺气肿或肺心病30例,脑血管意外偏瘫16例,骨质疏松症39例,糖尿病32例,肾功能不全15例,老年痴呆或精神病6例,科雷氏骨折19例,其他骨折6例。随访时间最长12年4个月,平均6.3年。

(二)治疗方法

住院后常规胫骨结节骨牵引,术前1～2天静脉滴注抗生素。选择持续硬膜外麻醉或全身麻醉。取患髋后外侧切口,逐层切开,显露骨折端,取出股骨头。股骨矩保留1.0～1.5cm,截骨面与股骨干成45°角并与股骨颈轴线垂直。完全切除圆韧带。用髓腔扩大器(假体柄试件)扩大股骨髓腔,注意保留10°～15°的前倾角,选择与之"匹配"的假体柄打入。如果骨质疏松比较严重,则需用骨水泥固定假体柄。安装适宜型号的假体头。牵引复位,注意关节囊等组织勿存留于关节间隙,试行各方向活动稳定。常规放置引流管。术后置患肢于外展中立位或外展略外旋位,24～48小时拔除引流管,静脉滴注抗生素7～10天。术后3～6周可下地逐步负重行走。

(三)治疗结果

功能评定标准:优,髋关节屈伸活动超过120°,无疼痛,功能恢复伤前状况;良,髋关节屈伸活动90°～120°,活动多时轻微疼痛,功能基本恢复,无须扶拐行走;可,髋关节屈伸活动60°～90°,行走疼痛,跛行,生活尚能自理,须扶拐行走;差,髋关节屈伸活动60°以下,经常疼痛,生活不能自理。本组216例中,20例骨水泥固定病例,体质较差,合并症多,只有5例术后寿命超过5年,故未单独随访比较。经过3年随访,优82例,良101例,可30例,差3例,优良率

84.7%。185例经过5年随访,优78例,良67例,可36例,差4例,优良率78.4%。130例经过8年随访,优23例,良57例,可38例,差12例,优良率61.5%。72例经过10年随访,优13例,良15例,可32例,差12例,优良率38.9%。并发症:术中股骨干骨折1例,股骨矩劈裂骨折5例;术后深静脉血栓致患肢明显肿胀17例,术后3个月迟发性感染1例;经过8年随访的130例中,假体柄松动46例,下沉35例,髋臼磨损关节间隙变小13例,中心性髋脱位1例。

(四)讨论

股骨颈骨折患者多为老年人,长期卧床除易发生一般的卧床并发症外,原有的合并症更显突出。因此,积极有效的手术在解决骨折问题的同时可以防止合并症的恶化[1],人工股骨头置换术可彻底解决骨不愈合及股骨头坏死的问题,使患者早日下地活动,促进了全身机能的康复,减少各种并发症的发生。随着假体置换时间的推移,功能优良率逐年减少,3~5年优良率较高,10年优良率只有38.9%。故人工股骨头置换术治疗股骨颈骨折适应于体弱多病或年老者;年龄越小,活动量越大,相对易出现磨损、松动、下沉等并发症,而且需使用假体的时间越长。本组4例60岁以下病例,均为脑血管意外偏瘫患者,股骨颈骨折为头下GardenⅣ型骨折,估计复位内固定手术后股骨头坏死及骨折不愈合率很高,而且无经济条件行人工全髋关节置换术,故行人工股骨头置换术以达到早期负重功能锻炼的目的。人工股骨头置换术治疗股骨颈骨折的手术指征:①伤前活动功能尚好,基本可自行走动,生活大部分自理;②全身情况可以耐受手术创伤;心肌梗死,病情稳定至少3个月;心力衰竭、脑出血、脑梗死,病情稳定至少6个月;③全身没有活动性感染病灶;④年龄应>70岁;如果年龄70岁以下,必须伤前体弱多病而且估计预期寿命少于10年;⑤局部无严重骨质疏松;⑥髋臼无损害。

术中股骨骨折发生率较高。1例股骨干骨折是因为较严重的骨质疏松,内旋髋关节时所致。骨质疏松是老年人易发生股骨颈骨折的主要内因,治疗中应考虑骨质疏松的特点,如牵引不宜过重,搬动患者及手术操作时要轻柔。5例股骨矩劈裂骨折是因为过分要求紧密"匹配",使用过大的髓腔锉或假体柄。我们使用钢锯条修整股骨颈残端,不仅简单实用,而且可预防股骨矩劈裂骨折。

感染是最严重的并发症之一。术前注意皮肤护理,预防压疮发生;清洁灌肠,预防性应用抗生素,严格备皮;术中无菌操作,大量生理盐水及抗生素冲洗伤口;术后充分引流,预防感染。

下肢深静脉血栓在人工关节置换术后发生率较高,为47.1%,其发生原因与原始创伤、长期卧床和手术创伤等密切相关。本组病例无明显肿胀者未能统计,有明显肿胀者15例,占7.9%。

假体柄的松动和下沉是最常见的并发症,其原因主要是骨吸收。从理论上推断,假体稳定性是预防这种反应的最根本方法[3]。所以要求假体柄与骨床紧密"匹配",减少松动和下沉的发生。假体柄的松动和下沉是人工股骨头置换后期疼痛最常见原因。

髋臼磨损及股骨头中心脱位是人工股骨头置换的特有并发症[4],主要原因是假体头与髋臼不相匹配,假体头对髋口软骨面的作用力不能均匀分布,在负重状态下股骨头对髋臼产生较大摩擦系数,力又不能均匀分布。髋臼磨损是人工股骨头置换早期疼痛最常见的原因之一。

参考文献

[1]朱汉民,王赞舜,杨俭英.老年人骨折的流行病学及其对生命质量的影响[J].中华老年医学杂志,1993,12(3):168.

[2]郁凯乐,俞思勤.人工股骨头置换术后合并症的病例分析[J].骨与关节损伤杂志,1997,12(6):335.

[3]吕厚山,徐斌.人工关节置换术后下肢深静脉血栓形成[J].中华骨科杂志,1999,19(3):155.

[4]PHILLIPS TW.Thompson hemiarthoplasty and acetabular erosion[J].J Bone Joint Surg (Am),1989,71:913.

(原文发表于《中国骨伤》2003 年第 16 卷第 9 期,作者:刘德忠,黄相杰,姜红江,周志高,胡年宏,焦明航,高广凌,相关研究获威海市科技进步奖一等奖)

九、人工股骨头置换治疗高龄股骨粗隆间骨折长期随访

股骨粗隆间骨折是临床最常见的髋部骨折之一,其中 35% 以上属于不稳定型,积极的手术治疗已经成为一种共识[1]。目前,采用假体置换术治疗高龄粗隆间不稳定性骨折已逐渐被国内外学者认可。2002 年 1 月至 2010 年 12 月,本院采用骨水泥型双极人工股骨头置换治疗高龄股骨转子间不稳定骨折患者 131 例,效果满意,现报告如下。

(一)资料与方法

1.病例资料

本组 131 例,男 56 例,女 75 例,年龄 70～92(83.6±2.7)岁。体重 49～102(65.3±2.5)kg。骨折按 Evans 分型:Ⅱ型 20 例,Ⅲ型 68 例,Ⅳ型 43 例。致伤原因:跌倒摔伤 115 例,交通事故伤 16 例;骨质疏松按照 Singh 指数分级:Ⅳ级 57 例,Ⅲ级 49 例,Ⅱ级 25 例;合并症:糖尿病 26 例,高血压 48 例,心功能不全 5 例,脑梗死后遗症 12 例(患侧肌力在Ⅳ级以上),同时合并 2 种以上内科系统慢性疾病 22 例。受伤至手术时间 3～18 天,平均 4.5 天。

2.术前准备

患肢行持续骨牵引或皮牵引制动,以减轻疼痛;了解患者伤前健康情况,评估全身状况。请相关科室会诊,治疗伴发疾病。术前半小时预防性应用抗生素。

3.手术方法

连续硬膜外麻醉或全身麻醉。采用髋关节后外侧入路。显露股骨颈,于股骨头下截断股骨颈,取出股骨头。尽量解剖复位大、小粗隆骨折,并用捆扎带临时固定,不要锁紧,如果骨折粉碎较重,需加用钢丝捆扎固定。然后再次截除多余的股骨颈,保留股骨矩 1.2～1.5cm,扩髓至合适型号,髓腔锉取出前再次复位骨折,收紧捆扎带锁紧固定。标准第 3 代骨水泥技术注入骨水泥,打入股骨假体柄,保留 10°～20°前倾角,安装长度适宜的假体头。复位后冲洗,紧缩缝合关节囊,切口内置负压引流,分层缝合切口。

4.术后处理

常规应用广谱抗生素 3～7 天,术后 48 小时内拔除引流管,术后第 2 天指导下肢肌肉舒缩功能锻炼,预防下肢静脉血栓,并主动屈髋,5～7 天后搀扶或扶助步器行走。

(二)结果

手术时间 40～115(75±12)分钟,出血量 60～650(175±18)mL。随访 131 例,时间 2 个月至 8.5(5.6±0.33)年。住院期间无术后脱位、假体松动、再骨折患者,并发肺部感染 10 例,压疮 9 例,下肢深静脉血栓形成 5 例,泌尿系感染 2 例,表浅伤口感染 3 例、1 例因肺部感染死亡。78 例术后 1～2 个月恢复骨折前行走功能水平,42 例行走能力下降,需要扶拐,但可独立行走,10 例体力虚弱,不能独立行走(需他人搀扶下行走)。典型病例见图 11-22、图 11-23。

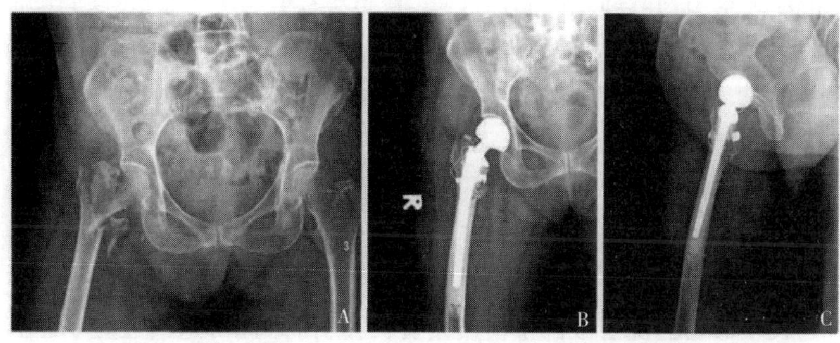

图 11-22 女,81 岁,股骨粗隆间骨折(Evans Ⅳ型)

注 图 A:术前 X 线摄片;图 B、图 C:术后 1 个月 X 线摄片。

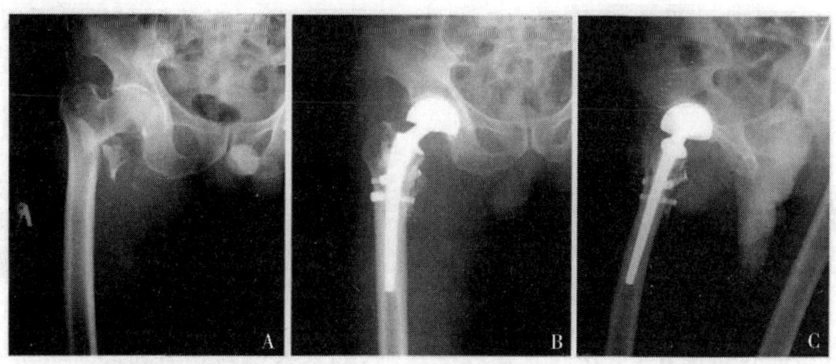

图 11-23 男,75 岁,股骨粗隆间骨折(Evans Ⅳ型)

注 图 A:术前 X 线摄片;图 B、图 C:术后 1 周 X 线摄片。

2 年、4 年、6 年、8 年随访,将关节功能优良例数和可、差、死亡例数进行比较,运用 SPSS 18.0 统计软件进行分析,经 Chi-Square Tests 检验。2 年随访和 4 年随访比较,$\chi^2=15.015$,$P<0.05$,差异有统计学意义,说明 2 年随访的关节功能优良率优于 4 年的关节功能优良率。4 年随访和 6 年随访比较,$\chi^2=4.996$,$P<0.05$,差异有统计学意义,说明 4 年随访的关节功能优良率优于 6 年的关节功能优良率。6 年随访和 8 年随访比较,$\chi^2=5.104$,$P<0.05$,差异有统计学意义,说明 6 年随访的关节功能优良率优于 8 年的关节功能优良率。综上所述,随着时间的延长,关节功能呈明显的逐年下降趋势(表 11-24)。

表 11-24 髋关节功能按 Harris 评分标准评分情况(例)

随访时间(年)	优	良	可	差	死亡	优良率(%)
2	39	70	3	6	13	83.20
4	29	52	13	7	30	61.83

续表

随访时间(年)	优	良	可	差	死亡	优良率(%)
6	25	38	6	10	52	48.09
8	15	30	3	10	73	34.35

(三)讨论

目前手术治疗多采用髓外固定或髓内固定,但部分老年人骨质疏松,内固定治疗常达不到满意的疗效[2-3]。并且内固定术后卧床时间较长,可诱发或加重原有并发症或诱发其他并发症,甚至出现多器官功能衰竭或死亡,失败率仍高达20%左右[4-5]。近年来,临床开始选择人工股骨头置换治疗老年股骨粗隆间骨折,是一种积极有效的治疗方法[6]。长柄加骨水泥能立即发挥机械固定作用,不存在内固定术后骨折的塌陷和移位等并发症问题,术后能早期功能锻炼、早期下地负重,避免了术后长期卧床并发症的发生,降低病死率。

1.手术适应证

高龄患者延长生命及提高有限的生活质量更为重要,因此可适当放宽手术指证。因为关节功能呈明显的逐年下降趋势,目前公认手术适应证包括:①年龄>70岁,预期寿命<10年;②骨质疏松严重,估计内固定难以有效者;③骨折不稳定(Evans分型为Ⅲ、Ⅳ型);④伴有其他并发症,不宜长期卧床制动者;⑤内固定失败者;⑥伤前髋膝关节无明显活动受限,可独立行走或可扶拐行走;全身情况可耐受手术[7]。

2.注意事项

(1)为保证下肢长度,防止股骨颈截骨太多,一般要分两步截骨,第一步截骨位置在股骨头下部以保留较多的股骨矩;第二步待骨折复位固定牢固后,保留股骨矩1.2~1.5cm截骨。

(2)不稳定型股骨转子间骨折均伴有大、小粗隆、股骨矩的粉碎骨折,术中重建股骨距及大粗隆的完整性和稳定性是手术成功的关键。有学者将股骨距、小粗隆部位的骨块和大粗隆骨块解剖复位后用捆扎带固定,重建股骨距和小粗隆,如果大粗隆还有粉碎骨折块不稳定再采用"8"字钢丝固定重建稳定性。二次收紧固定捆扎带有利于骨折的复位。

(3)保留假体的前倾角10°~20°。把握好髓腔锉的方向,扩髓动作应轻柔,以防骨折再错位或因骨质疏松引起其他骨折。

(4)选用长柄假体,以减少股骨近端的应力;掌握正确的骨水泥技术,在手术操作过程中要使用脉冲水枪冲洗髓腔,保证松质骨面清洁无积血,以保证假体、骨水泥、骨质三者之间的紧密接触,防止人工股骨头假体松动。

(5)骨折应尽量解剖复位,以防骨水泥从骨折端缝隙溢出,影响骨折愈合,短期内有出现假体松动的可能[8]。如果有骨水泥溢出,在骨水泥硬固前刮除,骨折端植入松质骨屑,促进骨折愈合。

参考文献

[1]谷贵山,孙大辉,王刚,等.人工关节置换与内固定治疗骨质疏松性不稳定股骨粗隆间骨折的比较研究[J].中国骨与关节损伤杂志,2007,12:995.

[2]任翔，谢芳，张聪，等.Singh 指数在股骨转子间骨折治疗的应用[J].中国矫形外科杂志，2011，11：1929-1931.

[3]丁远景，宁斌，宋宏亮，等.老年股骨转子间骨折内固定失败后髋关节置换术重建髋部功能[J].中国矫形外科杂志，2011，7：1223-1225.

[4]郑建平，杨丰建，傅格深，等.高龄股骨转子间骨折手术治疗及围手术期并发症[J].临床骨科杂志，2009，3：319-321.

[5]HAIDUKEWYCH GJ.Intertrochanteric fractures：ten tips to improve results[J].J Bone Joint Surg(Am)，2009，91：712-719.

[6]叶伟雄，梁伟国，陈鸿辉.半髋关节置换与 DHS 内固定治疗高龄不稳定型股骨转子间骨折的疗效比较[J].中国矫形外科杂志，2007，14：1055-1058.

[7]孙玉明，蒋东明，毛国庆.人工股骨头置换治疗高龄不稳定股骨转子间骨折[J].中国骨伤，2009，12：935-937.

[8]梅汉尧，索鹏，周永顶，等.人工股骨头置换术治疗高龄股骨转子间骨折[J].中华创伤骨科杂志，2006，8：725-729.

（原文发表于《中国矫形外科杂志》2013 年第 21 卷第 16 期，作者：刘德忠，姜红江，黄相杰，相关研究获山东省科技进步奖一等奖）

十、微创小切口人工全髋关节置换术用于股骨头坏死治疗中的临床效果研究

股骨头坏死属于骨科临床中的多发性疾病，其英文简称为“ANFH”[1]。这种疾病的诱发因素较多，且发展速度快[2]。股骨头坏死主要指股骨头血供受损或中断，导致骨髓与骨细胞成分死亡或经修复后造成股骨头塌陷、骨头的结构改变以及关节功能出现障碍等疾病。股骨头在骨科领域中属难治性疾病。因此，对该疾病的治疗方法进行研究非常有必要[3]。现阶段主要通过手术对股骨头坏死进行治疗。在临床中，微创小切口人工全髋关节置换术广泛应用股骨头坏死临床治疗中，人工全髋关节置换术不仅可以使股骨假体与髓臼假体进行有效匹配[4]，还可以提供一个不痛且稳定的关节，从而有效的缓解术后功能障碍与髋部疼痛，提高患者的活动耐力，加快愈合的速度[5]。本研究主要以 2015 年 3 月至 2016 年 3 月因股骨头坏死到该院接受治疗的 60 例患者为研究对象，分析微创小切口人工全髋关节置换术用于股骨头坏死治疗中的临床效果，效果显著，现报告如下。

（一）资料与方法

1.一般资料

选择因股骨头坏死到该院接受治疗的 60 例患者为研究对象，随机分为对照组和研究组，每组 30 例。其中研究组患者男 17 例，女 13 例，年龄平均(53.26±3.58)岁，该组患者实施微创小切口人工全髋关节置换术治疗；对照组患者男 20 例，女 10 例，年龄平均(50.13±3.67)岁，经对比显示，两组患者的一般资料差异无统计学意义($P>0.05$)。

2.纳入标准

所有患者都接受过 X 线、CT 等系统化检测，由主治医生遵照 ANFH 的权威诊治及分期

标准展开病症鉴别，并得以确诊。所有患者均为第一次进行全髋关节置换术进行治疗。排除关节存在炎症性患者。该次研究经患者与家属同意签字。排除不愿参与研究的患者[6]。

3.方法

研究组：在进行手术前，先指导患者以侧卧位进行手术，随后进行麻醉处理，麻醉方式选择硬膜外。最后进行固定，固定标准为：使骨盆处于垂直位。以后外侧单切对患者行微创小切口人工全髋关节置换术，保持切口的长度在8cm左右，且患者的臀大肌以及关节囊切开，使患者的股骨头髋臼处于完全暴露的状态[7]。最后采用电锯把患者的股骨颈截断，将坏死的股骨头取出，把圆韧带残端以及髓臼盂唇进行切除，髋臼圆韧带窝显露出来的同时保持磨平[8]。处理完成后，进行假体试模放置工作，在直视的角度下，递增患者的扩髓，随后进行复位假体试模放置工作[9]。活动患者的患处髋关节并将患者屈髋、屈膝，进行外旋以及伸髋、伸膝进行内旋，以确保假体在患者体内是稳定性状态[10]。进行钻孔、缝合、反复冲洗后引流。在患者进行手术后，进行抗生素抗感染治疗。

对照组：应用传统人工全髋关节置换术对该组患者进行治疗。引导患者以侧卧位进行手术，随后进行麻醉处理。然后进行手术，手术完成，进行钻孔、缝合、反复冲洗后引流。在患者进行手术后，进行抗生素抗感染治疗。

4.观察指标

对患者的手术出血量、手术所需时间以及术后引流量进行客观评价。

5.统计方法

使用SPSS 19.0统计学软件分析数据，计量资料选择($\bar{x}\pm s$)表示，采用t检验。$P<0.05$为差异有统计学意义。

（二）结果

1.两组患者手术出血量以及手术所需时间对比情况

经过不同的手术方法进行治疗后，研究组患者的手术出血量显著优于对照组，组间数据对比，差异有统计学意义($P<0.05$)。详见表11-25。

表11-25　两组患者手术出血量对比情况($\bar{x}\pm s$)

组别	例数	手术出血量(mL)	手术所需时间(分钟)
对照组	30	510.51±30.26	101.13±15.73
研究组	30	310.15±21.22	90.32±13.65
t值		5.41	4.96
P值		<0.05	<0.05

2.两组患者术后引流量对比情况

手术后，研究组患者术后引流量为(210.36±105.18)mL，对照组患者术后引流量为(500.11±112.23)mL，经对比显示，研究组患者术后引流量明显优于对照组，数据对比差异有统计学意义($t=5.32$，$P<0.05$)。

（三）讨论

随着我国交通事业的发展，创伤性股骨头坏死的人数逐渐增加。研究表明，股骨头血供出现中断，导致自由基与低氧以及再灌注损伤等加快了骨细胞的凋亡，最终使骨髓基质干细胞坏死或者形成脂肪细胞，出现局部性的骨质疏松。研究表明，造成股骨头坏死的原因有多种，且极其复杂，但临床中常见的病因主要有创伤、药物、乙醇刺激、风寒与风湿、肝肾亏虚、骨质疏松、扁平髋、骨髓异常增生、骨坏死合并骨结核以及手术后骨坏死。此外，还有血液性、放射性以及气压性股骨头坏死。以上诸多原因中，主要以饮酒过量、滥用激素药以及局部创伤造成的股骨头坏死常见。

在临床中，微创小切口人工全髋关节置换术广泛应用到股骨头坏死临床治疗中。人工全髋关节置换术不仅可以使股骨假体与髓臼假体进行有效匹配，还可以提供一个不痛且稳定的关节，从而有效的缓解术后功能障碍与髋部疼痛，提高患者的活动耐力，加快愈合的速度。与传统的人工全髋关节置换术相比，微创小切口人工全髋关节置换术具有切口小及恢复快的特点。

本研究主要通过 2015 年 3 月至 2016 年 3 月因股骨头坏死到我院接受治疗的 60 例患者为研究对象，分为 2 种不同的方法进行治疗后，经过对比显示，采用微创小切口人工全髋关节置换术的研究组患者的手术出血量为(310.15±21.22)mL、手术所需时间为(90.32±13.65)分钟、术后引流量为(210.36±105.18)mL，均优于实施传统人工全髋关节置换术的对照组患者的手术出血量(510.51±30.26)mL、手术所需时间(101.13±15.73)分钟、术后引流量(500.11±112.23)mL，数据对比，差异有统计学意义($P<0.05$)。与传统的人工全髋关节置换术相比，微创小切口人工全髋关节置换术对股骨头坏死患者治疗效果较突出。研究结果与侯明国[11]手术所需时间(83.20±9.04)分钟以及谭仁林等[12]手术切口长度(8.16±1.18)cm 结果相符。

综上所述，在股骨头坏死治疗中使用微创小切口人工全髋关节置换术治疗效果突出，不仅所需手术时间短，出血量较小，且对患者身体影响小，身体恢复速度快，具有较大的临床推广价值。

参考文献

[1]BRANKO S,JEFFREY G,HOLT SC,et al.Minimally invasive procedures on the lumbar spine[J].World Journal of Clinical Cases,2015,3(1):1-9.

[2]ALFRED JT,GILES RS. Minimally invasive knee arthroplasty: an overview[J]. World Journal of Orthopedics,2015,6(10):804-811.

[3]凌峰，冯安平，康平，等.微创无柄人工髋关节置换术的初步临床应用[J].实用临床医学，2014,15(9):49-50.

[4]王万军，张国锋，沈是铭.微创人工全髋关节置换术在股骨头坏死的应用[J].浙江创伤外科，2014,19(6):971-973.

[5]崔松体，门新刚，万中耀，等.晚期股骨头坏死患者应用微创小切口人工全髋关节置换术治疗的价值研究[J].中国社区医师，2015,31(17):41 42.

[6]吴兆先.微创小切口人工全髋关节置换术治疗股骨头坏死 68 例疗效观察[J].吉林医学，2014,35(15):3318.

[7]白大峰，许华亮，陈福壮，等.小切口人工全髋关节置换术治疗股骨头坏死 90 例[J].中国煤

炭工业医学杂志,2013,12(3):365-367.
[8]樊晓臣,章洪喜,张向征,等.SuperPath微创人工全髋关节置换术治疗股骨头坏死一例报告[J].江苏大学学报:医学版,2016,26(1):91-92.
[9]尤明兰.微创小切口人工全髋关节置换术治疗股骨头无菌性坏死的护理体会[J].实用临床医药杂志,2014,18(20):91-93.
[10]徐志宏,陈东阳,史冬泉,等.OCM入路微创小切口全髋关节置换术后的深静脉血栓发生率[J].中国骨与关节外科,2014,7(3):183-187.
[11]侯明国.改良髋关节外侧小切口人工股骨头置换治疗股骨头坏死的效果观察[J].中外医疗,2013,32(7):52-53.
[12]谭仁林,王照卿,韩琦.微创小切口和常规切口全髋关节置换术的疗效比较[J].中国骨与关节外科,2010,3(2):138-141.

(原文发表于《中外医疗》2016年第28期,作者:王艺钧,刘德忠,苏金平)

第四节　髋部骨折

一、老年股骨转子间骨折的外科治疗策略研究

随着社会老年人口的增长和交通事故的增多,股骨转子间骨折的发病率明显上升,据统计占全身骨折的3%～4%。Jain等回顾性分析50 235例髋部骨折患者,非手术治疗者仅占10.6%,1个月内的病死率为18.8%,明显高于手术治疗组的11.0%。因而,对此类骨折的治疗关键有两点:一为降低病死率;二为减少髋内翻的发生率。为了使患者早期下床活动,改善术后功能,特别是老年患者,减少因长期卧床引起的并发症,降低病死率,在患者全身条件允许的情况下,尽早手术治疗已被临床骨科医师普遍认同。由于此部位骨骼要承受人体垂直向下的应力,还要承受活动时导人髋关节的剪式应力,有着特殊的生物力学原理和机械应力,这是其易发生骨折的力学弱点。因此,手术应突出患髋关节的功能复位,内固定或假体置换以简便安全、稳定并能有效恢复髋关节功能为首要原则。

(一)骨折分型

骨折分型的目的在于判断伤情、估计预后并指导治疗。临床上应用较多的有Evans分型和AO分型。Evans分型方法考虑到骨折后的初始稳定性以及复位后的稳定与否,认为稳定性的关键在于后内侧骨皮质的连续性是否存在或复位后能否恢复。主要分为顺转子间线的Ⅰ型,逆转子间线的Ⅱ型。其中前者又分为4个亚型。除了ⅠA、ⅠB型外,其余均为不稳定型骨折。其后又出现改良的Trenzo-Evans分型,并无本质变化,只是,不区分骨折线走向,将逆转子间线骨折顺延为Ⅴ型。AO分型在临床应用也很广泛,但笔者在文献检索过程中发现多数学者趋向于使用Evans分型方法,可能因其较为简单,记忆、理解均比较容易,为不致引发歧义,下面主要采用Evans分型方法展开论述。

（二）外科治疗方案

1.髓外固定系统

（1）姑息性手术：①对于高龄、身体状态较差、难以耐受麻醉或较长时间手术操作的患者，可选择经皮空心钉内固定。手术创伤小，术后恢复快，属微创理念手术，手术切口不超过 4cm，术中出血几乎可忽略不计，不必剥离骨折端软组织，对骨折血运影响小，几乎不造成医源性损伤，手术时间一般不超过 40 分钟，术后并发症减少，较早恢复下床活动。但由于固定后的近段力矩远大于远端力矩，内固定强度较低，难以完全避免部分患者日后出现髋内翻畸形的可能，因此只适用于稳定型，大转子外侧骨皮质较完整的患者，即适用于Ⅰ型、Ⅱ型、ⅢA 型骨折；②外固定器结构简便，使用方便，通用性强，将支撑杆的螺母和联结螺杆联起就形成一个标准的外固定器。各支撑杆之间具有完全的互换性，可以用不同的支撑杆作任意组合，基本上能组合成 10～40cm 的任意长度以适应不同肢体的需要。而且安装外固定器时只需局部麻醉，对患者生理干扰小，创伤小，失血量少，降低了内固定手术的风险。Boghdady 等运用 AO 单边外固定架，平均住院时间为 3 天，未发现术中并发症，术中出血量极少，基本不用输血，平均愈合时间约为 10 周，在 14 周时即可取下外固定架。但是临床应用外固定器时应严格掌握适应证。Ⅰ、Ⅱ型骨折外侧骨皮质完整，手法复位相对容易，为外固定架的近端 2 枚钉的置入创造了条件。但对ⅢA 以上的粉碎型骨折及逆型骨折，外固定器为跨骨折端固定，其固定强度较弱，可能不适用。事实上，以上 2 种手术方式均应被认为是近乎姑息性的治疗。

（2）动力髋螺钉（dynamic hip screw，DHS）：DHS 是按照人体股骨近端的解剖特点和生物力学原理设计，具有滑动和加压双重功能，通过股骨头颈内拉力粗螺纹钉的滑动加压作用使骨折端两端紧密嵌插，达到轴向加压，即动力性和静力性加压。但由于其钢板位于负重线的外侧，内侧皮质骨缺损导致的内翻应力加于内固定器上，将导致螺钉切割股骨头，远端骨干向内移位，导致髋内翻畸形。因此，对于逆转子间骨折或伴有后内侧骨质缺损、复位困难者，DHS 不是最好的选择。DHS 比较适用于稳定型（EvansⅠ、Ⅱ和部分Ⅲ型）股骨转子间骨折，对于 EvansⅢ型以上的不稳定性骨折患者小转子和股骨近端内后侧常粉碎严重，股骨距的生物力学结构遭到破坏，失去了防止髋内翻的支撑基础，内固定物承受的应力明显增加。对 Singh 指数（骨质疏松指数）在Ⅳ级以下的股骨转子间骨折患者应慎用 DHS 内固定，因为头钉在骨内的把持力下降，同时螺钉在骨内的切割力相对增大，容易造成头钉在股骨头内穿出内固定失败。另外，老年患者由于合并骨质疏松，而且随着骨折端的吸收以及患肢的屈伸，股骨颈容易发生旋转；而 DHS 抗旋转力量较差，可配合应用空心拉力螺钉内固定发挥防旋钉的作用，以增加在矢状面抗旋转的能力。

（3）股骨近端锁定钢板（local compression plate，LCP）：LCP 是随着生物学固定（BO）理论而出现的内固定器械，它遵循了 BO 原则，既可运用 AO 标准的接骨板和螺丝钉技术，也能运用内固定支架原则（为断端节段内置物旷置提供了理论依据）或 2 种方法结合使用，因此，在这 2 种方法完美结合下，对任何骨折的治疗均可能取得最好的临床效果。由于不需剥离骨膜，可最大限度地减少对骨折局部血运的损伤，起到了“生物学钢板”的作用。LCP 无须解剖复位，桥接固定便能极好地维持断端稳定性，成角固定使其有很强的抗拔力。其支架弹性固定的特点，在载荷加大时，使骨折块有 2mm 微动，这种应力刺激可促进骨痂生长。但有学者在总结临床实践后认为，股骨近端钢板治疗股骨转子间粉碎性骨折能提供较好的早期复位效果，但持久性较差，术中应注意恢复骨折断端内外侧皮质的完整性，对老年性的股骨转子间粉碎性骨折术后应持续行患肢外展位牵引，以消除股骨近端的不良应力。

（4）经皮加压钢板（percutaneous compression plating，PCCP）：PCCP 装置的钢板末端锋利，能够穿透股外侧肌直到外侧骨皮质并能够沿股骨干滑动，手术操作简便，软组织剥离少，出血少，术中不需广泛剥离及暴露骨折断端。该系统具有静力加压和动力加压的双重加压作用，确保骨折的稳定性，允许患者术后早期活动，部分或全部负重锻炼。PCCP 的设计者 Giancola 等认为，PCCP 更适用于术前牵引复位或者在牵引床能满意复位的 A1、A2 型骨折，即稳定性骨折或移位不明显的骨折。应用该内固定装置的重点是钢板放置的位置，因此，必须使用导针多次 C/G 型臂 X 线机透视，位置满意后，尽量一次成功，避免反复操作。

2.髓内固定系统

股骨转子间骨折多伴小转子骨折，当股骨后内侧皮质连续性破坏，股骨距不能承担压应力时，以 Gamma 钉、PFN 等为代表的髓内固定系统成为更理想的选择。该术式属于半闭合操作，出血量少，不用剥离暴露骨折端，减少了骨折部位的软组织损伤；并且髓内固定力臂短，作用在骨折端压、张应力相对减少，局部加压作用更为直接，更接近生物力学，能有效传递负荷，增加了内固定物抵抗人体重力在股骨转子间骨折处产生的应力，可以早期负重和功能康复，从而减少并发症的发生。

（1）Gamma 钉系列：第一代 Gamma 钉于 1989 年应用于临床，它由髓内主钉、拉力螺钉和远端锁钉组成，通过髓内钉和拉力螺钉的结合，使股骨上段与股骨颈结合成一体，而远端锁钉固定髓内钉可防止旋转和短缩移位。但由于其外翻角度过大，易致髓内钉远端应力集中，造成股骨干骨折及锁钉断裂，并且容易因骨质疏松或过早下地使拉力螺钉偏离股骨头中心而切出，即所谓“Z”字效应。且由于只有 1 枚拉力螺钉，无法很好地控制股骨近端的旋转，因此，其疗效并未超过 DHS。虽然其后改进的 Gamma-Ⅱ、Ⅲ型髓内钉能有效防止骨折近端的旋转不稳定，远端锁钉与尾部距离加长，减小了应力集中，降低了股骨干骨折的发生率。但由于同样需要扩髓，无法避免出现破坏髓腔内骨膜，影响断端血供、脂肪栓塞等问题，桎梏了其在临床的应用。

（2）股骨近端髓内钉（pimimal femur nail，PFN）和股骨近端交锁髓内钉（proximal femur nail anti-rotation，PFNA）：PFN 是 AO/AS1F 于 1996 年在对 Gamma 钉系列改良的基础上开发的一种新型的髓内固定器械，通过其近端的 2 个孔可以向股骨颈插入 2 枚螺钉：低位的是 1 枚直径为 11.0mm 的承载钉，可在股骨头的下 1/2 达软骨下固定；高位的是 1 枚直径为 6.5mm的防旋螺钉，可防止头颈骨折块的旋转。髓内钉的远端锁定孔以远有 58mm 的过渡部分，可以减少髓内钉与骨干交界处的应力集中；远端可选择动态或静态交锁方式固定，因而可根据骨折类型决定自锁固定方式。PFN 承受应力的轴心比 DHS 等髓外固定内移，其负荷传导为内膨胀挤压式，提高了骨折内固定的整体稳定性。PFN 髓内钉主钉设计与股骨髓腔的匹配很好，基本无须扩髓即可轻易置入髓腔。但是 PFN 不宜用于股骨干过度前弓的患者，因为髓内钉的尖端会穿出股骨干的前方骨皮质，造成骨折；而且由于需在股骨颈内正确地平行插入这 2 枚螺钉，术中可能需不断地调整螺钉的位置，在实施调整的过程中，最初的正确复位又可能丢失而需再次复位，明显增加了手术时间，这对老年患者相当不利。

2003 年，AO/ASIF 在 PFN 的基础上研制了 PFNA，其主要改进包括：①近端螺旋刀片末端宽大的刀面能尽可能多地压缩周围骨质，尤其是在骨质疏松的情况下，具有更好的抓持力。仅此一个部件即完成了抗旋转及成角稳定性，从而防止髋内翻畸形发生的目标，这凸显其在老年骨质疏松骨折中的利用价值。螺旋刀片还显著提高了抗切出能力，避免“Z”字效应的发生；②通过运用瞄准器，对标准型和小型髓内钉均可实现静态或动态锁定，术后可早期完全负重，避免了长期卧床而增加术后并发症；③PFNA 远端的可屈性设计，使主钉易于插入并避免应力集中而致术后内固定物处骨折的发生；④主钉外侧 6°的解剖型外翻角设计，便于从股骨大转子顶点置入，而不必显露梨状窝，避免了对外展肌群的破坏。在术中操作时需要注意的是，螺旋刀片的打入位置，正位应在股骨头颈的中下 1/3 部位，侧位在颈中线上并距股骨头关节面下 5～10mm，因为该区域骨密度相对较高，把持力好，可减少螺旋刀片在骨内切割、松动的可能性，降低术后并发症。由于 PFNA 多应用于严重粉碎型的转子间骨折，骨折近端多有较明显的旋转移位和分离移位，而螺旋刀片缺乏螺钉的拉力作用，在被打入股骨颈时，相对股骨头是旋转前进的，所以必须注意纠正这两种移位。因此，在击入螺旋刀片之前，通过瞄准臂先打入 1 枚导针至股骨头颈防止旋转和分离移位是必不可少的。

(3)可膨胀自锁型股骨近端髓内钉(Fixion-PFN)：可膨胀髓内钉作为以色列 Disc-0-Tech 公司的一项新技术，最近几年发展较快，包括了可膨胀自锁型髓内钉(Fixion IM)、可膨胀交锁髓内钉(Fixion-IL)和膨胀自锁型股骨近端髓内钉(Fixion-PFN)3 个系列。Fixion-PFN 由很薄的金属管壁连接 4 条纵向排列的辐条组成，钉的尖端呈锥形，尾端设有单向控制阀门，用于控制注水膨胀。注水前，膨胀钉呈压缩折叠状态，4 根辐条相互靠拢，注水后依靠液压使钉体慢慢胀开，直径可由 10mm 变成 16mm。钉体顺应髓腔的形状与髓腔内壁紧密接触，应力沿骨干均匀分布，产生坚强的内固定效应。其特点在于不管患者的髓腔大小、骨质疏松程度差异有多大，均能够通过主钉和髋栓钉远端的膨胀程度与髓腔和股骨头骨质紧密贴附，以保证固定的可靠性，且无须远端锁钉，手术操作简化。这些特性使其更适用于有骨质疏松的老年患者。对于年轻人股骨头内骨质致密而难以充分膨胀或因膨胀压力过大而有导致股骨头缺血的潜在风险。因此青壮年股骨转子间骨折应慎用 Fixion-PFN。

3.人工关节置换术

笔者经过临床文献综述发现，由于术前、术中准备不充分、内固定的选择及操作技术不当造成内固定松脱或断裂、骨质疏松症，螺钉把持力差、内固定头钉位置不理想，固定不牢靠、股骨内侧结构(包括小转子及股骨距)未获稳定等多方面原因，对不稳定骨折行内固定的失败率高达 24%～56%。在一项回顾性研究中发现，转子间骨折内固定患者术中、术后 25 天内病死率为 3.39%，1～2 年内病死率为 12.7%，几乎均死于长期卧床后肺炎转心肺并发症。因此，有相当一部分学者支持选择具备手术耐受性的高龄患者进行股骨转子间骨折的人工股骨头/全髋关节置换术，具优势在于能早期解除疼痛，尽快恢复肢体功能，使患者在术后当天即可开始行患肢主动功能锻炼，多数患者在 1 周内患髋屈曲活动度可达 90°～100°；术中出血相对较少，手术损伤小；明显缩短卧床时间，降低并发症的发生率。然而尽管临床一直未有关节置换围手术期死亡或不良功能的相关报告，许多医生对此方法仍心存疑虑，除了因股骨大小转子遭到破坏，术中难以找到理想的骨性标志来定位外，笔者估计主要是因为人工股骨头/全髋关节置换术的病例一旦发生力学失败或感染，则补救极为困难。而且由于高龄患者骨质疏松，髋部周围肌群力量降低，术后远期人工关节缺乏可靠的稳定性，且因患者高龄，后期的假体翻修的危险性及困难度大大增加。

（三）展望

股骨转子间骨折是目前创伤骨科领域中最具挑战性的骨折之一。客观地说，没有哪一种手术方式能适用于所有的转子间骨折类型。虽然各种内置物层出不穷，也有一些学者对内固定器械积极进行改良，但其确切效果还有待于进一步观察。需要特别指出的是，随着老龄化社会的到来，在不久的将来，我们必将会面临越来越多高龄患者的治疗难题。届时无论是手术前后的处理或是对内固定的选择和对手术技术的要求，均对骨科医师是一个严峻考验。临床医生必须能够在熟悉不同内置物的生物力学特性和操作技巧的基础上随机应变，针对不同的骨折类型，综合考虑患者整体状况，选择合适的外科治疗方案。

（原文发表于《疑难病杂志》2011 年第 10 卷第 8 期，作者：孟　朋，黄相杰，焦明航，相关研究获山东省科技进步奖二等奖）

二、股骨颈骨折的治疗方法的研究与进展

随着社会的进步，人口老龄化和交通、建筑业的发展，股骨颈骨折的发生率逐渐上升。由于股骨颈解剖的特殊性，骨折后股骨头内血流灌注遭到损害，出血又使关节囊内压力增高，关节囊血供遭到不同程度的损害，由此所致骨折不连接与股骨头缺血坏死是股骨颈骨折治疗中尚未解决的两大严重并发症。尤其是老年患者多伴骨质疏松，常由轻微创伤引起骨折，女性发生率更高，约占全身骨折的 3.6%，这些患者同时并存多种疾病，又易发生感染、压疮等并发症，严重危及患者的生命。年轻人股骨颈骨折由于骨质坚硬，因而损伤暴力大，股骨颈粉碎，软组织损伤严重，复位困难，骨折不连接率及股骨头缺血率均高于老年人。如何针对具体情况实施合理的治疗方案，减少并发症，是摆在骨科医生面前的艰巨任务。

（一）病因

李智勇等[1]回顾分析了 2 064 例股骨颈骨折病历表明，老年组（＞60 岁）致伤原因主要为跌倒摔伤，老年人髋部周围肌群退变、反应迟缓、骨质疏松，不需要太大的暴力，甚至无明显的外伤都可以发生骨折。目前认为，骨质疏松是引起股骨颈骨折的重要因素。年轻人骨折多为重大暴力所致，损伤更重，且其实际骨的损伤及血运破坏比影像学评估严重，因此，骨折不愈合率及股骨头坏死率高于老年人[2]。儿童股骨颈骨质坚韧，除非遭受较大暴力，一般不易骨折，在各人群中发病率最低。

（二）分型

Garden 分型是目前最为常用的股骨颈骨折分型，Ⅰ型：不完全型骨折，股骨颈下方骨小梁部分完整；Ⅱ型：完全型骨折，但无移位；Ⅲ型：完全型骨折，部分移位；Ⅳ型：完全型骨折，完全移位。该分型中，自Ⅰ型至Ⅳ型，股骨颈骨折严重程度递增，而骨折不愈合率与股骨头缺血坏死率也随之递增。有学者[3]利用 DSA 根据血供情况对股骨颈骨折分型并研究股骨头坏死发

生率，结果发现该分型与 Garden 分型具有一致性。

（三）治疗

1.中医治疗

中医治疗股骨颈骨折有着悠久的历史及独特的优势，中医骨折理论中，气血淤滞、筋骨失养的观点与现代医学相同，中药调理全身机能也为现代医学治疗股骨颈骨折提供了新思路。中医目前较多地运用于治疗无法耐受手术的老年患者及配合手术促进愈合及预防 DVT、卧床并发症、骨不连、股骨头坏死等。卿同喜[4]对不同股骨颈骨折患者采用不同复位处理，配合夹板固定，中药内服、外敷，功能锻炼取得了较高的治愈率。中医认为，股骨头坏死属于骨蚀、骨痹、骨痿范畴，病机在于气血虚弱、肝肾不足。老年人股骨颈骨折正符合该特征。基于此点，滕加文[5]运用补肾活血汤明显改善了股骨头坏死患者症状。卢敏等[6]证实髓芯减压植骨术结合中药治疗早中期股骨头缺血性坏死比单一采用髓芯减压植骨术疗效明显提高。随着对中医药机制更深入的探索研究，中医在治疗股骨颈骨折上必定有更大的发挥空间。

2.西医治疗

（1）保守治疗：患者身体素质较差、不能耐受手术或主观不愿接受手术的患者可采取保守治疗，方法为牵引治疗和穿防旋鞋制动。保守治疗只适用于 Garden Ⅰ、Ⅱ型骨折患者。由于骨折断端没有有效的加压复位，患者需长期卧床，而多数老年患者体质较差，伴有基础性疾病，患肢长期制动，进一步加剧了发生深静脉血栓形成、肺栓塞、压疮、坠积性肺炎等并发症的危险，还增加了患者的痛苦和护理的困难。无移位的股骨颈骨折未行内固定者还有可能发生骨折移位、畸形愈合等。因此，目前只要患者一般情况允许，均提倡早期手术治疗，早期康复，提高生活质量。

（2）简单固定类：包括外固定架、多根空心螺钉等。此固定的优点是创伤小、花费较低。外固定架的缺点是患者带架期间活动不够方便，影响生活质量，需要针道护理，有一定的针道感染率，若固定范围过长，部分患者的膝关节屈伸功能将受到影响。空心螺钉采用滑动加压原理，提供滑动轴，使骨折块能在断端吸收后通过滑动仍能紧密接触，传导应力，保留轴向压力，实现骨折块之间加压。同时，螺钉对抗骨折块间的扭转和剪切力，保护骨折的愈合环境。由于骨折块之间直接传导应力，减小了螺钉的应力传导，螺钉不易疲劳断裂。有生物力学实验表明[7]，运用 3 枚空心螺钉固定股骨颈骨折较三翼钉、斯氏针和双头加压螺钉等方法具有更强的抗剪切、抗扭转及抗拉能力，且造成的骨损伤相对较小。临床上更是发现空心螺钉的空心结构能降低股骨头内的压力，改善股骨头静脉回流[8]。空心螺钉自诞生以来，由于其优良的效果及易用性而被广泛推广，基本取代了传统内固定器材。

（3）侧钢板类固定物：钉板固定可分为非滑动钉板和滑动钉板两类。非滑动钉板可包括 Jewett 钉、Melanghin 活动钉板、Deyerle 装置等。滑动钉板包括 Ri chards 钉、Eharnley 装置、Calandruccio 装置以及现在常用的动力髋螺钉（DHS）等多种髓加压螺钉系统。最早使用的加压滑动鹅头钉（Richards）自 20 世纪 70 年代开始应用于临床，经国际内固定学会（AO 学会）改进后称为动力髋螺钉（DHS），以一根粗大宽螺丝的拉力螺钉与套筒钢板及加压螺钉连接，在复位及骨折愈合过程中可使两骨折端靠拢，产生静力及动力滑动加压作用，较先前的各类固定方式明显改进，自 20 世纪 80 年代后期逐步在国内得到推广。钉板内固定系统可以将螺钉所承受的应力通过接骨板分布至股骨干，有效避免了螺钉对骨折线远端骨质的切割，预防了内固定物的松动。但钉板系统也存在不足，其中动力髋螺钉及DHS的主钉粗大，破坏股骨颈骨量及血运[9]。DHS的抗旋转能力也不佳。在新的改进型钉板固定系统未出现之前，上述几种内固定材料还是作为股骨颈基底部骨折及股骨颈PauwelsⅢ骨折的首选。

(4)假体置换术：关节置换术有骨水泥型及非骨水泥型，有全髋关节置换和半髋关节置换之分。关节置换术也存在一些缺点，如术后疼痛、感染、脱位、假体松动、髋臼磨损需二次翻修、神经损伤、股骨上端骨折、血栓栓塞性静脉炎和骨化性肌炎等。

1)骨水泥型和非骨水泥型：骨水泥假体的优点包括：可早期下床活动，骨水泥假体术后卧床时间短，出现并发症的概率较低，相应病死率较低。长期来看，骨水泥颗粒可引起周围骨溶解，造成假体松动。非骨水泥型具有操作时间短、创伤小、术中患者安全、假体固定为生物学固定等优点。但非骨水泥型假体周围骨折风险较高。骨水泥组在置换后疼痛、行走能力、辅助行走等方面要优于非骨水泥组。孟海亮等[10]研究了131例患者认为，非骨水泥假体的远期效果要好于骨水泥假体。Ahn等[11]对1 632例骨水泥型和981例非骨水泥型股骨头置换进行回顾研究，发现病死率、并发症和疼痛无差异，非骨水泥型假体翻修率低，但手术时间和出血量增加。年轻、无明显骨质疏松的患者，宜采用生物型假体。骨水泥型适用于年龄较大、合并骨质疏松、骨皮质薄、髓腔间隙大的患者。

2)全髋和半髋关节置换：人工股骨头置换后，双极股骨头假体难以与骨性髋臼完全匹配，容易在髋臼负重区产生应力集中，长期累积引起髋部疼痛、骨性髋臼的磨损。而全髋关节置换可以使髋臼假体与股骨头假体完全匹配，提供一个较为稳定和无痛的髋关节，而且假体间摩擦较小，可延迟翻修时间[12]。蔡东岭等[13]认为，单纯股骨头置换对关节囊的破坏较小，无须髋臼打磨，手术创伤小，术中出血量较少，但髋臼慢性疼痛及晚期合并症的发生率要高于全髋关节置换，术后髋关节功能优良率也要明显低于全髋关节置换组。李健等[14]对比全髋和半髋关节置换术后慢性疼痛及晚期合并症的发生率，全髋组明显要低于半髋组，术后髋关节功能优良率全髋组为90.5%，半髋组为72.5%，而两组在手术操作时间、引流量、下地时间等方面差异不明显。全髋置换也可作为内固定后骨折不愈合和股骨头坏死等的补救方法。目前国内外很多学者支持对老年人移位型股骨颈骨折患者行人工髋关节置换术，认为髋关节置换是治疗高龄股骨颈骨折较理想的方法。

通过不懈的探索，近年来股骨颈骨折的诊疗有了不少进展。有学者[15]通过分析股骨头负重区的抽血，可较准确地判断股骨头缺血性坏死的发生率，对合理选择患者的治疗方案有重要意义。可吸收内固定物被尝试用于治疗股骨颈骨折[16]，新材料避免了二次手术，减少了感染机会，合理的内固定吸收速度可以减少应力阻挡，促进骨折愈合。术中导航技术的精确定位能有效减少血运及骨量的破坏。运用带蒂骨移植结合内固定术治疗预后不佳的年轻人股骨颈骨折取得了较满意的疗效[17]，该方法治疗骨折延迟愈合、不愈合、股骨头坏死也有确切疗效。史跃等[18]通过经动脉溶栓后灌注自体骨髓间充质干细胞，联合经皮穿刺局部多点注射介入治疗股骨头缺血性坏死得到了较好的疗效。李琪佳等[19]用大鼠尝试了大鼠同种异体成骨细胞及血管内皮细胞同种异体颗粒骨复合后治疗股骨头坏死，疗效满意。王上增等[20]发现利用骨小梁金属AVN重建棒植入配合中药是治疗早期股骨头缺血性坏死的一种有效手段。新材料、新技术及新思路等正不断地被运用到股骨颈骨折治疗领域。

(四)结语

股骨颈骨折尤其是移位骨折的治疗困难,并发症高,是其被称为“没有解决的骨折”的主要原因。我们应当根据患者的年龄、病理特点、精神状况、骨质疏松情况、骨折的类型、时间、复位的质量及患者的要求,选择合适的治疗方法以及骨折后手术时机。方法的选择、早期并发症的控制、理想的内固定器材、股骨头坏死的预防及发病机制等尚需进一步深入研究。

参考文献

[1]李智勇,孙然,张奇,等.2064例股骨颈骨折流行病学调查[J].中华创伤杂志,2009,25(12):1064-1067.

[2]田伟.积水潭实用骨科学[M].北京:人民卫生出版社,2008:445-450.

[3]刘洋,陈方舟,郑先念,等.高选择血管造影与Garden分型预测C臂指导下行闭合空心钉置入固定股骨颈骨折治疗效果的比较[J].中国组织工程研究与临床康复,2009,13(35):6951-6954.

[4]卿同喜.中医药治疗股骨颈骨折的研究与探讨[J].中华健康文摘,2008,6(6):160.

[5]滕加文.补肾活血汤治疗股骨头缺血性坏死45例[J].山东中医药大学学报,2011,35(1):36-37.

[6]卢敏,王林华.髓芯减压植骨术结合中药治疗早中期股骨头缺血性坏死临床观察[J].中国中医骨伤科杂志,2010,18(6):17-19.

[7]陈建华,王坤正,王东超,等.经皮自动加压螺纹钉治疗股骨颈骨折的生物力学研究[J].中华关节外科杂志,2008,2(1):45-47.

[8]张展奎,曹瑞治.空心钉结合带旋髂深血管骨瓣治疗股骨颈骨折[J].中国骨与关节损伤杂志,2008,23(3):227.

[9]AMINIAN A,GAO F,FEDORIW WW,et al.Vertically oriented femoralneck fractures:mechanical analysis of four fixation techniques[J].J Orthop Trauma,2007,21(8):544-548.

[10]孟海亮,王坤正,王春生,等.骨水泥与非骨水泥双动头假体治疗老年股骨颈骨折的比较[J].中国组织工程研究与临床康复,2009,13(22):4231-4236.

[11]AHN J,MAN LX,PARK S,et al.Systematic review of cemented and uncemented hemiarthroplasty outcomes for femoral neck fractures[J].Clin Orthop Relat Res,2008,466(10):2513-2518.

[12]张德宝,王铁军,谷贵山.高龄股骨颈骨折患者行全髋关节置换与人工双极股骨头置换的比较[J].中国组织工程研究与临床康复,2008,12(9):1651-1654.

[13]蔡东岭,陈锦钊,曾巧,等.全髋关节与双极股骨头半髋置换术治疗高龄股骨颈骨折的疗效分析[J].中国民族民间医药,2010,19(9):92-93.

[14]李健,肖斌,赵洪普,等.人工全髋关节置换和人工股骨头置换治疗高龄股骨颈骨折的疗效比较[J].中华创伤骨科杂志,2009,11(2):184-186.

[15]李海俊,孙俊英.股骨头负重区抽血在预测股骨颈骨折继发股骨头坏死的意义[J].江苏医

药,2010,36(8):901-903.
[16]平立君,王志强.股骨颈骨折内固定生物力学研究进展[J].中国煤炭工业医学杂志,2010,13(3):477-479.
[17]曾剑文,谢建军,李国勇,等.改良式股方肌骨瓣移植治疗青壮年股骨颈骨折[J].中华显微外科杂志,2008,31(6):455-456.
[18]史跃,尹文洲.自体骨髓间充质干细胞动脉灌注联合局部注射治疗股骨头坏死[J].中国组织工程研究与临床康复,2011,15(6):1605-1609.
[19]李琪佳,郭静.成骨细胞及血管内皮细胞复合同种异体颗粒骨治疗大鼠股骨头坏死[J].第三军医大学学报,2011,33(6):591-595.
[20]王上增,孙永强.骨小梁金属AVN重建棒植入配合中药治疗早期股骨头坏死26例[J].中国组织工程研究与临床康复,2010,14(22):4160-4164.

(原文发表于《黑龙江中医药》2013年第6期,作者:谢海鹏,黄相杰,相关研究获山东中医药科学技术奖二等奖)

三、富血小板血浆联合空心钉治疗股骨颈骨折的疗效观察

股骨颈骨折解剖复位空心钉坚强内固定是治疗的“金标准”[1]。但骨折不愈合及股骨头坏死的发生率仍很高,骨折不愈合率7%~30%,股骨头坏死率11%~33%[2-4]。富含血小板血浆(platelet-rich plasma,PRP)可以加速基质干细胞的分化,促进成骨细胞的增殖,加快血管再生等[5]。为降低股骨颈骨折空心钉内固定术后骨折不愈合及股骨头坏死率,我院自2009年1月至2012年10月采用PRP联合闭合复位空心钉内固定治疗股骨颈骨折。本研究应用前瞻性临床随机对照方法对241例股骨颈骨折进行研究,探讨PRP对股骨颈骨折术后骨折愈合、股骨头坏死及髋关节功能的影响。

(一)资料与方法

1.纳入及排除标准

纳入标准 X线检查诊断为股骨颈骨折。

排除标准:①病理性骨折;②陈旧性骨折(骨折时间>2周);③年龄>75岁,骨折为Garden Ⅳ型且接受人工髋关节置换术治疗的患者;④长期酗酒者;⑤有长期服用激素史者。

2.一般资料

纳入241例患者,入院后随机分为PRP+空心钉组和单纯空心钉组。PRP+空心钉组121例,男70例,女51例;年龄13~72岁,平均46岁;骨折按Garden分型:Ⅰ型3例,Ⅱ型12例,Ⅲ型64例,Ⅳ型42例;受伤至手术时间2~17天,平均4.5天。单纯空心钉组120例,男69例,女51例;年龄14~75岁,平均45岁;骨折按Garden分型:Ⅰ型2例,Ⅱ型10例,Ⅲ型62例,Ⅳ型46例;受伤至手术时间2~17天,平均4.7天。两组性别、年龄、骨折Garden分型、受伤至手术时间等一般资料比较,差异均无统计学意义($P>0.05$),具有可比性。患者入院后常规胫骨结节牵引2~3天,同时完善血常规、血凝5项、心电图及血管彩色多普勒超声等常规术前检查。

3.制备 PRP

术前 1 天制 PRP 备用，按照 20U/mL 低分子肝素钠的量，制备成肝素化的针管。用肝素化的针管抽取患者外周静脉血 100mL，生物安全柜内分装后用冷冻离心机在每分钟 200g 的条件下离心 30 分钟，吸取上层血清。将获得的约 25mL 血清平均分装进 4 支无菌离心管内，放入－80℃冰箱中，过夜后使用。从－80℃冰箱取出血清后，在 37℃恒温水浴中解冻约5 分钟。在每分钟 1 700g 的条件下离心解冻的血清 6 分钟后，取上层富含血小板血清血浆，抽入 5mL 的针管内备用。

4.手术方法

采用腰硬联合麻醉，患者仰卧于牵引床，在 C 型臂 X 线机透视下闭合复位，如果骨折近端旋转移位，消毒后用 1 枚或 2 枚 4mm 克氏针自髋关节外前方插入股骨头，矫正旋转、外展等移位。复位标准采用 Garden 指数：正位 X 线摄片显示股骨干内缘与股骨头内侧压力骨小梁成 160°，侧位 X 线摄片显示股骨头轴线与股骨颈轴线成 180°。复位成功后，按倒品字形或平行置入 3 枚克氏针，测量后置入相应长度空心钉。PRP＋空心钉组最后在 C 型臂 X 线机监视下由股骨大粗隆前外侧向股骨颈骨折端置入穿刺针，定位正确后，向断端注入制备好的 10mL PRP。

5.术后处理

术后 48 小时内预防性应用抗生素，术后 2 周内抗凝治疗．术后第 2 天进行无痛性功能锻炼，术后 3 周部分负重，8 周后完全负重。PRP＋空心钉组均在术后第 7 天及第 14 天再次定位骨折端注射 PRP。术后第 5 周及第 7 周重复注射 3 次，每次间隔 7 天。PRP 注射期间如发现 PRP 量不足，再次抽取自体静脉血制备。所有患者术后查骨盆正位 X 线摄片，患侧髋关节前后位及侧位 X 线摄片。术后每个月检查 1 次至骨性愈合，X 线摄片证实骨性愈合后每 3 个月检查1 次至术后 3 年。出现髋关节疼痛等不适症状者随时检查。

6.疗效评价

(1)骨折骨性愈合：X 线摄片显示骨折线消失，无临床症状。记录患者骨折愈合时间。

(2)骨折不愈合：术后 12 个月以上 X 线摄片仍存在清晰骨折线，断端吸收或出现空心钉部分退出，有明显临床症状。

(3)股骨头缺血性坏死：X 线摄片显示股骨头密度改变，包括囊性变、密度不均及硬化，甚至股骨头塌陷。

(4)术后 12 个月髋关节功能 Harris 评分。

7.统计学方法

数据采用 SPSS 16.0 软件进行统计学处理，计量资料用均数±标准差($\bar{x}\pm s$)表示，两组间比较采用两独立样本 t 检验，以 $P<0.05$ 为差异有统计学意义。

(二)结果

PRP＋空心钉组获随访 120 例，单纯空心钉组获随访 118 例；随访时间 12～36 个月，平均 23.5 个月。PRP＋空心钉组 118 例骨性愈合(图 11-24)，愈合时间 4～11(7.11±0.98)个月；骨折不愈合2 例，股骨头坏死 7 例；术后 12 个月髋关节功能 Harris 评分(95.12±0.97)分。单纯空心钉组 107 例骨性愈合，愈合时间 6～12(9.75±1.18)个月；骨折不愈合 11 例，股骨头坏死

11 例；术后 12 个月髋关节功能 Harris 评分(74.83±9.19)分。PRP＋空心钉组与单纯空心钉组比较，骨折愈合时间更短($t=18.7892$，$P=0.0001$)，且术后 12 个月髋关节功能 Harris 评分更高($t=23.8521$，$P=0.0001$)。

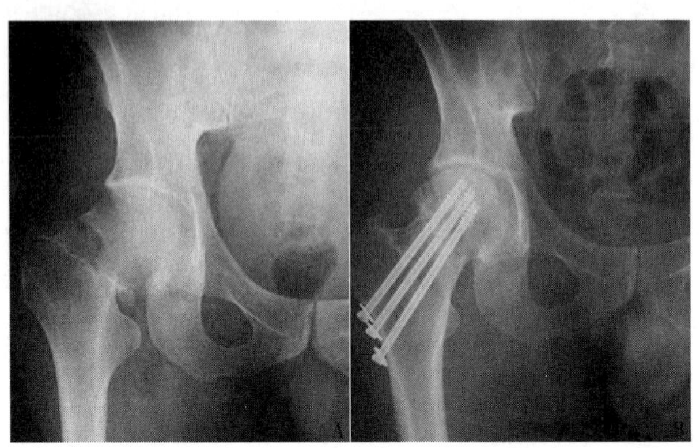

图 11-24　股骨颈骨折 PRP 联合空心钉内固定手术前后 X 线摄片

注　图 A：手术前；图 B：手术后。

(三)讨论

股骨颈骨折是髋部骨折常见的骨折，骨折不愈合和股骨头坏死是其主要并发症。股骨颈骨折移位后，滋养股骨颈及股骨头的上下支持带血管即可被认为部分或全部失去血供，骨折愈合的血供重建主要靠残存血运的爬行替代，主要来源于：①圆韧带动脉供血区域和其他部分吻合；②骨折断端内血管自身的生长，但骨折端移位及生成的纤维组织将阻碍血管网生长；③股骨头未被关节软骨覆盖部分血管的长入[6-7]。

PRP 是通过抽取自体全血，利用全血中各组分的沉降系数不同经梯度离心而得到的含高浓度血小板的血浆，其经活化后可释放出 30 余种生长因子，主要有血管内皮生长因子(VEGF)、血小板衍生生长因子(PDGFαα、PDGFββ、PDGFαβ)、转化生长因子-β_1(TGF-β_1)、转化生长因子-β_2(TGF-β_2)、表皮样生长因子(EGF)、成纤维细胞生长因子(FGF)、胰岛素样生长因子(IGF)等。这些因子在刺激成骨细胞和前成骨细胞的增殖、抑制破骨细胞的形成和骨吸收、增加胶原合成能力、促进内皮细胞增殖、诱导新生血管生成的过程中起着重要的作用。

笔者采用 PRP 联合加压空心钉内固定治疗股骨颈骨折，是在传统闭合复位空心钉内固定治疗的基础上，在股骨颈骨折早中期进行骨折端注射 PRP 来诱导新血管生成，加速骨折后血运重建，促进骨折愈合，降低股骨头缺血坏死风险。术中要求股骨颈骨折尽量解剖复位，对于难以复位的股骨颈骨折应用 1 枚或 2 枚克氏针插入股骨头协助闭合复位，一般能达到预期效果。本研究显示，经早中期 PRP 干预后，骨折不愈合率及股骨头坏死率较单纯空心钉组明显降低，骨折愈合时间缩短。研究结果表明，PRP 联合闭合复位空心钉内固定治疗股骨颈骨折是一种更有效的治疗方法。PRP 来自自体血液，无排斥反应及传染疾病，制作成本低，不增加患者创伤。但股骨颈骨折出现延迟愈合及股骨头坏死时，是否采用 PRP 继续干预及移位股骨颈骨折直接 PRP 全程干预还有待于进一步研究。

参考文献

[1]MIN BW,KIM SJ.Avascular necrosis of the femoral head after osteosynthesis of femoral neck fracture[J].Orthopedics,2011,34(5):349.

[2]NIKOLOPOULOS KE,PAPADAKIS SA,KATEROS KT,et al.Long-term outcome of patients with avascular necrosis, after internal fixation of femoral neck fractures[J]. Injury-international Journal of the Care of the Injured,2003,34(7):525-528.

[3]BACHILLER GC,CABALLER AP,PORTAL LF.Avascular necrosis of the femoral head after femoral neck fracture[J]. Clinical Orthopaedics & Related Research, 2002, 399: 87-109.

[4]郭敏.空心钉微创内固定治疗股骨颈骨折的疗效分析[J].中国骨与关节损伤杂志,2013,28(6):541-542.

[5]TISCHLER M.Platelet rich plasma.The use of autologous growth factors to enhance bone and soft tissue grafts[J].The New York State Dental Journal,2002,68(3):22-24.

[6]田野,白伦浩,付勤.股骨颈骨折空心钉内固定术后骨折不愈合与股骨头缺血坏死相关因素比较[J].中国骨与关节损伤杂志,2009,24(5):399-402.

[7]RAWALL S,BALI K,UPENDRA B,et al.Displaced femoral neck fractures in the young: significance of posterior comminution and raised intracapsular pressure[J]. Archives of Orthopaedic & Trauma Surgery,2012,132(1):73-79.

（原文发表于《中国骨与关节损伤杂志》2014 年第 12 期，作者：秦立武，姜红江，黄相杰，宋修刚，江和训，相关研究获威海市科技进步奖二等奖）

四、复杂髋臼骨折的早期手术治疗

复杂髋臼骨折是一种高能量损伤所致的严重关节内骨折。对复杂髋臼骨折手术时机的选择目前还存在争议。1998 年 9 月至 2006 年 10 月，对 228 例复杂髋臼骨折早期手术并获得随访，取得了满意的临床效果，现报告如下。

（一）临床资料

1.一般资料

本组病例男 160 例，女 68 例；左侧 130 例，右侧 98 例；年龄 18～63 岁，平均 39.1 岁；车祸伤 155 例，高处摔伤 49 例，砸伤 19 例，其他 5 例；按 Letournel-Judet 复杂髋臼骨折分型：后柱伴后壁骨折 55 例，横形伴后壁骨折 36 例，“T”形骨折 24 例，前柱或前壁骨折加后半横形骨折 7 例，双柱骨折 106 例；合并坐骨神经损伤 34 例，其他部位骨折 116 例。

2.围手术期处理

合并有髋关节脱位的患者，应急诊行手法整复，避免关节面软骨的早期压力性坏死。对于高位横形骨折，股骨头骑跨于锐利的外侧骨折块上者，更应早期及时复位。如复位容易则不需麻醉，否则应在腰麻下整复。入院后或手法复位后行股骨髁上骨牵引，牵引重量为体重的 1/10～1/7。手术时机：伤后 4～7 天内。

手术入路：选择后侧 K-L 入路 104 例，髂腹股沟入路 26 例，髂股入路 2 例，延长髂股入路 5 例，K-L 入路加髂股入路 18 例，K-L 入路加髂腹股沟入路 73 例。内固定的选择：尽可能简单、可靠。可选择拉力螺钉、解剖钢板、记忆合金钉等固定。当复位器械占据或影响了钢板安放时，可采用克氏针临时固定，待钢板固定可靠后再拔除克氏针。固定螺钉应远离髋关节，而且固定过程中要随时活动髋关节，仔细辨听或感觉关节腔内是否有摩擦音或阻力感，以防螺钉穿入关节腔。术中影像监视可以大大避免螺钉误穿关节内。术后处理：部分股骨头、髋臼软骨损伤及后脱位患者术后骨牵引或皮牵引 2～4 周。伤口放置引流管 1～2 根，持续 24～48 小时。应用抗生素 5～7 天。2～4 周后扶双拐下地，8 周后部分负重，10～12 周负重行走。

（二）结果

随访 5～84 个月，平均 36.3 个月；骨折复位和关节功能按 Matta 标准评定：解剖复位 102 例，满意复位 105 例，不满意复位 21 例；关节功能优 164 例，良 43 例，可 18 例，差 3 例，优良率 90.8%。34 例有原发性坐骨神经损伤的患者中，20 例功能完全恢复，11 例功能部分恢复，3 例坐骨神经功能无改善。医源性坐骨神经损伤患者 5 例，1 例遗留运动功能障碍（足背伸肌力Ⅲ级）。7 例出现异位骨化，4 例后遗股骨头坏死，15 例后遗创伤性关节炎，8 例给予人工全髋关节置换术治疗。

（三）典型病例

患者女，37 岁。因车祸撞伤右髋，肿痛、活动受限 4 小时入院。诊断：右髋臼双柱骨折。入院后第 5 天在硬膜外麻醉下采用前后联合入路手术治疗（图 11-25）。

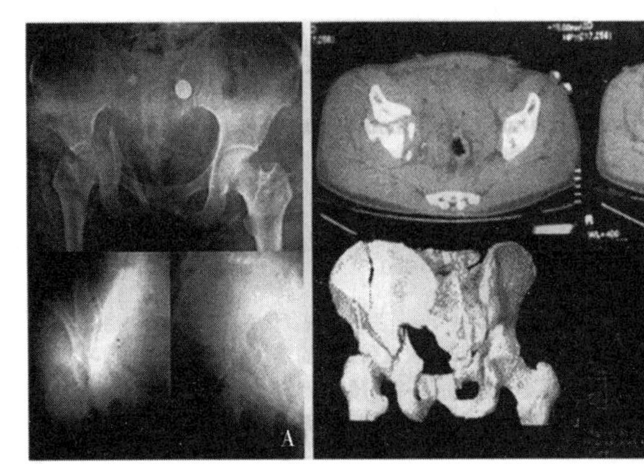
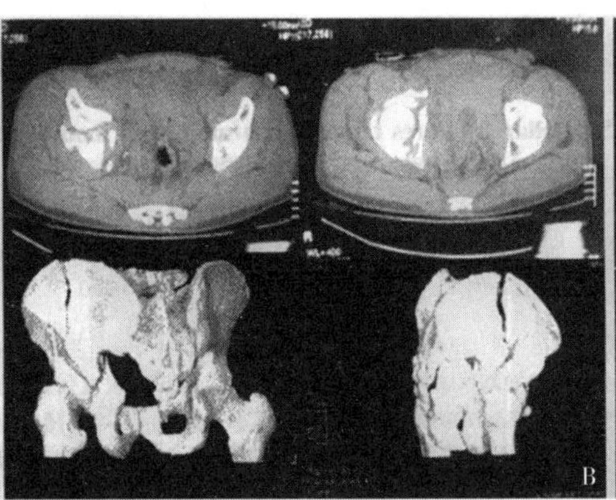
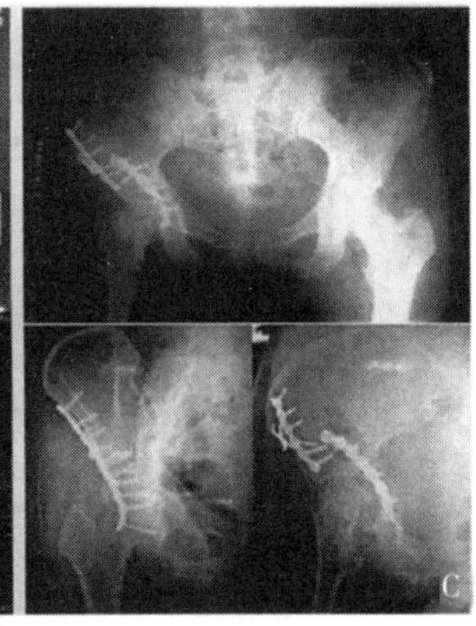

图 11-25　联合入路手术治疗

注　图 A：术前 X 线摄片；图 B：术前 CD 片；图 C：术后 X 线摄片。

（四）讨论

髋臼骨折是人体最深在的大关节内骨折。髋臼骨折后，由于骨盆区肌肉丰富，血供充分，血肿很快机化，2 周后就可看到骨痂的形成，超过 3 周，骨折端有大量的骨痂和肉芽组织，剥离时出血明显。随着损伤时间的延长，这些组织逐步向骨组织转化，清除困难。另外，髋臼周围有许多坚强的韧带，这些韧带因为骨折的移位，将不同程度地产生挛缩，严重限制了骨折的复位。复位困难必将增加手术时间和出血量。新鲜骨折时，骨折端有移动，配合适当的复位工具，可以比较容易达到解剖复位。本组解剖复位和满意复位的比率较高，关节功能优良率较高，后遗症的发生率较低，说明了早期手术治疗复杂髋臼骨折的优越性，也是大多数国内外学者选择在患者受伤后早期手术的原因[1-3]。

有效的术前牵引应引起足够的重视。牵引效果好，术中复位容易，将来出现股骨头坏死和创伤性关节炎等后遗症的可能性较小。有学者对于复杂髋臼骨折早期手术患者一般采用大重量快速牵引，床边 X 线检查复位满意后，减轻重量维持。

复杂髋臼骨折早期手术患者术中复位相对容易。对切口的选择尽可能选择单一入路，同时选择相对创伤小、对股骨头和髋臼骨折块血运影响少的切口，如此能有效、充分显露骨折并满足完成关节面的解剖复位和固定，以恢复关节一致性的要求，同时尽量减少并发症[4-5]。前壁骨折需复位固定。选择前方切口，直视下复位前柱骨折，间接复位后柱骨折，检查透视如果后柱骨折复位不良，就联合后方切口，后壁骨折需复位固定，选择后方切口，同时复位后柱骨折，间接复位前柱骨折，检查透视如果前柱骨折复位不满意，就联合前方切口；如果前后壁不需复位固定，则根据前后柱骨折移位大的方向选择切口，单一切口不能复位就采用前后联合切口。

本组医源性坐骨神经损伤、异位骨化、股骨头坏死、创伤性关节炎等的发生率均较低，说明把握早期手术时机、合理选择手术入路、术中尽量减少对骨膜的剥离及软组织损伤、围手术期积极治疗是提高复杂髋臼骨折治疗效果的必备条件。除非有手术禁忌证，对复杂髋臼骨折均应早期手术治疗。

参考文献

[1]BRIAN RP, STEPHEN WM, DENNIS MS, et al. Improved outcome after early fixation of acetabular fractures[J].Injury, 2000, 31:81-84.

[2]蔡贤华，陈庄洪，徐永年，等.有移位髋臼骨折开放复位策略分析[J].中国矫形外科杂志，2007, 20:1543-1545.

[3]吴新宝，王满宜，朱仕文，等.112 例髋臼骨折手术治疗结果分析[J].中华创伤杂志，2002, 2:80-84.

[4]KUMAR A, SHAH NA, KERSHAW SA, et al. Operative management of acetabular fractures. A review of 73 fractures[J].Injury, 2005, 36:605-612.

[5]刘建纯，任龙喜，魏磊平，等.髋臼骨折手术中遇到的问题及处理[J].中国矫形外科杂志，2005, 6:474-475.

（原文发表于《中国矫形外科杂志》2009 年第 17 卷第 6 期，作者：黄相杰，刘德忠，姜红江，谭远超，周志高，相关研究获山东省科技进步奖二等奖）

五、动力髋螺钉治疗青壮年股骨粗隆下骨折

股骨粗隆下骨折不同于粗隆间骨折，多见于青壮年。损伤部位为皮质骨，因血运差，骨折不易愈合[1]。该部位应力集中，骨折较粗隆间骨折更不稳定，内固定失败率高[2]。自 2003 年 10 月至 2005 年 6 月，我们应用动力髋螺钉（DHS）治疗青壮年股骨粗隆下骨折 62 例，效果满意，现报告如下。

（一）资料与方法

1.一般资料

本组62例，男53例，女9例；年龄22～49岁，平均34.5岁。其中高处坠落伤25例，车祸伤32例，摔伤5例。左侧41例，右侧21例。合并髋臼骨折2例，胫腓骨骨折6例，踝部骨折5例，跟骨骨折3例，尺桡骨骨折8例，肋骨骨折5例，血气胸1例，胸锁关节脱位1例，头面部软组织损伤6例，颧骨骨折4例，颞骨骨折1例。按Seinsheimer分型D3：Ⅰ型3例；Ⅱ型9例；Ⅲ型17例；Ⅳ型28例；Ⅴ型5例。

2.手术方法

入院后行骨牵引术7～10天，手术采用硬膜外麻醉，取仰卧位，患肢固定于手术牵引床上，牵引复位。取股外侧切口，逐层切开，暴露大粗隆及股骨上段，复位骨折及较大碎骨片。C型臂X线机透视下打入导针，满意后，选择长度适宜的拉力螺钉旋人，安装外侧接骨钢板，螺钉固定，置负压引流，逐层缝合关闭。对于Ⅲ、Ⅳ、Ⅴ型内侧有较大碎骨片的患者，尽可能复位恢复其连续性；后内侧缺损者一期植骨。手术时间1.0～2.5小时，平均1.2小时；术中出血300～650mL，平均420mL；平均输血400mL。术后使用抗生素7～10天。第3天行CPM及股四头肌锻炼。根据骨折类型及术后患者恢复情况，8周后部分负重行走。

（二）结果

所有患者切口均一期愈合，62例患者骨折复位及钉板位置良好。随访时间11～24个月，平均14个月。除1例钢板断裂外，其余患者骨折均骨性愈合，平均愈合时间16.7周。按黄公怡评分标准，根据骨折愈合情况、功能恢复程度和患者对治疗结果是否满意，分为优、良、差。本组优26例，良34例，差2例，优良率96.7%。

（三）讨论

1.青壮年股骨粗隆下骨折的特点

青壮年骨质坚硬，罕见骨质疏松，因而青壮年粗隆下骨折常常需要很大暴力。本组高处坠落伤25例，车祸伤32例，均为高能量损伤所致；其余5例患者虽为简单摔伤，但也与摔倒时的方向、速度等因素有关。高动能暴力易产生粉碎骨折，所以青壮年粗隆下骨折以粉碎、不稳定骨折多见，常常合并内侧或后内侧皮质缺损。由于该部位具有特殊的生物力学特性，特别是内侧皮质是压应力和内翻应力高度集中区，加之粗隆下均为皮质骨，血运差，骨折愈合缓慢，极易导致内固定失败。此外，青壮年肌肉发达，髋部外展肌群、髂腰肌、股内收肌群对骨折断端的持续牵拉作用，尤其是内收肌群的强大内收效应，也是导致内固定物松动、弯曲和断裂的重要因素。

2.DHS固定的优势

粗隆下骨折手术内固定物主要分髓内和髓外两大类：前者包括Ender钉、Zickel钉、Gamma钉以及重建型交锁髓内钉等；后者包括角度钢板、动力髁螺钉（DCS）和DHS等。理论上髓内器械在生物力学上占优势，但Gamma钉或髓内钉系列操作相对复杂，对不稳定骨折存在穿钉困难，并使碎骨片分离，不利于解剖复位和愈合，易并发大粗隆基底、股骨干骨折及Gamma钉断裂等并发症，比髋部加压螺钉更为常见[3]。DHS外观似人类股骨上段，其上端以通过股骨颈的拉力螺钉固定骨折近端，有效地延长了内固定物固定骨折近端的长度，使其更有效的把持近端,另一端采用板状结构固定骨折远端,两者通过套筒连接。这种结构使其不仅具有静力加压作用,同时还具有动力加压作用,不受骨折连接处是否粉碎的影响。能在骨折复位固定后,通过外翻作用,减少钢板螺钉结合处的弯曲应力,维持正常的颈干角,防止远端的过度内移。DHS与髓内钉比较,虽然创伤较大,但对于青壮年粗隆下骨折大多以粉碎、不稳定骨折为主,切开直视下复位,能使医生更好地了解骨折情况,更有效的纠正移位,力争解剖复位,并根据骨折粉碎程度及缺损情况采取植骨等措施,以达良好的愈合是有必要的。对于髓腔狭窄或特殊类型的粗隆下骨折,如骨折累及粗隆间,影响梨状窝正常解剖结构的患者,髓内固定受限,则更适合选择DHS[4]。

3.应注意的问题

应用DHS治疗青壮年粗隆下骨折,应充分认识DHS的生物力学特性和此类骨折的特点,在治疗中弥补其不足,以满足青壮年粗隆下骨折对固定的需求,促进骨折愈合,减少内固定失败。

(1)注意恢复内侧皮质的连续性。对内侧完整的游离骨折,应尽可能解剖复位,恢复断端的完全接触。如后内侧粉碎或不易复位,应行一期植骨。只有当骨缺损被修复,骨结构完整性得以基本恢复,其内固定才能获得更大稳定性[5]。

(2)固定要规范牢靠。为获得坚固的固定,近端拉力螺钉应低角度贴近股骨距进钉或通过抗张力骨小梁与抗压力骨小梁的交叉部位,进入股骨颈内的长度应距股骨头软骨下1cm为宜。外侧钢板的长度应保证骨折远端至少有4枚以上螺钉固定,尤其要重视骨折线的走行方向及骨折线的真实长度,以免造成判断的失误。钻头直径要符合要求、钻孔后用丝锥攻丝、螺钉要穿过对侧皮质,以免造成远端螺钉的松动脱落。

(3)重视术后管理及功能锻炼。对于ⅢA及Ⅳ、Ⅴ型不稳定骨折,有时单单依靠内固定不足以提供坚固可靠的固定,这时则应该采用外固支架、支具或石膏固定等保护措施。尤其对于肌肉发达患者,强大的内收肌牵拉,常造成内固定物的断裂或脱落,则外固定的应用是必不可少的。此外,术后不正当的功能锻炼及过早负重是造成内固定物失败的另一原因。开始功能锻炼的时间、方式,应根据患者的体重、骨折情况及手术中内固定的稳定程度等综合考虑,而不能过早过多的活动。粗隆下骨折常常发生骨折延迟愈合或不愈合,因此要根据骨折愈合情况,在临床和X线都证实骨折已愈合时,方能完全负重,否则极易造成骨不连及内固定的失败。

参考文献

[1]SEINSHEIMER F.Subtrochanteric fractures of the femur[J].J Bone joint surg(Am),1978,60(3):300-306.

[2]李文锐,袁艾东,许硕贵,等.股骨骨折骨不连的生物力学因素及其对策[J].中华创伤杂志,2003,10:600-603.

[3]RADFORD PJ.A prospective randomized comparison of the DHS and the Gamma locking nail[J].Bone and Joint Surg(Br),1993,75:789-790.

[4]KYLE RF,CABANELA ME,RUSSELL TA,et al.Fractures of the proximal part of the femur[J].J Bone and Joint Surg(Am),1994,76:924-925.

[5]徐莘香，刘一，李长胜，等.当前骨折内固定治疗中的几个基本问题[J].中华骨科杂志，1996，16(4)：204-206.

（原文发表于《中国中医骨伤科杂志》2018 年第 10 期，作者：谭训香，姜红江，刘德忠，王亮，苏金平）

六、国产可吸收钉治疗股骨头骨折的实验研究及临床评价

作为传统金属内固定物的替代物，可吸收内固定物在临床上得到了广泛的应用，且取得了满意的效果。与金属内固定物相比，可吸收内固定物治疗关节内骨折，具有弹性模量与骨组织相似，属于弹性固定，有利于骨折的愈合；可降解吸收，避免了二次手术对关节的再损伤，减轻了患者的痛苦和经济负担等优点。人们同时也发现，可吸收内固定物引起滑膜炎、关节积液等并发症[1]，为此，本研究将国产可吸收钉植入关节内，观察其降解吸收情况及周围骨、软骨及滑膜的变化，并对其治疗股骨头骨折的临床疗效进行评价。

（一）实验研究

1.材料与方法

（1）实验材料：国产聚-DL-乳酸（poly-DL-Lactic acid，PDLLA）骨折内固定棒，直径 3.5mm，长度 3cm，由成都迪康中科生物医学材料有限公司提供。成年新西兰兔 6 只，雌雄不限，体重 2.0～2.5kg，由山东省实验动物中心提供。

（2）实验方法：将 6 只新西兰兔采用随机的方法分入 4 周、8 周、12 周组。3%戊巴比妥钠(1.0mL/kg)耳缘静脉麻醉后，术区剃毛，消毒铺巾。取膝关节外侧入路，切开皮肤、皮下及关节囊，将髌骨牵向内侧。暴露胫骨平台，3.2mm 钻头钻孔，攻丝后拧入 PDLLA 螺钉，尾端高于关节软骨 2mm，以便观察。另一侧膝关节植入金属螺钉作为对照。术后予青霉素钠预防感染，动物自由活动。分别于术后 4 周、8 周、12 周处死动物，取标本，观察钉尾及横截面可吸收钉形态、色泽、透明度等以及关节软骨、滑膜的变化；将标本置于 10%中性福尔马林固定 24 小时，常规脱钙、脱水、石蜡包埋切片，HE 染色，行组织学观察。

2.结果

（1）大体观察：植入 4 周后，可吸收螺钉钉尾可见薄层纤维膜包裹，钉尾浑浊变暗，截面示钉-骨界面结合良好，无松动，螺钉透明度稍降低，螺纹稍变钝；8 周后关节内螺钉钉尾纤维包膜增厚，钉尾色泽晦暗，截面螺钉无松动，螺钉表面变白，失去透明，螺纹表面粗糙；12 周后关节内螺钉钉尾完全被包埋，无法辨认，截面螺钉与界面有暗红色软组织填充，螺钉完全变白，螺杆表面粗糙，螺纹明显变钝。对照组股骨髁部软骨色泽浅黄，表面粗糙，可见软骨碎片脱落，形成软骨缺损。可吸收钉植入组，股骨髁部软骨表面光滑，色泽乳白；两组滑膜及其他组织未见异常。

（2）组织学观察：植入 4 周后，镜下观可吸收钉-骨界面可见纤维组织形成，其间有较多的炎性细胞浸润，可见单核细胞、中性粒细胞、淋巴细胞及多核巨噬细胞，并可见许多新生血管生成。8 周后炎性细胞以淋巴细胞为主，偶见多核巨噬细胞及中性粒细胞，纤维组织中纤维细胞明显增多。12 周后炎性细胞数量明显减少，未见多核巨噬细胞；钉尾覆盖物多为致密的纤维

组织，其间可见软骨组织，形成纤维软骨样组织。

(3)结论：PDLLA引起的组织学变化是体内细胞对异物的正常生理反应，其降解产物对关节软骨及滑膜组织短期内无影响，具有良好的生物相容性。在降解吸收过程中，一定时间(12周内)基本维持形态不变，钉-骨界面结合良好，无松动，可保持有效固定。钉尾可见纤维软骨样组织覆盖，可避免钉尾对软骨的机械性损伤。

(二)临床应用

1.一般资料

自2000年1月至2002年4月，有学者应用可吸收钉治疗股骨头骨折45例，其中男35例，女10例，年龄25～54岁，平均35岁。右侧19例，左侧26例。车祸伤34例，高处坠落伤8例，其他3例。按Pipkin分型：Ⅰ型24例，Ⅱ型12例，Ⅲ型2例，Ⅳ型7例。

2.治疗方法

取髋关节后侧(S-P)入路或前入路，逐层切开，暴露股骨头，内旋或外旋下肢，使股骨头脱位。拉出骨折块，清除骨折端血块，直视下将骨折块复位，于骨折块适当部位钻孔、攻丝，用埋头器扩孔，将可吸收螺钉拧入，钉尾埋入骨折内。如骨块较大，可再用1枚可吸收钉固定，以防止骨块旋转。术后予以骨牵引4周，在骨牵引情况下，术后24小时后可屈伸活动髋关节。

3.结果

参照髋关节功能评定标准[3]，本组45例，随访12～28个月，平均18个月。结果，优35例，占78%；良7例，占15%；可2例，占5%；差1例，占2%。

4.讨论

髋关节是人体最大的负重关节，股骨头骨折属于关节内骨折，复位要求高。由于其特殊的结构及血供特点，处理不当，易并发创伤性关节炎和股骨头缺血性坏死等，严重影响髋关节功能，因此，股骨头骨折对其内固定物必然有特殊的要求。理想的股骨头骨折内固定物应具有以下特点。

(1)足够的强度和牢靠的固定，弹性模量和骨接近，强度逐渐衰减，以便负荷传导于骨折端，促进骨折尽早愈合，恢复关节的负重功能。

(2)良好的生物相容性，无毒、无抗原性和致癌性，减少异物反应，不影响软骨的修复，减少创伤性关节炎的发生。

(3)可降解性，无须二次手术取出，避免对髋关节的血运再损伤。

国产可吸收螺钉的材料PDLLA是一种全部非结晶的聚合物，组织相容性好，可完全降解为水和二氧化碳，被人体吸收，对骨组织生长无不良影响。可吸收内固定物的降解产物若超出组织的清除能力，就可能产生并发症。本组病例未出现任何并发症，实验中也未发现特异性反应，证明了PDLLA降解产物不会在骨组织或关节腔内堆积，造成局部或全身的不良反应。

PDLLA螺钉的弯曲强度>130MPa，约是松质骨强度的20～30倍；拉伸强度为48MPa。植入体内2小时后开始发生径向膨胀，纵向收缩，产生自动加压作用，使固定更加牢固，足以有效维持骨折块的稳定。PDLLA内植物的初始强度可以保持3个月不变，随后聚合物的强度逐渐下降，至6个月左右才完全丧失其强度。在此期间内可完全满足松质骨骨折的愈合要求及牵引下的早期功能锻炼(24小时后)。髋臼与股骨头的曲面运动对骨折块的影响极小，而对髋关节功能的恢复意义重大。有学者通过45例临床观察，无一例骨折再移位，由此说明应用可吸收内固定物治疗股骨头骨折是安全可靠的。

可吸收钉治疗股骨头骨折与金属钉相比，其明显优势在于省去了二次手术，减轻了患者的经济负担，减少感染机会。它消除了金属内固定物应用于负重部位关节内股骨头骨折，存在骨折块萎缩、坏死、塌陷、突入关节腔等弊端，无金属内固定物留在体内的后顾之忧。可吸收内固定物弯曲强度和剪切强度逐渐失去的同时，应力逐渐转移至愈合骨组织上，从而减少了骨质疏松危险，有利于骨折愈合。无磁性干扰，更适合骨折术后的MRI检查。由于髋部的特殊解剖和血供，应用可吸收螺钉治疗股骨头骨折免去二次手术对髋关节周围血运的影响，理论上可降低股骨头缺血坏死、骨化性肌炎的发生概率，较应用于浅表部位的骨折更有意义。此外，可吸收钉可避免关节软骨的机械性损伤，对减少创伤性关节炎的发生也是有意义的。

参考文献

[1] TUOMPO P, PARTIO EK, PTIL H, et al. Causes of the clinical tissue response to polyglycolide and polylactide implants with an emphasis on the knee[J]. Archives of Orthopaedic & Trauma Surgery, 2001, 121(5): 261-264.

[2] 段宏，宋跃明，谭伦，等. 国产可吸收螺钉临床应用初步报告[J]. 中国矫形外科杂志，2002，9(1): 83-84.

（原文发表于《中国矫形外科杂》2005年第6期，作者：姜红江，黄相杰，王玉林，周志高，刘德忠，焦明航，相关研究获山东省科技进步奖一等奖）

七、动力髁螺钉治疗特殊类型股骨粗隆间骨折27例报告

近年动力髁螺钉用于治疗股骨髁间、髁上骨折取得较好疗效，而股骨粗隆间骨折多用动力髋螺钉内固定。但是对于逆粗隆间骨折，顺粗隆间骨折大粗隆下粉碎，动力髋固定失败后的粗隆间骨折的手术治疗，若采用动力髋固定则不适宜。我院2003年7月至2007年1月采用动力髁螺钉治疗上述特殊类型股骨粗隆间骨折27例，取得满意效果，现报告如下。

（一）一般资料

本组27例，男19例，女8例；年龄29～68岁，平均43岁；逆粗隆间骨折5例，顺粗隆间骨折大粗隆下粉碎15例，动力髋固定失败后的粗隆间骨折7例（由外院转来）；车祸撞伤13例，高处跌伤8例，走路滑倒摔伤6例；合并骨盆骨折4例，合并尺桡骨骨折2例。

（二）治疗方法

1.术前准备

术前患肢股骨髁上骨牵引，重5～8kg；应用消肿药物及生物电治疗仪促进患肢肿胀减轻；伤后3～6天行切开复位动力髁内固定术；术前留置导尿管，浓缩红细胞2～4U备用；麻醉前15分钟快速静脉滴注抗生素1支，以预防感染。

2.手术方法

采用腰麻或硬膜外麻醉，麻醉生效后，患者仰卧于牵引复位床上，患肢维持外展中立位牵

引，采用髋外侧切口，起自大粗隆顶点向下 12～18cm，依次显露，将骨折端复位（动力髋固定失败者先取出内固定物），内侧骨膜及附着于骨块的软组织尽量不剥离，复位后，合并有较大碎骨片者先行螺丝钉固定。G 型臂 X 线机透视下于大粗隆顶点下 2cm 处用 95°动力髁定位器于外侧皮质前后径中点，水平打入导针。针尖距股骨头软骨下 1cm 左右，位于股骨头内下象限，正、侧位均位于股骨头、颈内。依次钻孔、攻丝，拧入动力髁主力螺钉，拔除导针，安放套筒钢板，紧贴股骨外侧骨皮质，骨折远端皮质骨螺钉固定。对合并内侧严重粉碎骨折有骨缺损者，取髂骨剪成骨条或用冻干同种异体骨植骨。冲洗伤口，依次缝合，留引流管 1 根。

3.术后处理

术后常规应用抗生素 3 天；2 天后拔除引流管；麻药消失后即可行股四头肌等长舒缩及踝、趾关节屈伸活动；4 周后可在 CPM 帮助下行膝关节屈伸活动；6 周后扶双拐下地部分负重，X 线摄片示骨折线模糊后完全负重。

（三）结果

27 例均获随访，时间 12 个月至 4 年，平均 18 个月。24 例术后 4～8 个月达骨性愈合；3 例术后 1 年愈合。髋关节功能按黄公怡等[1]关节功能标准疗效评定，优：骨折愈合良好，无髋内翻或外旋畸形，行走无疼痛，下蹲达到或接近正常范围，功能恢复到骨折前状态；良：骨折愈合良好，髋关节有轻度内翻，患肢短缩在 2cm 以内，行走无疼痛，有时需用手杖支持，功能恢复接近正常；差：骨折愈合差，有重度髋内翻畸形，髋关节疼痛，功能明显受限，不能负重或行走。本组优 22 例，良 5 例。

（四）典型病例

患者男，43 岁，工人，因车祸撞伤左髋、左大腿部，造成左股骨粗隆间骨折及左股骨干骨折”。于当地医院行“左股骨粗隆间骨折切开复位动力髋内固定，左股骨干骨折切开复位加压钢板内固定术”。术后 X 线摄片示：左股骨粗隆间骨折术后，颈干角变小（图 11-26）。测量左下肢较对侧短缩 3cm。遂又来我院求治，给予二次手术，将动力髋钢板及螺钉取出，重新复位，以动力髁钢板及螺钉固定。术后 X 线摄片示：左股骨粗隆间骨折二次术后复位及内固定好，颈干角正常（图 11-27）。测量左下肢与对侧等长。

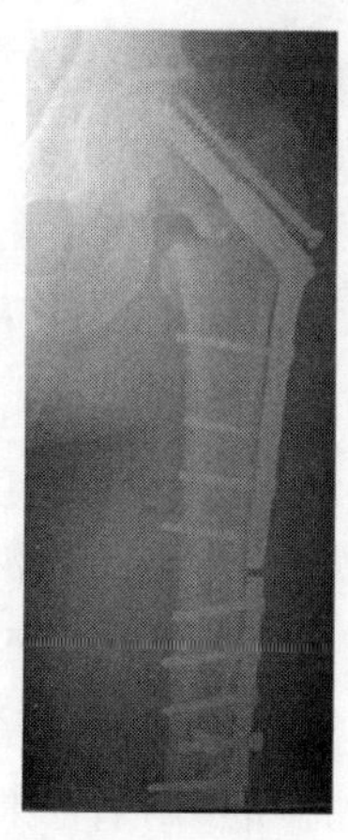

图 11-26　动力髋固定术后

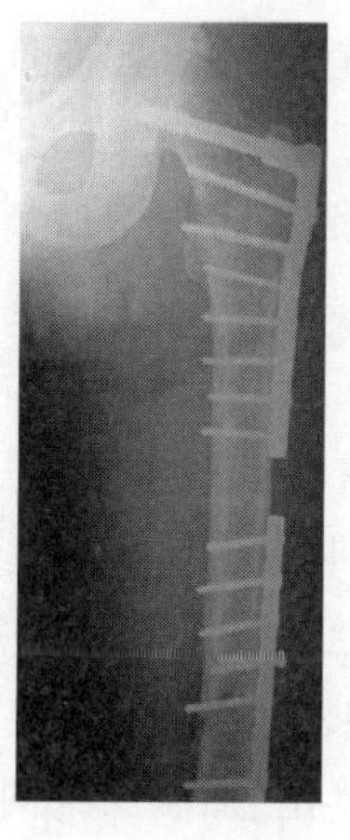

图 11-27　动力髁固定术后

（五）讨论

1.特殊类型股骨粗隆间骨折的概念

股骨粗隆间骨折按 Tronzo 和 Evans 分型可分为：Ⅰ型，单纯无移位的骨折；Ⅱ型，单纯有移位的骨折，可有小粗隆撕脱，但股骨矩尚完整；Ⅲ型，合并小粗隆骨折及股骨矩骨折，有移位，常伴有后部的粉碎骨折；Ⅳ型，合并大、小粗隆间的骨折，可伴有股骨颈和（或）大粗隆的冠状面爆裂骨折；Ⅴ型，为大粗隆下外向小粗隆内上走行的逆粗隆间骨折。Ⅰ型、Ⅱ型为稳定性骨折，Ⅲ～Ⅴ型为不稳定性骨折。本文所述的特殊类型股骨粗隆间骨折包括Ⅲ～Ⅴ型中的逆粗隆间骨折，顺粗隆间骨折大粗隆下粉碎性骨折（冠状面劈裂骨折除外）以及医源性动力髋固定失败后的粗隆间骨折。

2.特殊类型股骨粗隆间骨折手术治疗的必要性

随着交通业及建筑业的发展，股骨粗隆间骨折日渐增多，且多为高能量外力致伤，粉碎性骨折较多，非手术治疗时，骨折复位后较难维持稳定，卧床时间长，并发症较多，如压疮、下肢静脉血栓、关节僵硬、肌肉萎缩、骨质疏松等，并易出现骨折畸形愈合，如髋内翻、下肢外旋、短缩。而手术治疗特殊类型股骨粗隆间骨折有如下优点：①解除疼痛，从而降低了因疼痛刺激引起的心脑血管意外发生率；②可早期离床负重，避免长期卧床引起的并发症，降低病死率；③功能恢复快，髋内翻畸形发生率低；④住院时间大幅缩短，护理工作也大为简化。

3.动力髁螺钉治疗特殊类型股骨粗隆间骨折的优点

动力髁最初是用于股骨髁部骨折[2]，随着发展，由 AO 学派倡导用于髋部骨折。对逆粗隆间骨折、大粗隆下粉碎骨折者，由于动力髋主钉会进入到骨折线，因此影响固定效果，妨碍骨折愈合。由于基层医院设备所限，有时股骨粗隆间骨折行动力髋固定后，出现颈干角变小、髋内翻、下肢短缩、外旋等并发症。对于动力髋固定失败后的粗隆间骨折的手术治疗，若再次采用动力髋固定，仍须按 135°方向打钉，则不能避开原先主力拉钉孔道，再次钻孔拧入主力拉钉则易出现松动，影响愈合。7 例由外院转来动力髋固定失败后的粗隆间骨折患者，于我院二次手术采用动力髁固定，8～12 个月愈合，功能恢复，疗效评定，优 4 例；良 3 例。采用动力髁固定，其起点较动力髋起点偏高，且按 95°方向，可避开逆粗隆间骨折、大粗隆下粉碎骨折者之骨折线或动力髋固定失败后的原先主力拉钉孔道，增加了稳定性，利于愈合。相对动力髋而言，动力髁有其明显的优点，它可根据骨折的具体情况正确选择螺钉的入点，手术操作方便。动力加压拉力螺钉与钢板呈 95°角，适合股骨近端的解剖结构特点，符合髋部的生物力学要求[3]。动力髁入点高，可于骨折近端增加数枚螺丝钉固定，也增加了近端的抗屈曲旋转能力，达到固定牢靠；骨折区桥接固定可避免干扰局部血运，从而降低骨折不愈合发生率。因此，95°的动力髁在股骨粗隆间骨折治疗上具有独特的优势。

4.动力髁螺钉治疗特殊类型股骨粗隆间骨折的注意事项

由于粗隆间骨折处出血较多，肿胀明显，术前应充分牵引，并应用消肿药物减轻肿胀，利于复位。对于年龄大的患者应充分了解全身情况，术前纠正各种合并症。术中在做切口前，于 G 型臂 X 线机透视下尽量闭合复位，以减少术中操作，减少出血；出血多时可输浓缩红细胞补充。股骨外侧复位、加压固定同时，内侧要尽量给予复位，内侧骨膜及附着于骨块的软组织尽量不剥离，内侧若有缺损应植骨。对于粉碎性骨折，骨膜勿过多分离；复位后动力髁定位器位于大转子顶点下 2cm，导针沿定位器平行打入股骨颈，G 型臂 X 线机透视下见导针正、侧位均位于头、颈内，且导针尖端距股骨头软骨下 1cm 左右，位于股骨头内下象限，靠近股骨矩，增加固定的稳定性。内侧骨块尽量以拉力螺钉固定，骨折远端最少有 4 枚螺钉牢靠固定，以增强稳定。术后尽早行股四头肌等长舒缩及踝、趾关节屈伸活动；4 周后可在 CPM 帮助下行膝关节松动训练；6 周后扶双拐下地部分负重活动，X 线摄片示骨折线模糊后完全负重。但要避免过早下地负重，以防内固定松动或疲劳断裂。

参考文献

[1]黄公怡，王福权.鹅头钉治疗股骨转子间骨折的疗效分析[J].中华骨科杂志，1984，4(6)：349.

[2]蔡东.动力髁螺钉治疗股骨髁间骨折 27 例[J].世界中西医结合杂志，2007，2(2)：104-105.

[3]徐生根，王驰，徐正发，等.动力髁螺钉治疗股骨粗隆间骨折生物力学的研究[J].浙江中医药大学学报，2007，31(1)：67-68.

(原文发表于《中国中医骨伤科杂志》2008 年第 7 期，作者：王　亮，黄相杰，高广凌，于德琍阿)

八、闭合复位加压螺纹钉内固定股方肌骨瓣移植治疗股骨颈骨折

股骨颈骨折是临床上常见的创伤，其治疗方法多种多样，并发症较多，疗效不定。我科自 1993 年 1 月至 1999 年 1 月，应用闭合复位加压螺纹钉内固定股方肌骨瓣移植治疗股骨颈骨折 153 例，经临床随访观察，我们认为该术式是治疗青壮年移位型股骨颈骨折的一种较理想的方法。

(一)临床资料

本组 153 例中，男 106 例，女 47 例；年龄 20～60 岁，平均 43.5 岁。骨折类型：头下型 18 例，头颈型 116 例，经颈型 11 例，基底型 8 例；Garden Ⅱ型骨折 6 例，Garden Ⅲ型骨折 83 例，Garden Ⅳ型骨折 64 例；其中有 1.0～2.5 个月陈旧性骨折 29 例。

(二)治疗方法

术前常规行胫骨结节骨牵引，摄 X 线正、侧位片，确定骨折复位良好。选择持续硬膜外麻醉或腰麻。第一步：患者平卧于股骨颈骨折牵引复位床上，手术在 C 型臂 X 线机透视下进行。外展、内旋牵引患肢复位，透视复位满意后，取患髋外侧 3 个 1cm 切口，选择 3 枚长度适宜的可折断式加压螺纹钉，分别自大粗隆下 8cm、3cm、1cm 处打入股骨头颈。第 1 枚螺纹钉与主抗压力骨小梁平行，第 2 枚和第 3 枚螺纹钉紧贴股骨颈上下缘骨皮质；侧位像 3 枚螺纹钉呈三角形分布；螺纹钉尖达股骨头软骨下 0.5cm，钉尾紧贴股骨外侧骨皮质。第二步：患者健侧卧于手术台上，切口起自大粗隆下 6cm 至大粗隆后缘，再沿大粗隆与髂后上棘的连线延伸，全长 15cm 左右。逐层切开皮肤、皮下组织、髂胫束与臀大肌止点的联合部、臀大肌肌膜。沿臀大肌纤维走向钝性分离臀大肌，显露外旋肌群，分离暴露股方肌，凿取带股方肌蒂骨瓣长 3cm、宽 2cm、厚 1cm 备用，所取骨膜宽度 3～4cm。内旋髋关节，于粗隆间凹处切断外旋肌群附着，剥

离显露关节囊，"T"形切开，显露骨折端的后缘，凿一略小于3cm×2cm×1cm的骨槽，将备用骨块镶嵌于其中。只要骨块和骨槽尺寸大小适宜，骨块稳定，不需固定。如骨折端后缘缺损较严重，可于大粗隆外后缘取松质骨植骨，术后患肢保持外展中立位，穿"丁"字鞋。术后24小时可允许半坐或坐位，3个月后可部分负重下地活动，半年内不向患侧卧位，不做盘腿动作。

（三）治疗结果

150例骨折愈合，愈合率98.04%，骨折愈合时间2.3～4.0个月，平均2.8个月。3例未愈合，其中2例螺纹钉自骨折端处断裂，并形成髋内翻；1例术后4个月经麦氏截骨术治疗，1例术后6个月延迟愈合，经外展截骨术治疗，另外1例骨折未愈合，术后6个月行人工全关节置换术。11例发生股骨头坏死，占7.19%，发生于术后9个月至4年，平均23.5个月，11例患者中GardenⅢ型骨折2例，Garden Ⅳ型骨折9例，包括陈旧性骨折3例。经2～5年的随访，平均3.4年。髋关节功能根据Merle D Aubigne评分标准[1]，本组患者优106例，良33例，中10例，差4例。

（四）讨论

1.股骨颈骨折的解剖学特点

因股骨颈本身存在颈干角、前倾角，是剪力交会处和外旋肌强力收缩产生的应力集中点[2]。老年人在骨质疏松的基础上，一旦接受较大应力即致骨折。青壮年由于股骨颈部骨质致密坚韧，骨折多为强大暴力所致，创伤大，股骨头血供破坏多，因而发生股骨头缺血性坏死的可能性较大。近年来，随着交通业和建筑业的发展，青壮年股骨颈骨折逐年增多。

2.内固定的生物力学特点

股骨颈断面上所受力是压、弯、剪切力的复合力。因此，用于股骨颈骨折的内固定器材要求抗旋转、抗剪力、抗弯力好，允许轴向压力；同时要求操作简单，对股骨颈骨质损伤小。多枚螺纹钉在股骨头颈内分布范围较广，是较为理想的内固定器材[3]。3枚加压螺纹钉在股骨头颈的位置呈"类衍架型"[4]，可有效对抗压、弯、剪切力，维持坚强的固定，当螺纹部通过骨折线后，能使骨折断端靠拢挤压，达到一个嵌插稳定的位置，使骨折两断面接触面积大，骨折愈合时间缩短。

3.骨瓣的优点

1962年，Judet[5]报告使用带股方肌蒂骨瓣移植加内固定治疗股骨颈骨折不连接。近年应用该骨瓣的报告较多。股方肌的血供主要来自臀下动脉和（或）臀上动脉，旋股内侧动脉，在肌肉表面和肌质内形成丰富的血管网[6]。切取股方肌蒂骨瓣时，旋股内侧动脉深支的大转子分支亦包括其内。所以，它是一个有肌蒂和血管蒂双重供血的肌蒂骨瓣。股方肌肌肉止点宽，与股骨颈距离较近，手术可在同一切口内进行，供区无明显后遗功能障碍。本组肌蒂骨瓣切断后，骨面渗血活跃，可见，本法对重建股骨头血运，促进骨折愈合有较大作用，并可填补股骨颈后侧皮质缺损。带旋髂深血管蒂骨瓣，手术创伤大，操作复杂，术后影响屈髋功能。其他如缝匠肌蒂骨瓣、臀中肌蒂骨瓣等血运较差。我们认为带股方肌蒂骨瓣移植为临床首选。

4.适应证的选择

本手术方法适用于有错位的股骨颈骨折，特别是有错位的青壮年股骨颈骨折（GardenⅢ、Ⅳ型）。无错位及轻微错位的股骨颈骨折，因血运破坏少，股骨头坏死及骨折不愈合发生率低，可只行闭合复位螺纹钉内固定术。错位的老年股骨颈骨折，多选择人工全髋关节置换或人工股骨头置换术治疗，以早期下地活动，减少并发症的发生。

5.手术注意事项

术前骨牵引逐渐复位，有助于术中复位，可恢复部分血运及防止股骨头血运进一步遭到破坏。本组病例，陈旧性骨折疗效较差，其原因可能是早期处理不当，股骨头血运进一步损害所致。手术第一步在股骨颈骨折牵引复位床上进行，可保证骨折复位质量和 3 枚螺纹钉的位置。远骨折端向内轻微错位及颈干角略大，也被认为是复位良好。复位质量的提高是骨折愈合的先决条件。螺纹钉的长度要适宜，以保证骨折端加压作用。所取骨瓣骨膜应足够宽，以保证良好的血运。关节囊只需切开 2cm，对关节囊本身血运损伤小。股骨颈骨折如果切开复位，关节囊切口往往较大，血运破坏较大，且有时复位困难，内固定螺纹钉的位置很难满意。股骨颈后缘骨槽的大小较关键，太小骨瓣不能嵌插于其中，太大骨瓣需用螺丝钉固定。

6.术后注意事项

3 个月后可下地部分负重活动。本组 2 例螺纹钉断裂原因是手术 1 个月后余即下地负重，长期剪应力积累使螺纹钉断裂，早期负重也增加了股骨头塌陷的机会，股骨头塌陷在修复过程中与所受应力大小有关[7]。早期避免盘腿、侧卧动作，以减少骨折端吃力。

参考文献

[1]KUDEMA H，BOLLER N.Treatment of the Trochanteric and subrradanteric fracture of the lup by Ender method[J].J Bone Jonit Surg(Am)，1976，58:604.

[2]毛宾尧.髋关节外科学[M].北京:人民卫生出版社，1998:191.

[3]杨惠光，谢永庆.青壮年股骨颈骨折不同内固定疗效比较[J].骨与关节损伤杂志，1997，12(2):101.

[4]马志新，李晓东，邵斌，等.衍架型多针内固定治疗股骨颈骨折的实验研究和临床应用[J].中华骨科杂志，1993，13(1):55.

[5]JUDET R.Traitament des fractures du col du femur paragraffiprdicule[J].Acta Orthop Scand，1962，32:421.

[6]吴仁秀.股方肌骨瓣移植的外科解剖学[J].中华显微外科杂志，1986，9(2):98.

[7]王坤正，王春生，雷高，等.股骨颈骨折延迟愈合及不连接的股骨头病理改变与手术疗效观察[J].中国矫形外科杂志，1997，4(4):274.

（原文发表于《中国骨伤》2001 年第 12 期，作者：刘德忠，从培彦，姜红江，胡年宏）

九、快速牵引闭合复位 L-梯形加压钢板内固定治疗股骨粗隆间骨折 76 例报告

[关键词]股骨粗隆间骨折/治疗；骨折内固定术；L-梯形加压钢板；临床研究

股骨粗隆间骨折是老年人较常见的骨折之一，以往多采用非手术疗法治疗，但有资料统计，伤后 3 个月的病死率在 10%～60%[1]。所以目前多主张积极手术治疗。我院自 1994 年

以来，在快速牵引闭合复位的基础上采用L-加压钢板内固定术治疗股骨粗隆间骨折76例，取得了满意的疗效，现报告如下。

（一）临床资料

本组76例，男48例，女28例。年龄最大77岁，最小34岁，平均63.7岁。按Evans[2]分型，Ⅰ型13例，Ⅱ型19例，Ⅲ型32例，Ⅳ型12例。其中合并同侧Colles氏骨折5例，原患有支气管哮喘者5例，高血压15例，肺气肿8例，糖尿病8例，脑血栓后遗症3例，伤后至就诊时间最短为1小时，最长为13天。

（二）治疗方法

术前均行骨牵引治疗3～6天，有合并症者先控制病情，通过拍片复查骨折复位较好后，在持续硬膜外麻醉下，患者仰卧于骨科牵引复位床上，双下肢各外展30°、内旋15°固定，快速牵引患肢至健肢等长，手法纠正、侧方移位，经电视X线机透视，正位上保持130°颈干角，骨折远端无外侧移位，向内错位不大于1/4；侧位无明显向前成角，错位不大于1/4。常规消毒患髋，取髋关节外侧入路（Watson-Jone入路），显露股骨上段及大粗隆外侧，部分剥离股外侧肌起点，充分显露股骨粗隆间骨折部位，视骨折复位的情况，在直视下再次纠正、侧方移位，如有游离骨块，可一并给予复位并用螺丝钉固定，然后选取合适长短的L-梯形加压钢板，需保证骨折远端有3个螺纹钉固定。于大粗隆顶点稍下约1.5cm处，将梯形钢板L端打入，钢板部分紧贴于股骨干外侧皮质（注意保持一定的前倾，以防止近端穿出股骨颈），用持骨器把持，透视正、侧位钢板位置良好，即可将1枚长松质骨螺纹钉沿股骨颈的方向打入，再用1枚长螺纹钉固定小粗隆，打入余下的螺纹钉，冲洗伤口，彻底止血，留置引流管，逐层缝合伤口。术后24小时拔除引流管，给予抗生素预防感染，保持患肢外展中立位。4天后每天给予低分子右旋糖酐500mL静脉滴注，预防下肢静脉血栓的形成。1周后可进行股四头肌等长收缩锻炼，40天后可拄双拐下地活动，70天后可视骨折愈合情况，轻负重活动。

（三）治疗结果

本组76例均骨性愈合，伤后6个月内随访无1例死亡，5例发生髋内翻畸形，髋内翻发生率为6.58%，其中4例年龄70岁，骨质疏松非常明显，1例患者54岁，由于术后20天即自行下地所致，平均住院时间为20天，有3例下肢静脉血栓形成，后经使用尿激酶治愈出院。76例中51例于8～18个月后取出内固定，功能恢复良好。

（四）讨论

随着我国人口的老龄化，老年性股骨粗隆间骨折的发生逐渐增多，如何提高其伤后生存率和功能恢复的问题，已越来越受到广大医务工作者的重视。近年来医学界多主张手术治疗，手术方法和固定器械也越来越多，经过与Richards钉的疗效[3]比较研究，我院采用持续牵引闭合复位L-梯形加压钢板内固定术治疗76例患者，无一例死亡，髋内翻发生率6.58%，功能恢复良好，效果满意。临床观察认为，快速牵引闭合复位L-梯形加压钢板内固定治疗股骨粗隆间骨折具有如下优点。

1.操作简单

通过快速牵引闭合复位，可很好地纠正骨折端最难纠正的重叠错位，这样至切开后只需纠正、侧方移位即可，而且可始终保持正确的颈干角，这一点对于粉碎型股骨粗隆间骨折尤为重要。

2.复位准确

术前骨牵引治疗虽有时复位较好,但在去除牵引后及搬动过程中,可造成骨折端再错位,术中复位时仅靠助手牵引维持是很不稳定的,往往会造成术中即出现髋内翻,或者反复固定,造成大粗隆外侧皮质处骨缺损,这些都增加了固定后的不稳定因素。而通过术中快速牵引闭合复位,可很好地保持正常颈干角,同时便于在电视 X 线机透视下操作,保证复位准确。

3.固定可靠

L-梯形加压钢板在固定后在正位像上构成了三角形的框架结构,在力学上是最稳定的[4]。能将股骨头传来的负荷有效的传导至股骨中上段骨皮质,通过固定内侧分离的小粗隆骨块,增加内侧支撑作用,减少了髋内翻的发生,其三角形框架结构及加压钢板 L 端呈扁平状,都可有效防止股骨粗隆近端产生旋转。沿股骨颈压力骨小梁方向打入的松质骨螺纹钉可对骨折端形成轴向加压作用,同样增加了骨折端的稳定性。

4.创伤小

由于骨折已通过闭合牵引手法整复,切开复位时只需显露股骨上端的外侧将钢板置入固定即可。

5.手术时间短

对局部的血液循环和骨折复位后的稳定性破坏小,因此骨愈合好,并发症少。

该手术方法简单,疗效确切,不仅减少了股骨粗隆间骨折患者的卧床时间及由此带来的系列并发症,也减轻了患者的经济负担,可以在具备骨科牵引床和电视 X 线机的医院广泛开展。

参考文献

[1]董天华,唐天驷.髋关节外科[M].南京:江苏科学技术出版社,1992:369.

[2]EVANS EM.The treatment of trochantene feacture of the femur[J].Bone Jont Surge,1949:190.

[3]王福权,骆燕禧,黄公怡,等.加压滑动鹅头钉的应力测试和对髋部骨折治疗的初步结果[J].中华骨科杂志,1990(3):165.

[4]徐苹香,宁淑岩,刘建国,等.L-梯形加压钢板治疗股骨转子间骨折[J].中华骨科杂志,1998,6(10):360.

(原文发表于《中医正骨》2001 年第 13 卷第 7 期,作者:焦明航,黄相杰,于兰先,周志高)

十、闭合复位微创手术空心钉内固定治疗股骨颈骨折

[关键词]股骨颈骨折/治疗;内固定;空心钉

自 1999 年至 2004 年 12 月,我院骨关节科采用闭合复位微创手术空心钉内固定治疗股骨颈骨折 582 例,并得到了 3 年以上随访,现将临床观察结果总结报告如下。

(一)临床资料

本组 582 例,男 322 例,女 260 例。年龄 17～82 岁。基底型 53 例,头颈型 381 例,头下型

149例。按Garden分类，Ⅰ型4例，Ⅱ型62例，Ⅲ型324例，Ⅳ型190例。术前合并糖尿病45例，高血压38例，脑血栓形成后遗症16例，冠心病23例，慢性支气管炎10例。随诊时间3.0～7.8年，平均5年2个月。

（二）治疗方法

患者仰卧于多功能骨科牵引手术床，固定患肢于外展30°，外旋15°位，牵引复位，然后使患肢内旋15°。G型臂或C型臂X线机透视髋部正、侧位证实复位满意后，选取直径2.5mm导针于大粗隆下4cm处经皮将导针沿股骨颈下缘皮质钻入，尖端位于股骨头软骨下3～5mm。分别于大粗隆下3cm和2cm处经皮沿股骨颈中线和股骨颈外侧骨皮质将导针钻入，使3枚导针在侧位尽量散开，在股骨颈内呈多平面三角形分布。沿导针分别做长0.5cm皮肤切口，直达骨膜，分别测量所需空心钉的长度。扩孔后，选择长度合适的空心钉拧入。空心钉尾部使用垫圈，以增强骨折端的加压作用。术后患肢保持外展中立位。术后24小时内可允许半坐或坐位，术后第2天行患肢肌肉收缩锻炼，1个月后扶双拐不负重行走，然后根据骨折愈合情况决定负重时间。3个月内做到不侧卧、不盘腿。

（三）治疗结果

1.骨折愈合情况

本组582例中仅有2例骨折不愈合，不愈合率为0.34%。

2.股骨头坏死情况

股骨头坏死48例，占8.24%，最早发生于术后11个月，最晚发生于5年2个月，平均28个月；23例股骨头轻度坏死，头颈区囊性变；25例重度坏死，股骨颈变短，股骨头塌陷。

3.功能评定结果

经3.0～7.8年，平均5年2个月的随访，根据黄相杰等[1]制定的功能评定标准评定，结果优453例，良79例，可23例，差27例。优良率为91.4%。

（四）讨论

1.适应证

本手术方法适用于70岁以下的所有类型的股骨颈骨折及＞70岁无明显移位的股骨颈骨折，对于＞70岁的有明显移位的股骨颈骨折选择关节置换术。

2.骨折类型与疗效

GardenⅣ型骨折预后较差[2]。虽然已获满意复位，但因骨折端骨质缺损大和对股骨头血循环破坏重，仍易引起骨不愈合及股骨头坏死。在本组190例GardenⅣ型骨折中，19例股骨头坏死，2例骨不愈合，均明显高于Ⅰ、Ⅱ、Ⅲ型骨折。

3.空心钉内固定的特点

（1）有较高的强度。3枚空心钉分别经压力带骨小梁、股骨颈中轴线和张力带骨小梁进入后，三针在股骨颈内呈多平面三角形分布，有较强抗载荷能力及抗扭转能力。

（2）螺纹深，螺距宽，抓持力强，能使骨折端紧密靠拢。

（3）直径相对较小（7.3mm），对骨质及髓内血管损伤小，有利于较早建立血循环。

（4）骨内高压是导致股骨头坏死的重要因素，而中空加压螺丝钉由于其钉体中空，可利用其负压吸引起到持续的减压作用，增加股骨头的有效血供。

4.有关复位问题

争取解剖复位是治疗成功的关键。①复位质量以 Garden 指数表示，即以股骨头颈中的压力骨小梁，在正位像呈 160°角，在侧位呈 180°角，以 160°/180°表示，说明复位好；②术前胫骨结节牵引与术中 X 线透视机下股骨颈骨折牵引床上复位相结合，手法要轻柔，避免暴力进一步损伤骨折部位血液循环；③有以下两种情况可不必强行复位矫正：一是正位像上骨折远端向内移＜5mm；二是在侧位片上骨折端向前成角在 20°以内且前缘无分离者为稳定。如果强行纠正，不但破坏了骨折的稳定性，且增加了骨折部位血循环的损伤；④如果复位不满意，应根据患者的年龄、伤前健康状况及经济条件而行其他治疗方案。

5.有关固定问题

内固定的质量直接影响骨折的预后。①精确选择空心钉的长度及螺纹的长度。空心钉的尖端应距股骨头软骨面 3～5mm，尾端紧靠骨皮质，空心钉的螺纹必须全部通过骨折线；空心钉的尾部加垫圈后，能明显增加骨折端的加压作用；②远端空心钉沿股骨颈下缘皮质钻入，经过股骨矩，使空心钉获得坚固的依托，对于骨质疏松严重的患者，此空心钉尤为重要；③3 枚空心钉分别经压力带骨小梁、股骨颈中轴线和张力带骨小梁进入，在股骨颈内呈多平面三角形分布，有较强抗载荷能力及抗扭转能力。胥少汀[3]报告，股骨颈骨折不愈合率在 10%左右，股骨头坏死率在 10%～25%。本组股骨颈骨折不愈合率为 0.34%，股骨头坏死率 8.24%，均低于文献报告。分析其原因：①G 型臂及 C 型臂 X 线机的应用及伴随复位质量的提高；②空心钉及手术方法的改进，切实提高了内固定的质量；③对于＞70 岁且有明显移位的股骨颈骨折，采取了关节置换的方法。

参考文献

[1]黄相杰，周志高，谭庆远，等.可折断式螺纹钉内固定治疗股骨颈骨折[J].中国骨伤，1996，9(2)：21.

[2]董天华，唐天驷.髋关节外科[M].南京：江苏科学技术出版社，1992：338.

[3]胥少汀.股骨颈骨折的不愈合与头坏死[J].中华骨科杂志，1996，16(9)：594.

（原文发表于《中国中医骨伤科杂志》2008 年第 16 卷第 7 期，作者：高广凌，黄相杰，王　亮）

十一、老年股骨转子间骨折 PFNA 固定与半髋置换手术治疗对比

［摘要］目的：观察 PFNA 固定与半髋置换手术治疗老年股骨转子间骨折的疗效。方法：观察组 24 例，行半髋置换手术治疗，对照组 18 例，行 PFNA 固定治疗。术后比较两组患者治疗疗效差异及手术具体情况。结果：观察组的手术时间、术后卧床时间及术后有限负重时间均远小于对照组，差异有统计学意义（$P<0.05$），半髋置换手术治疗的优良率为 100.0%，远高于 PFNA 固定治疗（72.2%），差异有统计学意义（$\chi^2=14.966$，$P<0.05$）。结论：半髋置换手术治疗老年股骨转子间骨折疗效显著，患者依从性好，病愈时间短，并发症容易控制，值得临床推广。

[关键词] 半髋置换手术;PFNA 固定;股骨转子间骨折

股骨转子间骨折是骨科临床上常见的骨折病症,主要临床表现为局部肿胀严重,有瘀血斑、剧痛和压痛,往往是由间接外力、纵向挤压等因素相互作用引起的。老年股骨转子间骨折常并发关节脱位或半脱位,严重影响患者的生命健康和生活质量。临床上治疗股骨转子间骨折的方法主要有保守治疗和髓外固定、髓内固定、髋关节置换等手术疗法。

(一)资料与方法

1.一般资料

采用临床资料回顾性分析的方法,将 2011 年 1 月至 2013 年 1 月入院诊治的 42 例股骨转子间骨折老年患者的临床资料做回顾性分析。42 例患者中,男 29 例,女 13 例;患者年龄 58~71 岁,平均(65.9±3.7)岁。9 例伴发严重骨质疏松,10 例伴发高血压,13 例伴发糖尿病。患者均有不同程度的瘀血斑、局部肿胀、压痛等症状,42 例患者均行 X 线、CT、MRI 等影像学检查证实为股骨转子间骨折。参考改良 Evans 骨折分型法进行分类:6 例ⅠA 型,7 例ⅠB 型,18 例Ⅱ型,11 例Ⅲ型。将 42 例患者随机分为两组,观察组 24 例,行半髋置换手术治疗,对照组 18 例,行 PFNA 固定治疗。两组患者的年龄、病情及具体症状等差异均无统计学意义($P>0.05$),具有可比性。

2.治疗方法

42 例患者入院诊治时均行骨科常规检查,进行及时止血和消肿治疗及护理,术前行常规硬膜外麻醉或全麻。半髋置换手术治疗:先予以手法复位,纠正患肢畸形,从髋后外侧入路,选取小转子上 1.0~1.5cm 处将股骨颈切断并取出股骨头,对股骨髓腔实施磨锉后,整复大小转子处骨折,采用钢丝捆扎后取出髓腔锉,冲洗并真空搅拌,注入骨水泥,选取适宜假体柄,沿约前倾 150°插入。PFNA 固定治疗:选取 PFNA 钉,取患肢大转子顶点上切口,将髓钉插入,闭合复位,于 C 型臂 X 线机下锁定股骨顶及头,髓钉位置正确合理,冲洗缝合。全部患者止血后均行局部包扎,术后行常规抗菌治疗及护理。术后严密观察,若出现并发症,进行合理的、有针对性的护理及对症治疗。

3.观察指标和疗效评定标准

记录患者术中出血量、创口大小、手术时间、术后卧床时间、术后有限负重时间等手术情况,采用 Harris 评定标准评价患者术前、术后 6 个月病情及体征。疗效评价标准包括疼痛、下肢畸形、功能、髋关节活动能力等子项目,总分为 100 分。优,评分≥90 分,患者临床症状和体征完全消失,疼痛消失,正常活动完全恢复;良,评分为 80~90 分,患者临床症状和体征明显好转,偶有疼痛,恢复正常活动后虽无症状,但劳累后出现疼痛;可,评分为 70~80 分,患者临床症状和体征有改善,疼痛减轻,可做轻体力工作,或遗留髋部不适、中度疼痛等症状;差,评分≤70 分,患者临床症状和体征无改善甚至加重,仍存在髋部疼痛严重,下床活动困难,需行再次手术治疗。优良率指评估为优的例数和评估为良的例数的总和与总例数的比率。另外,对患者定期随访 6~12 个月,观察并发症及复发情况。

4.统计学方法

采用 SPSS 11.50 统计软件包对数据进行统计学分析,计量资料采用均数±标准差($\bar{x}\pm s$)表示,并采用t 检验;组间采用 χ^2 检验,组间差异以 $P<0.05$ 表示差异具有统计学意义。

（二）结果

42例老年患者股骨转子间骨折均经临床病理证实。观察组的手术时间为(1.0±0.4)小时，小于对照组(1.5±0.5)小时，差异具有统计学意义($P<0.05$)。观察组患者术后卧床时间为(8.8±1.9)天，远小于对照组(16.6±2.9)天，差异有统计学意义($P<0.05$)。观察组患者术后有限负重时间为(6.8±1.1)天，远小于对照组(13.6±1.9)天，差异有统计学意义($P<0.05$)。观察组平均出血量为(101±21.8)mL，大于对照组(51.4±11.8)mL，差异有统计学意义($P<0.05$)。观察组创口大小为(10±2)cm，大于对照组(3±1)cm，差异有统计学意义($P<0.05$)。观察组24例患者中，优20例，良4例。观察组的优良率为100.0%，远大于对照组72.2%，差异有统计学意义($\chi^2=14.966$，$P<0.05$)。观察组未出现严重并发症，对照组出现1例髋内翻，1例头颈切割，行对症治疗及护理后好转。42例患者全部病愈出院。

（三）讨论

股骨转子间骨折是由间接外力、纵向挤压等多种因素相互作用导致的临床常见骨科病症，严重威胁患者的生命健康和生活质量。老年股骨转子间骨折早期应该根据患者的具体病理类型予以有针对性的干预和诊疗。股骨转子间骨折由于具有病因多样、发病急骤、病情变化复杂、对患者影响大等特点，治疗较为困难。本研究表明，半髋置换手术治疗优良率远大于PFNA固定治疗，差异具有统计学意义。半髋置换手术治疗的手术时间、术后有限负重时间与术后卧床时间均远小于PFNA固定治疗，差异具有统计学意义。老年患者一般伴发骨质疏松或股骨转子不稳定，此时采用半髋置换治疗是可行的，半髋置换手术治疗是临床上控制老年股骨转子间骨折最为有效的手段。半髋置换手术治疗能有效提高患者治愈率，降低并发症的发生率，具有较高的临床应用价值。对患者进行妥善处理、充分的诊断和合理、有针对性的手术治疗是临床上医务人员处理老年股骨转子间骨折的主要责任。

医务人员应提高对手术治疗股骨转子间骨折的认识，对进行手术治疗的股骨转子间骨折患者加强管理和定期随访。临床上应对股骨转子间骨折患者具体的身体状况与患病严重程度进行谨慎、合理、系统的评价，确保病情诊断确切，再结合实际情况，制订科学、有针对性的手术治疗方案。甚至应对患者实施个体化治疗，以确保有效缓解及改善患者股骨转子间骨折症状，改善患者的生活质量。正确合理的手术治疗方案对于促进受损组织的功能恢复，提高手术治疗效果及质量，改善患者病症，改善老年患者的步行能力和日常活动能力，缩短病愈时间至关重要。半髋置换手术治疗老年股骨转子间骨折疗效显著，患者依从性好，病愈时间短，并发症容易控制，治愈率高，值得临床推广。

（原文发表于《中国实用医药》2014年第9卷第6期，作者：王　亮，刘德忠，苏金平，徐梓耀）

十二、后外侧入路可吸收钉内固定联合自体干细胞治疗股骨头骨折合并髋脱位14例

［摘要］目的：观察后外侧入路可吸收钉内固定联合PRP治疗Pipkin骨折的临床疗效。方法：选择2014年4月至2018年5月山东省文登整骨医院收治的Pipkin骨折患者14例，所有患者均给予后外侧入路可吸收钉内固定联合PRP治疗，采用Harris评分评价髋关节功能，

Thompson-Epstein 评定标准评价疗效，并观察术后骨性愈合情况和并发症发生情况。结果：14 例 Pipkin 骨折患者术后均未发生感染、神经血管损伤等严重并发症，所有病例均获得 16～50 个月随访，平均 32.5 个月，所有患者骨折均达到骨性愈合标准，其中 1 例患者发现股骨头坏死，并已行人工股骨头置换治疗，1 例患者发现创伤性关节炎，Harris 评分平均(82.57±3.98)分，Thompson-Epstein 标准评价：优 4 例，良 8 例，一般 1 例，差 1 例，优良率 85.71%。结论：后外侧入路可吸收钉内固定联合 PRP 治疗 Pipkin 骨折疗效确切，是一种较好的治疗方案。

[关键词]后外侧入路；可吸收钉；富血小板血浆；股骨头骨折

Pipkin 骨折即股骨头骨折合并髋关节后脱位，临床上较少见，仅占所有股骨近端骨折的 3.43%[1]，其骨折致伤暴力较大，且属于关节内骨折，治疗难度较大，容易导致股骨头坏死、异位骨化、创伤性关节炎等并发症的发生。近年来，随着交通事故和其他高能量损伤事件的频发，Pipkin 骨折的发生率也日益增加。2014 年 4 月至 2018 年 5 月，山东省文登整骨医院收治 Pipkin 骨折患者 14 例，均采取后外侧入路可吸收钉内固定联合 PRP 治疗，效果满意，现报告如下。

（一）临床资料

2014 年 4 月至 2018 年 5 月，山东省文登整骨医院收治 Pipkin 骨折患者 14 例，其中男 10 例，女 4 例；右侧 12 例，左侧 2 例；年龄 32～54 岁，平均年龄 43.5 岁；按 Pipkin 骨折分型：Pipkin 骨折Ⅰ型 2 例，Ⅱ型 2 例，Ⅳ型 10 例；受伤原因：交通事故伤 10 例，高处坠落伤 4 例；受伤到手术时 2～11 天，平均为天 4.2 天。所有患者均签署手术治疗同意书和 PRP 治疗同意书。

（二）方法

1.术前处理

完善影像学检查，急诊对脱位的股骨头进行手法复位，复位成功后患肢骨牵引制动，并给予预防血栓、止痛、消肿等对症治疗，完善术前检查，择期手术。

2.制备 PRP

取患者 100mL 外周静脉血，送实验室，制备成约 5mL PRP 备用，具体制备方法与山东省文登整骨医院秦立武等[2]制备 PRP 的方法相同。

3.手术方法

麻醉成功后，患者取侧卧位。常规消毒、铺巾。取髋关节后外侧入路，沿大粗隆后缘做弧形切口，切口长 5～6cm，依次切开皮肤、皮下组织、筋膜，钝性分开臀大肌，暴露短外旋肌群近端的一小部分。若后外侧外旋肌群及关节囊完全撕裂或部分撕裂，则保护撕裂软组织，显露髋关节。若外旋肌群未撕裂，则屈膝、内旋髋关节，紧张外旋肌群，标记并切断短外旋肌群一部分，暴露关节囊。注意保护股方肌内的旋股内侧动脉末支，不要切断该血管。屈曲、内收、内旋髋关节，小心脱位的股骨头，勿使骨折端损伤旋股内侧动脉末支和坐骨神经，取出游离的骨折块，借助骨钩充分显露骨折端，清理骨折断端淤血，将取出的骨折块浸泡在准备好的 PRP 中，并向股骨侧的骨折端涂抹适量 PRP。复位骨折端，垂直于骨折端钻孔、攻丝，根据骨折大小，拧入 1～2 枚可吸收螺钉固定(图 11-28)。对于 Pipkin Ⅳ型骨折，较小的髋臼骨折块可以通过可吸收钉固定，较大的可以通过钢板内固定，无法复位和固定的骨折块，在不至于造成关节脱位的前提下可以直接取出。固定复位股骨头后，彻底冲洗，缝合关节囊后，将剩下的 PRP 注入关节囊中，再逐层缝合。

4.术后处理

术后给予皮肤牵引治疗 1 个月，指导患者行床上功能锻炼。术后 1 个月复查 X 线摄片，行髋关节功能锻炼及不负重拄拐下地，术后 3 个月、6 个月、1 年等复查。一般根据 X 线摄片骨折愈合情况，于术后 3 个开始负重训练。每次复查都拍 X 线摄片，并且记录 Harris 髋关节功能评分及 Thompson-Epstein 疗效效果。

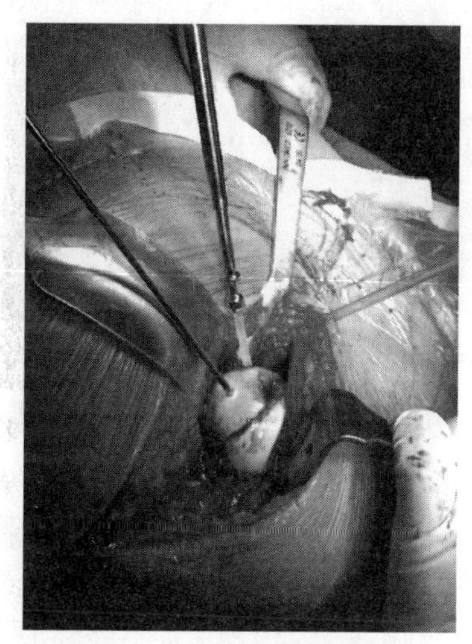

图 11-28　后外侧入路切开，复位骨折端后，可吸收钉固定

（三）结果

本组 14 例 Pipkin 骨折患者术后均未发生感染、神经血管损伤、血栓等严重并发症，所有病例均获得 16～50 个月随访，平均 32.5 个月。14 例患者骨折均达到骨性愈合标准，其中 1 例患者于术后 3 个月发现股骨头坏死，并于术后第 6 个月行人工股骨头置换术，术后髋关节功能恢复良好，1 例患者术后半年发现创伤性关节炎，暂未行手术治疗。本组患者末次随访 Harris 评分为(82.57±3.98)分，末次 Thompson-Epstein 标准评价：优 4 例，良 8 例，一般 1 例，差 1 例，优良率 85.71%。典型病例见图 11-29。

（四）讨论

Pipkin 骨折为关节内骨折，保守治疗效果较差，骨折之后容易引起股骨头坏死、异位骨化、创伤性关节炎等并发症，通过手术治疗来达到解剖复位和坚强内固定是治疗 Pipkin 骨折的共识[3]。

手术时机的选择，Lin 等[4]研究证实，急诊闭合复位后尽早地手术治疗，能够减少后期髋关节术后并发症的发生。Pipkin 骨折由于致伤暴力较大，往往合并其他损伤，早期可能还存在未发现的隐匿性损伤，手术风险较大，笔者不主张急诊切开复位内固定治疗。笔者认为，对脱位的股骨头进行急诊复位，复位后给予骨牵引治疗，待病情稳定后尽早择期手术，是一种较稳妥安全的手术时机选择。

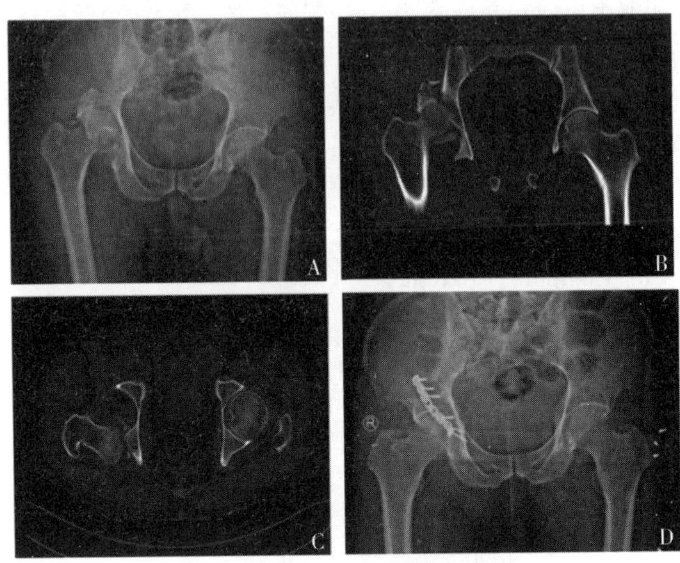

图 11-29　患者男，52 岁，车祸伤，影像学检查

注　图 A、图 B、图 C：Pipkin Ⅳ型骨折，术后 6 个月影像；图 D：股骨头骨折骨性愈合，髋臼钢板内固定良好。

手术入路的选择，目前采用较多的主要是前侧入路与后侧入路 2 种，前侧入路主要是：Smith-Petersen、McFarland 及 Osborne 入路等，后侧入路主要是 Kocher langenbeck 入路。韩建华等[5]认为前侧入路能够充分显露股骨头，并且不破坏股骨头后侧血运，有助于防止股骨头缺血坏死的发生。也有研究[6-7]发现，与前侧入路相比，后侧入路能够降低异位骨化的发生率，并且不会增加股骨头坏死的风险。本研究采用后外侧入路，该入路对股骨头和髋臼显露充分，在操作时容易复位和固定，能够对损伤的关节囊及后外侧肌群进行修复，并且并不会造成股骨头缺血坏死的广泛发生。尤其是对于 PipkinⅣ型骨折，经后外侧入路对髋臼骨折进行处理和固定是十分必要的。同时，在术中要仔细保护好旋股内侧动脉分支，避免手术损伤，该血管是供应股骨头血运的关键之一。

内固定物的选择，对于 PipkinⅠ型、Ⅱ型、Ⅳ型骨折，大多数学者认为采用可吸收钉内固定可以取得较好的治疗效果[8]。可吸收钉为高分子可降解聚合物，优点是：安全无毒，不良反应发生率较低[9]；固定强度可靠、持久，强度是松质骨的 20 倍，并且可保持 6 周以上，基本满足股骨头骨折愈合条件[10]；操作安全可靠，可降解吸收，无须再次取出内固定[11]。本组患者采用可吸收钉固定股骨头骨折，固定效果满意，未发生明显不良反应，所有患者均达到骨性愈合。

联合 PRP 治疗是希望通过 PRP 的辅助作用来达到促进骨折愈合、防止股骨头缺血坏死的目的。PRP 中富含大量的细胞生长因子，能够促进骨折愈合、血管新生和组织修复，已经被广泛地应用于骨科疾病的治疗[12-14]。本研究联合 PRP 治疗，一方面是为了加速骨折愈合，从而缩短患者术后卧床时间和关节功能恢复时间，另一方面是为了促进骨折周围血管的修复和新生，维持股骨头的血运，从而减少后期股骨头坏死的发生。本次研究仅有 1 例 Pipkin Ⅳ型患者于术后第 6 个月复查诊断为 ARCO Ⅳ期股骨头坏死，行全髋关节置换术治疗，这可能是由于受伤时，损伤暴力较大，造成了股骨头部位血运不可逆性的中断。

本研究给予 Pipkin 骨折患者后外侧入路可吸收钉内固定联合 PRP 治疗，通过术后随访观察 Harris 评分、Thompson-Epstein 评定标准、骨性愈合情况以及并发症情况，证明该治疗方式能够取得较好的临床治疗效果，达到了此次研究的目的。同时，研究还存在不足之处，由于 Pipkin 骨折例数较少，未能设置对照组，对观察指标的研究还不够细致，有待进一步深入研究。

综上所述，后外侧入路可吸收钉内固定联合 PRP 治疗 Pipkin 骨折疗效确切，是一种较好的治疗方案，值得采用。

参考文献

[1]刘勃，杨宗酉，王娟，等.2003 年至 2012 年河北医科大学第三医院成人股骨头骨折的流行病学分析[J].中华创伤骨科杂志，2015(2)：147-150.

[2]秦立武，姜红江，黄相杰，等.富血小板血浆联合空心钉治疗股骨颈骨折的疗效观察[J].中国骨与关节损伤杂志，2014，29(12)：1250-1251.

[3]王勇，卓乃强.股骨头骨折治疗研究进展[J].泸州医学院学报，2016，39(2)：189-192.

[4]LIN DS，LIAN KJ，CHEN ZW，et al.Emergent surgical reduction and fixation for pipkin type I femoral fractures[J].Orthopedics，2013，36(6)：778-782.

[5]韩建华，王海峰，陈方虎，等.髋关节前外侧入路治疗 Pipkin Ⅰ型和Ⅱ型骨折[J].中国骨伤，2018，31(9)：77-81.

[6]WANG CG，LI YM，ZHANG HF，et al.Anterior approach versus posterior approach for Pipkin Ⅰ and Ⅱ femoral head fractures：a systemic review and meta-analysis[J].International Journal of Surgery，2016：S1743919116001102.

[7]GUO JJ，TANG N，YANG HL，et al.Impact of surgical approach on postoperative heterotopic ossification and avascular necrosis in femoral head fractures：a systematic review[J].International Orthopaedics，2010，34(3)：319-322.

[8]BRAUN BJ，HOLSTEIN JH，POHLEMANN T.Pipkin Fractures.In：Fractures of the Hip，2019.

[9]ZERGIEBEL EM.Multiple member interconnect for surgical instrument and absorbable screw fastener，2015.

[10]TARALLO L，MUGNAI R，ROCCHI M，et al.Comparison between absorbable pins and miniscrew fixations for the treatment of radial head fractures Mason type Ⅱ-Ⅲ[J].BMC Musculoskeletal Disorders，2018，19(1)：94.

[11]郝林杰，宋伟，马涛，等.可吸收螺钉内固定并 PRP 治疗 Pipkin 骨折 1 例[J].实用骨科杂志，2017(10)：94-95.

[12]SINGH R，ROHILLA R，GAWANDE J，et al.To evaluate the role of platelet-rich plasma in healing of acute diaphyseal fractures of the femur[J].Chinese Journal of Traumatology，2017，20(1)：39-44.

[13]KAKUDO N，MORIMOTO N，OGAWA T，et al.Angiogenic effect of platelet-rich plasma combined with gelatin hydrogel granules injected into murine subcutis[J].Journal of Tissue Engineering and Regenerative Medicine，2015，11(7)：1941-1948.

[14]王海焦,黄锐娜,王小俊,等.基于 VOSviewer 的富血小板血浆研究热点主题分析[J].中国组织工程研究,2019,23(18):165-170.

(原文发表于《中国中医骨伤科杂志》2020 年第 28 卷第 6 期,作者:宋修刚,张亚霖,严伟,朱晓龙,孙文学,李　磊,邹德宝,姜红江)

十三、DHS 和 PFNA 治疗老年骨质疏松性转子间骨折的临床疗效对比

[摘要]目的:比较动力髋螺钉(dynamic hip screw,DHS)和防旋型股骨近端髓内钉(proximal femoral nail antirotation,PFNA)治疗骨质疏松性转子间骨折的效果,探讨对于该类型疾病的合理内固定治疗方法。方法:收集 107 例老年骨质疏松性转子间骨折患者,分别给予 DHS(45 例)和 PFNA(62)治疗。对比两组手术时间、术中出血量、骨折愈合时间、Harris 评分及术后并发症等指标。结果:107 例患者平均随访时间 19 个月。PFNA 组与 DHS 组相比,PFNA 组手术时间短、术中出血量少、骨折愈合时间短,差异有统计学意义($P<0.01$)。术后 2 周 Harris 髋关节功能评分比较,两组差异无统计学意义($P>0.05$)。结论:PFNA 手术创伤小、出血量少、固定牢靠、并发症少,更适用于老年、骨质疏松、骨折粉碎不稳定、不能耐受长时间卧床的患者。

[关键词]动力髋螺钉;防旋型股骨近端髓内钉;骨质疏松;转子间骨折

股骨转子间骨折是骨科常见病,尤其多发于老年人,而骨质疏松(osteoporosis,OP)是造成这一骨折多发的重要原因。同时,较差的骨骼质量也影响了骨折的愈合。保守治疗对于老年患者,由于长期卧床加之自身复杂的内科系统疾病加重了治疗的风险。因此,我院采用动力髋螺钉(DHS)和防旋型股骨近端髓内钉(PFNA)两种内固定方法治疗骨质疏松性转子间骨折患者 107 例。现报告如下。

(一)资料与方法

1.一般资料

收集 2009 年 6 月至 2012 年 2 月间在山东省文登整骨医院接受手术治疗并定期随访的老年骨质疏松性转子间骨折患者 107 例,男 48 例,女 59 例。年龄 63～85 岁,平均(73.7 ± 5.2)岁。致伤原因:摔伤 82 例,高处坠落伤 20 例,砸伤 5 例。左侧 57 例,右侧 50 例。根据 Evans 标准分型:Ⅰ型 9 例,Ⅱ型 11 例,Ⅲ型 18 例,Ⅳ型 10 例,Ⅴ型 5 例。合并内科系统疾病 71 例,其中高血压 46 例,糖尿病 33 例,冠心病 19 例,脑栓塞后遗症 5 例,脑出血后遗症 3 例。两组患者在性别、年龄、Evans 分型上均无显著性差异($P>0.05$),患者一般情况见表 11-26。

表 11-26　两组患者一般情况比较

组别	例数	性别(例)		平均年龄	Evans 分型(例)					合并症(例)
		男	女	(岁,$\bar{x}\pm s$)	Ⅰ	Ⅱ	Ⅲ	Ⅳ	Ⅴ	
DHS 组	45	19	26	72.9± 4.9	9	13	15	6	1	28
PFNA 组	62	29	33	74.1± 4.8	9	11	22	13	7	43

续表

组别	例数	性别(例)		平均年龄	Evans 分型(例)					合并症(例)
		男	女	(岁,$\overline{x}\pm s$)	Ⅰ	Ⅱ	Ⅲ	Ⅳ	Ⅴ	
检验统计量		$\chi^2=0.218$		$t=-1.311$	$\chi^2=5.677$					
P 值		0.640		0.641	0.225					

2.术前准备

患者入院确诊后常规给予卧床制动,患肢胫骨结节牵引或皮牵引,完善相关检查,积极处理内科系统疾病,控制血糖、血压,检测血凝 D-Ⅱ聚体,排除手术禁忌,尽早进行手术。

3.手术方法

DHS 组:硬膜外麻醉生效后,患者仰卧于手术牵引床上,右下肢外展 30°、内旋 15°固定。牵引复位成功后,常规消毒铺巾,取右髋到大腿外侧纵形切口,长约 15cm,依次切开皮肤、皮下组织及筋膜,钝性分开股外侧肌,显露骨折端,将骨折复位成功后,用瞄准器自大转子外侧向股骨颈方向打入 1 枚导针,至股骨头下 1cm 处,测深度,依次扩孔、攻丝,拧入适当长度主拉力钉,套入适当锁定动力髋接骨板,打入螺钉,拧入尾丝。透视见骨折位置好,内固定位置好。留置引流管一根,依次关闭切口。

PFNA 组:硬膜外麻醉生效后,患者仰卧于手术牵引床上,左下肢内收 15°、内旋 15°固定。牵引复位,常规消毒铺巾,取大转子顶端以上纵行切口,长约 5cm,依次切开皮肤、皮下组织及筋膜,钝性分开臀中肌,暴露大转子顶点,自大转子顶端稍偏内侧沿髓腔长轴方向打入 1 枚导针,透视见位置好,再用弹性钻头打开股骨髓腔,插入 PFNA 主钉,组装瞄准臂,插入近端锁定导针,测量长度并透视,见导针位于关节面下 5～10mm,打入并锁定 PFNA 螺旋刀片。再选择远端锁定瞄准臂,确认切口位置,置入交锁螺钉,冲洗切口,依次关闭切口。

4.术后处理

所有患者术后均给予抗凝治疗。术后 24～48 小时内拔除引流管,术后 6 小时开始指导行股四头肌及小腿三头肌功能锻炼。术后 2～5 天根据患者全身状况指导部分负重活动,术后 6～8周可根据骨折愈合情况,逐步弃拐行走。定期复查 X 线摄片,评估骨折愈合情况。

5.观察指标与疗效评定标准

记录每组患者手术用时、术中出血量、临床骨折愈合时间及髋关节功能评分。髋关节功能评价参考 Harris 髋关节功能评分方法。90～100 分为优,80～89 分为良,70～79 分为可,<70 分为差。

6.统计学方法

采用 SPSS 17.0 软件进行统计分析,参数以 $\overline{x}\pm s$ 表示,两组间资料比较采用 t 检验或 χ^2 检验,$P<0.05$ 为差异有统计学意义。

(二)结果

所有患者术后随访 16～24 个月,平均 19 个月。将 PFNA 组与 DHS 组比较,手术时间、术中出血量、骨折愈合时间结果的差异均有统计学意义($P<0.01$);术后 2 周,Harris 髋关节功能评分结果差异无统计学意义($P>0.05$)。即 PFNA 组在手术时间、术中出血量及骨折愈合时间方面明显优于DHS组；而术后Harris评分方面，两组无明显差异（表11-27）。

表11-27 两组患者术中及术后情况比较（$\bar{x}\pm s$）

组别	例数	手术时间（分钟）	术中出血量（mL）	骨折愈合时间（周）	Harris评分（分）
DHS组	45	88.8±7.8	265.4±11.2	14.5±1.1	79.1±4.9
PFNA组	62	52.9±5.2	128.4±6.5	13.5±1.2	82.3±5.1
t值		28.47	79.68	4.43	−3.36
P值		<0.01	<0.01	<0.01	0.65

住院期间，两组患者均无伤口感染及死亡，两组中各有2例患者发生下肢深静脉血栓，经溶栓治疗好转。随访过程中，DHS组2例患者发生髋内翻，1例患者动力加压螺钉切割出股骨头。PFNA组1例患者因撞击伤再次发生骨折。

（三）讨论

转子间骨折约占股骨近端骨折的55%，主要发生在有骨质疏松的老年患者，有报告称其相关率可达88%[1]。股骨转子间骨折虽可采用卧床牵引等保守治疗，但长期卧床引起的并发症、致残率、致死率较高，再加之老年人体质较弱，伤前常合并复杂的内科系统疾病，更加降低了患者的生活质量。随着内固定材料与手术技术的改进，以及围手术期管理措施的完善，早期手术治疗可减少并发症，降低病残率和病死率的观点被广泛接受。并且有学者主张只要患者没有绝对的手术禁忌证，均应该行手术治疗[3]。该骨折虽受累范围大，但因其多为松质骨，血供较为丰富，如治疗及时，复位满意，固定适当，一般均能愈合。由于老年人致病复杂性，要求手术创伤小、时间短，同时固定可靠。到目前为止，国内对此类手术最常用的两种手术治疗方式为防旋型股骨近端髓内钉（PFNA）和动力髋螺钉（DHS）。

DHS为偏心钉一板结构，可以持续产生轴向加压，并且使骨折端产生动力性加压作用，促进骨折早期愈合。DHS有静力性和动力性加压作用，而且具有张力带作用，因而固定效果较为理想[4]。此外，DHS技术成熟，操作方便，价格相对便宜，可满足早期活动的要求，是国内外一度广泛应用的经典术式。但对于不稳定的转子间骨折，存在髓外固定导致的杠杆力臂较长、单钉无有效抗旋转作用，从而使固定稳定性欠佳，对骨质疏松患者有一定的股骨头切割发生率以及剥离广泛、创伤较大等缺点[5]。如为反转子间骨折，由于骨折本身可向外移动，采用DHS固定极易导致失败。Kim等[6]研究认为，不稳定骨折合并骨质疏松者手术失败率高达50%。因此，此过程的关键点在于滑动螺钉必须放于股骨头中心或稍偏下，特别是在OP患者中，深度在股骨头软骨下1cm左右。

PFNA系统是AO/ASIF在PFN的基础上研究推出的，具有以下特点。①螺旋刀片的设计使得1枚螺钉同时具备了支撑、防旋及加压的作用。螺旋刀片的快速、可靠打入，不需钻孔，从而无松质骨丢失，出血少，同时螺旋刀片打入过程中，对周围的松质骨造成挤压，使疏松的骨质变得结实、密集，增加了螺旋刀片的锚合力，从而提高了内固定的稳定性，并防止旋转和塌陷；②打入的螺旋刀片骨隧道为四边形，其与主钉锁定后，有较好的抗旋转作用；主钉近端在6°外翻角设计，符合股骨近端的解剖学形态，利于主钉插入髓腔，减少手术时间。

PFNA作为微创手术，为保证其顺利进行，应注意以下几点。①患者健侧肢体屈髋屈膝外展位固定于支架上，尽可能远离，将患肢保持与躯干 10°～15°内收位固定；使用 C 型臂 X 线机，利于术中透视，避免频繁挪动，延长手术时间。②麻醉成功后，牵引床牵引很重要，行手法复位可内收、外展、内旋、外旋移动患肢，复位骨折块，恢复患肢的长度和颈干角；若闭合复位难以满意，可选择有限切开复位，但不必强求小转子。③于大转子顶端前 1/3 与 2/3 的交界处插入导针至少 15cm，以便检查正、侧位置，扩顶端皮质，套筒保护下用高转速缓慢进入，防止大转子顶部骨折患者出现骨折块分离。④扩髓时不要使用暴力，避免导针发生弯曲，置入主钉时用瞄准器把持徒手插入，避免暴力捶击，防止骨折进一步移位，如果因为复位不良导致进钉困难，可用克氏针临时把持骨折端复位固定。⑤螺旋刀片的位置，正位位于股骨头颈中轴线或稍偏下，侧位位于股骨颈正中，螺旋刀片的插入不可使用暴力，刀片的长度要合适，避免骨折间隙过长。姜自伟等[7]应用 logistic 多因素回归分析影响转子间骨折术后髋关节功能恢复的因素，结果表明，术前 ASA 分级、伤前髋关节功能、骨质疏松、内固定方式、复位质量 5 个因素是影响髋关节功能的主要因素，此外内服中药与髋关节恢复有一定联系。术后内服中药可活血化瘀、减轻术后伤口肿痛，促进伤口愈合；或补中益气调理脾胃功能，提高免疫力，减少外感发生。说明辨证内服中药可作为髋关节功能恢复的有效辅助手段。骨质疏松骨折治疗的基本原则是良好的复位，可靠的固定以及及时的功能锻炼和抗骨质疏松治疗[7]。因此，两者比较而言，PFNA 的这些设计和优点更适用于老年、骨质疏松、骨折粉碎不稳定、不能耐受长时间手术的患者，并允许其术后较早的活动和负重。沈宇辉等[8]研究表明，Evans 分型能反映骨质疏松性转子间骨折患者骨质疏松严重程度，且分型等级越高，骨质疏松严重程度越重，骨质量越差，内固定材料对骨折固定强度和稳定性越差。因此，对于骨质疏松性转子间骨折患者的治疗，需充分考虑骨骼内在结构缺陷所导致的生物力学缺陷，才能正确选择手术方式和内固定材料，并指导患者术后功能锻炼，最终取得理想的疗效。

参考文献

[1]RUEDI TP，BUCKLEY RE，MORAN CC.骨折治疗的 AO 原则[M].2 版.危杰，译.上海：上海科学技术出版社，2010：560.

[2]MEREDDY P，KAMATH S，RAMAKRISHNAN M，et al.The AO/ASIF proximal femoral nail antirotation（PFNA）：a new design for the reatment of unstable proximal femoral fractures [J].Injury，2009，4：428-432.

[3]李凡，陆海明，王秋根，等.PFNA 与 Gamma 钉治疗不稳定股骨粗隆间骨折的早期疗效评价[J].中国矫形外科杂志，2008(16)：1265-1267.

[4]宋建治，肖少雄，徐礼森.PFNA、PFN 与 DHS 内固定治疗老年骨质疏松性股骨粗隆间骨折疗效对比[J].中国现代手术学杂志，2012(4)：305-308.

[5]陈瀛，林朋，杨连发，等.防旋股骨近端髓内钉治疗股骨粗隆间骨折的近期临床效果[J].中国修复重建外科杂志，2008(7)：769-772.

[6]KIM WY，HAN CH，PARK JI，et al.Failure of intertrochanteric fracture fixation with a dynamic hip screw in relation to pre-operative fracture stability and osteoporosis[J].Int orthop，2001，6：360-362.

[7]姜自伟,黄枫,郑晓辉,等.老年股骨粗隆间骨折术后髋关节功能恢复的影响因素[J].实用医学杂志,2010(22):4112-4115.

[8]沈宇辉,袁高翔,郁建,等.骨质疏松性股骨粗隆间骨折类型与骨密度关系及临床意义[J].国际骨科学杂志,2011(6):389-391.

（原文发表于《中国矫形外科杂志》2014 年第 22 卷第 6 期,作者:黄　诚,付聪聪,黄相杰）

十四、应用可吸收内固定物治疗髋部骨折 76 例分析

1993 年以来,我们应用可吸收内固定物治疗髋部骨折左侧 34 例,右侧 42 例,共 76 例,效果满意。

（一）一般资料

本组男 49 例,女 27 例;年龄 15～58 岁,平均 39 岁。车祸伤 51 例,高处坠落伤 18 例,塌方致伤 7 例。伤后 2 天以内就诊 3 例,2～21 天 28 例,1～3 个月 16 例,3 个月以上 3 例。24 例合并股骨头骨折。Pipkin 分型:Ⅰ型 6 例,Ⅱ型 9 例,Ⅲ型 5 例,Ⅳ型 4 例。8 例合并髋臼后壁骨折,4 例合并髋臼内壁骨折,2 例合并同侧股骨干骨折,3 例合并同侧胫腓骨折,1 例合并肋骨骨折,4 例合并坐骨神经损伤,22 例合并髋关节后脱位。髋臼骨后壁骨折 60 例,8 例合并股骨头骨折,7 例合并髋臼内壁骨折,1 例合并股骨干骨折,2 例合并胫腓骨折,5 例合并坐骨神经损伤,58 例有髋关节后脱位病史。

（二）手术方法

髋臼后壁骨折和合并股骨头骨折的髋臼后壁骨折及股骨头后侧骨折,取髋关节后外侧入路;股骨头前内侧与后外侧均有骨折者,取髋关节前侧入路;对股骨头前内侧骨折,如欲同时探查髋臼后壁,则取髋关节后侧入路,否则取髋关节前侧入路复位与固定。股骨头骨折者,内旋或外旋下肢使股骨头脱位后,骨折块大多位于髋臼内或髋臼内下方,拉出骨折块,清除骨折断面上的血凝块,直视下将骨折块复位,在骨折块的部位"U"形切开股骨头软骨,用 3.5mm 的钻头在软骨下钻孔,再用丝锥攻丝,用埋头器在骨块浅面为可吸收钉帽扩出一个空间,将可吸收螺丝钉拧入,钉帽陷入骨折块内,将切开的软骨复位。如果骨折块较大,用一枚螺丝钉固定欠稳,则再选一部位,用 3.2mm 的克氏针钻孔,用助进器将 3.2mm 的可吸收内固定棒敲入,以保证骨折块复位后的位置,防止骨折块旋转。髋臼后壁骨折者,将后壁骨折块适当游离后清除骨折断面的软组织及血凝块,将骨折块正确复位后,用 2 枚可吸收螺丝钉或 1 枚可吸收螺丝钉和 1 枚可吸收固定棒固定。如同时合并坐骨神经损伤,则同时探查松解或修复。术后 24 小时后床上屈伸活动髋关节,骨牵引或皮牵引 3～4 周。

（三）结果

本组 76 例,随访 6～45 个月,优(无疼痛,步态正常,关节活动范围至少为正常的 75%,X 线摄片示无明显骨关节改变或骨折块有轻度骨质疏松,关节间隙正常)58 例,占 76.3%;良(轻微疼痛,步态正常,关节活动范围至少为正常的 50%,X 线摄片示关节间隙有狭窄,关节面硬化,股骨头骨折块硬化或有囊性变)17 例,占 22.4%;可(中度疼痛,跛行,关节活动范围大于正常 30%,关节面硬化,股骨头密度稀疏或硬化)1 例。无差者。

(四)讨论

我们采用自身增强聚丙交酯(SR-PLLA)螺丝钉及固定棒治疗76例髋部骨折患者,经6～45个月临床观察,无一例骨折再移位。由此可见,采用可吸收内固定物治疗髋部骨折与金属内固定物治疗效果相仿,而且可省去取内固定物的二次手术,减少了感染机会。尤其是股骨头骨折,当骨折块疏松、萎缩、坏死、塌陷时,可避免内固定物突出于关节腔内。对于负重部位骨折者,SR-PLLA内固定物对关节的腐蚀破坏作用较金属内固定物小得多。而且,SR-PLLA内固定物为无菌包装,使用方便,不干扰放射影像,其弹性模量与骨相似,允许微小活动,有利于骨折愈合。但是采用可吸收内固定物治疗髋部骨折术中应注意以下几点:①术中骨折应解剖复位;②钻孔方向应与骨折面垂直;③因可吸收螺丝钉抗扭较力较差,术中一定要用丝锥攻丝足够深度的螺纹;④对于股骨头骨折,宜选用长度合适的内固定物,拧入后如果过长,可用锯或骨剪除去多余尾部,以使关节面平整;⑤骨折块较小时,用1枚SR-PLLA螺丝钉可以达到可靠的固定,骨折块较大时,则应选用SR-PLLA螺钉和SR-PLLA固定棒联合固定;⑥股骨头与髋臼块骨折时,可同时用SR-PLLA螺钉及棒固定。

我们体会,位置较深、关节最大的髋部松质骨骨折采用可吸收内固定物治疗意义更大,因为此类骨折若用金属内固定物治疗,固定物将突出于关节腔内,二次手术复杂、困难,并发症多,常可影响日后功能。

SR-PLLA内固定物治疗髋部骨折,完全可以将骨折固定至临床愈合,患者术后功能好于金属内固定物,值得临床选用。

(原文发表于《山东医药》1999年第39卷第16期,作者:黄相杰,毕晓英,周志高,相关研究获山东省科技进步二等奖)

第五节　髋关节翻修

一、人工关节假体无菌性松动的机制及药物预防的研究进展

20世纪70年代以来,人工关节在基础研究、设计生产、临床应用三方面迅速发展,使关节置换术广泛开展。对严重病变的关节,关节置换术有解除疼痛、保持关节活动度和稳定性、不影响或修复肢体长度等优点[1]。随着技术的发展和人们生活水平的提高,人工关节的需求年增长约为25%,年需求量将达到20万～30万套[2]。但假体无菌性松动已成为影响手术远期疗效的主要原因[3]。虽然随着假体材料的更新和手术技术的进步,假体松动发生率有所降低,但其基数却逐年增加,目前对假体松动机制及药物预防的研究不断深入,现将近几年这一领域的研究成果综述如下。

(一)假体无菌性松动的机制

无菌性松动是假体周围骨吸收增多、骨形成降低引起骨性结构力学性能下降所致。研究表明,无菌性松动是多种因素共同作用产生的[4],目前普遍认为假体无菌性松动与以下两大因素有关。

1.机械因素

假体松动的机械因素很多，起主要作用的是微动和应力遮挡。假体在体内的微动可以引发松动，假体-骨界面间均存在微动，当这种微动超过某一临界值时，就会抑制假体周围骨组织的生长。刘锋等[5]实验研究表明，一定参数的微动可以显著抑制骨组织形成而有利于纤维组织的形成，微动停止后，原有的纤维组织又可重新由骨组织替代。Jasty 等[6]的研究表明，假体-骨界面微动达到一定临界值后，骨组织的生长明显受到抑制，纤维组织的生长则明显活跃。在关节面插入假体时，由于假体插入导致新的负荷引发骨的改造，而骨的改造遵循 Wolf 定律。在假体周围没有承受负荷的地方可以发生骨丢失，这就是通常所说的遮挡。如果胫骨假体有长的干部并有远端固定，那么胫骨托将不会传导应力到假体下方的骨质，从而发生应力遮挡，导致骨量丢失。同样在股骨假体也具有相似的情况。这种骨量的减少会导致假体松动或骨折的发生。同时，假体间相互的磨损将导致聚乙烯内衬和股骨假体及胫骨假体的几何外形不匹配，局部的应力集中，也会导致假体松动。

2.生物因素

即假体长期磨损或离解产生的颗粒所诱导的生物学反应。磨损粒子引发骨溶解主要有以下几种途径。

(1)炎性细胞因子的作用通道[7]：磨损颗粒可以刺激巨噬细胞活化而分泌炎性介质，包括肿瘤坏死因子-alpha(TNF-α)和白介素-6(IL-6)、白介素-1(IL-1)、巨噬细胞集落刺激因子(M-CSF)、前列腺素 E_2(PGE_2)等细胞因子，这些因子对于破骨细胞的发生、分化和成熟具有重要的作用。TNF-α 是最强的骨吸收促进剂，并可抑制骨的形成。TNF-α 通过作用于成骨细胞，间接激活成熟的破骨细胞，抑制破骨细胞的凋亡；还可通过直接刺激前破骨细胞增殖，增强基质细胞中前破骨源性细胞的活性来促进破骨细胞的形成。IL-6 主要对破骨细胞及其前体产生影响，且可以促进成熟的破骨细胞形成骨吸收陷窝。IL-6 并不是很强的骨吸收刺激剂，在体内单独应用对骨吸收作用较小，然而 IL-6 可以强烈促进其他因子引起的骨吸收。IL-1通过激活核因子-κB(NF-κB)抑制破骨细胞凋亡，可直接或间接诱导破骨前体细胞增殖、分化以及刺激成熟破骨细胞活性。M-CSF 由松动关节的界膜产生，能够活化假体骨床内的破骨细胞活性，导致骨溶解。此外，巨噬细胞还可以产生大量的基质金属蛋白酶、胶原酶、基质降解酶等酶类物质以降解骨的有机成分。

(2)OPG/RANKL/RANK 系统途径[8]：近年来发现的破骨细胞分化过程中的一个重要信号传导通路，包括核激活因子受体配体(RANKL)、核激活因子受体(RANK)和骨保护素(OPG)。成骨细胞及骨髓基质细胞表达 RANKL，与破骨细胞前体细胞或破骨细胞表面的 RANK 结合后，促进破骨细胞的分化及骨吸收活性。成骨细胞及骨髓基质细胞分泌表达 OPG，与 RANKL 竞争性结合，阻止 RANK 与 RANK 之间的结合。而磨损颗粒可以刺激假体周围的成骨细胞分泌 RANKL，并抑制 OPG 的表达，介导 OPG/RANK/RANKL 三联体系统的失衡[9]，导致骨吸收过量，造成假体松动。假体周围界膜中的巨噬细胞在磨损颗粒的刺激下产生的许多骨吸收刺激因子都是以 OPG/RANK/RANKL 三联体系统作为其直接的靶目标，并且在多种因素诱导下通过影响 OPG/RANK/RANKL 三联体系统，使其中的 OPG 和 RANKL 失衡，来实现刺激破骨细胞的活性，导致假体周围骨溶解[10]。

（3）其他方面：假体磨损产生的微小颗粒不仅在假体周围诱发明显的破骨细胞性骨溶解，还可抑制假体周围成骨细胞功能。Kwon 等[11]将钛磨损颗粒与成骨细胞共培养发现，钛磨损颗粒可抑制成骨细胞功能，降低纤维连接素、Ⅰ型胶原等的基因表达水平。Zreiqat 等[12]将不同的颗粒分别与成骨细胞及巨噬细胞共培养发现，假体磨损颗粒可以明显减少与成骨相关的碱性磷酸酶、骨钙素、骨连接素的表达；将不同大小的钛颗粒与成骨细胞共培养发现，直径 1.5～4.0μm的钛颗粒可明显抑制成骨细胞增殖及成骨功能。磨损颗粒的产生和扩散加速了假体松动的进程，关节置换术破坏了原来的关节囊，使得磨损颗粒产生后随着关节液扩散到远离关节的部位，引起其他部位的骨溶解[13]。Jasty 等[6]研究也发现，假体的微动也可以明显地抑制成骨。

（二）药物防治人工关节无菌性松动

临床上，由假体松动导致关节疼痛、关节功能障碍的患者需实施翻修手术，而对于假体松动早期尚未产生关节功能障碍或功能障碍轻微的患者，治疗骨溶解、保存人工关节假体周围的骨量具有重要的意义。随着对磨损颗粒引发破骨细胞生成、骨溶解发生机制认识的加深，在人工关节无菌性松动的药物治疗和预防方面取得了可喜成果。国内外学者在探寻如何用药物方法防治骨溶解、促进成骨活性、减少假体无菌性松动、延长假体使用寿命方面做了许多研究，其研究主要集中在以下几个方面。

1.抑制炎症细胞因子释放

RANKL 和 M-CSF 是破骨细胞活化的终极因子，阻断骨溶解过程中破骨细胞活化因子的活性，对预防关节假体周围骨溶解有一定的作用。OPG 与 RANKL 结合后可阻断 RANKL 与 RANK 的结合，使之不能激活前体细胞分化为成熟的破骨细胞，从而抑制骨溶解。Goater 等[14]发现，将表达 OPG 的重组腺病毒载体植入鼠体内可有效的抑制钛颗粒诱导的鼠颅骨骨溶解。Yang 等[15]实验证实，逆转录病毒介导的人 IL-1 受体拮抗剂基因转染后，可明显降低鼠 IL-1β、M-CSF 及 RANK 的水平，可有效预防超高分子聚乙烯颗粒诱导的骨溶解。张超等[16]发现，腹腔注射红霉素可抑制炎性细胞的表达和分泌，抑制炎性因子引起的破骨细胞生成活化。依那西普作为 TNF 可溶性受体（sTNF-R），可以和细胞表面的膜受体（mTNF-R）竞争性结合 TNF，降低 TNF 的活性。还可通过影响 p75mTNF-R 的量而影响核因子-κB(NF-κB)的活化，从而影响破骨细胞的活化。陈志荣等[17]证实，依那西普可以有效地抑制钛颗粒诱导的巨噬细胞分泌的 TNF-α、IL-6、IL-1。由于假体周围骨溶解是一个多因子相互作用、相互调节的复杂过程，药物作用于单一因子或多个因子究竟能否起到防治效果，尚待进一步研究。

2.抑制破骨细胞分化成熟

目前研究较多且有效的就是使用双膦酸盐类药物，该类药物进入体内与羟基磷灰石紧密结合，然后在破骨细胞周围释放并进入破骨细胞，抑制胆固醇合成过程中甲羟戊酸合成途径的中间产物焦磷酸法尼酯/焦磷酸牛二酯（FPP/GGPP）形成，使细胞内信号传导通路受阻，从而抑制破骨细胞的分化、增殖及成熟，干扰破骨细胞功能，并促进其凋亡[18]。双膦酸盐除了对破骨细胞有直接的抑制作用，对单核巨噬细胞也有抑制作用。陈明等[19]发现，关节磨屑和单核细胞联合培养能使培养基中TNF-α、IL-1和白介素IL-6含量明显增加，而加入双膦酸盐后，上述各种因子的含量显著降低。这可能就是双膦酸盐能够阻止磨屑导致的关节假体松动的一个重要原因。但长期使用双膦酸盐类药物会产生各种严重的不良反应，如骨坏死、胃肠功能紊乱、全身骨软化及加重骨质疏松等。此外，李峰等[20]认为，降钙素能够通过破骨细胞上的降钙素受体直接影响破骨细胞的分化和增殖。

3.提高成骨细胞的生物活性

引起假体周围骨量丢失的原因，除了破骨细胞性骨吸收外，还可能与骨形成抑制有关。运用药物促进假体周围的成骨作用，在人工关节术后早期有可能会促进生物长入型假体骨长入，使假体得到良好的生物学固定，不但预防关节假体无菌性松动，且对早期关节假体周围骨溶解也有一定的治疗作用。目前，促进成骨作用最强的物质为骨形态发生蛋白(BMP)[21]。Hartwig等[22]研究发现，将BMP-3涂布于假体骨床上，再将假体植入犬股骨上端，可明显地促进假体周围骨长入，提高假体的生物学固定强度。双膦酸盐不仅有很强的抑制破骨细胞的骨吸收作用，而且也有一定的促进成骨作用。Wedemeyer等[23]的实验发现，唑来膦酸甚至可以在有磨损颗粒存在的情况下刺激小鼠颅骨新骨的形成。Im等[24]研究发现，阿伦膦酸钠可促进成骨细胞的分化与成熟。研究[25]表明，在一定的浓度范围内，双膦酸盐在促进破骨细胞活性的同时并不影响成骨活性，反而促进成骨活性和增殖。Kionv等[26]认为，双膦酸盐可提高术后患者的骨密度，抑制骨溶解，但目前不能广泛用于临床，需要做大宗病例调查并长期随访才能得出更加确切的结论。

(三)结语

目前人工关节置换术因其良好的疗效，已经成为骨科界普遍接受的手术，但是后期假体无菌性松动这一严重并发症仍未得到很好的预防控制，仍困扰着临床骨科医生。但是，随着对其发生机制认识的不断深入、医学技术的不断发展和各种新药的研制成功，相信在预防人工关节置换术后假体松动方面必将取得技术上的突破。

参考文献

[1]王继芳.我国人工关节置换术的现状与思考[J].中华骨科杂志，2001，21(12):709.

[2]闻玉华，殷湘慧.人工关节的研究现状和发展趋势[J].生物骨科材料与临床研究，2004，1(4):39-43.

[3]HARIS WH.The problem is osteolysis[J].Clin Orthop，1995，12(31):46-53.

[4]吕厚山.现代人工关节外科学[M].北京:人民卫生出版社，2006:98.

[5]刘锋，范卫民，陶松年.微动引起人工关节无菌性松动的实验研究[J].江苏医药，2001，27(8):579-580.

[6]JASTY M，BRAGDON C，BURKE D，et al.In vivo skeletal responses to porous surfaced

implants subjected to small induced motions[J].J Bone J Surg,1997,79(5):707-714.

[7]卢伟杰,廖威明,余楠生,等.松动人工髋关节界膜的免疫组化研究[J].中国医师进修杂志,2006,29(2):34-36.

[8]BAUMANN B,RADER CP,SEUFERT J,et al.Efects of polyethylene and TAIV wear particles on expression of RANK,RAKL and OPGmR-NA[J].Acta Orthop Scand,2004,75(3):295-302.

[9]蔡贤华,陈安民,石晓兵.不同浓度钛微粒对护骨素/护骨素配体基因表达影响的体外研究[J].中国矫形外科杂志,2005,13(5):368-371.

[10]孔令擘,朱庆生.骨保护素/核激活因子受体配体/核激活因子受体(OPG/RANKL/RANK)系统与人工关节置换术后的假体周围骨溶解[J].第四军医大学学报,2008,29(2):186-189.

[11]KWON SY,TAKEI H,PIOLLETI DP,et al.Titanium particles inhibit osteoblast adhesion to fibronectincoated substrates[J].J Orthop Res,2000,18(2):203.

[12]ZREIQAT HC,ROTI TN,HOWLET CR,et al.Prosthetic particlesmodify the expression of bone related proteins by human osteoblastic cells in vitro[J].Biomaterials,2003,24(2):337 346.

[13]杨志华,莫坚,杨大伟.人工关节后期无菌性松动的研究进展[J].中医正骨,2007,19(5):68-70.

[14]GOATER JJ,O'KEEFE RJ,ROSIER RN,et al,Efficacy of exvivo OPG gene therapy in preventing wear debris induced osteolysis[J].J Orthop Res,2002,20(2):169-173.

[15]YANG SY,WU B,MAYTON L,et al.Protective effects of IL-1Ra or IL-10 gene transfer on a murine model of wear debris induced ostcolysis[J].Gene Ther,2004,11(5):483-491.

[16]张超,戴尅戎,汤亭亭,等.红霉素抑制磨损颗粒诱发体内骨溶解的研究[J].中国矫形外科杂志,2007,15(14):1100-1103.

[17]陈志荣,张亮,吴兴临,等.依那西普对磨屑诱导骨溶解影响的实验研究[J].中国矫形外科杂志,2008,16(4):285-287.

[18]ROGERS MJ.New insight into the molecular mechanisms of action of biosphosphonate[J].Curr Pharm Des,2003,9(32):2643-2658.

[19]陈明,郑琼,方真华,等.阿伦膦酸钠防治人工关节松动的实验研究[J].中国骨伤,2008,21(5):365-367.

[20]李峰,方忠,熊伟,等.降钙素防治骨质疏松模型兔的人工假体无菌性松动的实验研究[J].中国矫形外科杂志,2006,14(5):376-380.

[21]熊炎,吴立东.骨形态发生蛋白在全髋关节置换翻修术中的应用研究进展[J].中国骨伤,2006,19(6):381-383.

[22] HARTWIG CH,ESENWEIN SA,PFUND A,et al.Improved osseointegration of titanium

implants of different surface characteristics by the use of bone morphogenetic protein (BMP-3):an animal study performed at the metaphyseal bonebed in dogs[J].Z Orthop Ihre Grenzgeb,2003,141(6):705-711.

[23]WEDEMEYER C,VON KNOCH F,PINGSMANN A,et al.Stimulation of bone formation by zoledronic acid in particle-induced osteolysis[J].Biomaterials,2005,26(17):3719-3725.

[24]IM G,I QURESHI SA,KENNEY J,et al. Osteoblast proliferation and maturation by bisphosphonates[J].Biomaterials,2004,25(18):4105-4115.

[25]马立峰.双磷酸盐对人工髋关节置换术后早期假体周围骨密度的影响[J].中国矫形外科杂志,2007,15(4):270-271.

[26]KINOV P,TIVCHEV P,DOUKOVA P,et al.Effect of risedronate on bone metabolism after total hip arthroplaty:a prospective randomized study[J].Acta Orthop Belg,2006,72(1):44-50.

(原文发表于《中医正骨》2010 年第 22 卷第 3 期,作者:倪远镇,黄相杰,姜红江)

二、人工髋关节翻修术 72 例探讨

[摘要]目的:探讨人工髋关节置换术后失败的原因、骨缺损的处理、假体的选择及根据,观察翻修的术后疗效。方法:2000 年 1 月至 2008 年 6 月,共对 72 例患者进行了人工髋关节翻修术。翻修术所置换的假体包括:普通金属杯加内衬 45 例,大头臼杯 15 例,Cage 加聚乙烯臼杯 9 例,聚乙烯臼杯 3 例;普通柄 43 例(其中 12 例应用骨水泥固定),加长柄 29 例(其中5 例应用骨水泥固定,7 例为组合型柄)。39 例假体柄取出容易,20 例假体柄取出困难。13 例假体臼、17 例假体柄使用骨水泥固定,其中 10 例臼及柄均使用骨水泥固定;55 例假体臼、32 例假体柄植骨,其中 28 例假体臼及柄均植骨。结果:平均随访 31.7 个月。Harris 评分:术前平均 39.4(9～58)分,术后平均 92.0(65～99)分。无感染或脱位患者。结论:无菌性松动、关节感染和医源性错误是人工髋关节翻修的主要原因。股骨假体柄取出困难和严重骨质缺损是髋关节翻修术中常见的难题。应用松质骨骨块、颗粒骨和骨屑混合打压植骨,尽量多用自体骨填补缺损,少用异体骨、人工骨或骨水泥。假体的选择主要依据骨质缺损程度。

[关键词]人工关节;髋关节;翻修术

随着人工髋关节置换手术数量的增多,人工髋关节翻修术的患者逐年增多,股骨假体柄取出困难和严重骨质缺损是髋关节翻修术中最常见的难题,手术难度较大。本研究共进行了 72 例人工髋关节翻修术,效果良好,现报告如下。

(一)资料与方法

1.一般资料

自 2000 年 1 月至 2008 年 6 月,山东省文登整骨医院共进行了 72 例人工髋关节翻修术,其中男 50 例,女 22 例,平均 62.3 岁。首次手术的原因:股骨颈骨折 31 例,股骨头缺血性坏死 22 例,髋关节骨性关节炎 12 例,股骨头骨折 3 例,强直性脊柱炎并髋关节强直 2 例,髋臼骨折

2 例；其中 10 例为第 2 次翻修术，4 例为第 3 次翻修术。翻修的原因：假体无菌性松动 56 例、术后脱位 5 例、假体的碎裂或折断 4 例，感染 6 例，假体周围骨折 1 例。前一次手术所置换的假体中，44 例为全髋关节置换，28 例为股骨头置换（其中 20 例为双极头），23 例假体臼、43 例假体柄使用了骨水泥，其中 16 例臼、柄均使用了骨水泥。39 例假体柄取出容易，20 例假体柄取出困难。距前次手术时间间隔最短 1 个月，最长 180 个月（15 年），平均 76.3 个月。

2.手术方法及术中情况

翻修术所置换的假体中，全髋关节 65 例，置换臼加头 4 例，置换柄加头 1 例，置换假体臼 2 例。普通金属杯加内衬 45 例，大头臼杯 15 例，Cage 加聚乙烯臼杯 9 例，聚乙烯臼杯 3 例；普通柄 43 例（其中 12 例应用骨水泥固定），加长柄 29 例（其中 5 例应用骨水泥固定，7 例为组合型柄）。13 例假体臼、17 例假体柄使用骨水泥固定，其中 10 例臼及柄均使用骨水泥固定。55 例假体臼、32 例假体柄植骨，其中 28 例假体臼及柄均植骨。硬膜外麻醉 52 例，全麻20 例。术中最多输注 8U 浓缩红细胞，血浆 350mL；5 例未输血；平均输入 2.92U 浓缩红细胞，血浆 61.3mL。

取出失败的假体，髓腔内残留的界膜必须清理干净，改变内壁表面硬化状态，重新暴露硬化表面下的骨小梁，否则髓腔内壁硬化，表面达不到机械稳定强度。由于骨髓腔的形状不规则，假体与骨水泥之间有着较紧密的结合，股骨假体柄取出困难是髋关节翻修术中常见的难题之一，同时也会丢失骨质[1]。如果假体柄取出困难，需要行股骨中上段外侧部分截骨，切忌强力打拔假体柄，以免因骨质疏松致股骨近端爆裂型骨折。

3.治疗过程中应注意的几个问题

（1）对于有合并症且决定行手术的患者，在术前应经过严格的内科治疗，将患者的身体调整到最佳状态。

（2）翻修术患者平均年龄高，合并症多，耐受力差，而手术操作复杂，需要时间较长，失血量大，这就要求有经验的医师尽可能在短时间内迅速完成，手术的困难程度术前有时难以预料，充分的术前准备是保证手术顺利进行的根本，否则将直接影响患者的术后康复。

（3）术后密切观察患者的病情变化并随时处理，本组患者术中均留置引流管，术后直至每 24 小时引流量＜50mL 后（一般术后第 2、3 天）拔除引流管。

（4）翻修术患者的平均年龄高，骨质疏松，需早期进行系统的功能锻炼，可防止应力性骨萎缩加重骨质疏松。术后第 2 天即指导所有患者行股四头肌功能锻炼，第 3～4 天手术疼痛减轻，即在床上坐起，4 周内髋关节屈曲不要超过 90°，防止脱位，1 周左右可离床搀扶或扶拐部分行走，2 个月后可全部负重行走。

（二）结果

对本组患者进行术后随访，最长为 70 个月，最短为 5 个月，平均 31.7 个月。Harris 评分：术前平均 39.4（9～58）分，术后平均 92.0（65～99）分。1 例有坐骨神经受损症状，胫前及足背感觉减退，踝不能背伸，感觉于 5 周后恢复，32 个月复查足趾背伸肌力较健侧稍差。2 例术后发生深静脉血栓形成，其中 1 例置入下腔静脉滤网治疗，另 1 例进行药物治疗。3 例发生股骨劈裂骨折，应用钢丝、钢缆捆扎固定。无感染、脱位患者。

例1：患者术前假体无菌性松动，髋臼骨缺损Ⅲ型(Paprosky分类)，因假体柄取出困难行截骨，髋臼侧应用颗粒骨和骨屑打压植骨加Cage应用聚乙烯假体，股骨侧采用加长柄骨水泥固定。Harris评分：术前为25分，术后2年为95分(图11-30)。

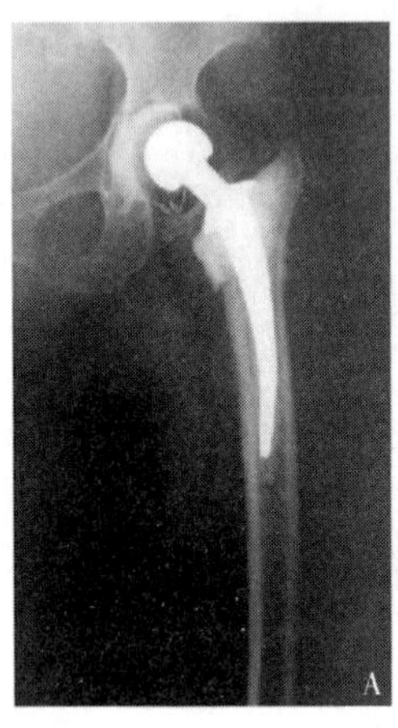

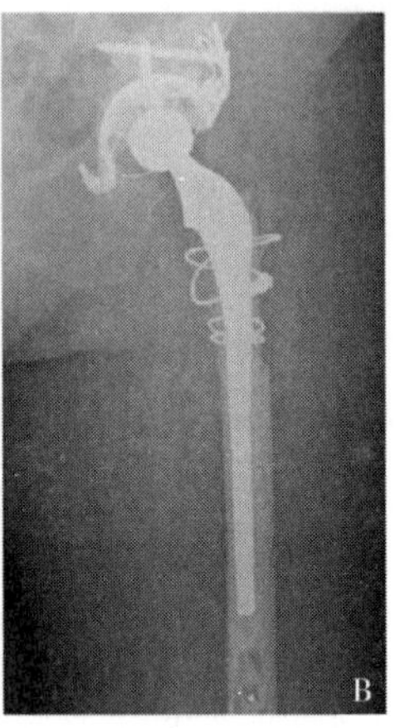

图11-30 术前假体无菌性松动假体柄取出困难行截骨，髋臼侧植骨加Cage应用聚乙烯假体，股骨侧采用加长柄骨水泥固定

注 图A：术前X线摄片；图B：术后X线摄片。

例2：患者术前假体无菌性松动，髋臼骨缺损Ⅱ型，股骨缺损Ⅳ型，植入松质骨骨屑，应用金属大头臼假体，股骨侧采用加长柄。Harris评分：术前为29分，术后2年3个月为94分(图11-31)。

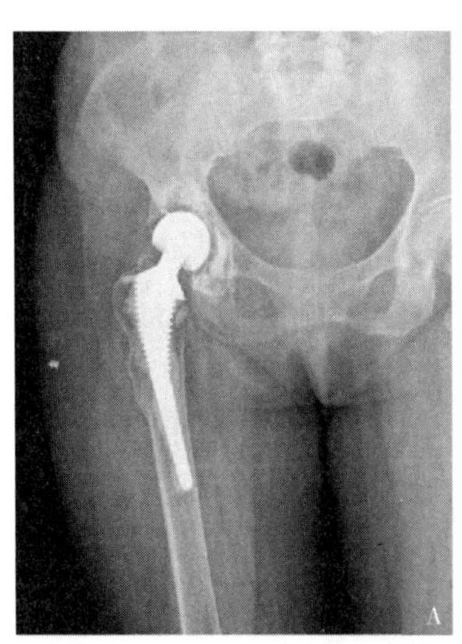

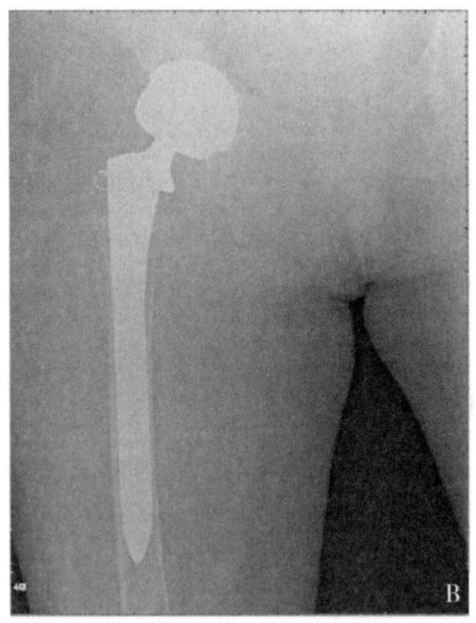

图11-31 术前假体无菌性松动，髋臼侧植骨应用金属大头臼假体，股骨侧采用加长柄

注 图A：术前X线摄片；图B：术后X线摄片。

例3：患者术前假体无菌性松动，髋臼骨缺损Ⅱ型，股骨缺损ⅢB型，松质骨骨屑植骨，髋臼侧植骨应用金属大头臼假体，股骨侧采用组合式加长柄。Harris评分：术前为18分，术后11个月为97分(图11-32)。

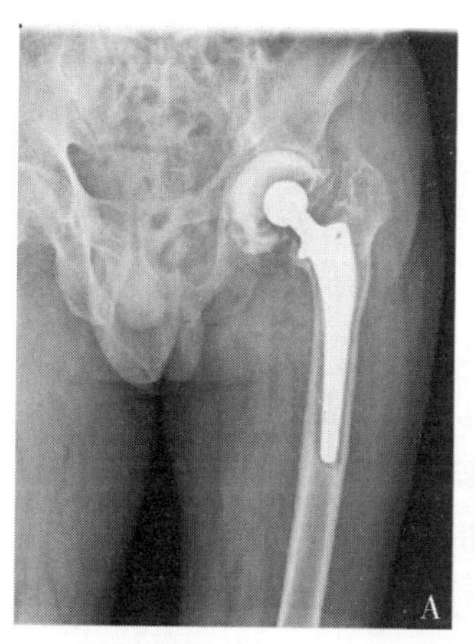

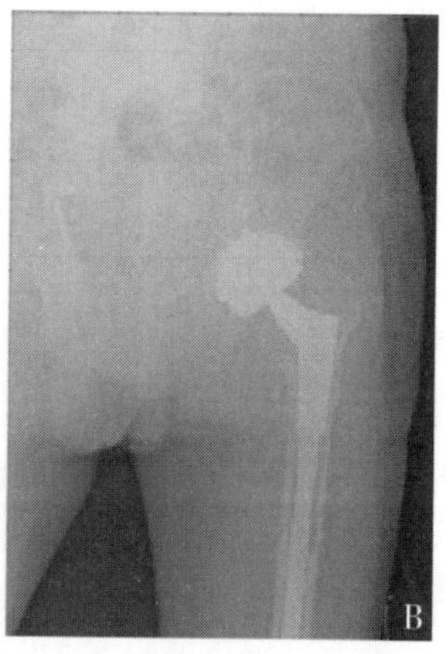

图 11-32　术前假体无菌性松动，髋臼侧植骨应用金属大头臼假体，股骨侧采用组合式加长柄

注　图 A：术前 X 线摄片；图 B：术后 X 线摄片。

例 4：患者术前假体无菌性松动，髋臼骨缺损Ⅱ型，股骨缺损ⅢA 型，松质骨骨屑植骨，髋臼侧应用普通髋臼假体，股骨侧采用加长柄。Harris 评分：术前为 41 分，术后 1 年 3 个月为 91 分（图 11-33）。

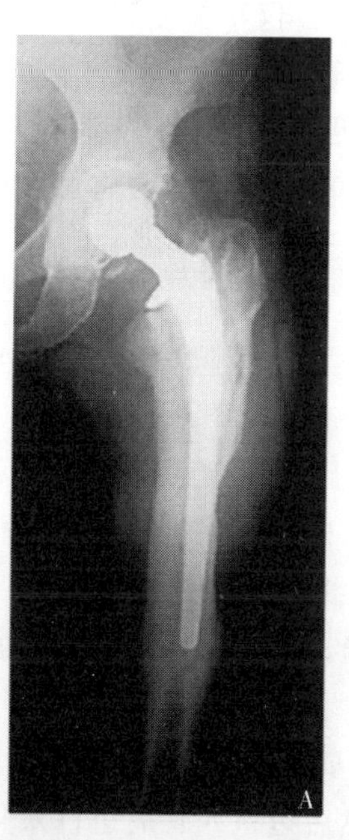

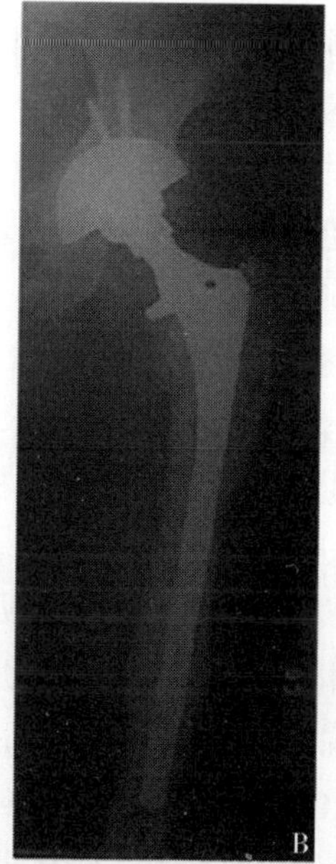

图 11-33　术前假体无菌性松动，髋臼侧应用普通髋臼假体，股骨侧采用加长柄

注　图 A：术前 X 线摄片；图 B：术后 X 线摄片。

（三）讨论

1.本组患者翻修的原因及适应证

假体无菌性松动引起的疼痛、活动受限是本组患者翻修的主要原因（77.8%），可分为术后近期松动和远期松动[2]。近期松动的患者在术后早期即有患髋周围疼痛活动受限，这样的患者一般在术后 3 年内假体会失败，主要原因为假体柄松动或假体头对真臼的过度磨损所致（单纯股骨头置换术)。可通过改进手术操作及选择合适的假体使其与骨骼达到最大限度的匹配而延缓松动。

人工髋关节术后脱位的病因复杂,主要为假体安放不标准,如髋臼假体外倾角太大、前倾角太大或太小、假体柄的前倾角太大或太小;其次是髋关节周围的支持结构与软组织失去平衡,如关节囊的破坏、肌肉张力及起止点的变化、支持结构受力方向的变化;股骨颈截骨太多所致的短缩也是髋关节术后脱位的常见原因。距前次手术时间间隔最短1个月的患者就是复发性脱位患者。本组有2例股骨头置换术后中心型脱位的患者,股骨头完全脱入骨盆腔。

假体的碎裂或折断可以通过改进假体的生物力学性质及改进假体植入技术来解决。本组患者翻修的假体中,有3例金属臼杯碎裂,有1例柄断裂。对感染的人工关节的治疗首先是控制感染,然后才是重新植入假体的问题。ESR、CRP降至正常,术中可以彻底清创,一期进行翻修手术,否则需将感染假体取出后,植入spacer(抗生素骨水泥间隔)支撑,应用敏感抗菌药,待感染控制后,二期行人工关节翻修术[3]。本组1例假体周围骨折患者为人工股骨头置换术后9个月摔伤,柄远端骨折,置换普通金属环加内衬和加长柄,通过加长柄固定骨折。

综合上述,人工髋关节翻修的适应证包括:①一个或两个部件的非感染性松动,引起进行性骨质丢失所致的患髋疼痛,严重影响患者的工作和生活;②复发或不可复性脱位;③人工髋关节术后感染;④假体断裂;⑤治疗假体周围骨折。仅功能差、活动受限而无疼痛或轻微疼痛不作为手术指征。对于假体柄或臼仅有一部分松动而另一部分牢固、稳定性好、取出困难的人工关节,则仍留用原假体中稳定性好的部分,仅更换松动破坏的部分。对难以耐受翻修手术或经济条件很差而患髋疼痛难忍(如关节感染)的患者,笔者通常将假体取出,关节旷置,术后患肢缩短,走路跛行较重,但疼痛轻,患者生活能自理。

2.本组患者骨缺损的处理

正确评价残端骨缺损,恢复残端有效骨量。目前美国矫形外科医师协会(AAOS)的髋臼骨缺损分类已被大家接受,因其主要适用于术中和直视下对髋臼骨缺损的评估,故在术前很难采用AAOS分类标准对髋臼骨缺损重建方法提出指导意见。

如果髋臼骨缺损达到50%,采用直径5～10mm自体、同种异体骨颗粒骨打压植骨加Cage的手术方法,多用自体骨填补缺损,而尽量少用异体骨、人工骨或骨水泥。对于骨量不够的患者,笔者主张用自体骨和同种异体骨混合植入,而且大的缺损部位要有一个大块自体骨,以保证植骨的强度,周围缝隙用骨屑填充,最后要用骨水泥与假体相接触。

股骨缺损Ⅱ型以上(Paprosky分型标准)需要应用松质骨植骨,大的缺损部位先打压植入骨块、颗粒骨和一部分骨屑,而后置入假体柄,然后边植入骨屑边打入假体柄。

3.假体的选择及根据

髋臼假体的选择主要依据骨质缺损的程度,骨缺损少于50%,可通过植骨后应用普通金属杯加内衬或大头臼杯,本组3例因经济条件差而应用聚乙烯臼杯,如果髋臼骨缺损达到50%,已不可能采用骨长入的紧密匹配型假体,目前主张采用打压植骨加Cage的手术方法,取得满意的早中期临床效果[4-5]。Cage可固定在坐骨支和髂翼上,其最大优点为可能恢复有效骨量,保护植骨,恢复重建并提供稳定的髋关节旋转中心,对获得良好效果起决定性作用[6]。

假体柄的选择也要依据骨质缺损的程度。Paprosky分型Ⅰ型、Ⅱ型、ⅢA型可以选择普通柄，以近端固定为主（Ⅱ型、ⅢA 型需通过植骨加强固定），远端固定为辅；ⅢB、Ⅳ型选择加长柄，主要依靠远端固定。

选择匹配假体（必要时定做）及植骨的基础上，笔者根据术中情况来选择是否应用骨水泥，以期达到最佳的机械稳定性。髋臼骨缺损超过 50%，应用 Cage 后需要应用骨水泥固定聚乙烯臼杯，其他情况尽量避免应用骨水泥。股骨侧尽可能不应用骨水泥，因取出假体后硬化的骨髓腔使骨水泥与骨界面结合牢固性降低，但股骨近端骨质良好也可选择骨水泥固定假体。另外，如果患者预期寿命少于 5 年，也可以考虑应用骨水泥固定假体，一方面可以解决痛苦问题，另一方面手术操作相对简便，花费较少，一般不需担心假体寿命问题。

参考文献

[1] LENNON AB, BRITON JR, MACNIOCAILL RF, et al. Predicting revision risk for aseptic loosening of femoral components in total hip arthroplasty in individual patients a finite element study[J].Orthop Res,2007,25(6):779-788.

[2]WITJES S,SCHRIER JC,GARDENIERS JW,et al.Complications with in two years after revision of total hip prostheses[J].Ned Tijdschr Geneeskd,2007,151(35):1928-1934.

[3]郭亭，赵建宁，王与荣，等.人工全髋关节翻修术治疗假体置换术后感染[J].中国矫形外科杂志，2003，11(19/20):1315-1317.

[4]黄德勇，周乙雄，徐辉，等.打压植骨结合金属网重建全髋关节翻修术中髋臼侧严重骨缺损[J].中国矫形外科杂志，2007，15(23):1781-1784.

[5]黄明，陆斌，冯磊，等.颗粒骨移植处理人工全髋关节翻修中髋臼骨缺损[J].中国矫形外科杂志，2005，13(19):1456-1458.

[6] GROSS AE, GOODMAN S. The curent role of structural grafts and cages in revision arthroplasty of the hip[J].Clin Orthop Relat Res,2004(429):193-200.

（原文发表于《中华关节外科杂志（电子版）》2010 年第 4 卷第 1 期，作者：黄相杰，刘德忠，姜红江）

第十二章　骨折延迟愈合及不愈合的治疗策略

第一节　自体细胞生长因子治疗中青年股骨颈骨折延迟愈合62例

随着交通及高速高能量意外事故的增多，多见于老年人的股骨颈骨折，在中青年骨折患者中所占的比例逐年增加。对于股骨颈骨折，手术治疗是首选方法，但仍有部分手术患者由于各种原因会发生骨折延迟愈合，若不能及时治疗，则可导致股骨头坏死的发生。发生延迟愈合和股骨头坏死的患者占整个股骨颈骨折患者的40%左右。目前，临床上尚无治疗股骨颈骨折延迟愈合的最佳方法。自2009年10月至2011年11月，笔者采用自体细胞生长因子治疗股骨颈骨折延迟愈合患者62例，疗效满意，现报告如下。

一、临床资料

本组62例均为延迟愈合的股骨颈骨折患者。男38例，女24例。年龄25～45岁，平均36.8岁。Garden分型[1]：Ⅱ型8例，Ⅲ型28例，Ⅳ型26例。致伤原因：平地摔伤6例，交通伤31例，高处坠落25例。本组患者的X线摄片示，术后10～14个月骨折不愈合即为股骨颈骨折延迟愈合。

二、方法

（一）自体细胞生长因子的制备

在生物安全柜中，向60mL针管中加入1 000U的低分子量肝素钠，制备成肝素化的针管。消毒皮肤后，使用肝素化的针管抽取患者静脉血50mL。在生物安全柜中将静脉血分装进50mL的无菌离心管中，200g的条件下离心20分钟，可见全血分为3层，吸取上层浓缩血小板后平均分装进10mL的无菌离心管中。在－20℃冰箱中过夜保存，在－80℃冰箱中长期保存。从－80℃冰箱中取出浓缩血小板后在37℃水浴锅中融化，时间不超过5分钟，反复冻存、融化至少3次。融化后的浓缩血小板在1 700g的条件下离心6分钟，获得上清液即为自体细胞生长因子。抽取上层细胞生长因子置于另一无菌离心管中，按照1 000∶1的体积比向其中加入10mg/mL的强力霉素，过滤后抽到5mL的针管中备用。

（二）自体细胞生长因子含量的检测

生长因子制备成功后，用微量移液器吸取少量，装入 EP 管，标记患者姓名及 ID 号，－20℃保存，集中后送检各项指标。用 ELISA 法检测样本中各种生长因子的水平，结果的测定采用半自动酶标仪，操作过程均严格按试剂说明书。检测后发现生长因子主要为 VEGF 和 TGF-β，含量分别达到(531.25±51.89)pg/mL 和(140.63±21.08)pg/mL，为正常全血中含量的 5 倍左右。

（三）自体细胞生长因子的植入

患者仰卧于手术台上，常规术区皮肤消毒，铺无菌巾。先使用一次性麻醉针找到股骨颈骨折大体部位，在 C 型臂 X 线机透视下找到确切的骨折部位后，将自体细胞生长因子分 3～4 个不同位置，缓缓注入股骨颈骨折部位。每隔 3～4 天注射 1 次自体细胞生长因子，注射 3 次。

（四）术后处理

注入自体细胞生长因子后常规使用抗生素 1～2 天。于注射生长因子后每月随访时，行 X 线检查，分别观察骨折愈合情况。

三、结果

本组 62 例患者均随访 2 年以上，骨折愈合时间 3～6 个月，平均 4.3 个月。术后功能按 Nagi 股骨颈骨折疗效评价标准，优 54 例，良 4 例，可 2 例，优良率 93.5%。2 例患者发生股骨头坏死，后期进行了股骨头置换。

四、讨论

目前临床上对股骨颈Ⅲ、Ⅳ型骨折主要采用 20 世纪 80 年代发明的闭合复位空心钉内固定方法。该方法符合股骨颈骨小梁的分布规律[2]，并且在骨折的愈合过程中，3 枚空心钉发挥了很好的作用。但手术后股骨头坏死和骨不连的发生率仍然很高，主要原因为：①股骨颈骨折通常完全位于关节囊内，由于关节滑液浸泡骨折可能妨碍骨折的愈合；②股骨颈骨折基本上无骨膜层，然而所有骨折愈合必须来自骨内膜；③滑液内的血管抑制因子也可能抑制骨折的修复；④股骨头不稳定的血液供应。

研究[3-4]表明，血小板在破碎的过程中可以释放血管内皮生长因子(VEGF)、转化生长因子-β(TGF-β)等多种生长因子，这些生长因子在骨折的愈合过程中发挥着至关重要的作用，其中 VEGF 是一种强烈的血管生长因子，在伤口愈合和血管化方面发挥重要作用[5]。TGF-β 可促进骨的再生修复，抑制破骨细胞的形成和骨吸收，还可激发周围的骨前体细胞向移植区迁徙、增殖并分化为成骨细胞，激发胶原的合成，加速骨的形成和矿化[6]。我们采用患者自身的血小板源性的生长因子含有大量上述细胞生长因子。注射细胞因子后，一方面可以促进骨折的愈合，另一方面可以增加患处的血液供应，从而加速骨折愈合的过程。

与现有疗法相比，采用自体细胞生长因子治疗股骨颈骨折延迟愈合具有以下优点：①生长因子由自体血获得，注射后不会发生免疫排斥反应，减少并发症的发生；②不用再次手术，从而避免对机体的创伤；③定位准确，直接将自体细胞生长因子注射到骨折端，加速骨折的愈合；

④费用低，只有再次手术和换股骨头费用的 1/30～1/15。此法适合骨折不愈合未发生股骨颈移位或颈干角改变的患者，对骨折不愈合伴有明显股骨颈移位或颈干角改变的患者，建议先进行复位，后期再使用此法进行相关治疗。

自体细胞生长因子治疗股骨颈骨折延迟愈合主要是通过加强骨折处细胞因子的浓度，从而提高成骨细胞的活性抑制破骨细胞，促进骨折愈合。

参考文献

[1]GARDEN RS.Low angle fixation infractures of the Femoral neek[J].J Bone Joint Surg (Br),1961,43:647.

[2]刘敏波，傅宏，洪林，等.空心钉加压螺钉治疗股骨颈骨折 56 例报告[J].中医正骨，2006，18(3):26-28.

[3]BHANOT S,ALEX JC.Current applications of platelet gels in facial plastic surgery[J].Facial Plast Surg,2002,18(1):27-33.

[4]FRECHETTE JP, MARTINEAU I, GAGNON G. Platelet-rich plasmas: growth factor content and roles in wound healing[J].J Dent Res,2005,84(5):434-439.

[5]KANNO T, TAKAHASHI T, TSUJISAWA T, et al. Platelet-rich plasma enhances human osteoblast-like cell proliferation and differentiation[J].J Oral Maxillofac Surg, 2005,63(3):362-369.

[6]MARX RE.Platelet-rich plasma: evidence to support its use[J].J Oral Maxillofac Surg, 2004,62(4):489-496.

（原文发表于《中国中医骨伤科杂志》2014 年第 10 期，作者：谭勇海，姜红江，秦立武，宋修刚，江河训，相关研究获山东省科技进步二等奖）

第二节　自体细胞生长因子注射联合体外冲击波治疗下肢骨折不愈合的临床研究

[摘要]目的：探讨自体细胞生长因子联合体外冲击波治疗下肢骨骨不连的临床疗效。方法：选择 2016 年 3 月至 2017 年 9 月在山东省文登整骨医院诊断为下肢骨骨不连患者 48 例。随机分为对照组和治疗组，每组患者 24 例。对照组采用单纯体外冲击波治疗，治疗组采用自体细胞生长因子联合体外冲击波治疗。所有患者的治疗均由同一组医护人员完成。两组患者治疗前行 X 线检查，治疗组患者抽取自身静脉血，在超净工作台中制备自体细胞生长因子并进行含量检测。两组患者治疗前均在 C 型臂 X 线机下进行定位，找到骨不连区域。治疗组患者治疗后常规使用抗生素。两组患者治疗后从第 2 个月开始每个月复查 X 线摄片，连续复查 3 次，观察骨不连愈合情况，以后每 2 个月复查 1 次，直到骨折愈合。对骨不连部位采用骨痂及骨折线影像学评分指标进行评分。结果：检测后发现，细胞生长因子主要为 VEGF、TGF-β，

含量分别达到(583.87±23.51)pg/mL 和(195.73±26.08)pg/mL，达到全血含量的 6 倍左右。两组患者的年龄、性别、病程比较，差异无统计学意义($P>0.05$)，组间具有可比性。两组患者男 36 例，女12 例。年龄 20～45 岁，中位数 34.5 岁。48 例患者均获得随访，随访时间 2～7 个月，中位数 4.5 个月。参照《中医病证诊断疗效标准》骨折延迟愈合或不愈合疗效评定标准评定疗效，治疗后第 10 个月，对照组 24 例患者骨折愈合 18 例，愈合率 75.00%，治疗组 24 例患者骨折愈合 23 例，愈合率为 95.83%。结论：采用自体细胞生长因子联合体外冲击波治疗下肢骨骨不连具有创伤小、操作简便、加速骨折愈合的特点。

[关键词]骨不连；自体细胞生长因子；体外冲击波；疗效观察

骨折不愈合又称骨不连，是骨折端在某些条件影响下，骨折愈合功能停止，骨折端已形成假关节，主要表现为肢体活动时骨折部有明显的异常活动，而疼痛不明显的一种疾病。细胞生长因子和体外冲击波治疗均被证实能有效治疗骨折不愈合[1-5]，但对于二者联合应用能否进一步提高疗效，目前尚未见到相关研究。为此，我们对自体细胞生长因子注射联合体外冲击波治疗下肢骨折不愈合的疗效进行了观察，并与单纯体外冲击波治疗进行了比较，现总结如下。

一、临床资料

(一)一般资料

纳入研究的患者共 48 例，均为 2016 年 3 月至 2017 年 9 月在山东省文登整骨医院住院治疗的患者。男 36 例，女 12 例。年龄 20～45 岁，中位数 34.5 岁。股骨骨折不愈合 7 例，胫骨骨折不愈合 32 例，腓骨骨折不愈合 9 例。病程 11～15 个月，中位数 12.5 个月。试验方案经医院医学伦理委员会审查通过。

(二)诊断标准

采用美国食品药品监督管理局颁布的骨折不愈合诊断标准[6]。

(三)纳入标准

(1)符合上述诊断标准。

(2)采用内固定术治疗的下肢骨折。

(3)骨折断端间隙≤10mm，局部软组织条件好。

(4)同意参与本项研究，签署知情同意书。

(四)排除标准

(1)合并局部感染、皮肤破溃、肿瘤、骨髓炎、病理性骨折及其他骨病者。

(2)合并严重内科疾病者。

(3)孕妇、哺乳期妇女。

二、方法

(一)分组方法

采用随机数字表将符合要求的 48 例患者随机分为联合治疗组和冲击波治疗组，每组 24 例。

（二）自体细胞生长因子制备

在生物安全柜中，向100mL注射器中加入低分子量肝素钠，制成肝素化的注射器。常规消毒后，抽取患者100mL外周静脉血，在生物安全柜中分装进50mL的无菌离心管，以每分钟1 000r分离心20分钟（离心半径9cm），可见全血分成3层，吸取不带红细胞的中上层血清平均分装进10mL离心管，在－20℃冰箱过夜后，置于－80℃冰箱中备用。

（三）治疗方法

联合治疗组采用自体细胞生长因子注射联合体外冲击波治疗。从冰箱中取出自体细胞生长因子，在37℃水浴锅中融化，时间不超过5分钟。以每分钟3 000r分离心6分钟（离心半径9cm）后分为2层，上层为自体细胞生长因子，下层为细胞碎片。取上清液，向其中加入10mg/mL的强力霉素，用5mL注射器抽取备用。以半自动酶标仪采用ELISA法检测样本中各种细胞生长因子的含量，操作过程均严格按照试剂说明书进行。自体细胞生长因子注射在手术室完成，患者仰卧于手术台上，常规消毒，铺巾。先用一次性麻醉针找到下肢骨骨缺损大体部位，然后在C型臂X线机透视下找到确切的骨缺损部位。以5mL注射器向骨折两断端共4～5个不同位置缓慢注入自体细胞生长因子。治疗后保持穿刺点干燥，每次治疗后常规使用抗生素1～2天。

自体细胞生长因子注射完成后返回病房进行体外冲击波治疗。治疗前须透视确定骨缺损部位。采用MP-100 ESW发散式冲击波型治疗仪（STORZ公司）对骨折两端边缘进行冲击波治疗，频率为每分钟60～70次，能量0.54mJ/mm^2，聚焦范围1.0cm^2，冲击3 000次，每次治疗10分钟。冲击波治疗组仅采用体外冲击波治疗。自体细胞生长因子注射和体外冲击波治疗均每隔4天治疗1次，共治疗3次。

（四）疗效评价方法

治疗前及治疗后定期（术后前3个月每月1次，以后每2个月1次）拍摄X线摄片，直至骨折愈合。采用骨痂和骨折线影像学评分标准[7]（表12-1）对骨折端愈合情况进行评分。

表12-1　骨痂和骨折线影像学评分标准

骨痂影像学表现	等级	评分	骨折线影像学表现	等级	评分
骨折端无骨痂	1级	0分	骨折线清晰，没有变化	1级	0分
骨折端出现云雾状骨痂	2级	1分	骨折线开始变模糊	2级	1分
骨折端正、侧位片出现一侧骨痂	3级	2分	骨折线模糊，没有消失，但是出现较牢固连接	3级	2分
骨折端正、侧位片两侧出现骨痂	4级	3分	骨折线消失，被高密度骨痂取代	4级	3分
结构性骨痂形成	5级	4分	骨髓腔密度开始减低	5级	4分
外骨痂中度吸收	6级	5分	骨髓腔密度减低明显	6级	5分
外骨痂完全吸收	7级	6分			

（五）数据统计方法

采用SPSS 19.0软件进行数据统计分析。两组患者性别的组间比较采用χ^2检验，年龄、病程、骨折部位的组间比较采用t检验，检验水准$\alpha=0.05$。

三、结果

(一)一般资料

对比对照组和治疗组患者的年龄、性别、病程、骨不连部位,差异无统计学意义($P>0.05$),组间具有可比性,见表12-2。两组患者男36例,女12例。年龄20～45岁,中位数34.5岁。

表12-2 两组下肢骨折不愈合患者基线资料比较

组别	性别(例)		年龄(岁,$\bar{x}\pm s$)	病程(月,$\bar{x}\pm s$)	病变部位(例)		
	男	女			股骨	胫骨	腓骨
联合治疗组	17	7	35.25±2.79	10.75±1.86	3	15	6
冲击波治疗组	19	5	34.46±3.89	10.83±1.75	4	17	3
检验统计量	$\chi^2=0.444$		$t=1.854$	$t=0.587$	$\chi^2=0.614$		
P值	0.505		0.682	0.914	0.578		

(二)细胞生长因子含量检测

检测后发现,细胞生长因子主要为VEGF、TGF-β,含量分别达到(583.87±23.51)pg/mL和(195.73±26.08)pg/mL,达到全血含量的6倍左右。

(三)骨痂及骨折线比较

48例患者均获得随访,随访时间3～10个月,中位数4.5个月。两组患者在治疗后第2个月就有开始愈合的病例,且两组患者在治疗后的第4个月出现了最大骨折愈合患者数量。在治疗后的第10个月,对照组24例患者骨折愈合18例,愈合率75.00%,治疗组24例患者骨折愈合23例,愈合率为95.83%。

(四)典型病例

患者姜某,女,43岁,右胫骨和腓骨骨折X线检查,见图12-1。

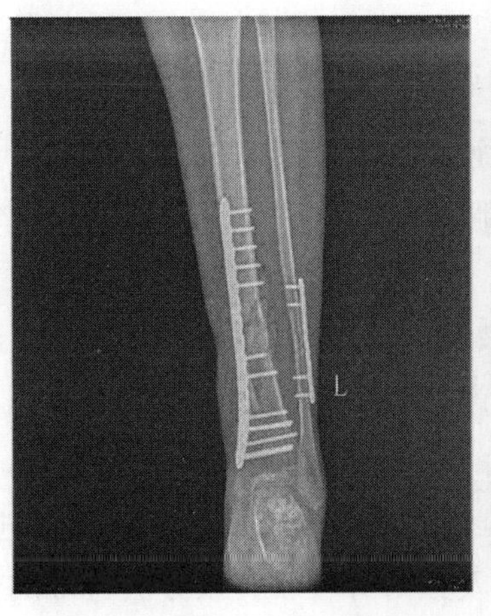

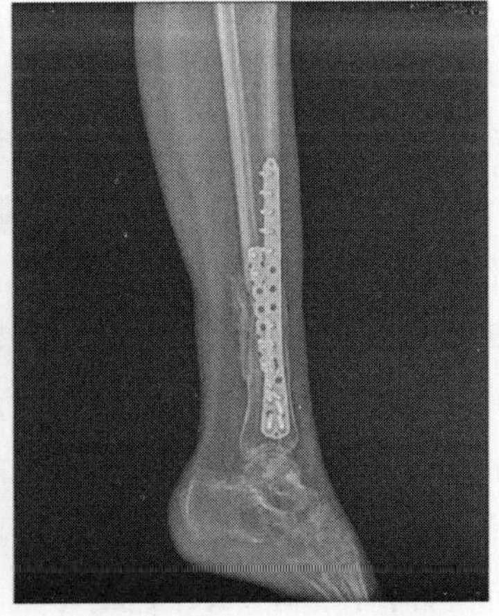

术后10个月正、侧位X线摄片

图12-1

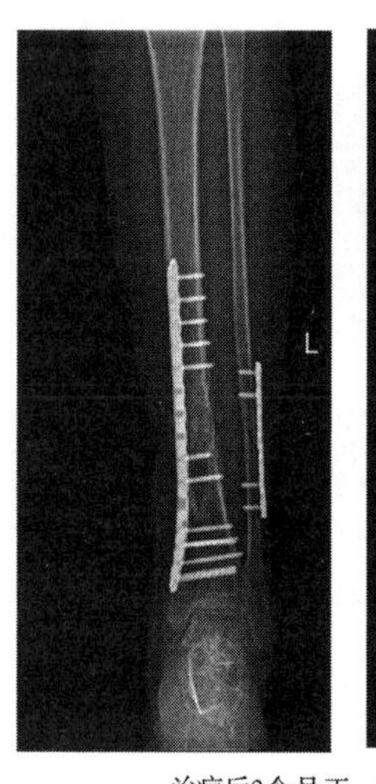
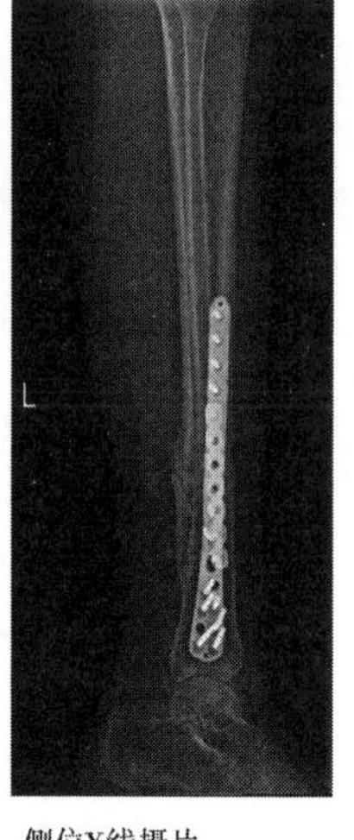
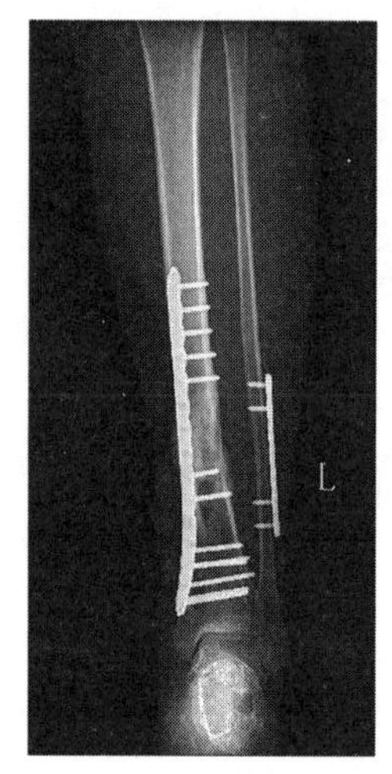
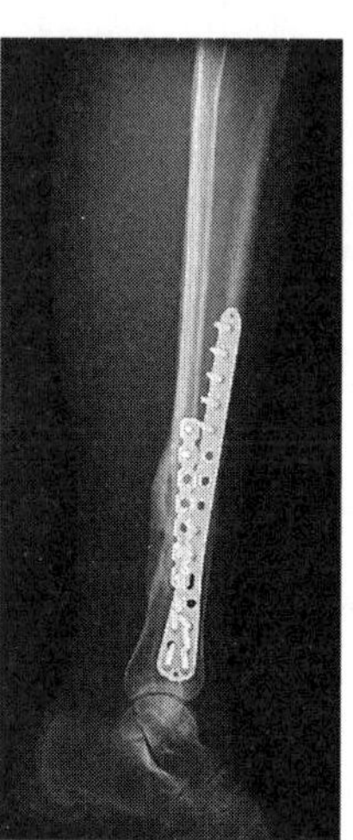

治疗后3个月正、侧位X线摄片　　治疗后10个月正、侧位X线摄片

图 12-1　右胫骨和腓骨骨折 X 线检查

四、讨论

随着交通事故及高能量损伤的增加，骨折后内固定手术数量也急剧增加，使原本只有5%～10%[8]发生率的骨不连已成为一种骨科常见疾病。骨不连的发生受早期手术因素、固定因素、血供因素、感染因素、全身因素等多种因素的影响[9-13]。

细胞生长因子是由血小板破裂后产生的，血小板破裂后产生的细胞生长因子包括 VEGF、TGF-β、β-FGF 等，它们的主要作用是促进成骨细胞的增长和繁殖，抑制破骨细胞的破骨功能，从而促进骨组织的愈合[14-15]。此外，研究[16]表明，不同浓度的富血小板血浆生物学效应也存在较大的差异，当血小板浓度在 6×10^{8}/mL 时治疗，其生物效应是最佳的，血小板含量过少则生物效应差，血小板含量过高则会抑制新骨的形成。体外冲击波可以使不同密度组织之间产生能量差，从而产生扭拉力，以达到治疗骨不连的作用[16]。研究[17-18]表明，体外冲击波的在临床应用中存在“时间依赖性”“累积效应”“能量依赖性”，其中能量水平是骨折的愈合起重要因素。体外冲击波治疗骨不连的原理可能是：体外冲击波刺激骨折区，使骨折区出现创伤反应，延长了炎症期，从而激发血管反应，产生新生毛细血管，上调成骨相关细胞生长因子，从而促进细胞的增殖和分化，有助于组织再生[19-21]。

我们采用的富血小板血浆由患者自身的血液分离而得到，因而不具有免疫源性和自身排斥性，因而使传染性疾病的传播进一步降低，同时产生的细胞生长因子主要为 VEGF 和 TGF-β，它的量是全血含量的 6 倍左右。VEGF 的主要作用：促使骨折部位形成微血管，以增加血液供应，达到治疗骨不连的目的；TGF-β 的主要作用：激活成骨前体细胞趋化及促进有丝分裂，刺激胶原基质产生沉淀，同时抑制破骨细胞的形成及预防骨吸收。该方法与再次手术相比费用低，完成全部治疗仅需 3 000 元左右。采用自体细胞生长因子联合体外冲击波治疗下肢骨骨不连应注意以下事项。

(1)自体细胞生长因子应避免人为污染,其制备过程应在生物安全柜中进行。

(2)体外冲击波治疗方案采用国际肌骨骼系统冲击波治疗学会推荐方案,即脉冲次数3 000～6 000次,治疗次数1～3次,能量为0.54mJ/mm^2。

本研究结果表明,采用自体细胞生长因子联合体外冲击波治疗下肢骨骨不连具有加速骨折愈合的特点。本研究样本量较小且缺乏多中心临床试验及长期随访研究,故自体细胞生长因子联合体外冲击波治疗下肢骨骨不连的效果有待于临床进一步研究证实。

参考文献

[1]陈剑,袁文,宋滇文.富血小板血浆在骨愈合治疗中的作用[J].中国组织工程研究与临床康复,2011,15(41):7755-7758.

[2]谭勇海,姜红江,秦立武,等.自体细胞生长因子治疗中青年股骨颈骨折延迟愈合62例[J].中国中医骨伤科杂志,2014,22(4):61-62.

[3]谭训香,金鑫,谭勇海,等.自体骨髓联合细胞生长因子治疗胫腓骨骨不连42例的体会[J].中国中医骨伤科杂志,2016,24(1):44-45.

[4]贾朗,黄荣忠,王愉乐,等.不同强度体外冲击波联合骨髓间充质干细胞移植对大鼠骨缺损的修复效果[J].上海交通大学学报(医学版),2016,36(12):1706-1712.

[5]李恩,李平,韩永斌,等.体外冲击波治疗骨不连临床研究[J].中国医学创新,2016,1(13):11-14.

[6] RODRIGUEZ-MERCHAN EC, FORRIOL F. Nonunion: general principles and experimental data[J].Clin Orthop Relat Res,2004,20(419):4-12.

[7]孟俊飞.医学影像学[M].北京:高等教育出版社,2004:245.

[8]葛站勇,白俊清.胫骨骨不连的常见原因及治疗进展[J].中国煤炭工业医学杂志,2013,16(3):508-510.

[9]潘治军,杨涛,思玉楼,等.280例骨不连原因分析[J].中国骨伤,2014,26(4):284-285.

[10]黄志明,林川,熊涛.18例肱骨干骨折术后骨不连原因分析[J].重庆医学,2008,37(21):2472-2475.

[11]MELNYK M, HENKE T, CLASE L, et al.Revascularisation during fracture healing with soft tissue injury[J].Arch Orthop Trauma Surg,2008,128(10):1159-1165.

[12]彭国常,汪玉辉,李跃,等.胫骨内固定术后非感染性骨不连的原因分析及治疗[J].临床医学工程,2014,21(1):52-53.

[13]蒋亮东,陶澄,何爱咏,等.75例股骨骨折不愈合发生的原因分析[J].重庆医学,2014,43(8):970-972.

[14]鲍小明,张民.VEGF在骨质疏松性骨折愈合中的作用[J].中国矫形外科杂志,2012,20(22):2054-2056.

[15]BROWN GA.AAOS clinical practice guideline: treatment of osteoarthritis of the knee:

evidence based guideline,2nd edition[J].J Am Acad Orthop Surg,2013,21(9):577-579.
[16]崔博,郑学清,舒畅,等.体外冲击波诱导骨髓间充质干细胞向成骨细胞分化[J].中国老年学杂志,2012,32(3):554-556.
[17]CHEN HS,CHEN LM,HUANG TW.Treatment of painful heel syndrome with shock waves[J].Clin Orthop Relat Res,2001,387:41-46.
[18]MCCLURE SR,VAN SICKLE D,WHITE MR.Effects of extracorporeal shock wave therapy on bone[J].Vet Surg,2004,33(1):40-48.
[19]FRAIRIA R,BERTA L.Biological effects of extracorporeal shock waves on fibroblasts. A review[J].Muscles Ligaments Tendons J,2012,1(4):138-147.
[20]WANG CJ,HUANG KE,SUN YC,et al.VEGF modulates angiogenesis and osteogenesis in shockwave-promoted fracture healing in rabbits[J].J Surg Res,2011,171(1):114.
[21]VULPIANI MC,VETRANO M,CONFORTI F,et al.Effects of extracorporeal shock wave therapy on fracture nonunions[J].Am J Orthop(Belle Mead NJ),2012,41(9):122-127.

(原文发表于《中医正骨》2018年第30卷第7期,作者:金　鑫,谭勇海,张中禹,鞠昌军,严　伟,姜红江,相关研究获山东省科技进步二等奖)

第三节　自体骨髓间充质干细胞移植治疗骨折延迟愈合或不愈合69例

[关键词]骨折延迟愈合;骨折不愈合;骨髓间充质干细胞;移植

骨折延迟愈合或不愈合是骨折术后最常见的并发症之一,目前多采用再次手术的方法治疗,但再次手术风险大、并发症多[1]。2012年5月至2016年8月,本研究采用自体骨髓间充质干细胞治疗骨折延迟愈合或不愈合患者69例,疗效满意,现报告如下。

一、临床资料

本组69例,男32例,女13例。年龄25~48岁,中位数38岁。均为骨折延迟愈合或不愈合患者,其中股骨干骨折15例,胫骨骨折13例,尺桡骨骨折12例,尺骨下段骨折10例,肱骨干骨折8例,肱骨骨折6例,股骨髁上骨折5例,均为手术治疗后无感染性不愈合患者。69例患者使用钢板螺钉51例,髓内钉18例,二次手术者13例;病程8~13个月,中位数10个月。骨折延迟愈合33例,不愈合36例。

二、方法

(一)骨髓间充质干细胞的获得、分离、培养和扩增

在生物安全柜中使用无菌技术,用针管抽取低分子量肝素钠,制备成肝素化的针管。局麻

成功后，患者俯卧于手术台上，以髂后上嵴为中心常规消毒皮肤，铺无菌巾。从髂后上嵴处穿刺抽取约60mL骨髓。采用密度梯度离心法将有核细胞从骨髓中分离出来，其中含有极少量的间充质干细胞。将分离的有核细胞培养在DMEM＋血小板裂解液（5%～20%）＋强力霉素（8μg/mL）培养液中，以后每2～3天更换一次培养液。培养6天左右在培养瓶中出现零星长梭形细胞群落，第8天时会出现大量细胞群落，此时使用胰蛋白酶消化细胞并计数，按照10 000/cm^2的密度将细胞进行传代培养。一般情况下，从第1代开始，每3天可进行1次细胞传代。第2代时骨髓间充质干细胞纯化率可达到95%以上，可用于临床移植。

将第2代骨髓间充质干细胞按10^6/mL进行冷冻保存，－20℃冰箱过夜后，在－80℃冰箱中长期保存。

（二）血小板裂解液的获取

在生物安全柜中向无菌血袋中加入低分子量肝素钠，制备成肝素化的采血袋。消毒患者皮肤后，抽取患者静脉血400mL。将静脉血在生物安全柜中分装进无菌离心管，在200g的条件下离心20分钟，可见全血分3层，吸取上层血清后平均分装进10mL的无菌离心管中。－20℃冰箱过夜后，在－80℃冰箱中长期保存。从－80℃冰箱中取出血清后在37℃水浴锅中融化，时间不超过5分钟。融化后的血清在1 700g的条件下离心6分钟，可见血清分为2层，上层为血小板裂解液，下层为少量血小板破碎后的碎片，抽取上清液后制备激活血小板裂解液。

（三）自体骨髓间充质干细胞移植

骨髓抽取完成后1个月左右进行自体骨髓间充质干细胞移植。复苏冻存的第2代骨髓间充质干细胞，培养3天后，在生物安全柜中收集骨髓间充质干细胞，用3mL的血小板裂解液重悬骨髓间充质干细胞。在局部麻醉成功后，常规消毒注射部位皮肤，铺无菌巾，使用一次性穿刺针大体找到骨折延迟愈合或不愈合部位。C型臂X线机下，准确找到骨折延迟愈合或不愈合部位，将重悬的骨髓间充质干细胞采取多点少量的方法，缓慢注射到骨折延迟愈合或不愈合部位。

（四）术后处理

术后48小时未发生感染者可出院。每月注射1次自体骨髓间充质干细胞，共注射3次即可。注射后第2个月复查时摄X线片观察骨折愈合情况。随访至骨折愈合，3次注射后8个月仍不愈合者，随访至12个月结束。

三、结果

本组69例患者均获得随访，随访时间5～9个月，中位数5.5个月；骨折愈合65例，愈合时间4～9个月，中位数5个月。自体骨髓间充质干细胞移植3个月后，参照《中医病证诊断疗效标准》[2]骨折延迟愈合或不愈合疗效评定标准评定疗效，本组治愈65例，好转4例，治愈率94.2%。69例患者均无不良反应发生，患者肝、肾功能均正常。典型病例X线摄片见图12-2、图12-3。

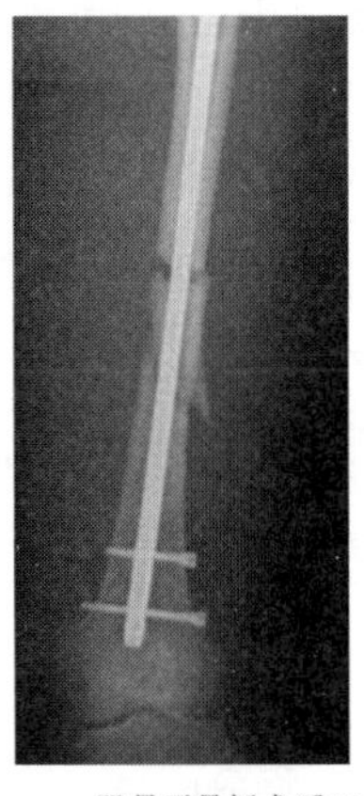

股骨干骨折术后11个月正、侧位X线摄片

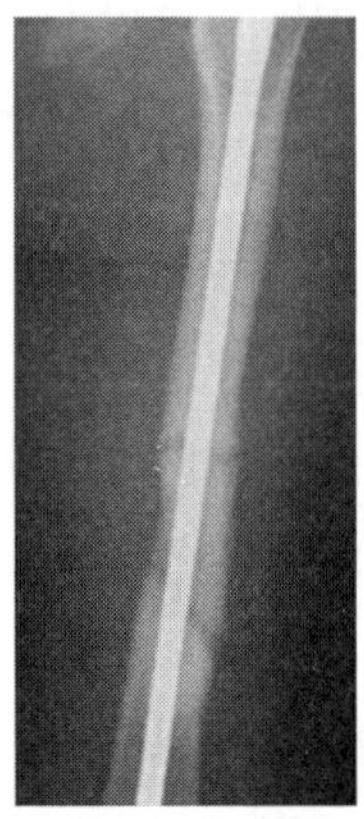
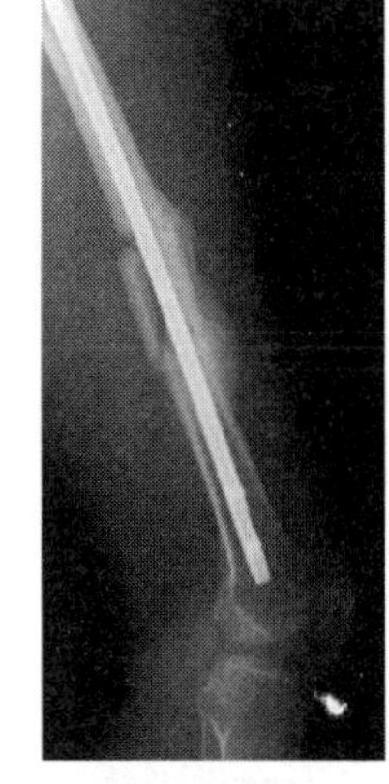

细胞移植后1个月正、侧位X线摄片

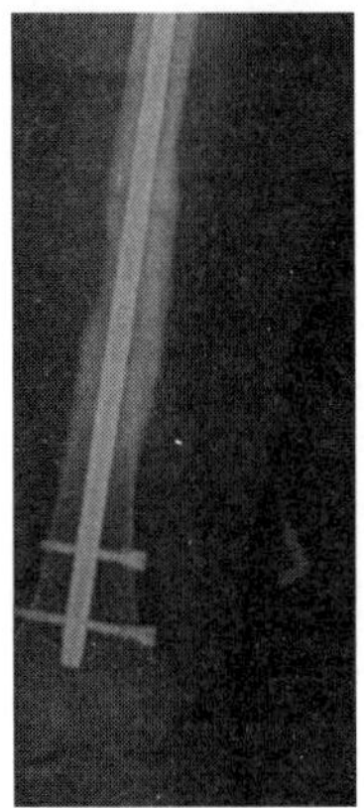
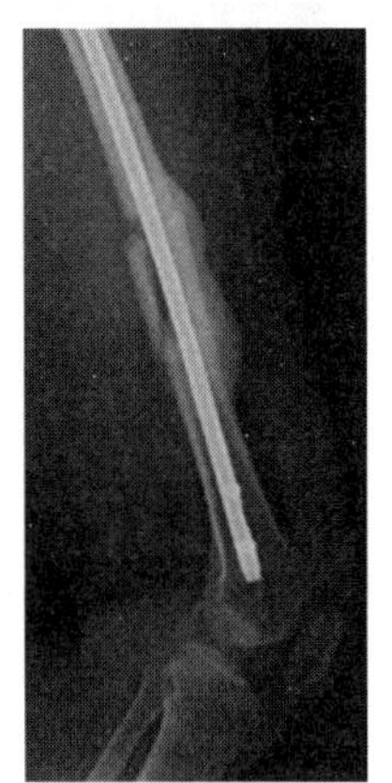

细胞移植后3个月正、侧位X线摄片

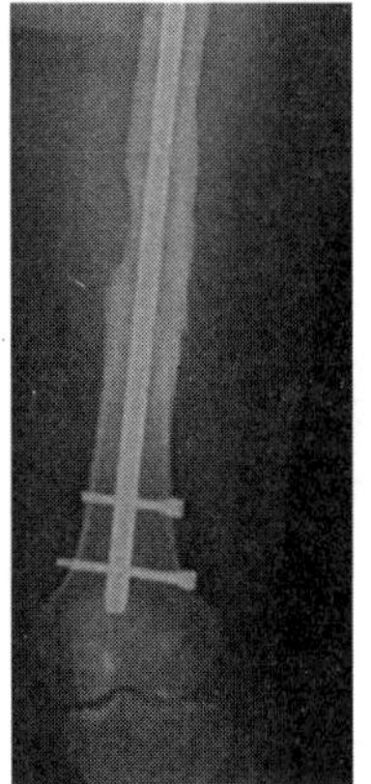
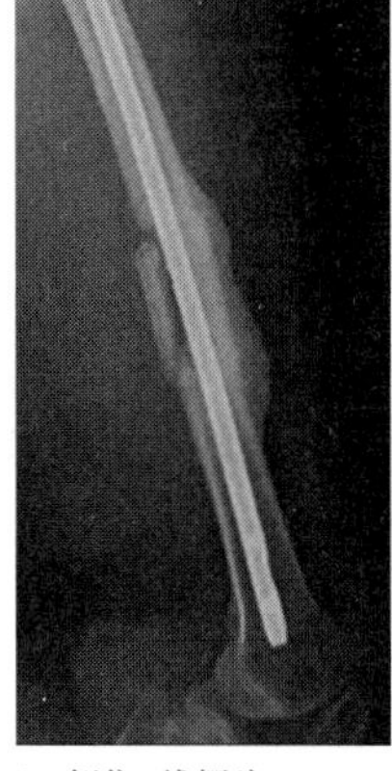

细胞移植后5个月正、侧位X线摄片

图 12-2　患者曲某，女，22 岁，左股骨干骨折

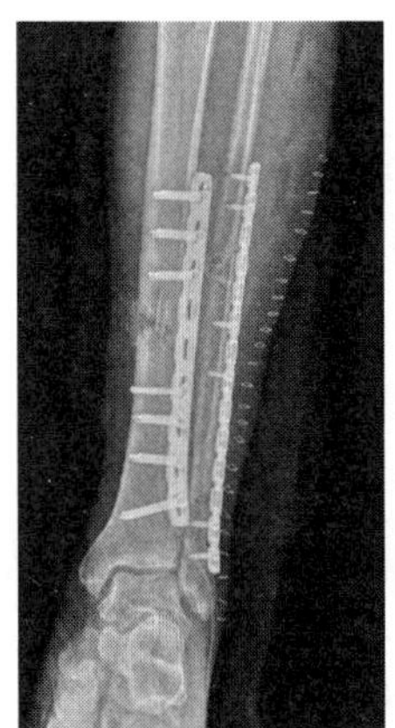
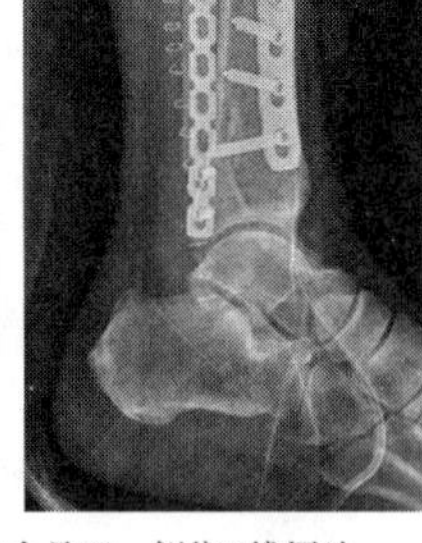

胫腓骨骨折术后8个月正、侧位X线摄片

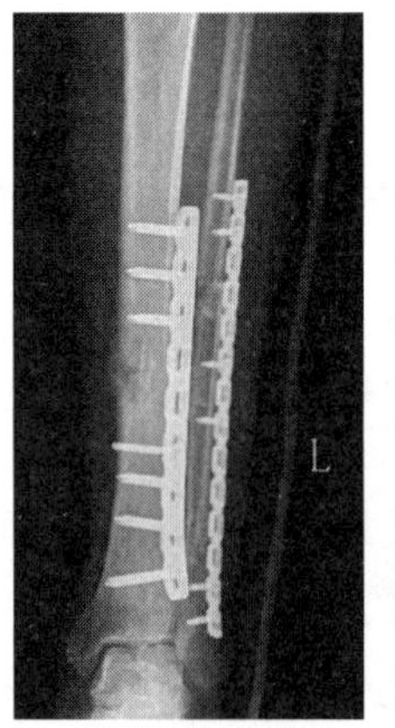

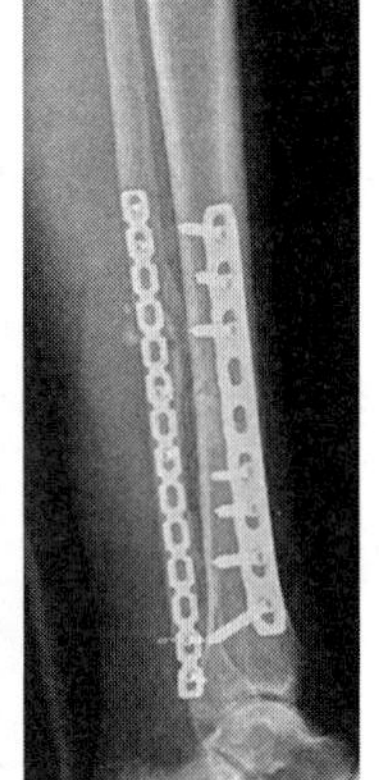

细胞移植后2个月正、侧位X线摄片

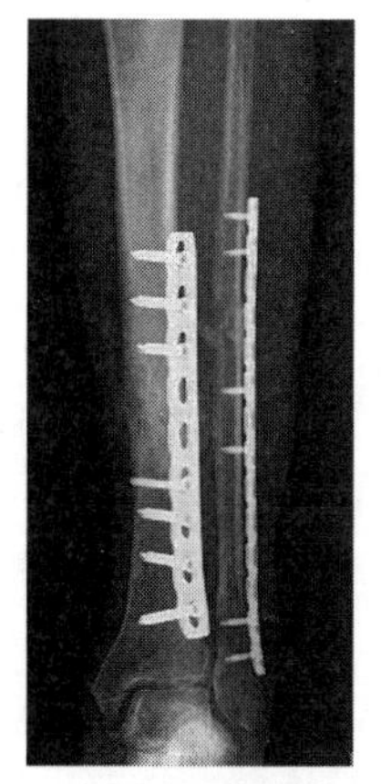
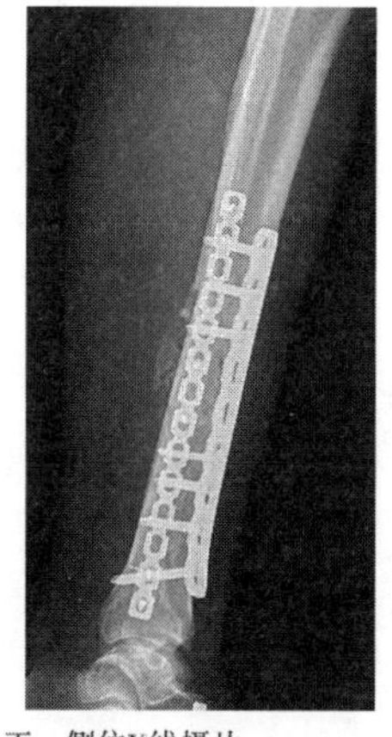
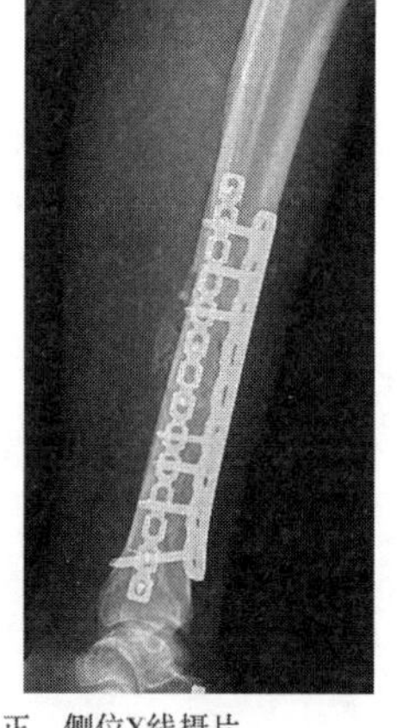

细胞移植后3个月正、侧位X线摄片

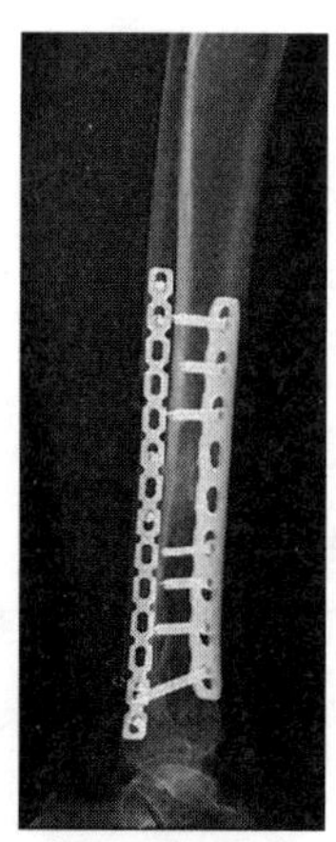

细胞移植后4个月正、侧位X线摄片

图 12-3　患者苏某，男，45 岁，左胫骨和腓骨骨折

四、讨论

骨折延迟愈合和不愈合的主要差别在于程度上的不同。一定部位和类型的骨折未能在平均时间(通常为 3～6 个月)内愈合称为延迟愈合[3]。目前骨折延迟愈合或不愈合多采用切开植骨或内固定的二次手术治疗方法，常用的植骨材料包括自体骨、吻合血管的骨或骨膜、新鲜异体骨和冷冻干燥骨。二次手术存在固定时间长、骨来源有限、并发症多、免疫排斥等问题。此外，若采用自体骨移植，除了受区手术创伤外，供骨区域也受到手术创伤，这样就增加了患者感染的概率；若采用异体骨移植，会增加因免疫排斥而引发的感染或增加患者的心理负担和经济负担。

有研究者[6-7]发现，骨髓间充质干细胞在特定的培养条件下可以分化为成骨细胞、软骨细胞、成纤维细胞、脂肪细胞等细胞。这些研究为应用自体骨髓间充质干细胞治疗骨伤科疾病打下了基础。血小板裂解液中含血管内皮生长因子(VEGF)，一方面可以增加血管的恢复，这就满足了现代医学认为治疗骨折延迟愈合或不愈合的关键是促进再生血管的形成的观点，另一方面为自体骨髓间充质干细胞转化为成骨细胞提供必要的条件，在与内源性 BMP 共同作用下，骨髓间充质干细胞转化为成骨细胞，成骨细胞再转化为纤维性骨痂，最终变成骨性骨痂，再通过塑形改造，最终成为正常组织[8]。

与其他临床治疗骨折的方法[3-5,9-11]相比，自体骨髓间充质干细胞移植治疗骨折延迟愈合或不愈合具有以下优点。

(1)注射用自体骨髓间充质干细胞取材方便，来源广泛，经过 18 天左右的实验室培养即可获得纯度在 95%以上的自体骨髓间充质干细胞。

(2)血小板裂解液中富含 VEGF，VEGF 可促进血管的生成，改善骨膜供血，从而缩短骨折愈合时间。

(3)不受骨折延迟愈合或不愈合部位软组织条件的影响。

(4)创伤轻,痛苦小,避免二次手术。

(5)采用局部麻醉的方法,在保证无菌的条件下可在门诊治疗,从而降低了患者的医疗费用,减轻了患者的经济负担。

(6)不存在伦理和免疫排斥反应。生长因子和骨髓间充质干细胞全部来自自体,从而避免了伦理问题和因排斥而引起的感染等情况的发生,但在治疗的过程中,应避免因手术问题而引发的术后感染。

本研究的患者均为骨不连发生后的患者,对于首次骨折的患者未进行研究,此方面可作为今后研究的方向。

综上所述,采用自体骨髓间充质干细胞移植治疗骨折延迟愈合或不愈合具有创伤小、操作简便、加速骨折愈合的特点,值得进一步深入研究和推广应用。

参考文献

[1]RODRIGUEZ-MERCHAN EC,FORRIOL F.Nonunion:general principle and experimental data[J].Clin Orthop Relat Res,2004(419):4-12.

[2]国家中医药管理局.中医病证诊断疗效标准[S].南京:南京大学出版社,1994:177-178.

[3]吕发明,程国杰.经皮自体髂骨血注射治疗长干骨骨折术后延迟愈合的临床研究[J].中医正骨,2011,23(2):24-25.

[4]高骏,余黎媛,金德富.微型外固定架治疗掌指骨骨折46例临床报道[J].中国中医骨伤科杂志,2016,1(24):59-61.

[5]刘立云,刘又文,邢庆胜,等.InterTAN与逆行髓内钉结合空心钉治疗股骨干合并同侧股骨颈骨折的疗效比较[J].中国中医骨伤科杂志,2016,5(24):17-20.

[6]PITTENGER MF,MACKAY AM,BECK SC,et al.Multilineage potential of adult human mesenchymal stem cells[J].Science,1999,284(5411):143-147.

[7]PROCKOP DJ. Marrow stromal cells as stem cells for nonhematopoietic tissues[J].Science,1997,276:71-74.

[8]郑兴礼,郑胜利,郑毅.四肢骨折不愈合与延迟愈合的治疗体会[J].中国骨与关节损伤杂志,2006,5(14):33.

[9]阎晓霞.中药外敷结合高能体外冲击波治疗骨折延迟愈合或不愈合[J].中医正骨,2012,24(7):56.

[10]任俊涛,胡勇,付红军,等.前臂吊带结合外固定架治疗锁骨中段骨折78例[J].中国中医骨伤科杂志,2016,10(24):58-59.

[11]李永军,张志辉,潘跃然.早期负重对胫骨骨折髓内钉术后骨愈合的影响[J].中国中医骨伤科杂志,2016,8(24):16-18.

(原文发表于《中国中医骨伤科杂志》2018年第10期,作者:张中禹,谭勇海,鞠昌军,姜红江,相关研究获山东省科技进步二等奖)

第四节　体外冲击波联合自体细胞生长因子治疗骨不连的实验研究

[摘要]目的:探讨体外冲击波(ESW)联合自体细胞生长因子治疗兔桡骨骨不连的效果及作用原理。方法:选用健康成年雄性新西兰大耳白兔40只,无菌条件下,制作兔双侧桡骨骨不连模型,最后造模成功36只,利用随机数字表将实验动物分成4组,每组9只。其中A组为对照组,B组为单纯体外冲击波治疗组,C组为单纯自体细胞生长因子组,D组为体外冲击波联合自体细胞生长因子组。在无菌条件下,将经兔耳缘静脉采血转移到15mL的无菌离心管中,在200g的条件下离心20分钟。小心将中上层移出并不带任何红细胞,放入15mL无菌的离心管中。采用ELISA法检测样本中各种生长因子的浓度。造模12周后,对实验动物行体外冲击波及自体细胞生长因子注射治疗。分别在治疗前及治疗后4周、8周、12周、16周行X线检查,处死实验动物,取活组织进行大体观察、骨痂钙水平测定、骨痂成骨细胞计数,并进行统计学分析。结果:检测结果显示,主要生长因子为VEGF、TGF-β,含量分别达到(528.87±38.51)pg/mL和(162.73±21.08)pg/mL,为正常全血中含量的5倍左右。治疗后16周发现A组未愈合,B组骨不连部位开始愈合,但较C、D组薄,有少量骨痂,抗外力较弱,C组基本达到愈合,但较D组稍薄,D组达到骨性愈合,表现为骨不连部位平整光滑,颜色亮,质地硬。X线摄片观察治疗后16周发现,A组骨折间隙无明显改变,B组骨折间隙有改变,但较C、D两组较差。C、D两组骨不连间隙变化明显,其中D组变化较C组更为明显。A组与B、C、D组骨不连间隙4周、8周、12周、16周差异均有统计学意义($P<0.05$),骨痂生成量4周、8周、12周、16周差异均有统计学意义($P<0.05$)。B、C、D两组骨钙水平4周、8周、12周、16周差异均有统计学意义($P<0.05$),骨痂成骨细胞计数4周、8周、12周、16周差异均有统计学意义($P<0.05$)。结论:体外冲击波联合自体细胞生长因子对骨不连的治疗效果优于单纯体外冲击波和单纯自体细胞生长因子治疗。体外冲击波联合自体细胞生长因子为临床治疗骨不连提供了一种良好协同方法。

[关键词]自体细胞生长因子;骨不连;体外冲击波;桡骨;兔

骨不连是临床上常见病,也是骨科、康复科治疗的难题之一。目前,我国每年因各种原因导致的骨不连患者超过1 000万,给社会和家庭造成了极大的痛苦和经济损失。体外冲击波(extracorporeal shock wave,ESW)是通过空气或气体传导的一种机械性脉冲压强波,可以对骨折后的多种并发症有良好的治疗效果,其治疗骨不连的疗效得到了临床的证实[1]。研究[2-4]表明,细胞生长因子与细胞的生长、骨的修复密切相关。本研究通过将体外冲击波和自体细胞生长因子的作用结合对兔桡骨骨不连进行治疗,取得了满意效果,为临床治疗骨不连提供了一种良好协同方法。

一、材料与方法

（一）实验动物

选用健康成年雄性新西兰大耳白兔 40 只，体重（3.0±0.2）kg，由山东省文登整骨医院骨伤研究所提供，动物许可证号为：SCXK-（鲁）2012-0006，标准条件下饲养。实验过程中对动物的处置符合 2006 年科技部发布的《关于善待实验动物的指导性意见》[5]。

（二）主要试剂及仪器材料

10%水合氯醛、4%多聚甲醛溶液、10%EDTA 溶液、4∶1 的硝酸高氯酸溶液、冷冻离心机、－80℃冰箱、－20℃冰箱、微量移液器、超净工作台、数码成像 X 线机（DR）；显微镜 OLYMPUS BX51、原子吸收分光光度计、15mL 无菌离心管、一次性无菌枪头、青霉素钠、强力霉素等。

（三）方法

1.造模方法

实验于 2015 年 12 月至 2017 年 6 月在山东省文登整骨医院国家中医药管理局组织工程（骨伤）三级实验室完成。按 4mL/kg 的剂量用 10%水合氯醛耳缘静脉麻醉大耳白兔。麻醉成功后，将兔仰卧位置于无菌台上，四肢固定在固定架上，术区常规备皮、消毒、铺巾，制作大耳白兔双侧桡骨骨不连模型，即截除 1.5cm 左右双侧桡骨中段（包括骨膜），截除后在断端处填塞明胶海绵，缝合皮肤切口。肌内注射 30 万 U 青霉素，保暖处理直至麻醉苏醒后放回笼中。术后分笼常规饲养，每笼 2 只，自由活动，连续 3 天肌内注射 30 万 U 青霉素，每天 1 次。12 周后对大耳白兔行 X 线摄片检查，如出现骨折端硬化、断端间隙存在、髓腔封闭，则为骨不连模型建立成功，纳入研究。

2.分组方法

按照上述造模方法，最后造模成功 36 只，随机将实验动物分成 4 组，每组 9 只，共 18 条桡骨。A 组为对照组，B 组为单纯体外冲击波治疗组，C 组为单纯自体细胞生长因子组，D 组为体外冲击波联合自体细胞生长因子组。四组实验动物采用相同的居住和喂养环境。

3.自体细胞生长因子的制备及检测

在无菌条件下，将经兔耳缘静脉采血转移到 15mL 的无菌离心管中，在 200g 的条件下离心 20 分钟。全血分为 3 层，中、上层是富血小板血浆，下层是红细胞。小心将中上层移出并不带任何红细胞，放入 15mL 无菌的离心管中。分装并粘上抗冷冻标签，将 PRP 放入－20℃的冰箱中，长时间储藏要放到－80℃冰箱中。采用 ELISA 法检测样本中各种细胞生长因子的浓度，各操作过程均按试剂说明书严格执行。

4.体外冲击波治疗

按 4mL/kg 的剂量用 10%水合氯醛耳缘静脉麻醉大耳白兔。麻醉成功后，将大耳白兔固定在自制手术台上，透视定位后，调整冲击波焦点，分别对准骨缺损远、近端边缘相应部位。冲击波刺激参数：电压 2kV，频率 75 次/分，焦点聚焦范围为 1.5cm^2。在治疗过程中，定时 X 线透视，以保证焦点准确的定位。冲击波治疗时间约 10 分钟，每周进行1 次治疗，共进行冲击波治疗 3 次。

5.自体细胞生长因子治疗

注射前从−80℃冰箱中取出冷冻自体细胞生长因子，在37℃水浴锅中融化，时间不超过5分钟。在1 700g的条件下离心6分钟，此时可见分为两层，上层为自体细胞生长因子，下层为细胞碎片。取上清液，向其中加入10mg/mL的强力霉素，抽入0.5mL的无菌针管里备用。麻醉成功后，将大耳白兔固定在自制手术台上，常规术区皮肤消毒，铺无菌巾。先使用一次性麻醉针找到下肢骨骨缺损大体部位，在C型臂X线机透视下找到确切的骨缺损部位，将自体细胞生长因子于骨缺损两端分4～5个不同位置缓缓注入。每周进行1次治疗，共进行自体细胞生长因子治疗3次。

6.体外冲击波联合自体细胞生长因子治疗

对大耳白兔先按照自体细胞生长因子治疗组方法治疗，30分钟后再按体外冲击波治疗组方法进行治疗。

7.X线摄片检查

于治疗前及治疗后4周、8周、12周、16周行X线摄片检查，采用多点测量桡骨骨不连区间隙的距离变化情况，并在计算机上精确测量治疗前后桡骨骨折间隙的平均宽度，记录所获得的平均值。骨痂生成量采用Perkins公式计算。

8.光镜检查

采用空气栓塞法分别于治疗前处死1只动物，治疗后4周、8周、12周、16周每组处死实验动物2只，取出桡骨骨不连部位(长2.0cm左右)组织。脱钙4周，每周更换脱钙液1次，待标本变软后用流动的清水进行冲洗，冲洗后置入4%多聚甲醛溶液固定48小时，石蜡处理，5μm连续切片，HE染色，在光学显微镜下进行组织学观察，观察骨痂中成骨细胞计数。

9.骨痂钙元素水平测定

取桡骨骨不连区部分新生骨痂，用滤纸吸干后置入60℃烤箱中烘干48小时，称重后放入4∶1的硝酸高氯酸溶液中24小时。取出桡骨，置于电热板加热消化至液体，用去离子水稀释定容，定容后使用原子吸收分光光度计测定骨痂钙元素水平。

10.统计学处理

数据应用SPSS 19.0统计学软件进行统计学分析，数据以均数±标准差($\overline{x} \pm s$)表示，$P<0.05$为差异具有统计学意义。

二、结果

(一)自体细胞生长因子含量检测

检测结果显示，裂解液中主要细胞生长因子为VEGF、TGF-β，含量分别达到(528.87±38.51)pg/mL和(162.73±21.08)pg/mL，为正常全血中含量的5倍左右。

(二)桡骨的大体观察

治疗后16周发现A组未愈合，表现为纤维状连接，骨不连部位未见明显的骨痂生成。B组骨不连部位开始愈合，表现为骨不连部位骨皮质较完整，但较C、D组薄，有少量骨痂，抗外力较弱。C组基本达到愈合，表现为骨不连部位骨皮质完整，皮质有大量斑点，但较D组稍薄，骨不连部位有骨痂，抗外力较D组稍弱。D组达到骨性愈合，表现为骨不连部位平整光滑，颜色亮，质地硬，较难掰断(图12-4)。

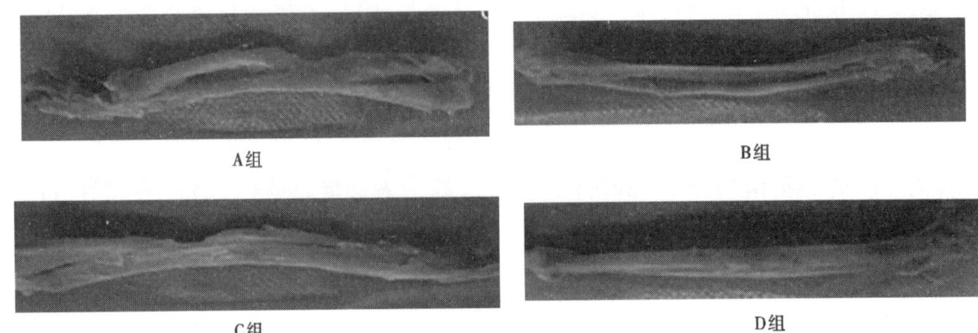

图12-4 治疗16周处死兔的大体标本

(三)桡骨的X线观察

治疗后12周发现，A组骨折间隙无明显改变，骨折断端仍为硬化骨，骨髓腔封闭，呈现骨不连影像学改变，B组骨折间隙无改变，C组有少量骨痂，但较D组差，D组骨折间隙明显变小和骨痂量较多。治疗后16周发现A组骨折间隙无明显改变，骨折断端仍为硬化骨，骨髓腔封闭，呈现骨不连影像学改变。B组骨折间隙有改变，有少量骨痂，但较C、D两组较差。C、D两组骨不连间隙变化明显，有大量骨痂，其中D组骨折间隙变化和骨痂量较C组更为明显(图12-5、图12-6，表12-3、表12-4)。

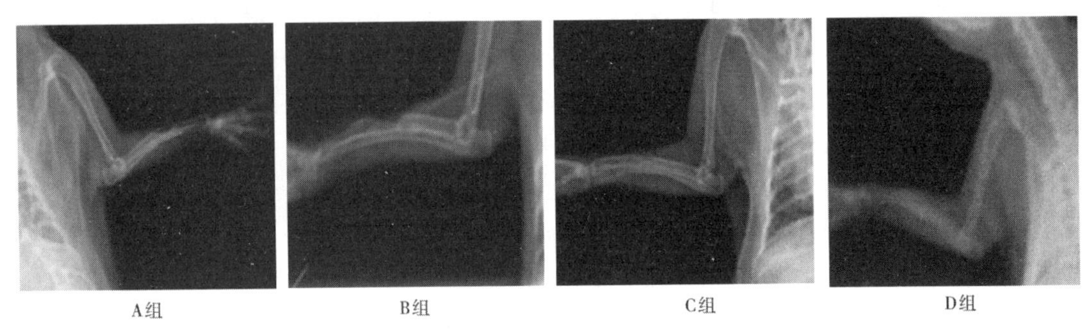

图12-5 治疗12周X线观察

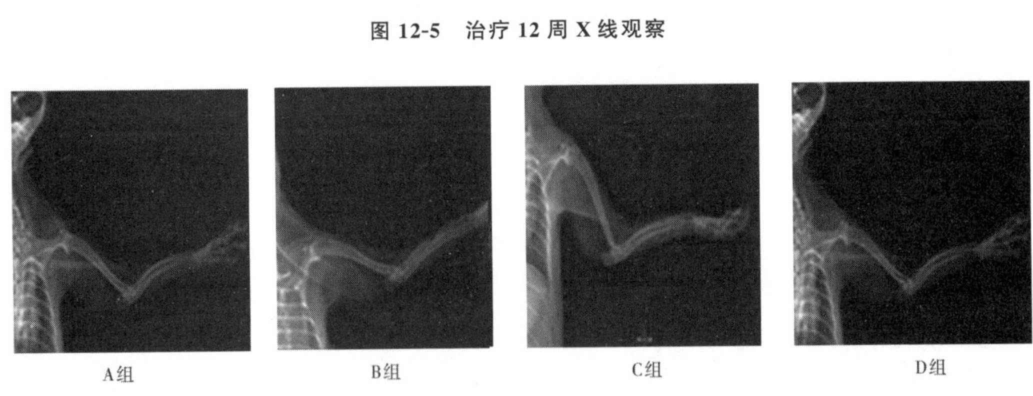

图12-6 治疗16周X线观察

表 12-3 各组治疗前后 X 线检查骨折间隙变化($\bar{x}\pm s$)

组别	治疗前	治疗后 4 周	治疗后 8 周	治疗后 12 周	治疗后 16 周	t 值	P 值
对照组	4.89±0.87	4.85±0.68	4.87±0.87	4.86±0.82	4.89±0.86	0.146	0.361
单纯体外冲击波治疗组	4.79±0.94	4.85±0.76	5.12±0.33	5.26±0.39	5.42±0.27	8.75	0.000
单纯自体细胞生长因子组	4.81±0.84	6.57±0.38	7.19±0.54	8.06±0.34	8.86±0.38	12.57	0.000
体外冲击波联合自体细胞生长因子组	4.84±0.91	6.878±0.41	8.34±0.17	9.05±0.17	9.75±0.51	25.48	0.000
F 值	43.21	54.14	101.76	276.57	482.85		
P 值	0.647	0.000	0.000	0.000	0.000		

表 12-4 治疗后骨痂生成量($\bar{x}\pm s$)

组别	治疗前	治疗后 4 周	治疗后 8 周	治疗后 12 周	治疗后 16 周	t 值	P 值
对照组	6.57±0.34	6.65±0.31	6.59±0.27	6.61±0.29	6.51±0.26	0.647	0.517
单纯体外冲击波治疗组	6.55±0.32	6.94±0.38	17.48±0.37	27.89±0.31	30.15±0.32	13.314	0.000
单纯自体细胞生长因子组	6.56±0.35	15.83±0.57	23.91±0.66	32.54±0.56	41.37±0.72	28.573	0.000
体外冲击波联合自体细胞生长因子组	6.51±0.37	25.48±0.51	37.41±0.37	48.75±0.43	59.72±0.34	38.647	0.000
F 值	167.58	362.14	578.21	732.48	1297.51		
P 值	0.473	0.000	0.000	0.000	0.000		

(四)桡骨的光镜检查

治疗后 4 周光镜检查发现，A、B、C 三组无明显变化，D 组形成软骨和骨性骨痂，骨小梁周围有成骨细胞且增粗；治疗后 8 周光镜检查发现，A、B 两组无明显变化，C 组有少量形成软骨和骨性骨痂，D 组骨样组织逐渐成熟骨化，形成新的骨组织，已有部分连续骨小梁；治疗后 12 周光镜检查发现 A 组无明显变化，B 组有少量形成软骨和骨性骨痂，C 组可见骨小梁增粗，骨小梁周围可见有成骨细胞，但数量不及 D 组；治疗后 16 周光镜检查发现 A 组无明显变化，B 组可见骨岛形成，骨小梁较前增粗，可见少量骨化组织，未见连续骨小梁，C、D 两组骨小梁粗大且致密，连续性较明显，可见大量止常骨成分及成骨细胞，但 C 组不如 D 组(图 12 7 箭头所示，表 12-5)。

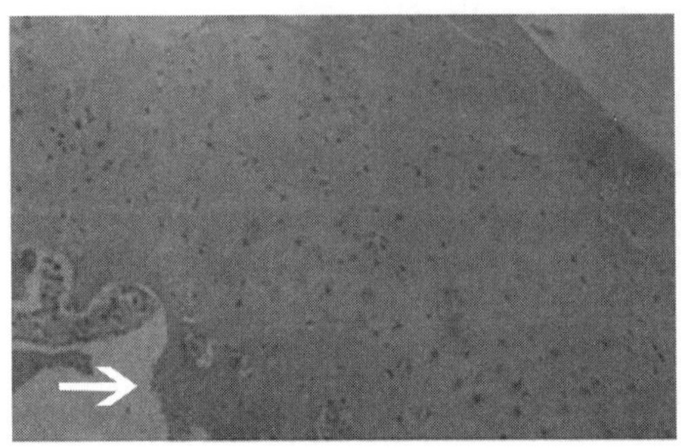
C组

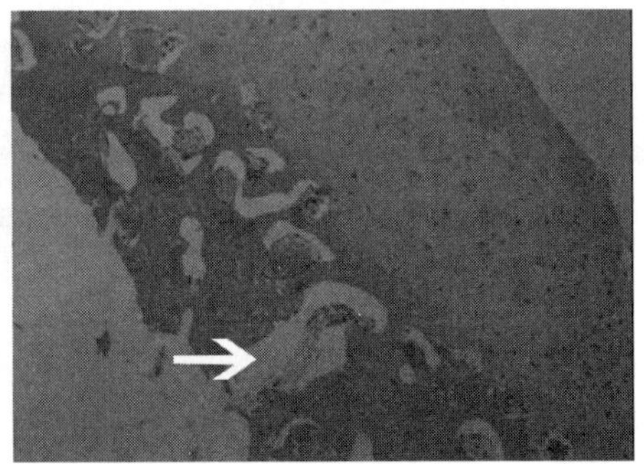
D组

图 12-7 治疗 16 周光镜检查(HE×100)

表 12-5 B、C、D 三组骨痂中成骨细胞计数($\bar{x}\pm s$)

组别	治疗后 4 周	治疗后 8 周	治疗后 12 周	治疗后 16 周	t 值	P 值
单纯体外冲击波治疗组	5.87±1.25	6.02±1.05	25.34±6.87	42.58±4.87	5.178	0.000
单纯自体细胞生长因子组	5.97±1.18	32.17±5.16	56.87±4.87	81.67±6.39	12.386	0.000
体外冲击波联合自体细胞生长因子组	51.68±6.57	76.89±8.17	103.58±6.75	133.87±5.89	22.854	0.000
F 值	421.75	657.51	845.17	1418.24		
P 值	0.000	0.000	0.000	0.000		

(五)桡骨的骨痂钙元素水平

A 组无明显骨痂生成,未做骨痂钙元素水平检测。治疗后 4 周骨痂钙元素水平检查发现 B、C 三组无明显变化,D 组骨痂钙元素水平较 B、C 两组明显上升;治疗后 8 周骨痂钙元素水平检查发现 B、C 两组钙元素水平开始上升,治疗后 12 周骨痂钙元素水平检查 B、C、D 三组骨痂钙元素水平均较治疗后 4 周、8 周显著上升;16 周时骨痂钙元素水平达到最大值(表 12-6)。

表 12-6 B、C、D 三组各时间骨痂中钙元素水平比较(mg/g)

组别	治疗后 4 周	治疗后 8 周	治疗后 12 周	治疗后 16 周	t 值	P 值
单纯体外冲击波治疗组	2.89±0.28	2.96±0.35	4.35±0.31	5.51±0.28	0.175	0.000
单纯自体细胞生长因子组	2.92±0.31	4.86±0.47	5.78±0.38	6.98±0.57	2.289	0.000
体外冲击波联合自体细胞生长因子组	5.63±0.42	7.85±0.24	8.71±0.65	9.68±0.38	8.457	0.000
F 值	28.05	45.07	68.57	110.75		
P 值	0.000	0.000	0.000	0.000		

三、讨论

骨不连是骨伤科常见的疾病之一,治疗效果差,是临床骨科、康复科的一大难题,给社会带来了的沉重负担。对于骨不连的治疗,临床大多采用二次手术的方法,但这种方法给患者带来巨大的经济负担和心理负担。体外冲击波的使用及骨组织工程学和再生医学的发展，为骨不连的治疗开拓了一个新的途径。

体外冲击波是通过空气或气体传导的一种机械性脉冲压强波。目前，体外冲击波主要用于各种疼痛、结石、关节炎、股骨头坏死等疾病的治疗，其中治疗骨折疗效十分显著。骨的生长离不开力学因素刺激，因此，利用体外冲击波使不同骨密度组织之间产生能量梯度差及扭拉力，可以达到治疗骨缺损的目的。体外冲击波治疗骨不连的原理是：冲击波刺激骨不连周围骨组织分泌，使骨不连区产生微小血管，增加血供[6]；同时会诱使成骨不连区域合成分泌大量促进细胞生长的各种细胞生长因子，促使骨细胞增生，最终使得骨折处完全愈合[7]。

目前使用的细胞生长因子制备方法很多，大体上可分为手工制备和专用制备仪制备。研究发现，对全血采用不同的离心转速、次数、时间等因数，所获得的细胞生长因子的浓度与活性也不相同。目前常用的手工制备方法有 Anitua 法、Aghaloo 法、Peturngaro 法、Landesberg 法[8-10]。虽然手工方法制备有很大差异，但这些方法都经过多次离心。采用手工和制备仪制备是多种细胞生长因子的混合物。

我们采用的生长因子制备方法是在美国尼欧再生医学公司的生长因子制备方法的基础上进行再次自主创新。该制备方法改变了以往细胞生长因子制备的繁琐方法，消除了传统制备的弊端。我们通过物理、温控及离心调控获得的富血小板血浆，冷冻、融化后获得对骨组织生长有利的多种细胞生长因子，极大地提高了实验效果。通过我们的实验发现：治疗后 4 周，桡骨的大体观察、光镜检查、骨痂钙元素水平，在对照组、单纯体外冲击波组、单纯自体细胞生长因子组无明显变化，而体外冲击波联合自体细胞生长因子组则形成软骨和骨性骨痂，说明骨折已开始愈合；治疗后 8 周，单纯自体细胞生长因子组有少量形成软骨和骨性骨痂，体外冲击波联合自体细胞生长因子组骨样组织逐渐成熟骨化，形成新的骨组织，已有部分连续骨小梁；治疗后 12 周，单纯体外冲击波组有少量形成软骨和骨性骨痂，单纯自体细胞生长因子组骨小梁及成骨细胞数量不及体外冲击波联合自体细胞生长因子组；治疗后 16 周，单纯体外冲击波组可见少量骨化组织，未见连续骨小梁，单纯自体细胞生长因子组和体外冲击波联合自体细胞生长因子组的骨小梁粗大且致密，连续性较明显，可见大量正常骨成分及成骨细胞，但单纯自体细胞生长因子组不如体外冲击波联合自体细胞生长因子组。

与其他采用体外冲击波治疗骨不连的方法相比较[11-15]，我们采用的方法有以下特点：①采用自体细胞生长因子，避免免疫排斥反应；②多点注射细胞生长因子使骨不连区产生微小血管，促使骨细胞增生，以达到促进骨不连愈合的目的。

综上可知，体外冲击波联合自体细胞生长因子可缩短骨不连治疗的时间，从而改变了以往骨不连的二次手术方法，为临床治疗骨不连提供了一种良好的协同方法。

参考文献

[1]李恩，李平，韩永斌，等.体外冲击波治疗骨不连临床研究[J].中国医学创新，2016，1(13)：11-14.

[2]陈剑，袁文，宋滇文.富血小板血浆在骨愈合治疗中的作用[J].中国组织工程研究与临床康复，2011，15(41)：7755-7758.

[3]谭训香,金鑫,谭勇海,等.自体骨髓联合细胞生长因子治疗胫腓骨骨不连42例的体会[J].中国中医骨伤科杂志,2016,24(1):44-45.

[4]谭勇海,姜红江,秦立武,等.自体细胞生长因子治疗中青年股骨颈骨折延迟愈合62例[J].中国中医骨伤科杂志,2014,22(4):61-62.

[5]中华人民共和国科学技术部.关于善待实验动物的指导性意见[S].2006-09-30.

[6] HAUSDORF J, SIEVERS B, SCHMITT-SODY M, et al. Stimulation of bone growth factor synthesis in human osteoblasts and fibroblasts after extracorporeal shock wave application[J].Arch Orthop Trauma Surg,2011,131(3):303-309.

[7]余来,邢更彦.体外冲击波通过激活 Wnt/Ca^{2+} 信号通路治疗骨质疏松症的研究进展[J].中国医学前沿杂志(电子版),2014,6(6):15-17.

[8]SONNLEITNER D,HUEMER P,SULLIVAN DY.A simplified technique for producing platelet-rich plasma andplatelet concentrate for intraoral bone grafting techniques: a technical note[J].Int J Oral Maxillofac Implants,2000,15(6):879-882.

[9]LANDESBERG R,ROY M,GLICKMAN RS.Quantificationof growth factor levels using a simplified method ofplatelet-rich plasma gel preparation[J].J Oral Maxillofac Surg,2000,58(3):297-300.

[10]AGHALOO TL,MOY PK,FREYMILLER EG.Investigationof platelet-rich plasma in rabbit cranial defects:a pilotstudy[J].J Oral Maxillofac Surg,2002,60(10):1176-1181.

[11]崔博,郑学清,舒畅,等.体外冲击波诱导骨髓间充质干细胞向成骨细胞分化[J].中国老年学杂志,2012,32(3):554-556.

[12]宋轲,刘寰,武文亮,等.骨髓间充质干细胞、血小板凝胶和体外冲击波联合应用治疗骨不连[J].山东大学学报(医学版),2016,6(54):1-6.

[13]郁少林,李宏宇,来文兵,等.体外冲击波联合高压氧治疗骨不连的实验研究[J].重庆医学,2015,10(44):3908-3910,3914.

[14]赵子星,李宏宇,席立成,等.体外冲击波疗法联合仙桃草口服用于免桡骨骨不连临床效果观察[J].山东医药,2016,9(36):31-33.

[15]张峰霖,李梅.体外冲击波与外科手术治疗骨不连的临床效果对比分析[J].中国现代药物应用,2014,9(8):61-62.

(原文发表于《中国中医骨伤科杂志》2018年第26卷第8期,作者:张中禹,谭勇海,金 鑫,鞠昌军,严 伟,姜红江,相关研究获山东省科技进步二等奖)

第五节 自体骨髓联合细胞生长因子治疗胫腓骨骨不连42例的体会

[摘要]目的:观察采用自体骨髓联合自体细胞生长因子治疗胫腓骨骨不连的疗效。方法:选择胫腓骨骨不连患者42例,采集外周血制备自体细胞生长因子联合髂骨骨髓经皮注射于骨不连部位,术后持续给予细胞因子抗炎并随访,行X线摄片检查,分别观察骨折愈合情况。结

果：所有患者均获得随访，随访时间2～8个月，平均3.9个月。42例患者中愈合40例，再次手术2例，愈合率达到95.2%；骨折愈合时间为1～4个月，平均2.6个月。结论：使用自体骨髓联合自体细胞生长因子治疗胫腓骨骨不连有创伤小、恢复快、操作简便、抑制感染等优点，促进了骨折的愈合，是骨不连的有效治疗手段之一。

[关键词]胫腓骨骨不连；治疗；骨髓；细胞生长因子

胫腓骨是长管状骨中最常发生骨折的部位之一，其发生骨折的概率约占全身骨折的13.7%[1]。导致骨不连的主要原因是由于骨折处骨质得不到正常营养供给，骨生长发育缓慢，影响骨折端成骨细胞及胶原纤维的生长，以致影响骨折的愈合，造成骨不连的发生。2013年6月至2015年2月，我们采用自体骨髓联合细胞生长因子治疗胫腓骨骨不连患者42例，取得了较好的疗效，现报告如下。

一、临床资料

本组42例中，男35例，女7例；年龄21～63岁，平均年龄42.8岁；致伤原因：摔伤16例，交通伤24例，其他伤1例。其中术前闭合性骨折40例，开放性骨折2例。根据骨不愈合和延迟愈合的Weber-Cech分类，肥大型（骨折端血运好）23例、萎缩型（骨折端血运差）19例。本组患者的X线摄片示，术后7个月骨折不愈合即为胫腓骨骨不连。42例患者X线摄片术后时间为7～13个月，平均7.3个月。

二、方法

（一）自体细胞生长因子的制备

在生物安全柜中，采用无菌技术将2 500U的低分子量肝素钠抽入50mL无菌针管中，制备成肝素化的针管，以备静脉血采集用；皮肤消毒后，用肝素化的针管抽取患者大约50mL的静脉血；在生物安全柜中将患者静脉血分装进50mL的离心管中，使用冷冻离心机在每分钟1 000r条件下离心20分钟，可见全血分为3层，上层为浅黄色的血清，中层为白色的富血小板血清，下层为红细胞。吸取不带红细胞的中、上层血清，用3支15mL的无菌离心管平分约20mL的血清，于－20℃冰箱内短时间保存，－80℃冰箱内长时间保存。过夜后从－80℃冰箱内取出冻存的血清，在37℃水浴锅中解冻时间不超过5分钟。反复冻存融化两次以上，获得多种细胞生长因子（包含VEGF、TGF-β、β-FGF等细胞生长因子）。融化后的血清再以每分钟3 000r离心6分钟，可见血清分为两层，上层含有多种细胞生长因子，下层为血小板破碎后的碎片。取上层液，向上层液中按照1 000∶1的体积比例加入浓度为10μg/mL的强力霉素，过滤加入强力霉素的上层液，抽入5mL的针管内，放入黑色无菌样品袋中备用。

（二）自体细胞生长因子含量的检测

生长因子制备完成后，取少量装入离心管中，标记ID号后送检，各项指标合格者方可注射。用ELISA法检测样本中各种生长因子的浓度，各操作过程均按试剂说明书严格执行。检测结果显示，裂解液中主要生长因子为VEGF、TGF-β，含量分别达到(538.45±49.78)pg/mL

和(152.63±18.73)pg/mL,为正常全血中含量的5倍左右。

(三)抽取骨髓的准备

在生物安全柜内,采用无菌技术将6 000U低分子量肝素钠抽入50mL无菌针管中,制备成肝素化的针管,以备骨髓采集用。

(四)骨髓的采集与处理

患者采用俯卧姿势,以髂后上嵴为中心常规消毒,铺无菌巾;使用1%的利多卡因对皮肤、肌肉和骨膜进行局部麻醉。麻醉成功后,使用一次性活检式骨髓穿刺针在髂后上嵴处穿刺,待有骨髓出现后用肝素化的针管抽取30mL左右的骨髓;将采集的骨髓在生物安全柜中分装后,采用密度梯度离心法去除骨髓中绝大部分的血清和红细胞。使用冷冻离心机在每分钟1 000r条件下离心10分钟,可见骨髓分为3层,弃下层红细胞,将中、上层在每分钟2 000r条件下离心10分钟,弃上层血清,获得大约5mL的浓缩物即为自体骨髓浓缩物。加入强力霉素后,抽入5mL的针管内,放入黑色无菌样品袋中备用。

(五)微创注射

骨髓抽取完毕,患者采取仰卧姿势,消毒骨缺损部位的皮肤,在X线机下使用一次性麻醉用针找到骨缺损部位,用麻醉用针将骨缺损部位进行剥离,将黑色无菌袋中准备好的自体骨髓浓缩物和细胞生长因子混匀于10mL针管内,通过麻醉用针沿骨折断端多部位少量注入骨缺损部位,注射后用无菌纱布按压创口并进行包扎。

(六)术后处理

术后常规使用抗生素24~48小时;以后每4天注射1次自体细胞生长因子,3次注射完成后未发生感染可出院。术后每月随访时,行X线摄片检查,分别观察骨折愈合情况。

三、结果

所有患者均获得随访,随访时间2~8个月,平均3.9个月。42例患者中愈合40例,再次手术2例,愈合率达到95.2%。骨折愈合时间为1~4个月,平均2.6个月。注射自体骨髓浓缩物和细胞生长因子后未发生断钢板和神经损伤等合并症。典型病例X线摄片见图12-8。

四、讨论

胫腓骨骨折手术治疗目的是使患者保持胫腓骨的稳定性,获得最大限度地恢复小腿的承重功能[2-3]。手术后有部分患者由于自身原因或骨折处骨膜剥离过多或提前活动等原因会导致胫腓骨骨不连,目前对胫腓骨骨不连采取的做法是二次手术,这样既增加了患者的经济负担又增加了患者的心理负担。

研究[4-7]表明,骨髓中含有的间充质干细胞在一定条件下可以被诱导分化为成骨细胞,且植入体内后仍然保持成骨细胞的活性。同时血小板裂解液中含有血管内皮细胞生长因子(VEGF)、转化细胞生长因子-β(TGF-β)、成纤维细胞生长因子等大量细胞生长因子。这些生长因子能刺激细胞的分裂和增值、增加胶原蛋白的合成、诱导细胞分化[8];同时可以促进内在生血管作用，从而为骨折处提供良好的血液供应保证，促进骨折的愈合。

采用自体骨髓浓缩物联合细胞生长因子治疗胫腓骨骨不连具有以下优点：①创伤小，不需要重新切开皮肤和肌肉做二次手术，可以减轻患者的经济和心理负担；②恢复快，只需要抽取患者少量的骨髓和血液，这些骨髓和血液在很短的时间内便可恢复；③本法操作简便，只需将骨髓和细胞生长因子注入骨不连处即可，减轻临床医护工作者的工作量；④避免了免疫排斥反应，注射的骨髓和由血液分离而来的细胞生长因子属同种移植，避免了患者身体的免疫排斥反应，减少感染的发生；⑤不涉及社会伦理和法律方面的问题。

注射自体骨髓联合细胞生长因子治疗胫腓骨骨不连需要注意的问题：①获得细胞生长因子及注射要保证在生物安全柜和手术室无菌条件下进行，否则会增加感染概率；②注射骨髓和细胞生长因子后局部可能发生肿胀现象，这种现象在 24 小时内会消失；③术后需经常给伤口处换药并注意髂后上脊及骨不连注射处是否发生感染。

综上所述，自体骨髓联合细胞生长因子对于治疗胫腓骨骨不连具有创伤小、出血少、恢复快、疗效好的优点。

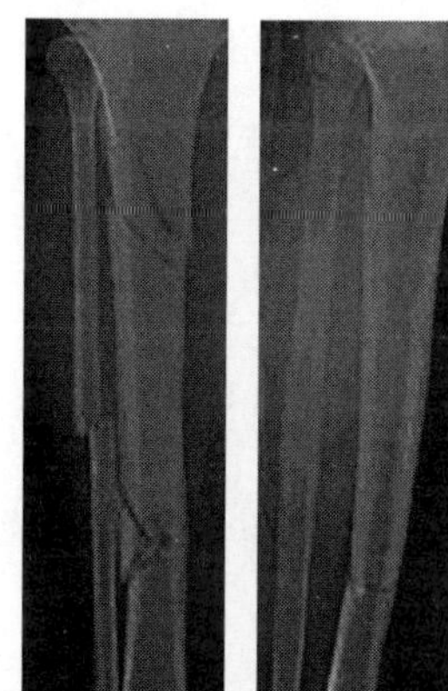

术前正、侧位X线摄片

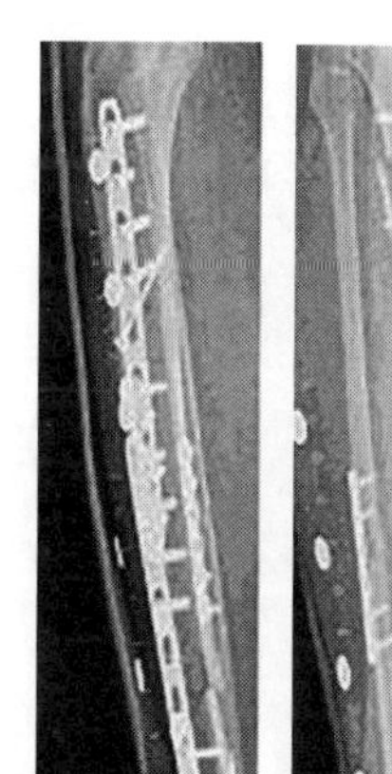

术后正、侧位X线摄片

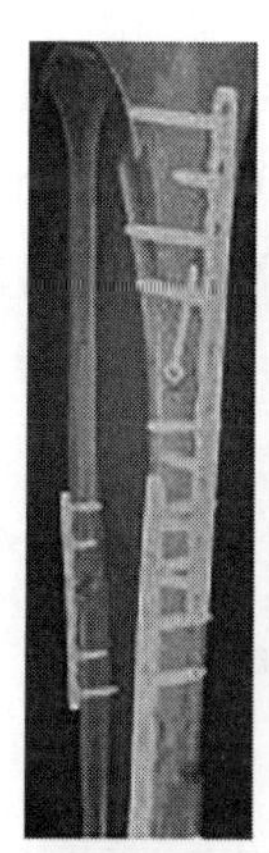

术后8个月正、侧位X线摄片

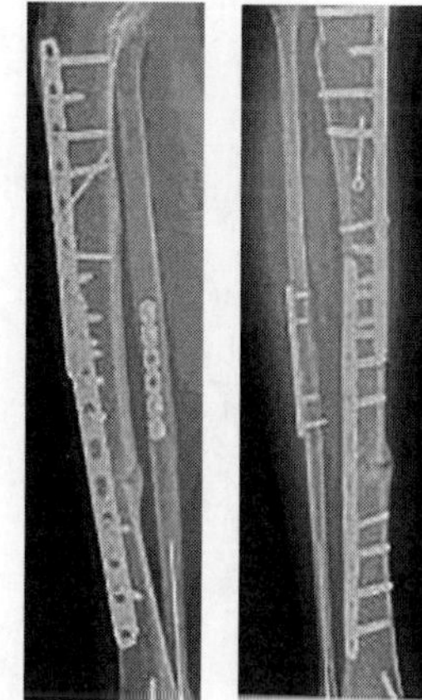

注射骨髓+生长因子1个月后正、侧位X线摄片

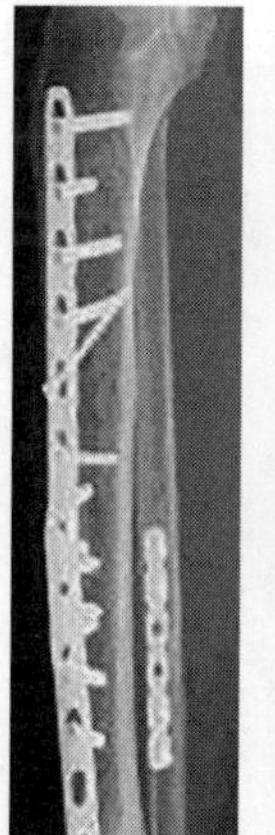

注射骨髓+生长因子2个月后正、侧位X线摄片

图 12-8　患者王某，男，43 岁，右胫骨和腓骨骨折

参考文献

[1]荣国威,翟桂华,刘沂,等.骨科内固定[M].3版.北京:人民卫生出版,1995:409-411.

[2]朱春玉,闫平.54例胫腓骨骨折的治疗方法和疗效观察[J].内蒙古中医药,2014,1:102.

[3]欧阳明.开放性胫腓骨骨折137例治疗体会[J].中国医药指南,2012,10(7):500.

[4]KON E,MURAGLIA A,CORSI A,et al.Autologous bone marrow stromal cells loaded onto porous hydroxyapatite ceramic accelerate bone repair in critical-size defects of sheep long bones[J].J Biomed Mater Res,2000,49:328-337.

[5]谭方正,刘新,朴成哲.骨髓间充质干细胞的研究进展[J].沈阳医学院学报,2013,15(4):245-247.

[6]谭勇海,姜苗苗,韩海霞,等.陶瓷化骨对成人骨髓基质干细胞分化的影响[J].中医正骨,2012,24(5):23-26.

[7]陈伟,陈建梅,张宪郁,等.骨髓间充质干细胞定向趋化及骨修复中基质细胞衍生因子1的作用[J].中国组织工程研究,2012,16(10):7688-7693.

[8]FREYMILLER EG,AGBALOO TL.Platelet-rich plasma ready or not[J].J Oral Maxillofac Surg,2004,62(4):484-488.

(原文发表于《中国中医骨伤科杂志》2016年第24卷第1期,作者:谭训香,金　鑫,谭勇海,姜红江,相关研究获山东省科技进步二等奖)

第十三章　其他骨与关节疾病研究

一、体外冲击波联合血小板裂解液局部注射治疗难治性肱骨外上髁炎

[摘要]目的：探讨体外冲击波联合血小板裂解液局部注射治疗难治性肱骨外上髁炎的临床疗效。方法：2012 年 10 月至 2014 年 8 月，采用体外冲击波联合血小板裂解液局部注射法治疗难治性肱骨外上髁炎患者 53 例，男 18 例，女 35 例；年龄 36～61 岁，中位数 45 岁；左侧 12 例，右侧 41 例；病程 6～18 个月，中位数 9 个月。每周 2 次，5 次为 1 个疗程。治疗前与治疗后 3 个月，分别采用视觉模拟评分法(visual analogue scale，VAS)和 Mayo 肘关节功能评分标准对患者疼痛和肘关节功能情况进行评估，并进行彩色多普勒超声检查。结果：53 例患者均获随访，随访时间 5～16 个月，中位数 10 个月。治疗前，VAS 评分(7.58±0.82)分，Mayo 评分(61.8±5.5)分；治疗后 3 个月，VAS 评分(2.61±0.53)分，Mayo 评分(91.6±6.5)分。治疗前患肘彩色多普勒信号较强，治疗后 3 个月彩色多普勒强信号区域明显缩小。均未出现红肿、感染、血管神经损伤等并发症。结论：体外冲击波联合 PL 局部注射治疗难治性肱骨外上髁炎可有效缓解疼痛，改善肘关节功能。

[关键词]网球肘；高能量冲击波；富血小板血浆

肱骨外上髁炎又称网球肘，是运动医学中最常见的一种肌腱末端病。主要表现为肱骨外上髁持续疼痛和压痛，可严重影响患者的日常活动[1]。该病主要为前臂伸肌总腱在肱骨外上髁附着点处反复损伤，产生慢性无菌性炎症所致[2]。治疗方法主要有理疗、体外冲击波治疗、超声治疗、口服非甾体抗炎药、中医药、局部封闭、小针刀及手术松解等。治疗后大部分患者症状可缓解，但对于反复发作的难治性患者目前尚无有效的治疗方法[3]。富血小板血浆(platelet rich plasma，PRP)含有高浓度的生长因子，如转化生长因子-β(transforming growth factor-β，TGF-β)、血小板衍生生长因子(platelet derived growth factor，PDGF)、血管内皮生长因子(vascular endothelial growth factor，VEGF)、胰岛素样生长因子(insulin-like growth factor，IGF)等[4]，可促进韧带和肌腱组织的修复[5]，并可逆转末端病的病理改变，恢复组织正常结构[6]，是用于肱骨外上髁炎治疗的新方法[7]。我院改良了 PRP 制备方法，去除了 PRP 中的细胞成分，制备出血小板裂解液(platelet lysates，PL)。2012 年 10 月至 2014 年 8 月，笔者采用体外冲击波联合 PL 局部注射治疗难治性肱骨外上髁炎患者 53 例，疗效满意，现报告如下。

(一)临床资料

1.一般资料

本组53例,男18例,女35例;年龄36~61岁,中位数45岁;左侧12例,右侧41例;病程6~18个月,中位数9个月。

2.诊断标准

患肘肱骨外上髁部局限性疼痛,腕和前臂旋转功能障碍,影响日常生活3个月以上,前臂伸肌牵拉试验(Mills征)阳性,结合超声诊断为网球肘[1]。

3.纳入标准

(1)符合上述诊断标准。

(2)经休息、理疗、局部封闭等非手术治疗3个月,症状无明显缓解。

4.排除标准

(1)合并颈椎病者。

(2)有肘部或尺桡骨骨折病史者。

(3)合并骨质疏松症或上肢神经病变者。

(二)方法

1.血小板裂解液制备方法

在生物安全柜中,采用无菌技术将2 500U的低分子肝素钠抽入50mL的无菌针管中,以备静脉血采集用。患者皮肤消毒后,用肝素化针管抽取约50mL静脉血,在生物安全柜中分装进50mL的离心管中,低温离心机离心20分钟(离心半径6cm,转速每分钟1 000r),吸取中上层血浆,装入3支15mL的无菌离心管中,−20℃冰箱内短时间保存2小时,−80℃冰箱过夜。在37℃水浴锅中解冻,时间不超过5分钟。反复冻存、融化2次以上。然后将融化后的血清离心6分钟(离心半径6cm,转速每分钟3 000r),取上层液,按照1 000∶1的体积比例加入浓度10μg/mL的强力霉素注射液,过滤后,抽入5mL的针管内,放入黑色无菌样品袋中备用。

2.治疗方法

先采用Chattanooga RPW体外冲击波治疗仪进行局部冲击波治疗。寻找患处压痛点,以压痛点为中心每次选1~2个冲击点[8],选择系统默认肱骨外上髁炎治疗程序,频率10.0Hz,半径(R)15mm,深度15mm,压强1.6×10^5Pa,每个冲击点冲击1 500次,若疼痛明显,先以低压强进行冲击适应,逐渐调至标准治疗强度。冲击治疗结束后休息3~5分钟,进行PL注射,从压痛点垂直进针,深达骨膜后再将针头退出0.2~0.5cm,倾斜60°向四周放射状缓慢注入PL 3mL,注射完毕,用棉球按压注射部位3~5分钟。每周2次,5次为1个疗程。患肢避免提重物和剧烈活动。

3.疗效评价

治疗前与治疗后3个月,分别采用视觉模拟评分法(visual analogue scale,VAS)[9]和Mayo肘关节功能评分标准[10]对患者疼痛和肘关节功能情况进行评估,并进行彩色多普勒超声检查。

(三)结果

53例患者均获随访,随访时间5~16个月,中位数10个月。治疗前,VAS评分(7.58±0.82)分,

Mayo 评分(61.8±5.5)分;治疗后 3 个月,VAS 评分(2.61±0.53)分,Mayo 评分(91.6±6.5)分。治疗前患肘彩色多普勒信号较强,治疗后 3 个月彩色多普勒强信号区域明显缩小。均未出现红肿、感染、血管神经损伤等并发症。典型病例彩色多普勒超声检查情况见图 13-1、图 13-2。

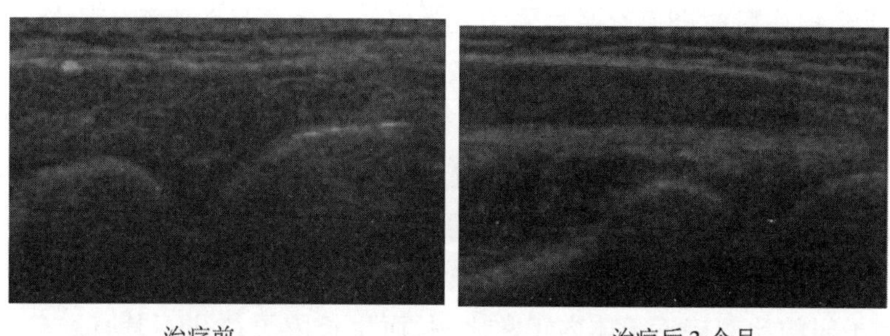

图 13-1　体外冲击波联合 PL 局部注射治疗难治性肱骨外上髁炎治疗前后彩色多普勒超声图

注　患者女,43 岁,右侧难治性肱骨外上髁炎行体外冲击波联合 PL 局部注射治疗。

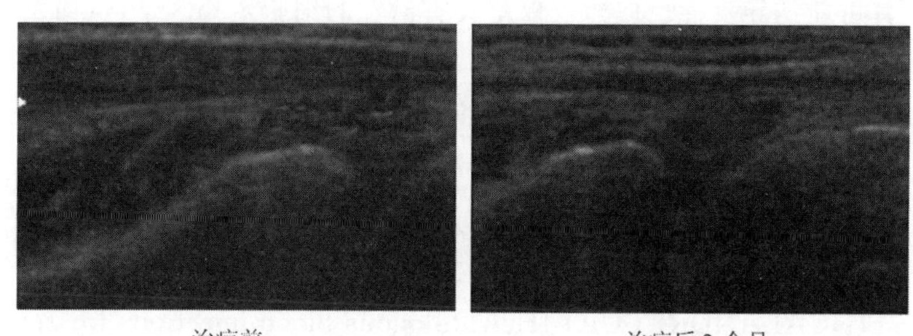

图 13-2　体外冲击波联合 PL 局部注射治疗难治性肱骨外上髁炎治疗前后彩色多普勒超声图

注　患者女,55 岁,右侧难治性肱骨外上髁炎行体外冲击波联合 PL 局部注射治疗。

(四)讨论

肱骨外上髁炎是肱骨外上髁部伸肌总腱的累积性损伤[11],是无菌性炎症和退行性变综合产生的结果,无菌性炎症包括因较小的外伤或者撕裂伤引起局部损伤性炎症反应,渗出、肿胀,同时刺激神经感受器,从而引发临床症状[12]。退行性变主要是指长期劳累导致肌腱过度超负荷运动,肌腱组织发生微小的破坏,自身无法及时进行修复,从而导致肌腱韧性降低,脆性增加,生物力学性能降低,慢性劳损导致肘外侧疼痛综合征[13]。

肱骨外上髁炎的治疗方法主要有非手术治疗和手术治疗两大类。经非手术治疗后大部分患者的症状可缓解,但仍有少数患者疗效欠佳或短期内症状复发。手术治疗主要包括松解粘连组织、切除局部损伤病灶或神经等,但手术创伤大,并发症较多,且费用高,较难被患者接受[14-15]。

冲击波治疗可刺激局部血管,使血管扩张,从而促进血液循环,帮助肌腱细胞再生修复,而且还可破坏细胞膜上的疼痛受体,抑制疼痛信号的产生及释放,由此产生止痛效果。另外,超声波的震动还可诱导病变筋膜组织发生微损伤,形成人为的炎症反应,包括毛细血管通透性增加,释放炎性介质及细胞因子,增加局部修复所需的营养供应,刺激机体进行修复愈合,从而缓解症状[16]。冲击波震动在不同密度组织(皮肤、脂肪、筋膜等)的传递过程中可产生能量梯度差及扭拉力[17],所以,在治疗肱骨外上髁炎时可以使前臂伸肌总腱处的肌腱止点进行扭拉,产生松解粘连的作用，使受卡压的微血管神经束得以松解[18]；还能够改善受冲击部位局部组织血液循环；同时可能破坏细胞的疼痛感受器，中断疼痛信号的传导，产生止痛效果，达到治疗的目的[19]。

肌腱组织受到损伤后愈合速度明显慢于其他组织。随着目前组织工程修复及再生医学研究的不断深入，越来越多的证据表明，细胞生长因子在韧带修复中起着至关重要的作用，PRP内含有的高浓度血小板，可以释放大量生长因子，故有学者应用PRP来治疗肌腱损伤。一些动物实验也已证明，PRP能够促进肌腱愈合进程，提高肌腱愈合质量[20-21]。这些生长因子如VEGF、TGF-β等可促局部注射区域的毛细血管生长和胶原蛋白的合成，还可刺激血管内皮细胞分裂，加速血管增生，起到加速创伤部位修复的作用。还有研究发现，PRP中所含生长因子浓度高，但各因子间的比例接近于体内正常比例，而生长因子往往不是直线单一作用，而是相互影响，形成网状信号通路，这种比例也使得生长因子之间有着最佳的协同作用，对软组织有更符合生理的修复作用[22]。我们改良PRP制备方法，制成血小板裂解液，去除了细胞成分，尤其是白细胞（其可能诱导炎症反应），仅保留具有活性的细胞生长因子，从而发挥更好的修复作用。

本组患者治疗结果表明，体外冲击波联合PL局部注射治疗难治性肱骨外上髁炎可有效缓解疼痛，改善肘关节功能，但其具体的作用机制还有待进一步研究。

参考文献

[1]EDWARDS SG，CALANDRUCCIO JH.Autologous blood injections for refractory lateral epicondylitis[J].Journal of Hand Surgery，2003，28(2)：272-278.

[2]张隆浩，黄广林，满立波.放散状与聚焦状冲击波治疗肱骨外上髁炎的疗效比较[J].中国康复医学杂志，2013，28(2)：151-153.

[3]ROMPE JD，MAFFULLI N.Repetitive shock wave therapy for lateral elbow tendinopathy (tennis elbow)：a systematic and qualitative analysis[J].British Medical Bulletin，2007，83(1)：355-378.

[4]TAN XX，JU HY，YAN W，et al.Autologous platelet lysate local injections for the treatment of refractory lateral epicondylitis[J].Journal of Orthopaedic Surgery & Research，2016，11(1)：1-6.

[5]ANITUA E，ANDIA IM，AZOFRA J，et al.Autologous preparations rich in growth factors promote proliferation and induce VEGF and HGF production by human tendon cells in culture[J].Journal of Orthopaedic Research，2005，23(2)：281-286.

[6]DE MM，VAND WAH.Can platelet-rich plasma enhance tendon repair? A cell culture study[J].American Journal of Sports Medicine，2008，36(6)：1171-1178.

[7]邹国友，贾伟涛，郑闽前，等.富含血小板血浆和糖皮质激素局部注射治疗肱骨外上髁炎对比研究[J].中华全科医师杂志，2013，12(11)：916-918.

[8]张隆浩，黄广林，满立波.放散状与聚焦状冲击波治疗肱骨内上髁炎的疗效比较[J].中华损伤与修复杂志(电子版)，2013，8(1)：27-30.

[9]蒋协远,王大伟.骨科临床疗效评价标准[M].北京:人民卫生出版社,2005:123-124.
[10]MORREY BF,ADAMS RA.Semiconstrained arthroplasty for the treatment of rheumatoid arthritis of the elbow[J].Journal of Bone & Joint Surgery,1992,74(74):479-490.
[11]朱静.围刺法配合电针治疗肱骨外上髁炎的临床研究[D].武汉:湖北中医药大学,2013.
[12]张隆浩,黄广林,满立波.放散状与聚焦状冲击波治疗肱骨外上髁炎的疗效比较[J].中国康复医学杂志,2013,28(2):151-153.
[13]TAN XX,JU HY,YAN W,et al.Autologous platelet lysate local injections for the treatment of refractory lateral epicondylitis[J].Journal of Orthopaedic Surgery & Research,2015,11(1):1-6.
[14]王居勇,陈佳妮,沈惠良,等.肱骨外上髁炎局部注射治疗方法的临床探讨[J].中华临床医师杂志(电子版),2011,5(3):156-157.
[15]ZHU J,BING H,XING C,et al.Ultrasound-guided,minimally invasive,percutaneous needle puncture treatment for tennis elbow[J].Advances in Therapy,2008,25(10):1031-1036.
[16]樊涛,黄国志,曹安,等.体外冲击波与超声波治疗肱骨外上髁炎的疗效对比研究[J].中国康复医学杂志,2013,28(7):628-631.
[17]林忠华,郭进华,郭苗苗,等.体外冲击波治疗肱二头肌长头腱鞘炎56例疗效观察[J].实用中西医结合临床,2015(11):54-55.
[18]张隆浩,满立波,李贵忠,等.放散状冲击波治疗桡骨茎突狭窄性腱鞘炎1例[J].中国疼痛医学杂志,2012,18(10):640-640.
[19]张隆浩,刘亚军,张颖.体外冲击波结合足部牵拉训练治疗足底筋膜炎的疗效观察[J].中国矫形外科杂志,2014,22(21):1954-1957.
[20]LYRAS D,KAZAKOS K,VERETTAS D,et al.Immunohistochemical study of angiogenesis after local administration of platelet-rich plasma in a patellar tendon defect[J].International Orthopaedics,2010,34(1):143-148.
[21]姜苗苗,谭勇海,李佳林,等.局部注射血小板源性生长因子对大鼠跟腱末端病组织结构的影响[J].中医正骨,2013,25(2):8-12.
[22]JR WJ,TUCCI M,MISHRA A,et al.Cellular effects of platelet rich plasmainterleukin1 release from prp treated macrophages[J].Biomedical Sciences Instrumentation,2008,44:489-494.

(原文发表于《中医正骨》2016年第28卷第8期,作者:严 伟,谭训香,姜红江,鞠昌军,宋修刚,邹德宝,王艺钧,相关研究获山东中医药科学技术一等奖)

二、绝经后骨质疏松症治疗的研究进展

[摘要]骨质疏松症是一种多发于妇女绝经后的骨疾病,其预防、治疗已是当前许多国家的重要保健课题之一。笔者主要就近几年来国内外治疗绝经后骨质疏松症的方法,分别从中药、

西药和非药物治疗三方面做一综述。目前3种治疗方法均能取得较好的疗效，但都存在一定的问题，需要更深入地开发、研究中药和西药，探索有效而安全的个体化治疗方案，将两者结合起来，辅以非药物治疗，实行优势互补。

[关键词]中药；西药；非药物疗法；绝经后骨质疏松症

绝经后骨质疏松症（postmenopausal osteoporosis，PMOP）是一种与雌激素缺乏直接相关，以全身性骨量减少及骨组织显微结构破坏为特征，导致骨脆性增加和易于骨折的代谢性骨病。多发生于绝经后2年以上的妇女，属原发性骨质疏松症[1]。在我国60岁以上的女性中，骨质疏松症的患病率高达40%～50%，其中30%～50%的女性将经历骨质疏松相关的骨折，由此带来的并发症和巨额医疗费用使骨质疏松成为一个全球性的公共健康问题[2]，因此，绝经后骨质疏松症越来越受到国内外学者的重视。它的防治已成为迫切需要解决的问题，笔者就其中西医治疗的研究进展做一综述。

（一）绝经后骨质疏松症的发病机制

中医认为，肾主骨，肾藏精，精生髓，髓居骨中，骨赖髓以充养，骨的发育、生长、荣枯与肾之精气盛衰密切相关。绝经是天癸衰竭的表现，也是肾精衰少的征象，精髓不足，骨失所养，故见骨痛、关节酸痛，将其归为“骨痿”的范畴。PMOP的病机主要与肝肾亏损、脾弱血虚、瘀血阻络有关[3]。肝肾为精血之源，肝肾亏虚则发为筋骨之萎及骨质疏松。绝经妇女脾胃运化功能受碍，脾弱血虚，近而先天之精得不到充足，骨失所养，脆弱无力，发为骨质疏松。睦承志等[4]认为，PMOP存在着不同程度的“血瘀”病理变化，“血瘀”是引起绝经妇女骨质疏松的主要病机之一。绝经妇女肝肾亏损，脾胃功能受碍，脾弱血虚，由虚而致瘀或虚实夹杂，最终导致气血津液不足，骨失所养而诱发骨质疏松。

西医认为，PMOP发生的主要原因是由于卵巢功能减退，雌激素水平下降所致[5]。雌激素具有促进降钙素分泌、抑制破骨细胞、刺激成骨细胞的作用，雌激素缺乏，一方面使破骨细胞过度活跃，骨吸收大于骨形成，影响骨胶原的成熟、转换和骨矿化；另一方面，抑制甲状旁腺素（PTH）分泌，使肾脏25羟1α羟化酶的活化发生障碍，造成$1,25(OH)_2D_3$合成减少，肠钙吸收减少，造成负钙平衡，骨矿含量减少，导致骨质疏松症。

（二）绝经后骨质疏松症的治疗

1.中药治疗

目前中医防治PMOP围绕中医肾主骨生髓的理论，多用补肾养肝法或在补肾养肝的基础上加用健脾补血、活血化瘀之品治疗[6]。中药PMOP的治疗一般使用单味中药和复方中药两种方法进行。

（1）绝经后骨质疏松症的单味中药治疗：目前，临床上单味中药治疗PMOP的中药多为补肾药物或伍用健脾之品或参以活血药味。其中使用频率较高的中药有淫羊藿、补骨脂、骨碎补、杜仲、黄芪、地黄、龟板、牛膝、鹿角胶、山药、牡蛎、当归、菟丝子、山萸肉、茯苓、白术、肉苁蓉、党参、紫河车、丹参、枸杞子等[7]。淫羊藿性温，味辛、甘，归肝肾经，具有补肾阳、强筋骨、祛风湿的功效。韩立民等[8]经研究证明，淫羊藿能显著促进成骨细胞的增殖，提高其蛋白含量和碱性磷酸酶的活性，降低钙含量；补骨脂性温，味甘、微辛，入肝肾经，具有补肾壮阳、固精缩尿、温脾的功效。有实验研究[9]证明，补骨脂对新生大鼠成骨细胞的增殖有显著的促进作用，表明其防治 PMOP 的作用与增加成骨细胞的数量和促进其的增殖能力有关；骨碎补为历代骨伤科常备药品，其骨碎补总黄酮具有明显的抗破骨细胞生成的作用[10]，谢雁鸣等[11]的实验表明，骨碎补黄酮对去卵巢所致的破骨细胞有明显的防治作用；杜仲，《神农本草经》谓之“主腰脊痛，补中，益精气，坚筋骨”，杜仲提取物具有类雌激素样作用，能抑制骨转化、减少骨吸收，从而起到防治 PMOP 的作用；丹参性苦，味微温，归心、肝经，能祛瘀止痛、活血通经、清心除烦，丹参可提高成骨细胞碱性磷酸酶活性而促进成骨细胞功能、促进骨基质合成而防治 PMOP。

(2)绝经后骨质疏松症的复方中药治疗：现代用于治疗 PMOP 的古方主要有六味地黄丸、归脾汤、虎潜丸、十全大补汤、身痛逐瘀汤等。这些古方药物的主要治疗机制是通过补肾健脾、养血活血而达到预防和治疗 PMOP 的作用。而现代所用的中药复方合剂主要有骨疏康颗粒、护骨合剂、容骨颗粒、龟丝补骨片等。骨疏康颗粒(淫羊藿、熟地、骨碎补、黄芪、丹参、黄瓜子等)其立法在于补肾益气，活血壮骨，治疗肾虚、气血不足所致的 PMOP。容骨颗粒(仙灵脾、补骨脂、骨碎补、知母等)用于肾虚不足、虚中有热的 PMOP，其立法在于补肾为主兼清热泻火[12]。抗骨松冲剂(淫羊藿、女贞子、熟地、珍珠母等)的治疗机制在于抑制破骨细胞活性，激活成骨细胞功能，使骨代谢处于骨形成大于骨吸收的骨代谢正平衡状态，升高血中钙和雌激素的水平，从而防治 PMOP[13]。

2.西药治疗

常用治疗骨质疏松症的药物有 3 类：①减少骨吸收的药物，如双膦酸盐(bisphosphonate，BP)、雌激素、选择性雌激素受体调节剂(selective estrogen receptormodulators，SERM)、降钙素(caicitonin，CT)；②促进骨形成的药物，如氟化物、合成类固醇激素、甲状旁腺素(parathyrin，PTH)等；③抑制骨吸收、促进骨形成的药物，如锶盐、依普黄酮等。

(1)减少骨吸收的药物：具体如下。

1)雌激素替代疗法(HRT)：雌激素缺乏是引起骨质疏松的主要原因，雌激素既可直接作用于骨细胞的雌激素受体，促进骨重建，也可通过促进 CT 的分泌，提高 1,25$(OH)_2D_3$ 水平，促进肠钙吸收，抑制 PTH 分泌，降低 PTH 对血钙反应以减少骨吸收，促进羟脯氨酸代谢和胶原生成，还可降低 PGE_2，抑制 IL-1、IL-6、TNF 释放。HRT 可分为口服给药、经皮给药及埋植给药 3 种途径，剂量的确定应以 BM 为标准而不是年龄标准[14]，但雌激素的应用有增加子宫内膜癌和乳腺癌风险的概率[15]，因此有研究者主张雌、孕激素联合用药。加拿大骨质疏松学会(OSC)主持的《加拿大骨质疏松症诊断与处理 2002 年临床指南》建议：HRT 是预防性治疗绝经后骨质疏松症的一线方式(建议力度 A 级)，HRT 是治疗 PMO 的二线方式(建议力度 D 级)[16]。用药遵循个体化和最小有效剂量的原则，定期评估用药的价值-风险比。

2)选择性雌激素受体调节剂(SERM)：SERM 是人工合成的非甾体类化合物，能选择性地结合于体内不同部位的雌激素受体，激活多个位于 DNA 上的应答素(DNA response element)，调节基因的转录，在不同组织表现出不同的生理效应[17]。与成骨、破骨细胞、血管内皮细胞的雌激素受体结合，产生雌激素样作用，而在乳腺和子宫内膜表现为抗雌激素样作用。

目前开发的 SERM 主要有以下几类：①三苯乙烯类，如克罗米芬、他莫昔芬、托瑞米芬、屈洛昔芬；②萘类，代表为萘氟啶(Nafoxidine，NAF)；③苯并噻吩类，如雷洛昔芬(Raloxifene，RAL)、LY353381；④色满类，如 Lerormeloxifene。与 HRT 相比，SERM 具有降低骨质疏松症、冠心病、子宫内膜癌及乳腺癌的患病风险又不引起子宫出血的优点。

3)双膦酸盐:双膦酸盐是人工合成的非生物降解性焦磷酸盐的类似物,为P-C-P结构,能抵御生物酶解作用,它可直接作用于破骨细胞,抑制其活性,从而抑制骨吸收。目前用于临床的双膦酸盐有羟乙膦酸盐(etidionate)、阿伦膦酸盐(alendronate)、利塞膦酸盐(risedronate)等。羟乙膦酸盐虽然能抑制骨吸收但却能导致骨软化[18],双膦酸盐的不良反应包括肾脏、血液和肝脏的不良反应,胃肠道不良反应以及免疫抑制等[19]。

4)组织蛋白酶抑制剂:组织蛋白酶为人体组织中一类重要的半胱氨酸蛋白酶,Drake等[20]认为,组织蛋白酶可能是调节骨吸收的主要蛋白酶。Ramaza等[21]研究表明,组织蛋白酶K、L通过调节骨纤维胶质降解而促进骨吸收。

5)降钙素(CT):CT是甲状腺滤泡旁细胞分泌的多肽,目前人工合成的有鲑鱼降钙素(sCT)、鳗鱼降钙素(eCT)、人降钙素(hCT)、猪降钙素(pCT)。CT的生理作用包括:①抑制肾近曲小管对钙磷重吸收;②高钙血症时可促进血钙入骨,降低血钙;③在骨骼能直接与破骨细胞受体结合,短期内抑制破骨细胞活性,长期应用则抑制其增殖,抑制骨吸收;④有较强的抑制骨痛作用,是骨质疏松伴骨折性骨痛患者的首选药物。目前临床应用最广的是sCT,鼻喷剂有较好的临床效果且不良反应少,美国已批准鲑鱼降钙素鼻喷剂治疗绝经后骨质疏松症剂量为200U,每天1次,两侧交替喷鼻[22]。

(2)促进骨形成的药物:具体如下。

1)甲状旁腺激素(PTH):PTH是由甲状旁腺分泌的调节钙磷代谢及骨转换的重要肽类激素。通过刺激骨生成,进而增加骨密度。PTH 1～34片段是目前重要的骨形成促进剂。

2)氟化物:氟化物是目前临床上作用最强的骨同化药物,其作用机制是取代骨晶格中羟基的氢原子,形成氟羟磷灰石。PMOP的骨丢失主要发生在骨小梁,氟化物通过提高成骨细胞的数目来增加新骨的生成,主要增加骨小梁的骨密度,对皮质骨无明显改善,甚至可能减少。有研究者[23]认为,小剂量氟化物可刺激、大剂量则抑制成骨细胞活性和骨钙化,氟化物宜短期使用,长期使用(>5年)可使骨强度和骨量减低。

3)雄激素:如康力龙、诺龙等,能促进成骨细胞的产生,从而增加骨量。

4)他汀类:通过抑制骨髓腔内干细胞向脂肪细胞分化,促进成骨细胞分化来治疗骨质疏松。

5)钙剂、维生素D_3及其活性代谢物:如骨化三醇,是维持骨骼质量的必需营养。

6)护骨素(OPG):OPG是TNF家族成员。通过与RANK/RANKL结合,抑制其对破骨细胞信号转导活性,发挥抗骨质疏松作用,OPG有望成为新的抗骨质疏松药物[24]。

(3)抑制骨吸收、促进骨形成的药物:锶盐,锶盐有骨代谢的双重调节作用,试验[25]表明,低剂量锶盐对骨骼有益。研究[26-27]显示,雷尼酸锶(strontium ranelate,SR)可提高骨强度,降低骨质疏松性骨折的发生率。锶盐作为治疗骨质疏松的研究目前已取得较大进展,雷诺锶盐是很有前景的治疗PMOP的药物[28]。

(三)非药物治疗

1.运动

运动不仅使前列腺素合成增加,还可促进骨合成一氧化氮、胰岛素样生长因子等调节因子，从而促进成骨细胞的增殖和分化，使骨生成增加。运动还可以通过增加肌肉力量、促进骨周围组织的血液循环、调节内分泌功能来促进骨形成，防止骨质疏松症的发生[29]。特殊的体育运动有治疗作用，如游泳、散步、慢跑。

2.饮食

注意饮食调养，均衡膳食，戒烟、戒酒，合理摄入维生素与矿物质，多食用富含维生素 D、高钙、低脂食物，如豆类、乳品类、海产品、动物肝脏、绿色蔬菜等。

3.日晒

多做室外活动，适量的日晒有利于体内维生素 D 的合成和钙的吸收，增加骨质合成。

4.康复医学治疗

物理治疗为骨质疏松症治疗提供了一条重要途径。脉冲电磁场可人为改变骨骼中生物电状态，使骨骼中成骨细胞作用增加，骨形成增加，对老年绝经后骨质疏松症妇女，尤其是无法接受药物治疗者具有重要意义。对骨质疏松症的康复治疗，可发挥肌肉对骨质代谢所起的调节促进作用，纠正功能障碍，减少由于肌力不足而导致的跌倒损伤[30]。中波紫外线照射对绝经后肾阳虚型骨质疏松有较好的疗效，可提高骨密度，改善骨代谢[31]。针灸疗法是中医治疗非常重要的组成部分，按照传统的中医理论辨证施治，以补益肝肾、健脾利湿、活血化瘀为主。针灸具有双向调节的作用，既可抑制骨吸收，又可促进骨形成，提高骨密度和血清雌激素水平，改善异常骨代谢，从而起到防止骨质疏松的目的[32]。

（四）问题与展望

通过以上可以看出，中西药在 PMOP 的防治方面都具有一定的优势。中医从补肾健脾入手治疗 PMOP 的疗效是肯定的，但存在研究设计方案不完善、标准不统一、缺乏药效学研究等问题[33]。西药存在不良反应多、疗效不稳定、风险与受益比的权衡、联合应用意见不一等问题。非药物治疗虽然安全性好，但治疗作用缓慢，多用于辅助治疗。为了增加治疗的有效性、安全性和经济性，根据现代医学观点，在西药治疗的基础上，发挥中药的优势，从中药中选择含有类激素样作用，富含钙、磷和维生素等抗氧化类药物以及能调节破骨细胞和成骨细胞活性、恢复软骨细胞功能的药物也是非常有意义的。因此，要深入地开发、研究中药和西药，将两者结合起来，实行优势互补，辅以非药物治疗，进一步探索有效而安全的个体化治疗方案，是未来的发展方向。

参考文献

[1]刘忠厚，潘子昂，王石麟.原发性骨质疏松症诊断标准的探讨[J].中国骨质疏松杂志，1997，3(1)：1-15.

[2]SEEMAN E，EISMAN JA.Treatment of osteoporosis：why，whom，when and how to treat[J].Med J Aust，2004，180：298-303.

[3]王小宇，韩丽萍.绝经后骨质疏松症的特点[J].陕西中医学院学报，2008，31(1)：15-17.

[4]睦承忠，周军，刘志坤.绝经后骨质疏松症血瘀病机的客观初步论证[J].中医研究，2005，18(1)：30-33.

[5]MELTON LJ.How married women have osteoporosis now[J].J Bone Miner Res，1995，10(2)：175-177.

[6]汪亮,顾刚妹,赵俊.中药对骨质疏松症的治疗及作用机理研究进展[J].井冈山医专学报,2008,15(1):1-3.

[7]王婷,张金超,杨梦.抗骨质疏松症的单味中药及药用植物研究进展[J].中国中药杂志,2006,31(9):718-719.

[8]韩立民,刘波,徐彭.淫羊藿对成骨细胞增殖的血清药理学研究[J].中医药学刊,2003,21(5):678-680.

[9]林举择,陈升恺.补骨脂注射液对体外培养大鼠成骨细胞增殖的影响[J].中医正骨,2004,16(6):6-7.

[10]庞向华,郭帮福,刘庆思.补肾中药对骨质疏松症相关基因影响的研究概况[J].中国误诊学杂志,2008,8(3):525-526.

[11]谢雁鸣,鞠大宏,赵晋宁.骨碎补总黄酮对去卵巢大鼠骨密度和骨组织形态计量学影响[J].中国中药杂志,2004,29(4):343-346.

[12]许昕,戚团结.容骨颗粒对卵巢切除后骨质疏松大鼠形态计量的影响[J].中国骨质疏松杂志,2004,1(3):352-355.

[13]董重阳,常虹.绝经妇女骨质疏松症的中医病机及中药治疗研究进展[J].内蒙古医学院学报,2008,12(30):150-152.

[14]WOLFE BM, HUFF MW. Effects of continuous low-dosage hor-monal replacement therapy on lipoprotein metabolism in postmenopausal women[J]. Metabolism, 1995, 44(3):410-417.

[15]黄毅,王越.激素替代疗法治疗骨质疏松症的现状和展望[J].医药导报,2000,19(2):177-178.

[16]BROWN JP,JOSSE RG.2002 clinical practice guidelines for the diagnosis and management of osteoporosis in Canada[J].CMAJ,2002,167(10 suppl):s1-s18.

[17]郭世绂.骨质疏松基础与临床[M].天津:天津科学技术出版社,2001:443-454.

[18]OTT SM. Clinical effects of bisphosphonates in involutional osteoporosis[J]. J Bone Miner Res,1993,8(S2):S597-606.

[19]STARTORIS DJ. Osteoporosis-diagnosis and treatment[M].New York:Marcel Dekker,1996:303.

[20]DRAKE FH,DODDS RA,JAMES IE,et al.Cathepsin K,but not cathepsinsB,L,or S,is abundantly expressed in human osteoclasts[J].J Biol Chem,1996,271(21):12511-12516.

[21]RAMAZA T, GOTO T, KAMIYA T, et al. Study of immunoelectron microscopic localization of cathepsin K in osteoclasts and other bone cells in the mouse femur[J]. Bone,1998,23(6):499-509.

[22]MICHAEL B. Effective pharmacotherapeutic interventions for the prevention of hip fractures[J].The Endocrinologist,2002,12:29-37.

[23]LINDSAY R. Fluoride and bone: quantity versus quality[J]. N Engl J Med, 1990, 322(12):845-846.

[24]郭凌岑，龚健.绝经后骨质疏松症治疗进展[J].中国妇产科临床杂志，2006，7(6)：469-470.

[25]杨玲，殷晓进.锶与骨矿代谢[J].中国骨质疏松杂志，2004，3(8)：384-386.

[26]SEEMAN E，DEVOGELAER JP，LORENC R，et al.Strontium ranelate reduces the risk of vertebral fractures in patients with osteopenia[J].J Bone Miner Res，2008，23(3)：433-438.

[27]ROUX C.Antifracture efficacy of strontium ranelate in postmenopaus-alosteoporosis[J].Bone，2007，40(5)：S9-S11.

[28]吕靖，马彩玲.绝经后骨质疏松症的治疗新进展[J].医学综述，2007，13(1)：62-63.

[29]张健，赵斐，张勇.雌激素、运动与绝经后骨质疏松症[J].沈阳体育学院学报，2009，28(3)：67-69.

[30]王树鹤，张文晶.围绝经期妇女骨质疏松症的防治研究[J].人民军医，2009，52(10)：688-689.

[31]武密山，赵素芝，武中建，等.中波紫外线照射治疗绝经后骨质疏松的临床研究[J].中国老年学杂志，2009，29(15)：1867-1869.

[32]佟云.针灸与中医药治疗骨质疏松症[J].中国全科医学，2009，12(9)：38-39.

[33]黄莺飞.中医药防治绝经后骨质疏松症的实验研究进展[J].内科，2008，3(1)：127-129.

（原稿收录于《中国骨质疏松杂志》2010年第16卷第8期，作者：黄相杰，毕晓英，姜红江，相关研究获威海市科学技术一等奖）

三、补肾活血法论治原发性骨质疏松症的研究进展

[关键词]骨质疏松症；补肾活血法；血瘀；综述

骨质疏松症（osteoporosis，OP）是一种以骨量减少、骨组织微结构破坏、骨骼的脆性增加和易发生骨折为特征的全身性代谢性骨骼疾病。现代医学将其分为原发性、继发性和特发性三类，原发性OP是最为常见的一类。原发性OP又分为绝经后骨质疏松症（PMOP）和老年OP。前者主要与绝经后雌激素不足有关，一般发生在绝经后5～10年内；后者主要与年龄有关，一般指70岁后发生的OP[1]。原发性OP属于中医学中的骨痿、骨枯等范畴，其证型较多，但主要与肾虚、脾虚、血瘀有关，其中肾虚是主要病因，其病机特点可概括为多虚、多瘀[2]。研究[3]显示，多数原发性OP患者不仅存在肾虚的表现，而且存在血瘀征象。许多学者应用补肾活血法防治原发性OP取得了可喜的效果，现将其研究概况综述如下。

（一）病因病机及现代病理研究

《医经精义》云："肾藏精，精生髓，髓生骨，故骨者肾之所合也；髓者精之所生也，精足则髓足。髓在骨内，髓足则骨强"。因此，若年老体衰，肾精不足，骨髓生化无源，不能营养骨骼，则发为本病[4]；再者，绝经后妇女由于肾气衰，天葵竭，冲任不足，精枯髓少，骨失所养而发为本病。此外，肾虚则元气虚衰，无力行血，血行缓慢，则可因滞成瘀；或者肾阳虚衰，温煦失职，阴寒凝滞，血行不畅，而成瘀；或者肾阴不足，虚火灼津，津液凝聚，血液不通而成血瘀等[5]。因此，OP主要病机在于肾虚、血瘀，其病性属本虚标实。对于OP"血瘀"的特点，不少学者做了

研究。王文革等[6]认为,OP患者大多腰背疼痛,昼轻夜重,是因肾虚为本,瘀血阻滞为标;骨质疏松后骨小梁的微细骨折是疼痛的主因,骨折后微出血,为瘀血形成的主因。眭承忞等[7]从血管内皮细胞功能和血小板活化功能等分子生物学角度证实,PMO存在着“血瘀”分子生物学等客观性病理变化,“血瘀”是引起PMO的主要病机之一。王斌[8]通过对所有受试对象进行血浆内皮素水平及骨密度等指标的测定,并对其结果进行回归相关分析,得出了血浆内皮素水平的异常变化可导致OP的发生,且血浆内皮素水平与骨密度的变化呈负相关关系。谢林等[9]通过临床调查发现,大多数OP患者,除痛有定处外,还有舌下脉络曲张、舌紫暗有瘀斑、口唇及牙龈暗红、皮肤黏膜瘀斑等血瘀证的表现。李爱萍等[10]对人群甲襞微循环检测结果提示,增龄与甲襞微循环改变有明显相关性,老年性OP患者不可避免地会出现微循环障碍和血液流变学改变,出现血瘀症状。

(二)补肾活血法在临床的应用

通过以上分析,补肾活血法不仅符合了OP的病因病机,又符合其“血瘀”的特点。石瑛等[11]通过比较不同方法治疗骨质疏松性骨折的临床疗效,得出了补肾活血法合用密骨胶囊治疗能有效加速老年骨质疏松性骨折的愈合时间,减缓患者的疼痛。罗敏等[12]对骨质疏松性腰背痛,进行肾阳虚与肾阴虚的论治基础上,加用活血化瘀之法,其疗效比单纯补虚效果显著,表明运用补肾活血法疗效较好,并提示治疗不能忽视血瘀。王文革等[6]对原发性OP的治疗中得出:补肾活血汤组在控制患者疼痛和改善次症方面明显优于骨松宝组,但两组对骨密度的改变无显著性差异。曾武雄等[13]在治疗PMO的过程中,比较补肾活血复方中药与激素替代疗法对PMO患者血清细胞因子水平的影响,结果是两种方法对血清白介素-1β和肿瘤坏死因子的作用相近,但补肾活血复方中药治疗对白介素-6的作用更强。李煜明[14]探讨补肾活血剂对PMO的治疗作用,疗程6个月,治疗后桡骨远端骨密度明显改善,血ALP及尿HOP/Cr、尿DPD/Cr排泄率明显下降,而钙尔奇D片治疗均无明显改变。丁杜等[15]运用补肾活血胶囊对肾虚血瘀型OP患者进行治疗,结果补肾活血胶囊能够显著改善患者的临床症状和中医证候评分,能显著提高骨密度,不良反应发生率低,用药安全性较高。张晓君等[16]治疗高龄男性OP疼痛,试验组和对照组分别以补肾活血胶囊和阿伦膦酸钠治疗,两组均补充钙尔奇D,服药1年。结果在改善骨痛症状、PYD/Cr下降方面两组相当,但试验组BGP水平明显提高,并得出补肾活血胶囊能促进骨形成,抑制骨吸收,明显提高骨密度,安全、无不良反应的结论。张晓君等[17]通过评价补肾活血胶囊治疗老年男性OP的临床疗效和安全性,并探讨其作用机制,结果补肾活血胶囊能通过改善性激素水平和骨调节相关的细胞因子,改善骨重建微环境,从而促进骨形成,抑制骨吸收,使骨密度显著提高,综合效果好,治疗安全。马泉等[18]采用骨疏康治疗PMO患者86例,总有效率100%,对患者血清中雌二醇、骨钙素、甲状旁腺素、25-羟维生素D值、骨密度、骨质量均有显著增加作用,提示该方法对PMO能起到缓解症状、改善血中钙磷的功效。章林[19]用补肾活血汤治疗PMO 30例,结果临床总有效率为98.33%,中医证候总有效率为100%,疗效明显优于骨松保颗粒对照组。

(三)补肾活血法的实验研究

在实验研究中,多数学者以造模后大鼠为实验对象,从骨组织计量学、生物力学、骨密度以及反应骨代谢相关因子的变化等方面来探寻补肾活血方药的作用机制;也有采用体外培养大鼠的颅骨成骨细胞并给予中药处理，在细胞水平探讨补肾活血方药的作用机制。臧洪敏等[20]观察补肾活血方对体外培养SD大鼠成骨细胞增殖、分化、矿化的影响后结果显示：补肾活血方具有刺激成骨细胞增殖，提高碱性磷酸酶活性及矿化结节形成数量的作用。张鑫等[21]在探讨补肾活血汤防治PMO的机制实验研究中，发现补肾活血汤能有效提高骨密度和骨强度，并通过降低去势大鼠尿脱氧吡啶酚、尿脱氧吡啶酚/尿肌酐水平以及破骨细胞整合素$\alpha_v\beta_3$的表达抑制骨吸收，从而达到治疗PMO的目的，并能避免单纯的抗骨吸收药物在降低骨转换率的同时也部分抑制成骨细胞的活性。王勇刚等[22]运用补肾活血法对去势复制的OP大鼠模型进行干预，认为该方法具有促进骨形成和抑制骨吸收、防止骨丢失、维持骨组织的正结构和力学特性的作用，并认为其机制可能是通过提高血清IGF-I水平来抑制骨吸收，促进骨形成的。张宁等[23]发现，补肾活血中药含药血清及原药能够直接作用于体外培养的成骨细胞，促进成骨细胞增殖，增强其分泌活性，延长其活性分泌期，并使其活性分泌峰值升高，从而促进成骨。沈冯君等[24]认为，补肾活血的中药能通过促进成骨细胞血管内皮生长因子（VEGF）的表达和生成，对骨组织的生长发育与修复起促进作用。刘日光等[25]对比“活血补肾法”与“滋阴补肾法”治疗PMO的疗效，补肾活血的丹仙康骨胶囊同滋阴补肾的六味地黄丸相比，其不仅能抑制骨吸收，还能促进骨形成，具有较好的抗骨质疏松作用。杨冀平等[26]进行的补肾活血方治疗PMO的实验研究结果显示，补肾活血方能明显改善去卵巢大鼠的一般形态，显著提高腰椎骨密度，降低尿羟脯氨酸/肌酐、尿钙/肌酐、血清骨钙素水平，而对血清尼尔雌醇水平未见明显影响，得出补肾活血方可延缓去势大鼠的骨量丢失，改善其骨代谢的结论。

（四）结语与展望

补肾活血法对防治原发性OP不仅在临床上积累了丰富的经验，而且从动物实验上不断得到证实，并且有其自身的优点，不良反应小。然而还有其尚未解决的问题。①对于“瘀血”这一特点，单纯从症、舌、脉的宏观表现上去判断瘀血的存在与否，可能存在局限，并不是所有瘀血症均可从症、舌、脉典型地表现出来，并且对于瘀血的程度也缺乏一个客观的指标，因此，对瘀血程度的判断及用药的剂量和疗效的观察均有相当局限性；②在动物实验的造模中，怎样确定并选择正确的中医证型，在文献中也鲜有报告，也缺乏一个客观的判断指标。③临床研究缺乏大规模随机对照试验及系统评价。相信随着研究的不断深入，这些问题将逐步得到解决。

参考文献

[1]中华医学会骨质疏松和骨矿盐疾病分会.原发性骨质疏松症诊治指南[J].实用医学进修杂志，2006，34(4)：193.

[2]杨光，张燕.从瘀论治骨质疏松症的研究进展[J].甘肃中医，2006，19(2)：5-7.

[3]庄洪，梁祖建.从瘀论治原发性骨质疏松症研究态势评析[J].中医正骨，2006，18(2)：69-71.

[4]孙广仁.中医基础理论[M].北京：中国中医药出版社，2006：97.

[5]朱晓峰，张荣华.血瘀与原发性骨质疏松的关系[J].中医药研究，2002，18(5)：10-11.

[6]王文革，郭升辉，蒋鹰.补肾活血法治疗原发性骨质疏松症80例临床观察[J].中医药导报，2005，11(7)：59-61.

[7]眭承志,刘志坤,陈少玫,等.绝经后骨质疏松症血瘀病机的微观分子生物学论证[J].中医研究,2005,18(4):19-23.

[8]王斌.血浆内皮素水平与绝经后骨质疏松症患者骨密度的相关性[J].中国组织工程研究,2008,12(11):2173-2175.

[9]谢林,郭振球,姚共和.绝经后骨质疏松症中医辨证分析[J].中国医药学报,1999,14(3):35-39.

[10]李爱萍,吴立红,罗峰,等.体检人群甲襞微循环检测结果分析[J].微循环学杂志,2008,18(2):49-50,54.

[11]石瑛,吴健康,徐震球,等.补肾活血法在骨质疏松性骨折早期运用的临床观察[J].上海中医药大学学报,2007,21(4):23-25.

[12]罗敏,徐振文.补肾活血法治疗骨质疏松性腰背痛120例观察[J].实用中医药杂志,2006,22(8):463.

[13]曾武雄,盛璞义,舒友元,等.补肾活血复方中药与激素替代治疗绝经后骨质疏松患者血清细胞因子水平的变化[J].中国组织工程研究与临床康复,2007,11(27):5421-5423.

[14]李煜明.补肾活血剂治疗绝经后骨质疏松症60例[J].南京中医药大学学报,2005,21(1):56-57.

[15]丁柱,朱兆洪,彭太平.补肾活血胶囊对骨质疏松症患者骨密度的影响[J].中国中医骨伤科杂志,2008,16(6):41-43.

[16]张晓君,聂晶.补肾活血胶囊治疗高龄男性骨质疏松症疼痛的临床观察[J].药学进展,2009,33(6):274-278.

[17]张晓君,何炳荣,聂晶.补肾活血胶囊治疗老年男性骨质疏松症临床观察[J].中华中医药学刊,2008,26(2):307-311.

[18]马泉,刘瑞荣,杨印智.骨疏康治疗绝经后骨质疏松症86例[J].陕西中医,2004,25(12):1096-1097.

[19]章林.补肾活血汤治疗绝经后骨质疏松症30例临床观察[J].湖南中医药导报,2004(6):52-53.

[20]臧洪敏,陈君长,等.补肾活血方对成骨细胞增殖等生物学特性影响的实验研究[J].中药材,2005,28(9):803-805.

[21]张鑫,肖鲁伟,童培建.补肾活血汤防治绝经后骨质疏松症的实验研究[J].中医正骨,2010,22(2):3-6.

[22]王勇刚,昝强,徐武清,等.补肾活血法对去势大鼠骨质疏松模型血清IGF-I的影响[J].江苏中医药,2009,41(1):70-71.

[23]张宁,刘世巍,韩凤岳,等.补肾活血中药对体外培养成骨细胞活性的影响[J].中国中医药信息杂志,2005,12(1):40-42.

[24]沈冯君,刘日光,杨述华,等.补肾活血中药对培养成骨细胞VEGF活性的影响[J].中国骨伤,2004,17(5):260.

[25]刘日光,赵瑜,沈冯君.两种不同补肾方法治疗去卵巢大鼠骨质疏松症的对比研究[J].中国

中医骨伤科杂志,2003,11(1):12-16.
[26]杨冀平,刘志斌.补肾活血方对老龄去卵巢大鼠骨质疏松症模型骨密度和骨代谢的影响[J].中国中医药信息杂志,2003,10(4):34-36.

(原稿收录于《中国民族民间医药》2012 年第 1 期,作者:吴树鑫,黄相杰,周 剑,张中元,相关研究获威海市科学技术一等奖)

四、可调式固定器治疗先天性髋关节脱位

自 1986 年 6 月至 1994 年 12 月,我院应用自行研制的可调式固定器治疗早期先天性髋关节脱位 132 例,临床观察效果满意,现报告如下。

(一)可调式固定器构造

1.大腿套

两块半圆形不锈钢板,由一活页连接成套,内衬厚而柔软的纺织物,外面有皮革或坚韧的纺织物包裹和固定带。

2.小腿套

与大腿套结构相同,只是直径比大腿套稍小,套的内侧焊有固定螺母。

3.连接板

由两块扇形不锈钢板制成,两块连接板分别固定于大腿与小腿套的内侧,两连接板用 2 枚螺钉螺母固定,以连接大小腿套。

4.横杆

由螺旋管及左右螺丝棒组成。

5.固定座与紧锁螺母

在固定座一端与小腿套上的固定螺母连接在适当的位置上。由紧锁螺母固定,固定座的另一端与螺丝棒连接,由螺母固定。

6.牵引装置

由固定圈、牵引杆、弹簧、固定环组成。固定圈固定于螺旋杆上,固定环位于大腿套后侧近端,弹簧的一端与固定环连接,另一端与牵引杆连接,牵引杆的另一端与固定圈相连接。

(二)临床资料

本组 132 例,男 19 例,女 113 例;年龄最小 4 个月,最大 52 个月,其中 4～6 个月 7 例,7～12 个月 23 例,13～18 个月 34 例,19～24 个月 37 例,25～30 个月 14 例,31～36 个月 10 例,37 个月以上 7 例,共 176 个髋关节,左侧 55 例,右侧 33 例,双侧 44 例。随访时间最短 1 年,最长 6 年。

(三)治疗方法

1.使用方法

根据股骨头脱位情况,将所有病例分为 A、B 两组。

A 组.股骨头脱位在骨盆水平线(Y 线)以下者,直接用本固定器将患儿双下肢固定于蛙式位。

B 组:股骨头脱位在骨盆水平线以上者,在氯胺酮麻醉下,手法复位后应用本固定器固定于蛙式位。对于年龄在 18 个月以上者,常规行内收肌切断后,手法复位,应用本固定器固定。

对复位后股骨头位置偏高(位于 Y 线以上)者,则加用牵引装置,先放松患侧两扇形连接板的固定螺丝,使之可随意变动大、小腿套之间的角度,旋动牵引装置的牵引杆,使大腿套的近端产生持续向下的压力,以使股骨头下移至 Y 线以下。根据 X 线摄片股骨头的位置调整牵引力量的大小。一般牵引时间为 4～8 周,8 周后去掉牵引装置,拧紧两扇形板的固定螺丝,将大、小腿套之间的角度固定在 90°左右的位置上。固定 2 个月后,如股骨头位置仍距髋臼较远,可旋动螺旋管通过缩短横杆,缩小股骨头与髋臼之间的距离,以求达到中心性复位。对脱位较轻、髋臼发育尚好的病例,固定两个疗程即可。而脱位较重、髋臼发育较差的病例,需固定 3 个疗程,即蛙式位固定 2 个疗程后,再改为外展内旋位固定 1 个疗程。改外展内旋位固定器的方法是放松固定坐上的紧锁螺母,将两侧大腿套向内旋转 180°,再拧紧紧锁螺母。每个疗程为 3 个月,整个治疗过程为 6～9 个月。除需手法复位与内收肌切断者外,其他患儿的第一疗程及所有患儿的第二、三疗程经门诊处理即可。

2.复位与固定情况

对 4～6 个月的患儿,门诊用本固定器于蛙式位固定 3～6 个月,7～12 个月的患儿,Ⅰ°～Ⅱ°脱位者门诊用本固定器蛙式位固定 6 个月,Ⅲ°脱位 5 例,均在氯胺酮麻醉下,行手法复位蛙式位固定 6 个月,2 个疗程后髋臼发育仍不满意,尤其是未达到同心圆复位者,再改为外展内旋位固定 2～3 个月。5 例中,3 例固定 2 个疗程,2 例固定 3 个疗程。13～18 个月的患儿 34 例中,12 例蛙式位固定 2 个疗程,22 例固定 3 个疗程,对 18 个月以上的患儿在复位前先行内收肌切断,有 8 例固定 2 个疗程,其余均固定 3 个疗程。共 35 例 42 髋使用牵引装置。

3.治疗结果

根据周小德等[1]的功能评定标准,优 151 髋,占 85.8%;良 20 髋,占 11.4%;可4 髋,占 2.3%;差 1 髋,占 0.6%,优良率为 97.2%。股骨头缺血性坏死 8 个髋,占 4.5%,3 岁以上 3 个髋,8 个髋中 2 髋股骨头变扁,颈增宽,并发髋内翻。1 例股骨头严重变形。35 髋(19.9%)髋臼指数仍大于正常。失败 1 髋,系 1 例 30 个月双侧脱位患儿。由于未按医嘱复诊,于复位后 3 个月复诊时发现一侧再脱位。患儿家长拒绝对该侧再次闭合处理,在另一侧完成整个治疗过程后 2 个月,对再脱位侧髋关节行手术治疗。

(四)讨论

(1)可调式固定器适用于治疗 3 岁以下的先天性髋脱位患儿,部分髋臼发育尚好的 3.0～4.5 岁的患儿也可应用。

(2)可调式固定器固定,由于腰部不固定,患儿可自由坐卧,能扶着凳子等物向前移动,可减轻髋关节僵硬,既有利于功能康复,又有利于身心发育。由于髋关节的屈伸运动最终转化为以外展位为主的运动形式,它既有利于稳定髋关节,又有利于股骨头对髋臼产生强有效的机械性与生理性应力刺激,从而可加速髋臼与股骨头的正常发育,并可降低骨性关节炎前期病变的发生率。由于临床使用时间尚短,对后期骨性关节炎的发生率及病变程度的影响,有待于以后长期观察。

(3)可调式固定器蛙式位与外展内旋位可以互换,使用方便。

(4)能保持双髋的稳定性和使复位不全的股骨头趋向同心圆复位。我们对所有病例手法复位,可调式固定器固定后,均提起横杆,左右及前后活动双下肢,以了解复位固定后髋关节的稳定性，如示欠稳定，则使用牵引装置，将股骨头向前下方牵引，进一步加强髋关节的稳定性。复位后股骨头位置偏高，可通过牵引装置的牵引作用，使股骨头向下移位。对髋关节间隙较宽者，可通过缩短横杆，使股骨头与髋臼间距缩短，加之头臼之间存在经常性的较大幅度的(屈伸)研磨活动，可使复位后头臼之间有内翻的臼唇及关节囊等嵌夹物逐渐挤出，而达到同心圆复位。

(5)关于复位前牵引与内收肌切断的问题，本组 3 岁以上患儿在复位前 1 髋行胫骨牵引，6 髋行皮牵引，其中股骨头缺血性坏死 1 髋。我们认为本固定器附有牵引装置，一般病例复位前不必牵引。术前牵引仅适用于手法复位困难者。我们对年龄超过 18 个月者，除 5 例外，在复位前均需做内收肌切断，5 例中股骨头缺血性坏坏死 1 髋。我们赞同 Weiner[2]、吴守义[3]的观点，复位前切断内收肌有利于降低股骨头缺血性坏死率。

(6)解除外固定后的半脱位问题，先天性髋关节脱位复位成功，解除外固定行走后，有少数病例虽近期效果满意，但 X 线摄片还是存在关节间隙增宽、股骨头偏外、股骨头被髋臼覆盖不全的问题，对这部分病例，我们采用延长蛙式位固定时间或夜间使用蛙式位固定，垫高健侧鞋底，使骨盆向患侧倾斜，以增加髋臼对骨股头的包容。经初步观察，取得一定疗效。

参考文献

[1]周永德，吉士俊.先天性髋关节脱位疗效评定标准[J].中华小儿外科杂志，1994，3:89.
[2]WEINER DS.Congenital dislocation of the hip[J].J Bone Joint Surg (Am)，1977，59:306.
[3]吴守义.先天性髋关节脱位[J].中华外科杂志，1980，18:387.

(原文收录于《中国骨伤》1996 年第 4 期，作者：黄相杰，张　彬，朱惠芳，王建华，于兰先，毕晓英，张　卫，谭庆远，周志高)

第三篇　康复治疗

第十四章　温灸疗法改善全膝关节置换术后股四头肌无力的临床观察

[摘要]目的：评价温灸疗法在促进行股神经阻滞（femoral nerve block，FNB）镇痛的全膝关节置换术（total knee arthroplasty，TKA）患者术后股四头肌肌力恢复中的临床疗效。方法：采用前瞻性随机对照研究的方法，将 174 例膝关节骨性关节炎（osteoarthritis，OA）患者的 174 膝随机分为温灸组和康复组，每组 87 例。康复组采用常规股四头肌力量训练；温灸组采用艾灸结合常规股四头肌力量训练，每天艾灸梁丘和足三里穴 2 次，7 天为一疗程，共治疗 2 个疗程。分别于 FNB 术前 24 小时，术后 24 小时、48 小时、72 小时、96 小时记录并比较两组患者股四头肌肌力，同时也记录相同时间点的静息和运动 VAS（visual analogue scale）疼痛评分，并在术后记录并比较两组患者首次下地时间和首次直腿抬高时间，同时观察两组的不良反应发生情况。结果：FNB 术后 24 小时、48 小时、72 小时、96 小时温灸组股四头肌肌力均优于康复组（均 $P<0.05$）；FNB 术后 72 小时和 96 小时，温灸组静息和运动 VAS 评分低于康复组（均 $P<0.05$）；温灸组平均首次直腿抬高时间为术后（31.03±10.78）小时，康复组为术后（47.23±15.78）小时，差异有统计学意义（$P=0.000$）。温灸组平均首次下地时间为术后（25.76±7.00）小时，康复组为术后（33.12±11.18）小时，差异有统计学意义（$P=0.000$）。两组均未发生相关不良反应。结论：艾灸膝关节周围相关穴位，能够改善全膝关节置换术后行股神经阻滞患者股四头肌无力症状，加快关节功能康复；此外，该方法取穴少，易于操作，并发症少。

[关键词]艾灸；股神经阻滞；全膝关节置换术；股四头肌；肌力

股神经阻滞（femoral nerve block，FNB）是目前全膝关节置换术（total knee arthroplasty，TKA）术后最常用的镇痛方法，其效果确切，操作简单。研究[1]表明，在 TKA 围手术期行股神经阻滞可以明显缓解患者急性疼痛，减少术后阿片类药物的需求，有利于关节功能康复，减少患者术后住院天数。然而，随着 FNB 在 TKA 术后镇痛的广泛应用，其存在的降低术后股四头肌肌力[2]，延迟下地行走时间，延长康复时间，并增加跌倒的风险[3]等问题也越来越受到关节外科医生的关注。随着快速康复外科的不断兴起[4-7]，膝关节置换术理想的康复模式要求在减轻患者疼痛的同时，促进膝关节早期活动，避免关节僵硬，提高患者满意度。为了弥补股神经阻滞后肌力减退的缺陷，我院关节外科从 2015 年开始，将温灸特定穴位疗法用于 TKA 术后的康复，现将研究结果报告如下。

一、临床资料

（一）一般资料

2015 年 1 月至 2017 年 12 月，在山东省文登整骨医院行初次单侧 TKA 并接受股神经阻滞术后镇痛的膝关节骨性关节炎（osteoarthritis，OA）患者 174 例，其中男 68 例，女 106 例。本研究经本院伦理委员会批准（医学伦理审查号 201502）。对符合纳入标准者，按住院顺序编号，利用 SPSS 23.0 统计软件生成随机数字，随机编码并进行完全随机样本分配，分为温灸组和康复组，各 87 例。两组患者性别、年龄、体重指数（BMI）、手术时间、止血带时间、术前股四头肌肌力等一般基线资料比较，差异无统计学意义（均 $P>0.05$），具有可比性，详见表 14-1。

表 14-1　两组膝关节置换患者基线资料比较

组别	性别（例）		年龄	体重指数	术前股四头肌肌力（例）						止血带时间	手术时间
	男	女	（岁，$\bar{x}\pm s$）	（kg/m²，$\bar{x}\pm s$）	0 级	1 级	2 级	3 级	4 级	5 级	（分钟，$\bar{x}\pm s$）	（分钟，$\bar{x}\pm s$）
温灸组	33	54	61.74±6.65	26.34±2.14	0	0	0	0	13	74	52.12±6.78	61.53±10.56
康复组	35	52	60.75±6.65	26.07±1.91	0	0	0	0	15	72	50.89±7.81	62.68±10.93
t/χ^2 值	$\chi^2=0.093$		$t=0.185$	$t=0.639$	$\chi^2=0.158$						$t=0.235$	$t=1.594$
P 值	0.761		0.854	0.524	0.242						0.647	0.114

（二）纳入标准

（1）膝关节重度骨关节炎需行单侧初次 TKA 手术患者。

（2）年龄 60～75 岁。

（3）体重 55～90kg。

（4）知情同意，接受本治疗方案并自愿签署知情同意书者。

（三）排除标准

（1）合并心、脑、肝、肾等严重疾病患者。

（2）合并中枢和周围神经疾病者。

（3）不能配合要求完成研究者。

（4）过敏体质及对艾灸过敏者。

（5）股神经阻滞失败者。股神经阻滞成功标准：①股前区、膝下、小腿内侧感觉迟钝；②股四头肌肌力减弱或消失，小腿伸直受限；③膝部腱反射减弱。

（四）脱落标准

（1）依从性差，中途退出治疗者。

（2）发生严重不良反应不宜继续接受试验。

（3）自行退出者。

二、治疗方法

（一）基础治疗

两组患者均采用硬膜外麻醉，硬膜外麻醉前先进行股神经阻滞，所有操作均由同一麻醉师完成，主刀手术者也为同一人，术中使用 NexGen-LPS 高屈曲度后稳定型全膝关节假体(Zimmer 生产)，阻滞失败患者不纳入研究病例。麻醉清醒后即开始踝泵运动，行股四头肌等长收缩锻炼。术后尽早开始行主动和被动屈膝屈髋的康复锻炼，并鼓励患者尽早在助行器辅助下行走锻炼，术后第 14 天拆线。

(二)温灸组

采用温灸与常规股四头肌力量训练方法。

1.温灸

术后第 1 天开始温灸方案，患者取仰卧位，充分暴露患侧膝关节，取穴以足阳明经循经取穴为主，选取梁丘和足三里穴。对穴位进行准确定位后，将点燃的纯艾条放入艾灸盒内，在距离皮肤约 2cm 施行温和悬灸，每个穴位悬灸 15 分钟，温度以患者能够忍受为度，所灸穴位的皮肤红润透热为一次施灸剂量。每天 8:00 和 16:00 各 1 次，连续治疗 7 天为 1 疗程，连续治疗 2 个疗程。

2.常规股四头肌力量训练

术后第 1～14 天进行康复训练。踝泵训练：伸直患肢，踝关节极度跖屈，维持 10 秒，放松后极度背伸，用力维持 10 秒，15 次/组，10 组/天；膝关节主动屈伸锻炼：根据个体差异不同，患者仰卧位，尽量伸直膝关节，然后主动屈曲膝关节至最大程度，维持 5 秒，再用力伸直膝关节，10 次/组，10 组/天。术后第 3～14 天坐位屈伸膝关节训练：患者坐床边，腘窝靠近床沿，大腿与地面平行，小腿自然下垂，双脚悬空，以最大幅度屈伸膝关节，伸膝后维持 5 秒，连续屈伸 10 次/组，10 组/天。

(三)康复组

术后第 1～14 天进行康复训练，常规股四头肌力量训练方法同观察组。

三、疗效观察

(一)观察指标

1.股四头肌肌力

记录患者术前 24 小时，术后 24 小时、48 小时、72 小时、96 小时患肢屈膝 30°时股四头肌肌力。股四头肌肌力评价采用徒手肌力法[8]评定：0 级，肌肉无收缩，肌力为 0；1 级，肌肉有收缩，但不能使关节活动，肌力为正常的 10%；2 级，肌肉收缩能使肢体在去重力条件下做关节活动，肌力为正常的 25%；3 级，能对抗重力移动关节，但不能对抗阻力，肌力为正常的 50%；4 级，能对抗重力和部分阻力运动肢体，肌力为正常的 75%；5 级，能抵抗重力和强大的阻力运动肢体，肌力为正常的 100%。

2.静息痛和运动痛评分

记录 FNB 术前 24 小时，术后 24 小时、48 小时、72 小时、96 小时两组患肢静息痛和运动痛评分，疼痛评分采用 VAS 评分系统(0～10 分，0 分=无痛，10 分=剧痛)。

3.活动能力评估

以患者术后能够进行踝关节跖屈为硬膜外麻醉消失的标准。在患者术后能够进行踝关节跖屈活动后，指导患者进行踝泵运动及股四头肌等长收缩锻炼，由责任护士记录两组患者首次下地时间和首次直腿抬高时间，同时观察两组患者的不良反应发生情况。

（二）统计学处理

采用统计学软件 SPSS 23.0 进行统计学分析。对受试者基本资料情况、术后疼痛和肌力进行统计描述，计量资料采用 Kolmogorov-Smirnov 检验是否符合正态分布，符合正态分布的年龄、BMI、手术和止血带时间、VAS 评分、不同时间点肌力、首次直腿抬高时间、首次下地时间等组间比较采用两独立样本 t 检验，以均数±标准差（$\bar{x}\pm s$）表示；计数资料组间比较采用 χ^2 检验或 Fisher 确切概率法进行统计分析。检验水准 α 值取双侧 0.05，以 $P<0.05$ 为差异有统计学意义。

（三）治疗结果

（1）两组患者治疗前后静息痛和运动痛评分比较：两组患者术前 24 小时静息痛和运动痛评分比较，差异无统计学意义（均 $P>0.05$）；股神经阻滞术后 24 小时和 48 小时静息痛、运动痛评分比较，差异无统计学意义（均 $P>0.05$）；温灸组患者股神经阻滞术后 72 小时和 96 小时静息痛、运动痛评分均低于康复组，差异有统计学意义（均 $P<0.001$），见表 14-2、表 14-3。

表 14-2　两组膝关节置换患者治疗前后不同时间点静息 VAS 评分比较（分，$\bar{x}\pm s$）

组别	例数	术前 24 小时	术后 24 小时	术后 48 小时	术后 72 小时	术后 96 小时
温灸组	87	1.25±0.23	2.59±0.49	2.54±0.43	2.09±0.31	1.99±0.40
康复组	87	1.33±0.51	2.70±0.51	2.68±0.35	2.64±0.40	2.26±0.29
t 值		−0.562	−0.311	−0.324	9.335	6.640
P 值		0.158	0.710	0.751	0.000	0.000

表 14-3　两组膝关节置换患者治疗前后不同时间点活动 VAS 评分比较（分，$\bar{x}\pm s$）

组别	例数	术前 24 小时	术后 24 小时	术后 48 小时	术后 72 小时	术后 96 小时
温灸组	87	4.43±0.69	3.51±0.66	3.13±0.53	2.59±0.39	2.23±0.38
康复组	87	4.82±0.54	3.63±0.73	3.31±0.59	3.08±0.40	2.71±0.39
t 值		−4.611	−1.105	−2.105	6.015	6.163
P 值		0.073	0.272	0.068	0.000	0.000

（2）两组患者治疗后股四头肌肌力比较：两组股神经阻滞术后各观察点温灸组股四头肌肌力均优于康复组，差异有统计学意义（$P<0.05$），见表 14-4。

（3）两组患者活动能力比较：温灸组平均首次直腿抬高时间为术后（31.03±10.78）小时；康复组为术后（47.23±15.78）小时，差异有统计学意义（$t=-8.46$，$P=0.000$）。温灸组平均首次下地时间为术后（25.76±7.00）小时；康复组为术后（33.12±11.18）小时，差异有统计学意义（$t=-8.54$，$P=0.000$）。

（4）两组患者不良反应比较：两组患者均未出现恶心、呕吐、肢体麻木、跌倒、药物过敏反应、皮肤烫伤、感染等与 FBA 和艾灸相关的不良反应。

表 14-4 两组膝关节置换患者术后各时间点股四头肌肌力比较(例)

组别	例数	24 小时						48 小时					
		0 级	1 级	2 级	3 级	4 级	5 级	0 级	1 级	2 级	3 级	4 级	5 级
温灸组	87	0	0	14	51	22	0	0	0	2	57	28	0
康复组	87	0	0	23	56	8	0	0	0	16	61	10	0
χ^2 值		8.956						19.551					
P 值		0.011						0.000					
组别	例数	72 小时						96 小时					
		0 级	1 级	2 级	3 级	4 级	5 级	0 级	1 级	2 级	3 级	4 级	5 级
温灸组	87	0	0	1	30	56	0	0	0	1	12	61	13
康复组	87	0	0	8	44	35	0	0	0	2	25	59	1
χ^2 值		12.907						16.036					
P 值		0.001						0.001					

四、讨论

全膝关节置换术(TKA)在缓解疼痛、矫正畸形、改善关节功能方面效果满意,其目前是治疗重度膝关节疾病、重建膝关节功能的有效手段。随着人口老龄化时代的到来,患有骨性关节炎的老年患者逐渐增多,所以 TKA 的应用在我国也呈剧增趋势。但是 TKA 术后患者持续数天至数周的中到重度疼痛,是降低患者术后满意度的一个突出问题[9]。术后剧烈疼痛的原因包括两方面:一方面,手术创伤释放的炎性因子使疼痛阈值降低而引发外周神经过敏;另一方面,手术本身使得脊髓神经元兴奋性升高而引起中枢神经过敏[10]。而术后早期功能锻炼引起的股四头肌痉挛也是疼痛的组成部分之一[11]。目前,以股神经阻滞为主的多模式镇痛是 TKA 术后采用的主要镇痛模式,但由于股神经阻滞同时阻滞了运动神经和感觉神经,影响患者术后膝关节活动。甚至因股四头肌肌力下降会导致患者下地活动时出现跌倒情况[12-13]。Sharma 等[14]研究表明,TKA 患者股神经阻滞后跌倒的发生率为 1.6%,进而造成假体周围骨折和松动而再手术率为 0.4%。Jaeger 等[15]为此专门招募 12 名健康男性志愿者进行研究发现,股神经阻滞后股四头肌肌力下降达 49%。

本研究结果表明,和康复组相比,温灸组在缓解术后疼痛、改善股四头肌肌力方面更有优势。对比术后不同时间点 VAS 评分及股四头肌肌力变化情况发现,温灸组在术后治疗 3 次左右后(48 小时)疼痛明显减轻,而康复组在 48 小时后随着股神经阻滞效果的衰退,VAS 评分明显高于温灸组,差异有统计学意义;其中温灸组在降低患者活动 VAS 评分方面优势更加明显。温灸组在术后 48 小时,治疗 3 次以上总体肌力恢复速度较康复组明显增快。在首次下地时间和直腿抬高时间方面,患者首次下地时间往往早于直腿抬高时间,即患者在膝关节置换术后对于早期下地行走和大小便的需求更加迫切,这正是我们的研究初衷。研究结果也表明,艾灸配合股四头肌锻炼较单纯股四头肌力量训练能够更好地帮助患者生活自理,并且这种优势的差异有统计学意义。同时，在治疗过程中，我们的体会是温灸组在艾灸结束后即刻行功能锻炼效果最佳。

肌无力归属于中医学“痿证（病）”范畴，《中医临床诊疗术语疾病部分》将病名规范化称为“肌（肉）痿”。《素问·痿论》记载：“脾气热，则胃干而渴，肌肉不仁，发为肉痿”，认为肌肉萎缩无力是脾气热盛，胃干而渴所致，并提出“治痿者独取阳明”的治法，认为“阴阳拥宗筋之会，而阳明为之长”，而宗筋的功能为主束骨，利机关，足痿不用是阳明虚损导致的。由此，我们取穴首先考虑足阳明经相关穴位。结合“经脉所过主治所及”之理论，足阳明胃经“以下髀关，抵伏兔，下膝膑中”，恰恰行于大腿及膝关节前侧，选取足阳明经相关穴位对术后膝关节疼痛及股四头肌无力均有较好的治疗作用[16]。在具体治疗选穴时，则以局部配穴与循经取穴结合为原则，同时也要考虑膝关节置换患者的术后安全及便于操作，选用梁丘和足三里两穴。梁丘位于大腿前侧，是足阳明经之“郄穴”，郄穴是各经气血汇集之处，艾灸此穴，可调节气血运行。足三里是足阳明经之“合穴”和胃腑下合穴，阳明主宗筋，取该穴可补气健脾利湿，通经活络，调和气血，强筋起萎，该穴也是历代医家推崇的补虚培元之强壮保健要穴。

灸法取其温通之意，《灵枢·官能》言：“阴阳皆虚，火自当之……”说明灸法有温阳补虚、行气活血的作用。艾叶苦平，纯阳之性，易于燃烧，且火力温和，其温热感可穿透皮肤直达组织深层，作为施灸材料进行温灸治疗，具有温通经络、行气活血止痛、祛寒逐湿、消瘀散结、拔毒泄热等功效[17]。国内近年相关实验及临床研究也表明，艾灸疗法集热疗、光疗、药物刺激于一体，能有效控制炎症灶血管通透性的升高，降低关节炎性反应部位的白介素-1（IL-1）与肿瘤坏死因子（TNF）的含量，减少炎性反应刺激[18]，从而提高患者痛阈值，在治疗中老年痛证方面有较好疗效[19]。

对于艾灸梁丘、足三里改善股四头肌肌力的相关研究，早在2009年已有报告[20]，并提出股四针即梁丘、犊鼻、伏兔、足三里4个穴位的说法，采用股四针加电治疗DHS术后早期的患者，能明显减轻患者术后疼痛，加速术后肿胀消除，更快恢复肌力。陈钢等[21]采用针刺血海、梁丘、犊鼻、内膝眼、阳陵泉等穴位的方法促进膝关节置换患者的术后康复，并认为电针干预配合康复治疗可以明显抑制TKA患者康复过程中的疼痛反应，提高患者康复训练的耐受能力及积极性，这在针灸加快术后康复方面与本文观点不谋而合。但是笔者认为，膝关节置换术后早期是不适合进行针刺治疗的，尤其是犊鼻、内膝眼两穴，距离手术切口太近，针刺往往深入关节腔内，一旦引起膝关节感染，对患者来说是灾难性的，这也是我们治疗过程中采用艾灸的方法，并取穴距膝关节较远的原因。

综上所述，本研究结果显示，与常规FNB术后股四头肌力量训练相比，增加艾灸膝关节周围相关穴位治疗后，能够较好改善患者股神经阻滞术后股四头肌无力症状，加快关节功能康复；同时，还能够减轻术后静息和运动疼痛，并且该方法取穴少，易于操作，并发症少，值得临床推广应用。

参考文献

[1]SAKAI N，NAKATSUKA M，TOMITA T，et al. Patient-controlled bolus femoral nerve block after knee arthroplasty：quadriceps recovery，analgesia，local anesthetic consumption[J].

Acta Anaesthesiol Scand,2016,60(10):1461-1469.

[2]KWOFIE MK,SHASTRI UD,GADSDEN JC,et al.The effects of ultrasound-guided adductor canal block versus femoral nerve block on quadriceps strength and fall risk:a blinded,randomized trial of volunteers[J].Reg Anesth Pain Med,2013,38(4):321-325.

[3]TAKAZAWA K,ARISAWA K,HONDA S,et al.Lower-extremity muscle forces measured by a hand-held dynamometer and the risk of falls among day-care users in Japan:using multinomial logistic regression analysis[J].Disabil Rehabil,2003,25(8):399-404.

[4]DEN HERTOG A,GLIESCHE K,TIMM J,et al.Pathway-controlled fast-track rehabilitation after total knee arthroplasty:a randomized prospective clinical study evaluating the recovery pattern,drug consumption,and length of stay[J].Arch Orthop Trauma Surg,2012,132(8):1153-1163.

[5]张建,卢林,康立新.快速康复外科理念在髋膝关节置换术中的初步应用[J].中国矫形外科杂志,2016,24(14):1269-1273.

[6]刘晓雅,孙永强,刘国杰,等.主动快速康复锻炼对全膝关节置换术后关节活动度的影响[J].中医正骨,2015,27(9):73-74,76.

[7]朱诗白,翟洁,蒋超,等.膝关节置换围手术期的快速康复措施[J].中国组织工程研究,2017,21(3):456-463.

[8]WINTZ MM.Variations in current manual muscle testing[J].Phys Ther Rev,1959,39(7):466-475.

[9]TULGAR S,SELVI O,SENTURK O,et al.Evaluation of analgesic regimens in total knee arthroplasty,retrospective study[J].North Clin Istanb,2017,4(2):124-130.

[10]REUBEN SS,BUVANENDRAN A.Preventing the development of chronic pain after orthopaedic surgery with preventive multimodal analgesic techniques[J].J Bone Joint Surg Am,2007,89(6):1343-1358.

[11]FOWLER SJ,SYMONS J,SABATO S,et al.Epidural analgesia compared with peripheral nerve blockade after major knee surgery:a systematic review and meta-analysis of randomized trials[J].Br J Anaesth,2008,100(2):154-164.

[12]KUANG MJ,MA JX,FU L,et al.Is Adductor canal block better than femoral nerve block in primary total knee arthroplasty? a grade analysis of the evidence through a systematic review and meta-analysis[J].J Arthroplasty,2017,32(10):3238-3248.

[13]GAO F,MA J,SUN W,et al.Adductor canal block versus femoral nerve block for analgesia after total knee arthroplasty:a systematic review and meta-analysis[J].Clin J Pain,2017,33(4):356-368.

[14]SHARMA S,IORIO R,SPECHT LM,et al.Complications of femoral nerve block for total knee arthroplasty[J].Clin Orthop Relat Res,2010,468(1):135-140.

[15]JAEGER P,NIELSEN ZJ,HENNINGSEN MH,et al.Adductor canal block versus femoral nerve block and quadriceps strength:a randomized,double-blind,placebo-

controlled, crossover study in healthy volunteers[J]. Anesthesiology, 2013, 118(2): 409-415.

[16]李华章，严振国，秦梦，等.药物铺灸疗法治疗膝关节骨性关节炎临床观察[J].中医正骨，2010，22(4)：45-46.

[17]宁国利，何胜洋，刘杏利.刺络拔罐结合艾灸治疗肱骨外上髁炎 78 例[J].中国针灸，2014，34(1)：20.

[18]姚畅，程珂，赵玲，等.艾灸对兔膝骨性关节炎模型血清 IL-1β、COX-2、COMP 表达的影响[J].浙江中医杂志，2017，52(8)：579-580.

[19]龚旭芳，沈志方，沈清河，等.热敏灸配合推拿治疗膝骨关节炎疗效观察[J].上海针灸杂志，2014，33(3)：256-258.

[20]张强，张斌.股四针加电促进 DHS 术后股四头肌康复的研究[J].中国医疗前沿，2009，14(4)：31-32.

[21]陈钢，辜锐鑫，徐丹丹，等.电针疗法在全膝关节置换术后康复中的应用[J].中国针灸，2012，32(4)：309-312.

（原文发表于《中国针灸》2019 年第 39 卷第 3 期，作者：鞠昌军，周　鑫，董程程，林乐琴，刘海宁，侯　燕）

第十五章　艾灸联合功能锻炼在全膝关节置换术后康复治疗中的应用

[摘要]目的：探讨艾灸联合功能锻炼在全膝关节置换(total knee arthroplasty，TKA)术后康复治疗中的应用价值。方法：将240例接受TKA的膝关节骨性关节炎(osteoarthritis，OA)患者随机分为联合治疗组(120例)和功能锻炼组(120例)，前者采用艾灸联合功能锻炼治疗，后者单纯采用功能锻炼治疗。TKA后2天开始艾灸治疗，选取梁丘穴和足三里穴，每穴灸15分钟，每天上午8时和下午4时各灸1次，连续治疗7天为1个疗程，共治疗2个疗程。TKA后1～14天进行踝泵训练和卧位膝关节主动屈伸锻炼，TKA后3～14天进行坐位膝关节主动屈伸锻炼。采用徒手肌力检查分级标准评定下肢肌力，采用视觉模拟量表(visual analogue scale，VAS)评定患膝静息痛和运动痛，采用美国特种外科医院(Hospital for Special Surgery，HSS)膝关节功能评分标准评价患膝运动功能。记录患者首次主动直腿抬高时间、首次下床时间，观察不良反应发生情况。结果：联合治疗组1例患者，因吸入艾灸烟雾后出现胸闷、咳嗽症状而退出研究；功能锻炼组1例患者，因术后2天下床活动跌倒造成假体周围骨折而退出研究。膝部静息痛VAS评分，时间因素和分组因素存在交互效应($F=13.251$，$P=0.000$)；两组患者膝部静息痛VAS评分总体比较，组间差异有统计学意义，即存在分组效应($F=10.528$，$P=0.009$)；术后不同时间点膝部静息痛VAS评分的差异有统计学意义，即存在时间效应($F=6.353$，$P=0.000$)；两组患者膝部静息痛VAS评分随时间变化均呈下降趋势，但两组的下降趋势不完全一致[(2.59±0.49)分，(2.54±0.43)分，(2.09±0.31)分，(1.99±0.40)分，$F=0.890$，$P=0.000$；(2.70±0.51)分，(2.68±0.35)分，(2.64±0.40)分，(2.26±0.29)分，$F=3.625$，$P=0.000$]；术后24小时、48小时，两组患者膝部静息痛VAS评分的组间差异均无统计学意义($t=-0.311$，$P=0.710$；$t=-0.324$，$P=0.751$)；术后72小时、96小时，联合治疗组的膝部静息痛VAS评分均低于功能锻炼组($t=9.335$，$P=0.000$；$t=6.640$，$P=0.000$)。膝部运动痛VAS评分，时间因素和分组因素存在交互效应($F=8.741$，$P=0.003$)；两组患者膝部运动痛VAS评分总体比较，组间差异有统计学意义，即存在分组效应($F=9.283$，$P=0.023$)；术后不同时间点膝部运动痛VAS评分的差异有统计学意义，即存在时间效应($F=5.336$，$P=0.000$)；两组患者膝部运动痛VAS评分随时间变化均呈下降趋势，但两组的下降趋势不完全一致[(3.51±0.66)分，(3.13±0.53)分，(2.59±0.39)分，(2.23±0.38)分，$F=5.632$，$P=0.000$；(3.63±0.73)分，(3.31±0.59)分，(3.08±0.40)分，(2.71±0.39)分，$F=4.850$，$P=0.000$]；术后24小时、48小时，两组患者膝部运动痛VAS评分的组间差异

均无统计学意义($t=-1.105$，$P=0.272$；$t=-2.105$，$P=0.068$)；术后 72 小时、96 小时，联合治疗组的膝部运动痛 VAS 评分均低于功能锻炼组($t=6.015$，$P=0.000$；$t=6.163$，$P=0.000$)。下肢肌力评分，时间因素和分组因素存在交互效应($F=10.201$，$P=0.000$)；两组患者下肢肌力评分总体比较，组间差异有统计学意义，即存在分组效应($F=12.661$，$P=0.000$)；术后不同时间点下肢肌力评分的差异有统计学意义，即存在时间效应($F=8.635$，$P=0.000$)；两组患者下肢肌力评分随时间变化均呈增高趋势，但两组的增高趋势不完全一致[(2.68 ± 0.86)分，(3.00 ± 0.78)分，(3.75 ± 0.63)分，(4.08 ± 0.73)分，$F=6.214$，$P=0.000$；(2.40 ± 0.81)分，(2.54 ± 1.02)分，(3.31 ± 0.67)分，(3.39 ± 0.65)分，$F=2.553$，$P=0.000$]；术后 24 小时、48 小时、72 小时、96 小时，联合治疗组的下肢肌力评分均大于功能锻炼组($t=2.184$，$P=0.029$；$t=3.390$，$P=0.001$；$t=4.535$，$P=0.000$；$t=6.119$，$P=0.000$)。联合治疗组的首次主动直腿抬高时间及首次下床时间均短于功能锻炼组[(31.03 ± 10.78)小时，(47.23 ± 15.78)小时，$t=-8.462$，$P=0.000$；(25.76 ± 7.00)小时，(33.12 ± 11.18)小时，$t=-8.544$，$P=0.000$]，术后 7 天 HSS 膝关节功能评分高于功能锻炼组[(79.55 ± 7.26)分，(70.35 ± 8.10)分，$t=15.041$，$P=0.001$]。两组患者均未出现恶心、呕吐、肢体麻木及皮肤烫伤等不良反应。结论：对接受 TKA 的膝关节 OA 患者在功能锻炼的基础上进行艾灸治疗，可有效减轻患膝静息痛及运动痛，提高下肢肌力，能够早期进行主动直腿抬高训练，早期下床，有助于促进患膝运动功能恢复，且安全性高。

[关键词]骨关节炎，膝；关节成形术，置换，膝；艾条灸；功能锻炼；康复

全膝关节置换(total knee arthroplasty，TKA)是治疗严重膝关节疾病的常用方法，可以有效缓解关节疼痛，改善关节运动功能。膝关节骨性关节炎(osteoarthritis，OA)多见于中老年人，随着社会老龄化程度的加重，膝关节 OA 的发病率逐渐增高。虽然 TKA 治疗严重膝关节 OA 效果良好，但 TKA 的手术创伤较大，术后患者疼痛较为明显，不能早期进行功能锻炼，不利于膝关节运动功能恢复，可增加跌倒的风险[1]。随着快速康复外科理念在骨科临床的应用和发展[2-4]，TKA 的术后康复要求也逐渐提高，不仅要求减轻患者的疼痛，也要求恢复患膝的运动功能，避免出现关节僵硬等并发症，提高患者的满意度。为此，我们采用艾灸联合功能锻炼对接受 TKA 的膝关节 OA 患者进行了康复治疗，并与单纯采用功能锻炼治疗的临床疗效及安全性进行了比较，现报告如下。

一、临床资料

(一)一般资料

纳入研究的患者共 240 例，均为 2016 年 5 月至 2017 年 9 月在山东省文登整骨医院住院治疗的患者。男 95 例，女 145 例。年龄 61～75 岁，中位数 67 岁。左膝 109 例，右膝 131 例。病程 6 个月至 20 年，中位数 28 个月。试验方案经医院医学伦理委员会审查通过。

(二)纳入标准

(1)均符合膝关节 OA 的诊断标准[5]。

(2)骨关节炎 Kellgren-Lawrence 影像学分级为Ⅳ级[5]。

(3)初次行单侧 TKA。

(4)年龄 60～75 岁。

(5)体重指数 18～32kg/m^2。

(6)均采用硬膜外麻醉,麻醉前均行股神经阻滞,且由同一组医生完成手术。

(7)同意参与本研究,且签署知情同意书。

(三)排除标准

(1)股神经阻滞失败者。

(2)合并心脑血管、肝、肾等系统严重原发性疾病者。

(3)合并中枢神经和周围神经疾病者。

(4)过敏体质或艾灸过敏者。

(5)术后其他原因不适合康复治疗者。

(四)脱落标准

(1)治疗依从性差者。

(2)出现严重不良反应,不能继续接受试验者。

(3)自行退出者。

二、方法

(一)分组方法

采用随机数字表将符合要求的患者随机分为联合治疗组和功能锻炼组。

(二)治疗方法

联合治疗组采用艾灸联合功能锻炼治疗,功能锻炼组单纯采用功能锻炼治疗。

1.艾灸

TKA 后 2 天开始艾灸。患者取仰卧位,充分暴露患侧膝关节。按照循经取穴的原则,选取足阳明经的梁丘穴和足三里穴。对所选穴位进行准确定位后,将点燃的纯艾条放入艾灸盒内,距离皮肤 2cm 左右进行温和灸,每个穴位灸 15 分钟,温度以患者能耐受为度。每天上午 8 时和下午 4 时各灸 1 次,连续治疗 7 天为 1 个疗程,共治疗 2 个疗程。

2.功能锻炼

TKA 后 1～14 天进行踝泵训练和卧位膝关节主动屈伸锻炼,TKA 后 3～14 天进行坐位膝关节主动屈伸锻炼。踝泵训练每组 15 次,每天 10 组。卧位膝关节主动屈伸锻炼,患者仰卧,先尽量伸直膝关节,然后最大程度屈曲膝关节,维持 5 秒,再用力伸直膝关节;坐位膝关节主动屈伸锻炼,患者坐于床边,大腿与地面平行,腘窝部紧靠床沿,小腿自然下垂,双足悬空,最大程度屈曲和伸直膝关节,每个动作维持 5 秒;每组 10 次,每天 10 组。

(三)疗效及安全性评价方法

采用徒手肌力检查分级标准[6]评定下肢肌力:0 级(0 分),肌肉无收缩,肌力为健侧的 0%;

1 级(1 分),肌肉有收缩,但不能使关节活动,肌力为健侧的 10%;2 级(2 分),肌肉收缩能使关节在去除重力条件下进行大范围的活动,肌力为健侧的 25%;3 级(3 分),肌肉收缩能使肢体对抗重力进行活动,但不能对抗阻力,肌力为健侧的 50%;4 级(4 分),肌肉收缩能使肢体对抗重力和部分阻力进行活动,肌力为健侧的 75%;5 级(5 分),肌肉收缩能使肢体抵抗重力和强大的阻力,肌力为健侧的 100%。记录患者首次主动直腿抬高时间、首次下床时间。采用视觉模拟量表(visual analogue scale,VAS)评定患膝静息痛和运动痛情况,采用美国特种外科医院(Hospital for Special Surgery,HSS)膝关节评分标准[7]评价膝关节运动功能。观察不良反应发生情况。

(四)数据统计方法

采用 SPSS 23.0 统计软件对所得数据进行统计学分析。两组患者性别的组间比较采用 χ^2 检验,年龄、体重指数、下肢肌力评分、止血带应用时间、手术时间、HSS 评分、首次主动直腿抬高时间、首次下床时间的组间比较采用 t 检验,术后不同时间点膝部静息及运动疼痛 VAS 评分、下肢肌力评分的比较采用重复测量资料的方差分析。检验水准 $\alpha=0.05$。

三、结果

(一)分组结果

符合要求的患者共 240 例,联合治疗组和功能锻炼组各 120 例。两组患者基线资料比较,差异无统计学意义,有可比性(表 15-1)。

表 15-1　两组膝骨关节炎全膝关节置换术后患者的基线资料

组别	性别(例)		年龄(岁,$\bar{x}\pm s$)	体重指数(kg/m^2,$\bar{x}\pm s$)	术前下肢肌力评分(分,$\bar{x}\pm s$)	止血带应用时间(分钟,$\bar{x}\pm s$)	手术时间(分钟,$\bar{x}\pm s$)	术前 HSS 评分(分,$\bar{x}\pm s$)
	男	女						
联合治疗组	47	73	65.42±5.61	26.34±2.14	4.56±0.21	52.12±6.78	61.53±10.56	47.62±7.46
功能锻炼组	48	72	64.95±6.12	26.07±1.91	4.61±0.30	50.89±7.81	62.68±10.93	47.30±7.30
检验统计量	$\chi^2=0.093$		$t=0.185$	$t=0.639$	$t=-1.009$	$t=0.235$	$t=1.594$	$t=0.204$
P 值	0.761		0.854	0.524	0.317	0.647	0.114	0.839

(二)疗效及安全性评价结果

两组各有 1 例脱落,联合治疗组患者因吸入艾灸烟雾后出现胸闷、咳嗽症状而退出研究,功能锻炼组患者因术后 2 天下床活动跌倒造成假体周围骨折而退出研究。两组患者 TKA 术后不同时间点静息和运动疼痛 VAS 评分差异均有统计学意义,即存在时间效应;随时间推移,VAS 评分均呈下降趋势。TKA 术后 24 小时和 48 小时时两组患者静息痛、运动痛 VAS 评分差异无统计学意义($P>0.05$);两组患者 TKA 术后 72 小时和 96 小时时静息痛、运动痛评分差异有统计学意义,联合治疗组评分均低于功能锻炼组,时间因素和分组因素存在交互效应。见表15-2、表 15-3。两组患者均未出现恶心、呕吐、肢体麻木、皮肤烫伤等不良反应。下肢肌力评分,时间因素和分组因素存在交互效应;两组患者下肢肌力评分总体比较,组间差异有统计学意义，即存在分组效应；术后不同时间点下肢肌力评分的差异有统计学意义，即存在时间效应；两组患者下肢肌力评分随时间变化均呈增高趋势，但两组的增高趋势不完全一致；术后 24 小时、48 小时、72 小时、96 小时，联合治疗组的下肢肌力评分均大于功能锻炼组（表 15-4，图 15-1）。两组患者术后首次主动直腿抬高时间、首次下床时间及术后 7 天 HSS 评分比较见表 15-5。

表 15-2　两组膝关节 OA 全膝关节置换术后患者膝部静息疼痛视觉模拟量表评分

组别	例数	静息疼痛视觉模拟量表评分(分，$\overline{x}\pm s$)					F 值	P 值
		术后 24 小时	术后 48 小时	术后 72 小时	术后 96 小时	合计		
联合治疗组	119	2.59±0.49	2.54±0.43	2.09±0.31	1.99±0.40	2.34±0.33	0.890	0.000
功能锻炼组	119	2.70±0.51	2.68±0.35	2.64±0.40	2.26±0.29	2.59±0.41	3.625	0.000
合计	238	2.63±0.50	2.61±0.38	2.35±0.36	2.09±0.35	2.43±0.40	6.353[1)]	0.000[1)]
检验统计量		$t=-0.311$	$t=-0.324$	$t=9.335$	$t=6.640$	10.528[1)]	13.251[2)]	
P 值		0.710	0.751	0.000	0.000	0.009[1)]	0.000[2)]	

注　1)主效应的 F 值和 P 值；2)交互效应的 F 值和 P 值。

表 15-3　两组膝关节 OA 全膝关节置换术后患者膝部运动疼痛视觉模拟量表评分

组别	例数	运动疼痛视觉模拟量表评分(分，$\overline{x}\pm s$)					F 值	P 值
		术后 24 小时	术后 48 小时	术后 72 小时	术后 96 小时	合计		
联合治疗组	119	3.51±0.66	3.13±0.53	2.69±0.39	2.23±0.38	2.98±0.56	5.632	0.000
功能锻炼组	119	3.63±0.73	3.31±0.59	3.08±0.40	2.71±0.39	3.21±0.77	4.850	0.000
合计	238	3.58±0.69	3.23±0.55	2.88±0.39	2.50±0.37	3.01±0.46	5.336[1)]	0.000[1)]
检验统计量		$t=-1.105$	$t=-2.105$	$t=6.015$	$t=6.163$	9.283[1)]	8.741[2)]	
P 值		0.272	0.068	0.000	0.000	0.023[1)]	0.003[2)]	

注　1)主效应的 F 值和 P 值；2)交互效应的 F 值和 P 值。

表 15-4　两组膝关节 OA 全膝关节置换术后患者下肢肌力评分

组别	例数	下肢肌力评分(分，$\overline{x}\pm s$)					F 值	P 值
		术后 24 小时	术后 48 小时	术后 72 小时	术后 96 小时	合计		
联合治疗组	119	2.68±0.86	3.00±0.78	3.75±0.63	4.08±0.73	3.52±0.58	6.214	0.000
功能锻炼组	119	2.40±0.81	2.54±1.02	3.31±0.67	3.39±0.65	2.96±0.83	2.553	0.000
合计	238	2.51±0.85	2.89±0.80	3.61±0.69	3.91±0.63	3.33±0.24	8.635[1)]	0.000[1)]
检验统计量		$t=2.184$	$t=3.390$	$t=4.535$	$t=6.119$	12.661[1)]	10.201[2)]	
P 值		0.029	0.001	0.000	0.000	0.000[1)]	0.000[2)]	

注　1)主效应的 F 值和 P 值；2)交互效应的 F 值和 P 值。

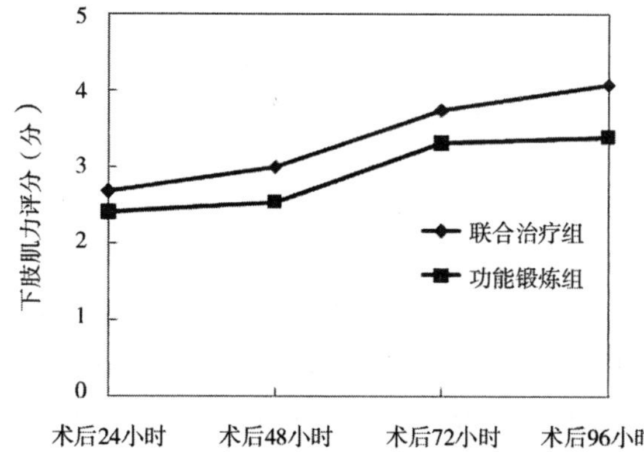

图 15-1　两组膝骨关节炎全膝关节置换术后患者下肢肌力评分变化趋势图

表 15-5　两组膝关节 OA 全膝关节置换术后患者首次主动直腿抬高时间、首次下床时间及术后 7 天 HSS 评分

组别	例数	首次主动直腿抬高时间（h，$\bar{x}\pm s$）	首次下床时间（h，$\bar{x}\pm s$）	术后 7 天 HSS 评分（分，$\bar{x}\pm s$）
联合治疗组	119	31.03±10.78	25.76±7.00	79.55±7.26
功能锻炼组	119	47.23±15.78	33.12±11.18	70.35±8.10
t 值		−8.462	−8.544	15.041
P 值		0.000	0.000	0.001

四、讨论

由于全膝关节置换术（total knee arthroplasty，TKA）在缓解疼痛、矫正畸形、改善关节功能方面效果满意，其目前是治疗重度膝关节疾病、重建膝关节功能的有效手段。随着人口老龄化时代的到来，患有骨性关节炎的老年患者逐渐增多，所以 TKA 的应用在我国也呈剧增趋势。但是 TKA 术后持续数天至数周的中到重度疼痛和肌无力是影响患肢功能恢复、降低患者术后满意度的两个突出问题[7]。术后剧烈疼痛的原因包括 4 个方面。①手术创伤释放的炎性因子使疼痛阈值降低而引发外周神经过敏；②手术本身使得脊髓神经元兴奋性升高而引起中枢神经过敏[8]；③术后早期功能锻炼引起的股四头肌痉挛也是疼痛的组成部分之一[9]；④止血带引起的疼痛，包括局部软组织受到压迫和在止血带释放后，缺血再灌注损伤引起周围组织水肿两方面造成的疼痛[10]，后者持续时间更长。

TKA 术后患侧肢体肌无力的原因主要包括 3 个方面。①手术对于膝关节周围肌肉造成较大损伤、血液循环受阻、代谢减慢、肌张力及肌力下降[11]；②止血带引起的股四头肌无力。TKA 术中使用止血带，由于止血带直接挤压及纤溶系统激活等原因，软组织将会受到额外的损伤[12]；③术中股神阻滞在控制患者术后疼痛的同时，也对术后股四头肌肌力恢复造成一定影响。目前，以股神经阻滞为主的多模式镇痛是 TKA 术后采用的主要镇痛模式，但由于股神经阻滞同时阻滞了运动神经和感觉神经，影响患者术后膝关节活动。甚至因股四头肌肌力下降会导致患者下地活动时出现跌倒情况[13-15]。在 Sharma 等[16]的研究中，TKA 患者股神经阻滞后跌倒的发生率为1.6%，进而造成假体周围骨折和松动而再手术率为0.4%。Jaeger等[17]为此专门招募12名健康男性志愿者进行研究发现，股神经阻滞后股四头肌肌力下降达49%。

本结果表明，和功能锻炼组相比，联合治疗组在缓解术后疼痛、改善股四头肌肌力方面更有优势。对比术后不同时间点VAS评分及股四头肌肌力变化情况发现，联合治疗组在术后治疗3次左右后能够明显减轻患者疼痛，而功能锻炼组在48小时后随着TKA效果的衰退，VAS评分明显高于联合治疗组，差异有统计学意义($P<0.05$)；联合治疗组在术后48小时，治疗2次以上总体肌力恢复速度较功能锻炼组明显增快。在首次下地时间和直腿抬高时间方面，艾灸配合股四头肌锻炼较单纯股四头肌力量训练有明显优势，并且差异有统计学意义。同时，在治疗过程中，我们发现联合治疗组在艾灸结束后即刻行功能锻炼效果最佳。

肌无力归属于中医学“痿证(病)”范畴，《中医临床诊疗术语疾病部分》将病名规范化称为“肌(肉)痿”。《素问·痿论》中写道：“脾气热，则胃干而渴，肌肉不仁，发为肉痿”，认为肌肉萎缩无力是脾气热盛，胃干而渴所致；并提出“治痿者独取阳明”的治法，认为阳明拥宗筋之会，而宗筋的功能为主束骨，利机关，足痿不用是阳明虚损导致的。由此我们取穴首先考虑足阳明经相关穴位。结合“经脉所过主治所及”之理论，足阳明胃经“以下髀关，抵伏兔，下膝膑中”，恰恰行于大腿及膝关节前侧，选取足阳明经相关穴位对术后膝关节疼痛及股四头肌无力均有较好的治疗作用[18]。在具体治疗选穴时，则以局部配穴与循经取穴结合为原则，同时也要考虑膝关节置换患者的术后安全及便于操作，我们选用梁丘和足三里两穴。梁丘位于大腿前侧，是足阳明经之“郄穴”，郄穴是各经气血汇集之处，艾灸此穴，可调节气血运行。足三里是足阳明经之“合穴”和胃腑下合穴，阳明主宗筋，取该穴可补气健脾利湿、通经活络、调和气血、强筋起萎，该穴也是历代医家推崇的补虚培元之强壮保健要穴。

灸法取其温通之意，《灵枢·官能》言：“阴阳皆虚，火自当之……”，说明灸法有温阳补虚、行气活血的作用。艾叶苦平，纯阳之性，易于燃烧，且火力温和，其温热感可穿透皮肤直达组织深层，作为施灸材料进行温灸治疗，具有“温通经络、行气活血止痛、祛寒逐湿、消瘀散结、拔毒泄热”等功效[19]。国内近几年相关研究也表明，艾灸疗法集热疗、光疗、药物刺激于一体，能有效控制炎症灶血管通透性的升高，降低关节炎症部位的IL-1与TNF的含量，减少炎症刺激，从而提高患者痛阈值，在治疗中老年痛症方面有较好疗效[20-21]。对于艾灸梁丘、足三里改善股四头肌肌力的相关研究，早在2009年已经出现报告[22]，并提出股四针，即梁丘、犊鼻、伏兔、足三里4个穴位的说法，采用股四针加电治疗DHS术后早期的患者，能明显减轻患者术后疼痛，加速术后肿胀消除，更快恢复肌力。陈刚等[23]采用针刺血海、梁丘、犊鼻、内膝眼、阳陵泉等穴位的方法促进膝关节置换患者的术后康复，并认为“电针干预配合康复治疗可以明显抑制TKA患者康复过程中的疼痛反应，提高患者康复训练的耐受能力及积极性”，这在针灸加快术后康复方面与本文观点不谋而合。但是笔者认为，膝关节置换术后早期是不适合进行针刺治疗的，尤其是犊鼻、内膝眼两穴，距离手术切口太近，针刺往往深入关节腔内，一旦引起膝关节感染，对于患者来说是灾难性的，这也是我们治疗过程中采用艾灸取穴距膝关节较远的原因。

本研究结果显示，与常规TKA术后康复训练相比，增加艾灸膝关节周围相关穴位治疗后，能够较好改善患者术后股四头肌无力症状，减轻术后静息和运动疼痛，加快关节功能康复。并且该方法取穴少，易于操作，并发症少，值得临床推广应用。

参考文献

[1]TAKAZAWA K,ARISAWA K,HONDA S,et al.Lower-extremity muscle forces measured by a hand-held dynamometer and the risk of falls among day-care users in Japan: using multinomial logistic regression analysis[J].Disabil Rehabil,2003,25(8):399-404.

[2]DEN HERTOG A,GLIESCHE K,TIMM J,et al.Pathway-controlled fast-track rehabilitation after total knee arthroplasty: a randomized prospective clinical study evaluating the recovery pattern,drug consumption,and length of stay[J].Arch Orthop Trauma Surg,2012,132(8):1153-1163.

[3]刘晓雅,孙永强,刘国杰.主动快速康复锻炼对全膝关节置换术后关节活动度的影响[J].中医正骨,2015,27(9):73-74.

[4]朱诗白,翟洁,蒋超,等.膝关节置换围手术期的快速康复措施[J].中国组织工程研究,2017,21(3):456-463.

[5]中国中医药研究促进会骨科专业委员会,中国中西医结合学会骨伤科专业委员会关节工作委员会.膝骨关节炎中医诊疗专家共识(2015 年版)[J].中医正骨,2015,27(7):4-5.

[6] WINTZ MM.Variations in current manual muscle testing[J].Phys Ther Rev,1959,39(7):466-475.

[7]INSALL JN,DORR LD,SCOTT RD,et al.Rationale of the knee society clinical rating system[J].Clin Orthop Relat Res,1989,248:13-14.

[8]TULGAR S,SELVI O,SENTURK O,et al.Evaluation of analgesic regimens in total knee arthroplasty,retrospective study[J].North Clin Istanb,2017,4(2):124-130.

[9]LIU,XIAN-GUO,ZHOU,LI-JUN.Long-term potentiation at spinal C-fiber synapses: a target for pathological pain[J].Current pharmaceutical design,2015,7(7):895-905.

[10]FOWLER SJ,SYMONS J,SABATO S,et al.Epidural analgesia compared with peripheral nerve blockade after major knee surgery: a systematic review and meta-analysis of randomized trials[J].Br J Anaesth,2008,100(2):154-164.

[11]王刚,曹晓瑞,陈晓勇,等.膝关节置换术中止血带的使用对术后加速康复的影响[J].中华骨与关节外科杂志,2017,10(1):27-32.

[12]MICHAEL K.Relationship of skeletal muscle atrophy to functional status: a systematic research review[J].Biol Res Nurs,2000,2(2):117-131.

[13]WATANABE H,KIKKAWA I,MADOIWA S,et al.Changes in blood coagulation-fibrinolysis markers by pneumatic tourniquet during total knee joint arthroplasty with venous thromboembolism[J].J Arthroplasty,2014,29(3):569-573.

[14]KUANG MJ,MA JX,FU L,et al.Is adductor canal block better than femoral nerve block in primary total knee arthroplasty? A GRADE analysis of the evidence through a systematic review and meta-analysis[J].J Arthroplasty,2017,32(10):3238-3248.

[15]GAO F,MA J,SUN W,et al. Adductor canal block versus femoral nerve block for

analgesia after total knee arthroplasty: a systematic review and meta-analysis[J].Clin J Pain,2017,33(4):356-368.

[16]SHARMA S,IORIO R,SPECHT LM,et al.Complications of femoral nerve block for total knee arthroplasty[J].Clin Orthop Relat Res,2010,468(1):135-140.

[17]JAEGER P, NIELSEN ZJ, HENNINGSEN MH, et al. Adductor canal block versus femoral nerve block and quadriceps strength: a randomized, double-blind, placebo-controlled,crossover study in healthy volunteers[J]. Anesthesiology, 2013, 118(2): 409-415.

[18]李华章,严振国,秦梦,等.药物铺灸疗法治疗膝关节骨性关节炎临床观察[J].中医正骨,2010,22(4):45-46.

[19]宁国利,何胜洋,刘杏利.刺络拔罐结合艾灸治疗肱骨外上髁炎78例[J].中国针灸,2014,34(1):20.

[20]姚畅,程珂,赵玲,等.艾灸对兔膝骨性关节炎模型血清IL-1β、COX-2、COMP表达的影响[J].浙江中医杂志,2017,52(8):579-580.

[21]龚旭芳,沈志方,沈清河,等.热敏灸配合推拿治疗膝骨关节炎疗效观察[J].上海针灸杂志,2014,33(3):256-258.

[22]张强,张斌.股四针加电促进DHS术后股四头肌康复的研究[J].中国医疗前沿,2009,4(14):31-32.

[23]陈钢,辜锐鑫,徐丹丹.电针疗法在全膝关节置换术后康复中的应用[J].中国针灸,2012,32(4):309-312.

(原文发表于《中医正骨》2019年第31卷第1期,作者:周　鑫,林乐琴,董程程,鞠昌军)

第十六章　中药熏洗加关节松动训练治疗骨不连并关节强直6例报告

骨不连并关节强直是骨科临床工作中经常遇到的问题，常用的治疗方法是切开植骨内固定加关节松解术，给患者带来极大的痛苦和经济负担。我们在临床康复工作中发现一部分骨不连并关节强直的患者经数月的康复，而得以关节活动范围最大限度地恢复，同时骨折部位出现骨痂，从而最终骨性愈合。现将 2005 年 6 月至 2006 年 11 月经我科康复治疗的 6 例骨不连并关节强直病例总结报告如下。

一、一般资料

本组 6 例，男 2 例，女 4 例；年龄 30～56 岁，平均 43.5 岁；均为创伤性骨不连，有较坚强的内固定，其中肱骨 2 例，尺骨鹰嘴 1 例，胫骨 3 例。骨不连部位缺损间隙为 2～6mm，且骨折相邻关节均有程度较重的关节强直。该 6 例患者除 1 例肱骨干骨折经两次手术植骨仍骨不连外，其余均为术后 5～8 个月，未经植骨，而仅为恢复关节功能，为后期植骨手术做准备，收到了良好的骨折愈合结果。

二、治疗方法

康复治疗分三期评估：初期、中期、末期。每期康复方案均有不同的调整，但每期基本都配以中药熏洗、关节松动训练（被动和主动）。

中药药浴是康复治疗的有效方法之一。中药赤木洗剂的药物组成：赤木、红花、伸筋草、海桐皮、木瓜、防风、丹参、徐长卿、川椒，加水 6 000mL，浸泡 30 分钟，加热至沸腾，改用文火熬煎 20 分钟，加醋 100mL。先用热气熏蒸患膝，用毛巾覆盖在膝关节上，以防蒸气散发，待药液冷却至 40～50℃，保持温度，直接浸泡患膝 40 分钟。通过对僵硬关节的局部热敷熨洗，使玄府洞开，药力经毛窍而入，直达病变部位而达到治疗的目的。方中赤木、丹参、红花具有活血化瘀之功效，配以伸筋草、木瓜、海桐皮舒筋通络，兼有祛风湿之功效，川椒活通血脉、散寒止痛，加醋引药入经，增强活血化瘀、舒筋通络、消肿止痛之功效。总之，活血祛瘀、温经通络的中药熏洗可使局部血管扩张、血液循环改善、代谢增强、免疫力提高，可使肌腱、韧带、关节囊等组织的延展性增大、肌张力下降、肌痉挛缓解，最大限度地促进了骨折局部及关节的康复。且采用中药局部治疗，既克服了口服中药的口感不佳、对胃肠道刺激大等缺点，又符合现代医疗自然用药、局部治疗、内病外治的三大趋势。

而后进行关节按摩及被动活动，肌肉一张一弛，对血液循环产生泵压作用，血液循环显著加快，改善了骨折部位和强直关节的营养和代谢，刺激具有双重分化能力的细胞向成骨细胞转化，缓解骨折损伤后的自身免疫性损害，缓解骨折后或手术后的疼痛，促进关节软骨的修复，避免关节僵硬、关节粘连和关节活动度受损。被动关节松动训练，每天坚持2次，根据患者耐痛程度，主动关节松动训练每天多次，起到将挛缩的韧带、关节囊及肌肉组织的粘连软化、拉长的作用，改善了关节的活动度，同时也起到了促进骨折愈合的作用，为临床骨不连并关节强直的一种不可或缺的治疗方法。

三、治疗结果

本组6例，均得以随访。最长1年，最短5个月，平均7.8个月，6例患者均骨性愈合，恢复正常生活。

四、典型病例

患者，女，39岁，于6个月前被广告牌砸伤左小腿，致左胫腓骨骨折，于当地医院行钢板内固定术。术后6个月拍片示左胫骨骨不连，来我院预行植骨术。查体：左膝肿胀，伸屈活动受限，伸10°，屈20°。因患者膝关节活动受限严重，要求患者来康复中心先行膝关节康复训练，待膝关节活动范围明显改善后再行植骨手术。经初期评估后制订康复方案：先行中药赤木洗剂熏洗，每次40分钟，每天2次，每次熏洗完后即行按摩和被动关节训练，每次40分钟，并指导患者每天行多次主动康复训练。经2个月中药熏洗加膝关节康复训练，患者X线摄片示左胫骨可见中量骨痂。患者可脱拐行走。康复训练3个月后，患者膝关节活动范围伸0°，屈130°。后经随访5个月，患者已恢复正常生活。

五、讨论

骨不连治疗是骨科临床难题之一。中西医结合方法虽创伤小，并发症少，但疗效不满意，故临床医师常采用切开自体骨移植内固定术，但骨移植需切开骨区的软组织，创伤大，并发症多，尤其当骨不连部位软组织条件较差时，治疗更加困难。且绝大多数骨不连患者关节功能处于强直状态，临床医生在做植骨手术前大多采用先将活动受限的关节功能恢复至接近正常，以便为植骨手术做准备。我们所做的6例患者就是基于目前的植骨治疗方法而进行的前期康复治疗，在恢复关节功能的同时收到了良好效果。

(原文发表于《中国民间疗法》2007年第15卷第5期，作者：谭训香，于晓丽，姜红江)

第十七章　伤敷愈敷神阙穴治疗骨折后肢体肿胀疼痛的临床观察

[摘要]目的：评价伤敷愈敷神阙穴治疗骨折后肢体肿胀疼痛的临床疗效。方法：选择符合纳入标准的骨折后肢体肿胀患者228例，采用随机的方法分为治疗组和对照组。治疗组采用伤敷愈敷神阙穴外治，对照组采用七叶皂苷静脉滴注，分别观察两组肿胀消退、疼痛缓解程度，记录不良反应。结果：两组对肢体肿胀治疗效果无明显差异（$P>0.05$）；对疼痛的缓解，伤敷愈组明显优于对照组（$P<0.01$），伤敷愈在用药期间无明显不良反应。结论：伤敷愈敷神阙穴治疗骨折后肢体肿胀疼痛给药途径独特，安全可靠，疗效确切，具有良好的应用价值。

[关键词]骨折/并发症；肿胀疼痛/中医药疗法；中药/外用；伤敷愈

骨折后肢体肿胀疼痛是组织对创伤的基本反应之一，它不仅给患者带来巨大的痛苦，对骨折的治疗造成困难，严重者可影响静脉回流甚至动脉供血，导致神经肌肉缺血性坏死等严重后果。因此，对肢体肿胀疼痛的处理是骨折早期治疗的主要内容。伤敷愈是我院多年应用的骨伤科外用消肿止痛药物，为进一步评价其临床疗效，自2003年3月至2005年6月，我们以七叶皂苷钠为对照进行了临床观察，现报告如下。

一、临床资料

（一）病例选择

纳人标准：①有明确外伤史；②入院时查体有明显骨折体征；③经X线确诊为骨折；④无血管神经损伤；⑤伤后24小时内入院接受治疗者。

剔除标准：①骨折合并颅脑或其他脏器损伤者；②开放性骨折患者；③骨折伴血管神经损伤者；④骨折就诊时间超过24小时以上者；⑤心肺肾功能异常者；⑥年龄在18岁以上及65岁以下者；⑦入院前已接受其他治疗者。

（二）肿胀程度评定

依据《中药新药临床研究指导原则》参考软组织损伤症状分级标准进行评定。轻度肿胀：较正常皮肤肿胀，但皮纹尚存在，测量健侧对比，肿胀中心高度≤0.5cm。中度肿胀：皮肤肿胀中心高度为0.5～1cm，皮纹消失，但无张力性水疱。重度肿胀：皮肤重度肿胀，中心高度>1cm，出现张力性水疱。

（三）一般资料

228例符合纳入标准的患者采用随机的方法，按1∶1的比例分为两组，观察组114例，男

78例，女36例；年龄21～62岁，平均(43.2±8.42)岁；其中胫腓骨骨折32例，股骨髁上骨折9例，股骨干骨折28例，股骨粗隆下骨折7例，肱骨干骨折12例，肱骨髁骨折5例，尺桡骨骨折14例，其他7例；轻度肿胀29例，中度肿胀54例，重度肿胀31例。对照组114例，男82例，女32例；年龄19～64岁，平均(44.6±9.12)岁；其中胫腓骨骨折38例，股骨髁上骨折12例，股骨干骨折26例，股骨粗隆下骨折7例，肱骨干骨折10例，肱骨髁骨折3例，尺桡骨骨折13例，其他5例；轻度肿胀29例，中度肿胀54例，重度肿胀31例。两组在年龄、性别、骨折部位及肿胀程度方面，经统计学处理，差异无显著性($P>0.05$)，具有可比性。

二、治疗及观察方法

(一)中药制备

处方组成：生大黄，生山栀子，马钱子，赤芍，骨碎补，当归，三七，红花，冰片，樟脑等。将上述中药除冰片、樟脑拣净烘干，混合均匀，置粉碎机粉碎，过50目筛。再将冰片樟脑研细，过100目筛，同前者药粉混合均匀，装密封容器中备用。

(二)临床应用

观察组取上述粉末15g，用0.9%氯化钠溶液湿润10分钟后装入自制药袋(5cm×5cm)，敷于患者神阙穴上(肚脐)，每天2次，各敷1小时；对于中、重度肿胀患者同时给予20%的甘露醇250mL静脉滴注，每天2次。对照组予七叶皂苷钠20mg，溶于0.9%氯化钠250mL静脉滴注，每天1次；对于中、重度肿胀患者也同时给予20%的甘露醇250mL静脉滴注，每天2次。其余治疗两组一致。

(三)观察指标

(1)肿胀程度：用龙胆紫标记肢体测量部位，每天8:00和14:00分两次对比检测健、患侧肢肢体肿胀状况，并做好记录。

(2)疼痛评分：采用视觉模拟评分法(visual analogue scale，VAS)[1]，0分为无痛，10分为无法忍受的剧痛，记录治疗前及用药24小时、48小时后的疼痛评分。

(3)药物不良反应：记录用药后局部皮肤情况，监测血常规、肝功肾功能等异常变化。

(四)统计学方法

采用两样本均数的t检验及χ^2检验，对数据进行统计学分析。

三、治疗结果

(一)肿胀程度疗效判定

参照《中药新药临床研究指导原则》，以肿胀消除程度及天数为指标进行疗效评定。显效：肿胀治疗前后健患侧肢体差值≤0.2cm，消肿时间<3天。有效：肿胀治疗前后健患侧肢体差值0.4～0.8cm，消肿时间3～6天。无效：肿胀治疗前后健患肢体差值≥0.9cm，消肿时间>6天。观察组114例中显效73例，有效38例，无效3例；对照组显效62例，有效47例，无效5例，总有效率两组比较，差异无统计学意义($P>0.05$)，见表17-1。

表 17-1 两组治疗后疗效比较［例（%）］

组别	例数	显效	有效	无效	总有效率(%)
观察组	114	73(64.04)	38(33.33)	3(2.63)	97.37
对照组	114	62(54.39)	47(41.23)	5(4.39)	95.61*

注 *两组比较，$\chi^2=0.13$，$P>0.05$。

（二）疼痛评分

两组治疗后24小时、48小时VAS评分较治疗前均有明显降低，差异均有统计学意义（$P<0.01$），且观察组与对照组治疗后VAS评分比较，差异也有统计学意义（$P<0.01$），见表17-2。

表 17-2 两组治疗前后疼痛评分比较（分，$\bar{x}\pm s$）

组别	例数	治疗前	治疗后24小时	治疗后48小时
观察组	114	8.55±0.43	5.90±0.40*#	4.05±0.56*#
对照组	114	8.47±0.52	7.38±0.61*	5.19±0.60*

注 *与治疗前比较 $P<0.01$，#与对照组比较 $P<0.01$。

（三）不良反应

观察组局部皮肤轻度红斑5例，中度红斑2例，反应较轻，未予特殊处理；无严重红斑、焦痂及水肿病例。治疗后血常规、尿常规、肝功生化等检查均未发现明显异常。

四、讨论

以往对骨折后肢体肿胀疼痛的治疗，常常采用抬高患肢、局部制动、理疗、全身或局部用药等。全身用药如静脉滴注甘露醇、七叶皂苷钠，虽然疗效确切，但存在导致水、电解质紊乱、过敏性皮疹及局部刺激和静脉炎等不良反应[2-3]。局部外用消肿止痛药物对骨折肢体肿胀疼痛的治疗虽有作用，但对中重度肿胀效果欠佳，尤其是局部皮肤条件不好，张力性水疱形成时，限制了外用药物的直接局部应用[4]。

中医外治法是治疗骨伤疾病的特色和优势，敷脐法是中医临床常用的外治方法之一，经常应用于内科、妇科、儿科等病症，应用于骨伤疾病较少。采用中药敷神阙异位用药治疗骨折后肢体肿胀疼痛，临床尚未见报告。它是利用肚脐敏感度高，渗透力强，药物易于穿透、弥散而被吸收的解剖特性，以及神阙穴总理人体诸经百脉，联系五脏六腑、四肢百骸、五官九窍、皮肉筋膜的生理特性，使药物迅速渗透到各个组织器官，而达到愈病的目的。伤敷愈方中大黄、山栀子经现代中医药学者药理研究证明是跌打损伤外用首选良药；大黄祛血瘀，调血脉"催陈致新"；山栀子能清热凉血、消肿止痛；当归补血、活血，既补伤后失血，又活伤后瘀血；辅以马钱子通络止痛、消肿；赤芍清热凉血，行血滞，通血脉；诸药并用而发挥消肿止痛的作用。

七叶皂苷钠具有抗渗出、增加静脉张力和改善微循环、抗氧自由基等作用，不良反应小于同类药物，故在治疗骨折所致肢体肿胀方面得到了广泛的应用，临床疗效确切。伤敷愈治疗骨折后肢体疼痛方面，明显优于七叶皂苷钠，这可能与伤敷愈组方中止痛药物的直接作用有关；

而对于肢体肿胀的治疗，与七叶皂苷钠无明显差别；与甘露醇联合应用治疗中、重度肿胀疗效明显，且成本-效果比明显低于七叶皂苷钠与甘露醇联用，在经济学方面占优势。临床应用表明，采用伤敷愈敷神阙穴治疗骨折后肢体肿胀疼痛，给药途径独特，简便易行，安全可靠，对治疗骨折后肢体肿胀疼痛具较好的应用价值。

参考文献

[1]CHAPLAN SR，DUNCAN SR，BROLSKY JB，et al. Morphine and hydromorphen epindural analgesia[J].Anesthesioligy，1992，77(6)：1090.

[2]魏民.七叶皂苷钠治疗胫腓骨骨折所致肢体肿胀的临床研究[J].解放军药学学报，2002，18(5)：291-293.

[3]刘晓红.七叶皂苷钠治疗骨折肢体肿胀疗效观察[J].中医正骨，2003，15(9)：8-9.

[4]肖树文，胡椒文，潘昭勋.β-七叶皂苷钠治疗创伤后肢体肿胀的疗效观察[J].中华临床医药，2002，24(3)：35.

（原文发表于《中国中医骨伤科杂志》2015 年 3 月第 15 卷第 3 期，作者：谭训香，姜红江，王永华，谢　波，柳淑梅，苏金平）

第四篇　3D 打印技术

第十八章　三维打印技术在胫腓骨骨折诊疗中的临床应用

[摘要]目的：探讨术前三维（3D）打印技术在胫腓骨骨折手术中提高疗效的可行性。方法：选择 2017 年 1 月至 2018 年 12 月入住我院并进行胫腓骨骨折手术治疗的患者共 124 例，随机分为对照组和 3D 打印组。对照组使用临床常规的治疗方法对患者进行手术，3D 打印组则使用 3D 打印技术对患者进行临床手术的治疗。记录两组患者的年龄、性别、受伤部位、手术时间、术中出血情况、术中透视次数、骨折复位情况、并发症发病率。结果：纳入本研究共 124 例患者，其中男 86 例，女 38 例，年龄 19～54 岁。患者随机平分为对照组和 3D 打印组。两组患者的年龄、性别、部位上差异无统计学意义（$P<0.05$）；3D 打印组术中出血量为（103.4±10.25）mL，对照组术中出血量为（142.5±15.76）mL，两组比较差异有统计学意义（$t=58.474$，$P=0.000$）；3D 打印组手术时间为（62.7±8.94）分钟，优于对照组的（75.4±7.83）分钟，两组比较差异有统计学意义（$t=42.875$，$P=0.000$）；3D 打印组术中透视次数为（1.63±0.33）次，优于对照组的（2.12±0.54）次，两组比较差异有统计学意义（$t=25.786$，$P=0.000$）。结论：个体化 3D 打印技术可降低胫腓骨骨折手术时间及术中出血量，减少术中透视次数及并发症发生率，效果显著，值得临床推广应用。

[关键词]三维打印技术；三维重建；胫腓骨骨折；临床应用

胫腓骨骨折是临床骨科比较常见的骨折，约占全身骨折的 13.7%[1]。胫腓骨骨折的治疗通常以手法复位和外固定、骨牵引、骨外穿针固定法、切开复位内固定为主。3D 打印技术是一种以数字模型为基础，运用塑料或粉末状金属等可粘合材料，通过逐层打印的方式来构造物体的一种技术。目前，3D 打印技术广泛运用，已逐步应用于骨外科、神经外科、颌面外科等医学领域，且取得了令人满意的临床效果[2-8]。2017 年 1 月至 2018 年 12 月，我院采用 3D 打印技术治疗胫腓骨骨折，疗效确切，现报告如下。

一、研究对象与方法

（一）研究对象

选取 2017 年 1 月至 2018 年 12 月入住我院并进行胫腓骨骨折手术治疗的患者共 124 例。患者随机平分为对照组和 3D 打印组。对照组使用临床常规的治疗方法对患者进行手术，3D 打印组则使用 3D 打印技术对患者进行临床手术的治疗。所有患者均签署知情同意书并获得山东省文登整骨医院临床伦理委员会批准。

(二)纳入和排除标准

1.纳入标准

(1)符合胫腓骨新鲜骨折的诊断标准(根据病史、临床症状及胫腓骨影像学检查)。

(2)患者及家属均知情并签署知情同意书。

2.排除标准

(1)开放性、陈旧性、病理性胫腓骨骨折以及资料记录不全者。

(2)术前因失血性休克、合并伤且死亡的患者。

(3)因开放性损伤、感染、复杂合并伤的胫腓骨骨折。

(4)术前血流动力学不稳定患者。

(5)合并严重内科疾病的患者。

(三)手术方法

1.术前准备

患者取仰卧位,常规消毒、铺无菌巾单。

2.麻醉方法

股神经+坐骨神经麻醉。

3.手术操作方法:两组采用不同手术操作方法

对照组:胫腓骨骨折切开复位内固定。

3D 打印组:胫腓骨骨折 3D 打印模型的建立。①将 3D 打印组患者 CT 数据(层后<1.0mm、DICOM 格式)导入三维重建软件(Mimics16.0 比利时 Materialise 公司);②阈值分割、区域增长分割出胫腓骨,从轴面、冠状面、矢状面三维结构观察胫腓骨骨折情况,通过骨骼模块分离所有骨折碎片并标记,建立胫腓骨骨折三维数字化模型;③在软件(Geomagic 2013 3D Systems 公司)里简化、抽壳和修复,并进行胫腓骨骨折模拟复位手术,记录相关数据,设计植骨模型;④通过软件(magic15.3 比利时 Materialise 公司)对骨折模型进行标记、分离、包裹、加结构支撑、切片;⑤切片文件(CLI.)导入 3D 打印设备(SLA 光固化 MP4500,材料:光敏树脂)进行打印。⑥打印成型后,进行模型后处理:去支撑、医用酒精清洗、高压清洗、固化;⑦于术前进行低温等离子消毒;⑧术前个性化模拟手术;⑨胫腓骨骨折切开复位内固定。

(四)疗效评定方法

分别统计两组患者的年龄、性别、受伤部位、手术时间、术中出血情况、术中透视次数、术后并发症。

(五)统计学方法

采用 SPSS 17.0 统计学软件对数据进行分析,组间整体比较采用单因素方差分析,组间两两比较采用 LSD-t 检验,检验水准 $\alpha=0.05$,采用 χ^2 检验,以 $P<0.05$ 为差异有统计学意义。

二、结果

(一)一般资料

纳入本研究的 124 例患者中,男 86 例,女 38 例,年龄 19~54 岁,平均(36.5±7.1)岁。患者随机平分为对照组和 3D 打印组。两组患者年龄、性别、部位的差异无统计学意义（$P<0.05$），具体资料见表 18-1。

表 18-1　两组患者一般资料比较

组别	例数	性别（男/女）	年龄（岁，$\bar{x}\pm s$）	部位（例）	
				左侧	右侧
对照组	62	42/20	36.45±6.8	36	26
3D 打印组	62	44/18	36.52±7.2	32	28
检验值		$\chi^2=0.248$	$t=0.073$	$\chi^2=0.341$	
P 值		0.482	0.687	0.564	

（二）两组术中出血量、手术时间及术中透视次数比较

3D 打印组术中出血量、手术时间及术中透视次数均优于对照组，两组比较差异有统计学意义（$P<0.05$），具体见表 18-2。

表 18-2　两组术中出血量、手术时间及术中透视次数比较

组别	例数	出血量（mL，$\bar{x}\pm s$）	手术时间（分钟，$\bar{x}\pm s$）	透视次数（次，$\bar{x}\pm s$）
对照组	62	142.5±15.76	75.4±7.83	2.12±0.54
3D 打印组	62	103.4±10.25	62.7±8.94	1.63±0.33
t 值		58.474	42.875	25.786
P 值		0.000	0.000	0.000

（三）术后并发症

3D 打印组与对照组的术后并发症相比，差异具有统计学意义（$P<0.05$），具体见表 18-3。

表 18-3　两组术后并发症比较（例）

组别	例数	切口感染	内固定松动	骨折不愈合	植入物断裂	发生率（%）
对照组	62	2	3	2	1	12.9
3D 打印组	62	1	0	2	1	6.45

注　$P=0.008$。

（四）典型病例

患者吴某，男，48 岁，摔伤致右胫腓骨骨折于 2018 年 3 月入院，手术采用 3D 打印方案治疗。图 18-1 为手术前后 X 线影像、CT 影像及 3D 打印模型。

三、讨论

胫腓骨骨折是一种常见的四肢骨骨折，常会伴随局部血管损伤等症状。目前常使用切开复位锁定钢板内固定和微创经皮锁定钢板内固定方法治疗，但切开复位锁定钢板内固定法存在手术时间较长、术后手术部位疼痛度高且伤口恢复慢的问题，同时术后容易出现感染、皮肤组织坏死、钢板固定不牢、断裂等并发症[9-10]。微创经皮锁定钢板内固定法则采用小切口的方

式，减少骨膜剖离，对骨组织的血运破坏较小，从而达到促进骨折快速愈合的目的[11-12]。

影像学技术的出现及发展对临床骨科的诊断及治疗有很大的作用，但它主要是层面的信息已不能满足骨科医生的需要。3D打印技术是一种以数字模型为基础，运用塑料或粉末状金属等可粘合材料，通过逐层打印的方式来构造物体的一种技术。近年来，3D打印技术已在临床骨科及科研得到了快速的发展。通过3D打印技术可显示人体结构的空间位置，从而用于个性化假体设计及手术的术前规划、设计及术中的操作等方面[13-15]。本次研究针对复杂的粉碎性骨折，三维重建骨折部位，3D打印1∶1骨折模型，提供比医学影像资料更加详细的解剖学信息，实现由二维到三维、由平面到立体、由虚拟到现实的转变，可明确胫腓骨骨折的位置及骨折线的走向，可以更立体、直观地显示主要骨折块的形状、体积及移位方向，使医生更容易获得准确的分型诊断。3D打印技术治疗胫腓骨骨折的优点在于：①利于医患沟通，患者可直观看到受伤部位的情况，可以为患者提供更加个性化的治疗方案；②骨科医生通过术前模拟手术，使术中手术操作更加精准，并通过复位后骨折模型对钢板进行预先塑性；③操作简单，减少手术创伤及术中患者出血量和X线暴露，降低手术并发症风险。

本研究表明，个体化3D打印技术治疗胫腓骨骨折可降低手术时间及术中出血量，减少术中透视次数及并发症发生率，效果显著，是一种有效的治疗方法。

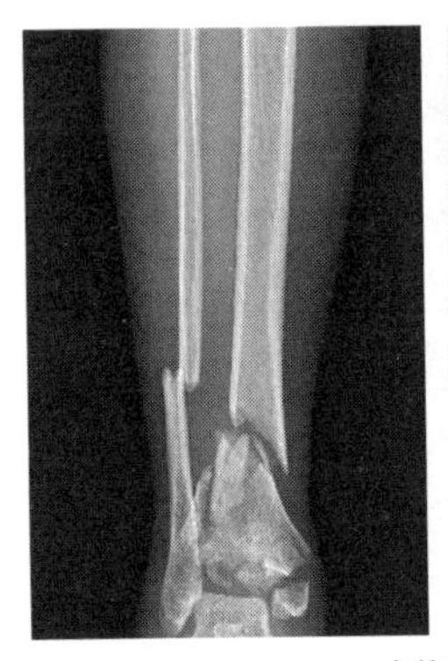

术前X线片

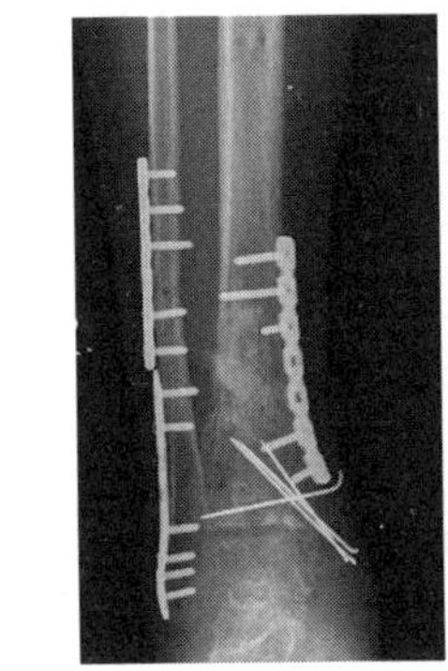

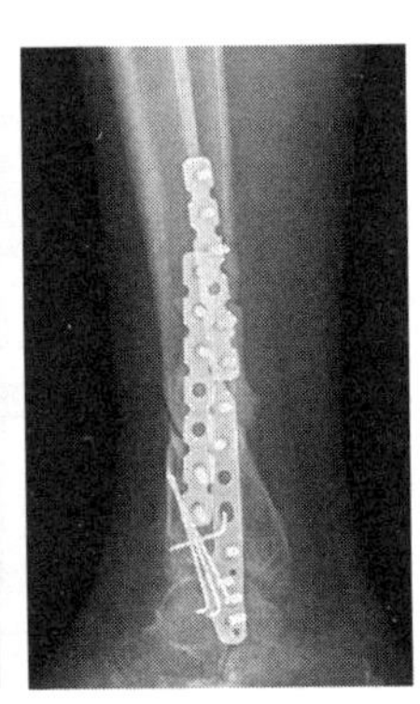

术后X线片

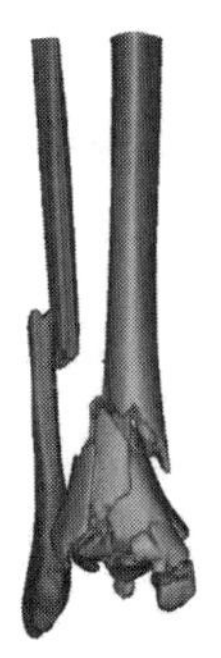

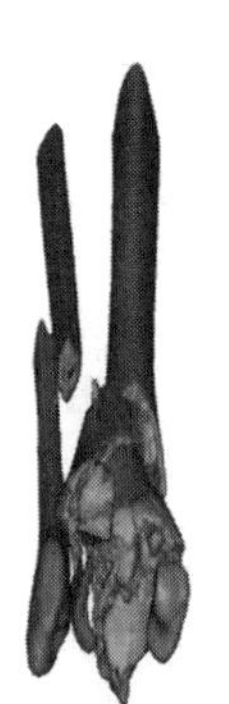

术前CT三维重建

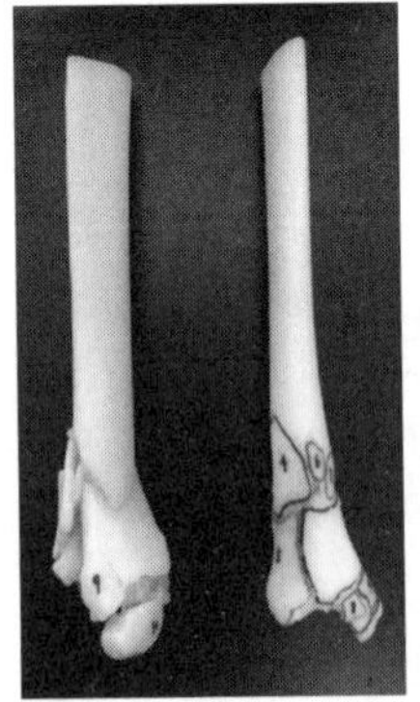

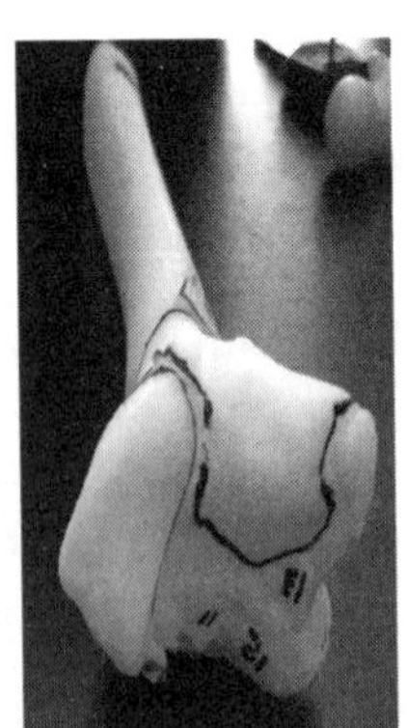

3D打印模型

图18-1　患者吴某，男，48岁，右胫骨远端粉碎骨折、右腓骨中下段骨折

参考文献

[1]胥少汀,葛宝丰,徐印坎.实用骨科学[M].2版.北京:人民军医出版社,2003:731.

[2]毛兆光,姜岳武,毛建华,等.3D打印技术在复杂型髋臼假体翻修术中应用1例报告[J].中国骨伤,2016,29(11):1058-1060.

[3]许志庆,王武炼,庄至坤,等.3D打印技术辅助人工全膝关节置换术治疗合并关节外畸形的膝骨关节炎[J].中国修复重建外科杂志,2017,31(8):913-917.

[4]王波群,许永先,李友余,等.3D打印技术在跟骨粉碎性骨折个性化诊疗中的临床应用[J].中国数字医学,2017,34(8):76-78.

[5]VACCAREZZA M,PAPA V.3D printing:a valuable resource in human anatomy education[J].Anat Sci Int,2015,90(1):64-65.

[6]陈东栋,石颖会,张可,等.采用3D打印技术辅助手术治疗复杂髋臼骨折疗效分析[J].中国骨与关节损伤杂志,2017,32(8):827-828.

[7]邱卫华,孔祥雪,李鉴轶,等.3D打印技术指导胫骨平台SchatzkerⅡ、Ⅲ型骨折复位的初步应用[J].中国临床解剖学杂志,2016,34(6):697-699.

[8]戴振宇,张宇,黄文华.3D打印技术在口腔种植领域的应用进展[J].中国医学物理学杂志,2016,33(9):952-954.

[9]徐宏杰.胫腓骨骨折应用交锁髓内钉与钢板治疗的效果对比分析[J].临床医药文献杂志,2017,4(28):5391-5392.

[10]刘飒.经皮锁定钢板内固定术在胫腓骨骨干多段骨折中的应用价值[J].中国医药指南,2017,15(23):93-94.

[11]张晓虎.经皮锁定钢板内固定术在胫腓骨骨干多段骨折治疗中的临床应用[J].陕西医学杂志,2013,42(2):171-173.

[12]张权.探讨交锁髓内钉治疗胫骨骨折术后再骨折的疗效[J].中国医药指南,2013,11(11):671-672.

[13]GARDNER MJ,YACOUBIAN S,GELLER D,et al.Predicion of soft-tissue injuries in Schatzker Ⅱ tibial plateau fracture based on measurements of plainradiographs[J].J Trauma,2006,60(2):319-323.

[14]庞彤,江梦谣,宁金沛,等.3D打印技术在复杂胫骨平台骨折手术中的临床应用[J].中国社区医师,2017,33(19):41-42,44.

[15]何汉晖,刘永裕,林晓光.3D打印技术在修复骨缺损中的应用研究[J].现代诊断与治疗,2017,28(14):2714-2715.

(原文发表于《中国中医骨伤科杂志》2019年第27卷,作者:宋修刚,谭勇海,严　伟,鞠昌军,王艺钧,孙文学,姜红江)

第十九章　髋关节翻修术中3D打印金属骨小梁垫块重建髋臼的近期疗效

［摘要］目的：探讨髋关节翻修术中采用3D打印金属骨小梁垫块修复Paprosky Ⅲ型髋臼骨缺损、重建髋臼的近期疗效。方法：2014年8月至2015年12月，5例初次髋关节翻修术中采用3D打印金属骨小梁垫块修复Paprosky Ⅲ型髋臼骨缺损、重建髋臼环形结构。男3例，女2例；年龄50～72岁，平均66岁。初次置换至翻修术时间为10～18年，平均14.4年。初次置换假体类型：非骨水泥型3例，骨水泥型2例。髋臼骨缺损分型：Paprosky ⅢA型3例、ⅢB型2例。术前Harris评分为(34.23±11.67)分。患髋旋转中心高度为(38.17±8.87)mm，水平位置为(35.62±9.12)mm。结果：手术时间120～180分钟，平均142分钟；术中出血量800～1 700mL，平均1 100mL。5例患者均获随访，随访时间18～24个月，平均21个月。末次随访时，髋关节Harris评分为(79.82±8.7)分，较术前明显提高($t=16.991$，$P=0.000$)。术后1周X线摄片测量髋臼杯外展角为38°～42°，平均39.4°；前倾角为13°～18°，平均14.6°。患侧髋关节旋转中心高度为(22.08±8.33)mm、水平位置为(29.03±6.28)mm，与术前比较，差异均有统计学意义($P<0.05$)；与健侧髋关节(28.62±7.73)mm、(27.29±4.22)mm比较，差异无统计学意义($P>0.05$)。随访期间均无假体松动、脱位及假体周围骨折等并发症。结论：髋关节翻修术中应用3D打印金属骨小梁垫块修复Paprosky Ⅲ型髋臼骨缺损，可重建髋臼环形结构，为髋臼杯提供稳定支撑结构，重建相对正常的髋关节旋转中心，避免医源性骨量丢失，髋关节功能恢复满意，远期疗效有待进一步随访。

［关键词］髋关节；翻修术；骨缺损；髋臼；3D打印

随着人工髋关节置换术的广泛开展，髋关节翻修患者也在逐年递增[1]。骨溶解、假体周围感染侵蚀等造成的髋臼骨缺损是翻修术中面临的挑战，其中Paprosky Ⅲ型缺损髋臼环支撑结构被破坏，通常需大块结构植骨和(或)金属垫块、髋臼加强环或定制髋臼假体提供支撑，以重建髋臼环或支撑点，获得髋臼稳定结构。目前修复髋臼缺损方法很多，主要包括结构性植骨、多孔金属垫块、髋臼加强环、Jumbo臼杯、双杯髋臼假体等[2]，但存在骨来源有限、植骨吸收、机械失效、医源性加重骨缺损等不足。近年来，临床开始采用骨小梁臼杯联合钽金属骨小梁垫块修复复杂髋臼骨缺损[1,3-5]，有助于重建髋关节旋转中心，恢复髋关节正常生物力学[6-7]，但普通金属骨小梁垫块外形常与缺损不匹配。如何安全、有效修复复杂髋臼骨缺损、重建髋臼，实现稳定的初始固定和长效生物学稳定，是临床需解决的难题。利用3D打印技术构建髋臼骨缺损模型，定制个性化垫块、臼杯，同时行术前模拟固定进行验证，为复杂髋关节翻修术中骨缺损的修复重建提供了一种新方法。2014年8月至2015年12月，我们在5例髋关节翻修术中应用3D打印金属骨小梁垫块修复Paprosky Ⅲ型髋臼骨缺损、重建髋臼，取得满意疗效，现报告如下。

一、临床资料

（一）一般资料

本组男3例，女2例；年龄50～72岁，平均66岁。患者均为初次单侧翻修；初次置换至翻修术时间为10～18年，平均14.4年。初次置换原因：股骨头缺血性坏死2例，髋关节发育不良并骨关节炎2例，股骨颈骨折1例。假体类型：非骨水泥型3例，骨水泥型2例。无假体周围感染患者。髋臼骨缺损分型[8]：Paprosky ⅢA型3例、ⅢB型2例。术前Harris评分为(34.23±11.67)分。术前常规摄髋关节正、侧位X线摄片及CT，测量患髋旋转中心高度为(38.17±8.87)mm，旋转中心水平位置为(35.62±9.12)mm。

（二）术前处理

术前常规行双侧髋关节CT扫描，层厚0.625mm，将数据以DICOM格式导入至Mimics 10.0软件，重建患侧髋关节髋臼并转换成三维数字模型；导入至Magics 15.0软件进行后处理，重建患侧髋关节髋臼骨缺损三维模型，导入3D打印机中，采用ABS树脂按照1∶1比例打印髋臼骨缺损模型，评估骨缺损类型，设计金属骨小梁垫块和手术方案，建立垫块三维数字模型，设置孔隙率和孔径等参数后，使用电子束熔融金属3D打印机，采用钛合金粉末打印金属骨小梁垫块，用于重建髋臼骨缺损。

（三）手术方法

全身麻醉下，患者取健侧卧位。取髋关节后外侧入路，切开关节囊，显露髋关节假体，充分显露髋臼缘，取出原假体，彻底清除残留骨水泥及髋臼填充结缔组织，充分暴露髋臼骨性结构，再次评估髋臼骨缺损情况。彻底清除髋臼处溶解灶，定位髋臼旋转中心，使用髋臼锉磨锉髋臼和骨缺损处骨质至表面渗血。根据术前规划安放3D打印金属骨小梁垫块，螺钉辅助固定。安放臼杯至合适位置，拧入固定螺钉。垫块与垫块之间、垫块与臼杯之间涂抹少量骨水泥粘合，以增大垫块之间、垫块与臼杯之间的接触；垫块与宿主骨间以及臼杯与宿主骨间空隙均植入骨屑。术中根据股骨侧松动情况决定是否更换，其中3例更换股骨假体。X线透视检查翻修假体安放位置。常规放置引流后关闭切口。

（四）术后处理及疗效评价指标

术后常规抗感染，预防下肢深静脉血栓形成，24小时后拔除引流。患者麻醉清醒后即开始踝关节主动跖屈、背伸活动，股四头肌和小腿三头肌舒缩功能锻炼，第2天开始下地扶拐部分负重行走，2周后根据患者康复情况逐渐改为负重行走。记录手术时间、术中出血量及输血量。术后1个月、3个月、6个月、12个月及以后每年1次门诊复查。采用Harris评分评价关节功能。复查X线摄片评估假体位置、有无松动以及髋关节旋转中心位置，于术后1周X线摄片测量髋臼杯外展角、前倾角以及双髋旋转中心高度（旋转中心至双侧泪滴连线的垂直距离）、旋转中心水平位置（旋转中心至通过泪滴下缘并垂直于双侧泪滴连线的距离）。

（五）统计学方法

采用 SPSS 16.0 统计软件进行分析。数据以均数±标准差表示，组间比较采用 t 检验；检验水准 $\alpha=0.05$。

二、结果

本组手术时间 120～180 分钟，平均 142 分钟；术中出血量 800～1 700mL，平均 1 100mL。术中均行自体血回输，回输量 200～500mL，平均 348mL；同时输注异体血 200～600mL，平均 360mL。5 例患者均获随访，随访时间 18～24 个月，平均 21 个月。末次随访时，患者步态基本正常，髋关节屈伸活动恢复良好，能完成日常行走、下蹲等活动。髋关节 Harris 评分为(79.82±8.7)分，较术前明显提高，差异有统计学意义($t=16.991$，$P=0.000$)。术后 1 周，X 线摄片测量髋臼杯外展角为 38°～42°，平均 39.4°；前倾角为 13°～18°，平均 14.6°。患侧髋关节旋转中心高度为(22.08±8.33)mm，较术前明显下降($t=6.730$，$P=0.000$)，与健侧髋关节(28.62±7.73)mm比较，差异无统计学意义($t=-3.070$，$P=0.080$)；患侧髋关节旋转中心水平位置为(29.03±6.28)mm，较术前明显减小($t=4.280$，$P=0.000$)，与健侧髋关节(27.29±4.22)mm比较，差异无统计学意义($t=1.380$，$P=0.132$)。患者详细资料见表 19-1。随访期间均无假体松动、脱位及假体周围骨折等并发症，见图 19-1。

表 19-1 患者临床资料

病例	性别	年龄(岁)	初次置换至翻修时间(年)	初次置换假体类型	髋臼骨缺损分型	随访时间(月)	术后 1 周髋臼杯外展角(°)	术后 1 周髋臼杯前倾角(°)
1	男	71	15	骨水泥型	Paprosky ⅢA	18	38	13
2	男	72	10	骨水泥型	Paprosky ⅢB	18	38	13
3	女	69	12	非骨水泥型	Paprosky ⅢB	21	40	15
4	男	50	17	非骨水泥型	Paprosky ⅢA	24	42	18
5	女	68	18	非骨水泥型	Paprosky ⅢA	23	39	14

病例	髋关节旋转中心高度(mm)		髋关节旋转中心水平位置(mm)		Harris 评分	
	术前	术后 1 周	术前	术后 1 周	术前	末次随访
1	38	25	32	27	41	89
2	36	18	38	31	22	71
3	41	28	37	29	34	87
4	47	31	45	35	46	80
5	29	14	26	23	28	73

三、讨论

髋关节翻修术的主要目标是有效填充骨缺损、稳定的假体植入以及恢复髋关节旋转中心[9-10]，最终恢复髋关节功能。Paprosky Ⅲ型髋臼骨缺损的修复是翻修术中难点，由于患者假体型号不同，骨缺损形状不规则，增大了手术难度。随着3D打印技术趋于成熟，个性化精准治疗成为可能。杨龙等[11]认为通过3D打印技术能准确显示髋关节解剖形态，有效帮助医生进行手术规划，并进行精准的人工髋关节置换术。刘曦明等[12]认为，3D打印技术可辅助医生进行骨盆髋臼骨折术前诊断、术前规划和术中导航，并能制作个体化植入物。个性化导航模块及术前规划能有效缩短手术时间和减少骨量丢失，使软组织损伤降至最低，减少感染等手术并发症的发生。赵星等[13]认为，该技术具有精确性、个性化、直观化等优点，并将3D打印技术与传统手术方式相结合，有效地解决了肱骨远端骨缺损修复重建问题。假体在髋关节翻修手术中不断地追求个性化、精确化[14-17]，因此，3D打印技术在翻修术中的应用获得了巨大关注。夏志勇等[18]在人工全髋关节翻修术中应用3D打印钛合金骨小梁金属臼杯、垫块，术后假体初始稳定性好，短期疗效满意。

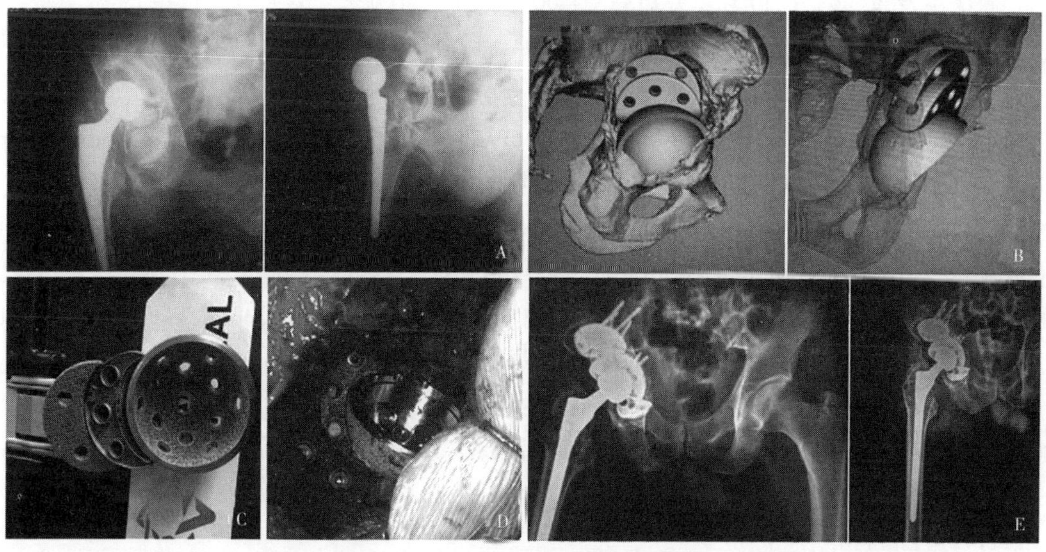

图19-1　患者男，50岁，人工全髋关节置换术后17年发生假体松动行翻修术

注　图A：术前正、侧位X线摄片显示假体松动，髋臼严重骨缺损；图B：计算机三维重建构建髋臼骨缺损模型并模拟垫块植入；图C：3D打印骨小梁金属垫块实物；图D：术中植入骨小梁金属垫块及臼杯；图E：术后6个月正、侧位X线摄片。

本组均为Paprosky Ⅲ型髋臼骨缺损患者，翻修术中需修复骨缺损、重建髋臼。参照既往相关研究，我们选择应用3D打印技术定制个体化金属骨小梁垫块重建髋臼骨缺损。术前在CT扫描数据基础上构建髋臼骨缺损模型，精准测量髋臼骨缺损量，量身定制金属骨小梁垫块，填充大部分骨缺损，避免了结构性植骨，实现精准的髋臼骨缺损修复和旋转中心重建。同时，在3D打印骨缺损模型上进行模拟翻修术，使复杂的Paprosky Ⅲ型髋臼骨缺损翻修术变得简单易行。

我们认为采用3D打印金属骨小梁垫块重建髋臼骨性环状结构，增加与宿主骨的接触面积，最大限度避免了医源性骨量丢失；同时术后即刻即可获得良好初始稳定性，患者能够早期扶拐下地部分负重，减少了患者的痛苦，避免了术后假体松动及并发症的发生，明显提高了手术成功率。此外，重建了相对正常的髋关节旋转中心，为恢复髋关节生物力学奠定基础；同时垫块空隙有利于骨长入，有望获得长期生物学稳定。

采用3D打印金属骨小梁垫块手术时应注意以下事项。①骨小梁金属垫块、臼杯之间由于表面摩擦系数大，按照传统方法选择大1mm的假体植入有难度，因此我们选择等号的假体。但植入后臼杯与骨组织间常存在空隙，可植入少量骨屑填充，增加接触面积，有利于骨长入；②对于垫块与垫块间、垫块与臼杯间留存的间隙可涂抹少量骨水泥粘合，增加垫块之间、垫块与臼杯间接触，防止应力集中，增加稳定性，并防止微动产生金属碎屑；注意使用骨水泥填充时，应避免骨水泥通过螺钉孔挤入假体与宿主骨之间，影响骨长入。

综上所述，PaproskyⅢ型髋臼骨缺损患者髋关节翻修术中，选择3D打印金属骨小梁垫块修复骨缺损、重建髋臼，可重建相对正常的髋关节旋转中心，避免进一步医源性骨量丢失，假体初始稳定性可靠，术后早期髋关节功能改善明显。但本组仅5例患者，随访时间短，患者远期功能、假体生存率、骨长入以及并发症发生情况均待进一步观察。

参考文献

[1]VAN KLEUNEN JP，LEE GC，LEMENTOWSKI PW，et al. Acetabular revisions using trabecular metal cups and augments[J].J Arthroplasty，2009，24(6 Suppl)：64-68.

[2]穆文博，胥伯勇，郭文涛，等.应用cup-cage技术重建Paprosky ⅢB型髋臼骨缺损的早期疗效观察[J].中华骨科杂志，2017，37(7)：393-400.

[3]GRAPPIOLO G，LOPPINI M，LONGO UG，et al. Trabecular metal augments for the management of Paprosky type Ⅲ defects without plevic discontinuity[J].J Arthroplasty，2015，30(6)：1024-1029.

[4]KLATTE TO，KENDOFF D，SABIHI R，et al. Tantalum acetabular augments in one-stage exchange of infected total hip arthroplasty：a case-control study[J].J Arthroplasty，2014，29(7)：1443-1448.

[5]WHITEHOUSE MR，MASRI BA，DUNCAN CP，et al.Continued good results with modular trabecular metal augments for acetabular defects in hip arthroplasty at 7 to 11 years[J]. Clin Orthop Relat Res，2015，473(2)：521-527.

[6]黄勇，周一新，郭盛杰，等.钽金属骨小梁臼杯联合钽金属加强块重建髋臼严重骨缺损的临床研究[J].中华关节外科杂志(电子版)，2015，9(6)：732-739.

[7]郭盛杰，黄勇，唐浩，等.钽金属骨小梁臼杯联合钽金属加强块重建PaproskyⅢ型髋臼骨缺损的近期疗效[J].中华骨科杂志，2016，36(23)：1479-1486.

[8]PAPROSKY WG，PERONA PG，LAWRENCE JM. Acetabular defect classification and surgical reconstruction in revision arthroplasty[J].A 6-year follow-up evaluation.J Arthroplasty，1994，9(1)：33-34.

[9]LAEHIEWICZ PF，SOILEAU ES. Fixation，survival，and dislocation of jumbo acetablar components in revision hip arthroplasty[J].J Bone oint Surg(Am)，2013，95(6)：543-548.

[10]王百盛，张敬东，韩文锋，等.3D打印技术辅助人工全髋关节置换术治疗CroweⅣ型髋关节发育不良合并股骨近段畸形一例[J].中国修复重建外科杂志，2018，32(1)：125-127.

[11]杨龙，王建吉，刘国勇，等.3D打印技术在髋臼发育不良髋关节置换中的初步应用[J].中国矫形外科杂志，2016，24(17)：1550-1553.

[12]刘曦明，曾文波.3D打印技术在骨盆髋臼骨折手术治疗中的研究进展[J].创伤外科杂志，2018，20(1)：1-5.

[13]赵星，余黎，陶圣祥，等.3D打印技术在严重肱骨远端骨缺损治疗中的应用观察[J].中国修复重建外科杂志，2018，32(12)：1534-1539.

[14]吴敏，官建中，肖玉周，等.3D打印技术辅助经皮撬拨空心钉内固定治疗移位的跟骨关节内骨折[J].中国修复重建外科杂志，2017，31(11)：1316-1321.

[15]姚坚，丁海.计算机导航及机器人技术辅助膝关节单髁置换术的研究进展[J].中国修复重建外科杂志，2017，31(1)：110-115.

[16]陈宣煌，余正希，吴长福，等.Quadrant系统下3D打印导航模块辅助腰椎精准植钉的应用研究[J].中国修复重建外科杂志，2017，31(2)：203-209.

[17]苗秋菊，丁焕文，黄敏强，等.3D打印导航模板辅助肘关节肿瘤切除及个性化肘关节置换术的初步应用[J].中国修复重建外科杂志，2017，31(4)：385-391.

[18]夏志勇，马康康，李凯，等.3D打印钛合金骨小梁金属臼杯、垫块在全髋关节置换翻修术中的应用[J].中国骨与关节损伤杂志，2017，32(2)：121-124.

(原文发表于《中国修复重建外科杂志》2019年第33卷第12期，作者：张钟元，赵锦伟，黄相杰，江和训，徐梓耀)

第二十章　探讨经腹直肌旁入路结合3D打印技术个性化手术治疗复杂骨盆、髋臼骨折的疗效

[摘要]目的：探讨经腹直肌旁入路结合3D打印技术个性化手术在复杂骨盆、髋臼骨折患者中的临床效果。方法：先根据随机数字法对本院2015年2月至2017年3月的20例复杂骨盆、髋臼骨折患者进行分组，试验组与对照组均为10例患者。对照组10例患者采用经腹直肌旁入路手术治疗；试验组10例患者采用经腹直肌旁入路结合3D打印技术个性化手术治疗，对比两组患者治疗后的临床效果以及并发症的发生率。结果：试验组患者在切口长度、手术时间、手术出血量、住院时间以及髋关节功能评分优良率方面均优于对照组，组间差异具有统计学意义($P<0.05$)；且两组患者并发症的发生率差异不大，组间差异无统计学意义($P>0.05$)。结论：经腹直肌旁入路结合3D打印技术个性化手术在治疗复杂骨盆、髋臼骨折患者中具有良好的临床效果，能够有效提高治疗的总有效率，且并发症较少，具有较高的推广价值。

[关键词]经腹直肌旁入路；3D打印技术；复杂骨盆髋臼骨折

复杂骨盆、髋臼骨折个性手术治疗的重点便是需要恢复患者骨盆的稳定性与关节面的平整度。而髋关节作为人体内重要的负重关节，若是没有及时有效的治疗，不但影响患者的康复效果，同时还还会导致关节疼痛、功能恢复不佳等并发症的发生[1]。随着技术的发展，3D打印机被越来越多的应用在医疗事业中，其能够通过3D打印技术为患者制订有针对性的治疗计划[2]。本研究主要选取了20例复杂骨盆、髋臼骨折患者作为研究对象，探讨了经腹直肌旁入路结合3D打印技术个性化手术在复杂骨盆、髋臼骨折患者中的临床效果。具体报告如下。

一、资料与方法

（一）一般资料

收集了我院2015年2月至2017年3月20例复杂骨盆、髋臼骨折患者的临床资料，且在研究中依据随机数字法的分组原则将其分为两组。其中，试验组10例患者，男7例，女3例，年龄在18～47岁，平均(31.67±7.23)岁；对照组10例患者，男8例，女2例，年龄在19～46岁，平均为(29.36±8.64)岁；两组患者基本资料的差异无统计学意义($P>0.05$)。

（二）治疗方法

对照组患者采用经腹直肌旁入路手术治疗：对患者行常规麻醉后，于切口头侧支肚脐与髂前上棘连线中外1/3处，弧形内下位于髂前上棘与耻骨联合连线中内1/3处切开患者皮肤，切

开腹直肌前鞘，并沿腹直肌外侧缘进行钝性分离；暴露髂嵴下髂窝的第1窗，随后在髂腰肌表面进行分离，暴露髂耻隆起部位的第2窗；在髂外血管、髂腰肌内侧以及股神经处进行钝性分离，暴露第3窗；通过第2窗与第3窗将髂外血管、髂腰肌与股神经牵开保护，随后于第2窗切开髂耻筋膜，并进行骨膜下剥离，向后显示四边体到坐骨大孔与骶髂关节的部位，伴四边体骨折的情况可以在骨膜下剥离暴露四边体，用顶棒或者点式复位钳来进行复位。随后使用空心螺钉对四边体内的外骨板间进行固定。

试验组患者采用经腹直肌旁入路结合3D打印技术个性化手术治疗：在对照组患者的基础上使用3D打印技术来进行手术的模拟。常规对患者进行牵引后，使用CT机对患者进行扫描，并将扫描数据导入Mimics 10.0软件中，在软件中完成3D建模，同时在计算机中进行模拟复位，将模型文件输入至3D打印机中，并使用打印机打印出骨盆的模型，根据模型情况为患者制订有针对性的治疗计划，并进行手术的模拟操作；操作成功后，再进行经腹直肌旁入路手术治疗。

（三）观察指标

比较两组患者切口长度、手术时间、手术出血量、住院时间以及髋关节功能评分的优良率，同时比较两组患者并发症发生率。

（四）统计学方法

应用SPSS 22.0统计软件进行统计分析。计数资料采用卡方检验，配对设计的计量资料采用配对 t 检验。计数资料用%描述，计量资料以 $\bar{x}\pm s$ 描述。

二、结果

（一）两组患者临床治疗效果对比

试验组患者经过治疗后，其各项临床指标均优于对照组，差异具有统计学意义（$P<0.05$），见表20-1。

表20-1 两组患者各项临床指标情况对比（$\bar{x}\pm s$）

组别	例数	切口长度（cm）	手术时间（分钟）	手术出血量（mL）	住院时间（天）	髋关节功能评分优良率（%）
试验组	10	5.24±1.17	223±41	137±23	17.2±0.46	100.00
对照组	10	13.37±2.52	271±40	395±41	19.3±0.63	60.00
t 值		9.2534	2.6499	17.3549	8.5131	5.0000
P 值		0.0000	0.0163	0.0000	0.0000	0.0253

（二）两组患者并发症的发生情况

治疗后，试验组10例患者共出现了1例切口浅表感染的现象，对照组10例患者共出现了1例切口浅表感染、1例深静脉血栓的现象。由此可见，两组患者并发症发生率差异不大，组间差异无统计学意义（$P>0.05$）；患者术后X线摄片显示复位与固定效果的满意度（图20-1、图20-2）。

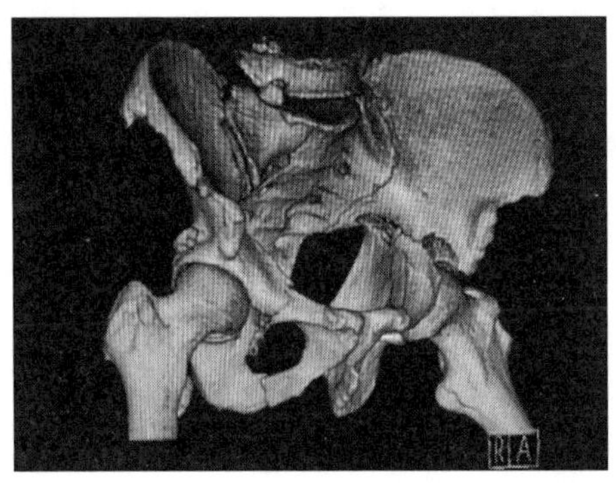

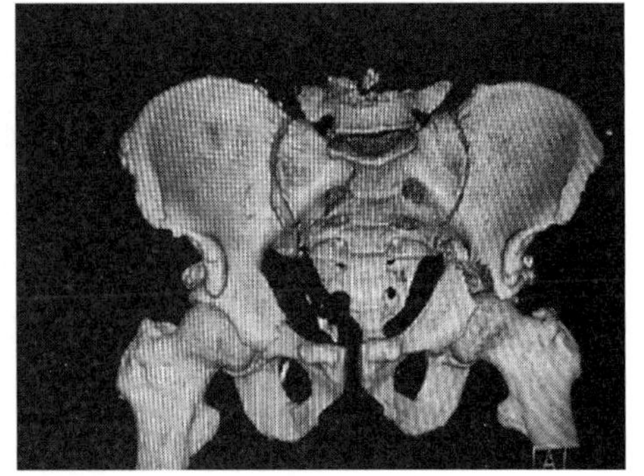

图 20-1　复杂骨盆、髋臼骨折术前 CT 三维重建片

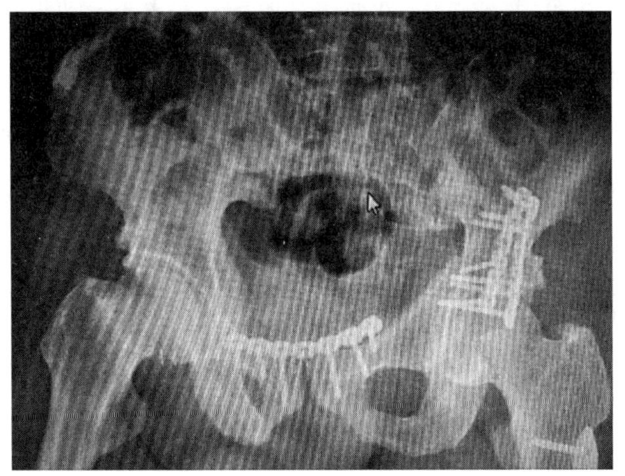

图 20-2　腹直肌旁入路重建钢板内固定术后 X 线摄片

三、讨论

现阶段在复杂骨盆、髋臼骨折患者的治疗中，通常会采用手术的方式来进行治疗，而手术治疗的主要目标便是需要提高患者骨盆环的稳定程度，同时还需要使髋臼关节恢复平整[3]。而经腹直肌旁入路手术治疗是目前最为常见的手术治疗方式，其能够有效改善传统髂腹股沟入路解剖的复杂程度以及对患者创伤较大的特点，而单纯使用这种手术治疗往往难以达到理想的治疗效果。因此，3D 打印技术被越来越多的应用在复杂骨盆、髋臼骨折患者的治疗中。3D 打印技术是一种辅助治疗技术，其能够通过分析患者的实际情况，通过 3D 打印技术，将 X 线摄片与 CT 扫描所得的内容进行 3D 模型打印，从而能够得到 1∶1 的 3D 模型，使医务人员能够直观地看到患者的实际情况，使医生能够为患者制订有针对性的手术治疗计划[4]。同时，通过 3D 解剖模型还能够提前进行手术的演练，不仅提高了手术治疗的效率，也能够有效提高手术治疗的效果，促进患者的康复[5]。在本次研究中，试验组患者经过治疗后，患者的切口长度、手术时间、手术出血量、住院时间均优于对照组，且试验组患者髋关节功能评分的优良率为 100%，远高于对照组患者的 60.00%，组间差异具有统计学意义（$P<0.05$），此外，在不良反应的发生情况中，试验组患者不良反应的发生率与对照组比较，差异无统计学意义（$P<0.05$）。

由此表明，相比于单纯使用经腹直肌旁入路手术治疗而言，经腹直肌旁入路结合3D打印技术个性化手术在治疗复杂骨盆、髋臼骨折患者时，能够通过3D打印机的模拟操作，提高手术的效率与质量，值得推广。

参考文献

[1]吴章林.3D打印结合数字化设计在髋臼骨折中的应用研究[D].广州：南方医科大学，2015：1-37.

[2]钟华，陈劲，李建炜，等.腹直肌旁入路结合3D打印技术个性化手术治疗复杂骨盆髋臼骨折[J].中国骨与关节损伤杂志，2017，32(3)：310-311.

[3]陈劲，钟华，李建炜，等.经腹直肌旁入路和髂腹股沟入路手术治疗复杂骨盆髋臼骨折的疗效对比[J].中国骨科临床与基础研究杂志，2016，8(6)：331-337.

[4]李威，韩学明.经腹直肌旁入路治疗复杂骨盆髋臼骨折的临床疗效[J].中国社区医师，2017，33(23)：53-54.

[5]陈开放，段德胜，熊泽康，等.3D打印技术辅助高位髂腹股沟入路治疗复杂髋臼骨折[J].中华骨科杂志，2017，37(13)：786-792.

（原文发表于《养生保健指南》2017年第42期，作者：王艺钥，张璐萍，张贵华，严　伟，姜红江）